100세 건강의학서 - Do number one

비뇨의학 UROLOGY

최상의 진료와 의료혜택을 위한 지혜

김기경 지음

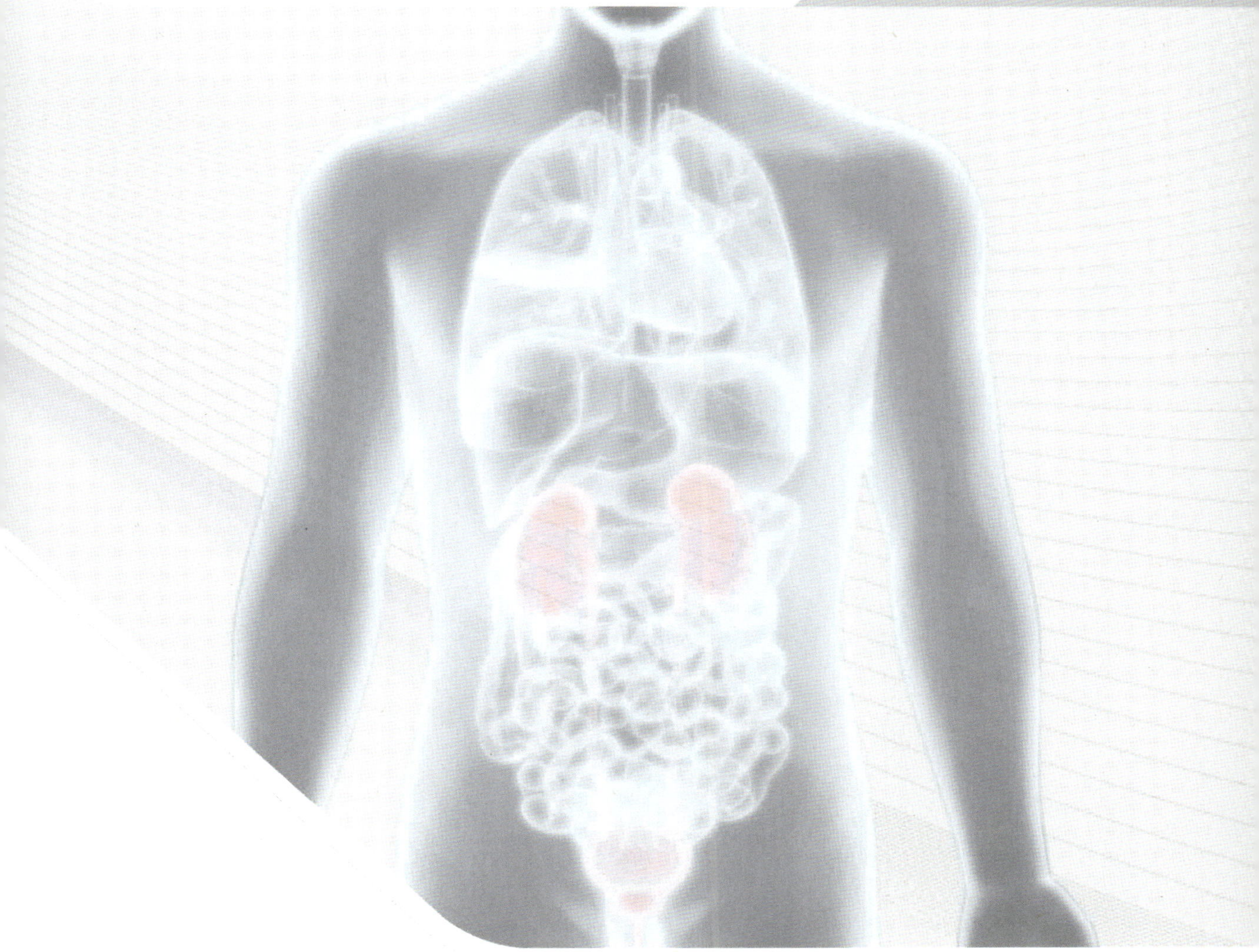

군자출판사

김기경 M.D., Ph.D.

한림대학교 의과대학 강남성심병원 비뇨의학과 교수

경희대학교 의과대학 의학과

경희대학교 대학원 의학과(석 · 박사)

경희대학교의료원 인턴 · 전공의(비뇨기과)

대한비뇨기과학회 회원

대한의학레이저학회 회원

미국 비뇨기과학회(AUA) 회원

미국 University of Washington,
Children's Hospital and Medical Center 연수

『비뇨기과학』 공저

『강남성심병원 30년사』 편찬

비뇨의학

100세 건강의학서

첫째판 1쇄 인쇄 | 2018년 3월 26일
첫째판 1쇄 발행 | 2018년 3월 30일

지 은 이 김기경
발 행 인 장주연
출판기획 이성재
편집디자인 군자편집부
표지디자인 김재욱
발 행 처 군자출판사(주)
등록 제4-139호(1991. 6. 24)
본사 (10881) **파주출판단지** 경기도 파주시 회동길 338(서패동 474-1)
전화 (031) 943-1888 팩스 (031) 955-9545
홈페이지 | www.koonja.co.kr

* 파본은 교환하여 드립니다.
* 검인은 저자와의 합의 하에 생략합니다.

ISBN 979-11-5955-292-2

정가 40,000원

'의사로 살아온 30년, 살아갈 30년'

30여 년 전 의과대학을 졸업하고 의사이자 의과대학의 교수로 대학에서 학생들을 가르치고 병원에서 환자들 진료하면서 이 사회 속에서 한 눈 팔지 않고 꾸준히 살아온 지금의 나를 보면서 내 속에 켜켜이 쌓여 있는 다양한 삶의 편린(片鱗)들을 새롭게 추억한다.

태어나서 대학졸업까지가 내 인생의 예비기인 제 1막이었고, 의사라는 전문인으로 사회 속에서 삶을 살아온 지금까지를 제 2막이라 한다면, 이제 앞으로의 여생은 내 인생의 제 3막이 될 것이다. 공교롭게도 1막과 2막이 공히 30년의 세월이었고, 요즈음의 추세대로 하늘의 은총을 받아 90까지 산다면, 앞으로 또 새로운 30년이 남아있다. 여기서 고민(?)이 생긴다. 육체적으로, 환경적으로, 그리고 정신적으로 대전환이 있을 제 3막에서는 무엇을 하여야 하며, 무엇을 할 수 있겠으며, 그 때까지 건강은 지켜질 수 있을까? 하는 것이다.

이런 와중에 작정한 첫 번째가 진작 시작하였던 숙제를 서둘러 마무리하는 것이다. 이제까지 배우고 익히고 환자들에게 도움이 되었던 많은 의학적인 내용들을 정리하여 더 많은 사람들이 볼 수 있는 책을 만든다면 환자를 직접 대면하지 않고 할 수 있는 간접진료의 한 방법으로 더 많은 사람들에게 실질적인 도움을 줄 수 있겠다는 생각을 하였다.

최근 실질 수명이 100세를 구가하는 장수시대가 되었으나 쓰나미처럼 급작스레 밀어닥친 고령시대에 대책없이 내쳐져 있는 노인들은 사회의 다양한 정책과 막대한 복지비용에도 불구하고 건강과 경제문제로 가정에서 외면당하고 집밖으로 내몰리는 어려운 분들이 급속히 늘고 있는 현실을 보면서, 누구를 막론하고 본인이 건강할 때부터 좀 더 적극적인 관심과 노력으로 노후를 준비하고 대책을 마련하지 않는다면 그 누구도 이를 대신할 수 없겠다는 것을 재삼 절감하면서, 노년의 행복하고 의미있는 삶을 위한 건강에 대한 이야기들 중에서 실질적으로 절실하게 필요한 비뇨기계질환에 대한 상식 같은 그러나 교과서에 근거한 내용들을 정리하였으며 이에 더하여 일상 속에서 의사와 의료제도를 이해하고 충분히 활용하는 요령들도 함께 첨부하였다.

특히 나이가 들고 몸에 문제가 생기면서 집이든, 병원이든 요양시설에서든 궁극적으로 가장 문제되고 어려운 것이 소변보는 것과 이와 관련된 위생문제이다. 그래서 관련되는 비뇨기과 질환에 대해 상식정도라도 알 수 있다면 환자나 보호자는 물론이고 관련 기관이나 전공이 다른 의료인에게도 환자의 치료와 관리에 도움이 될 수 있겠다고 생각한다.

이제 이러한 것들을 모아 하나의 책으로 엮어 세상에 내 놓게 되었다. 보기에 좋고 수월하더라도 내용에 오류가 있어서는 안 되겠기에 확인을 하고 또 하였다. 그리고 의학전문용어의 한글표현은 대한비뇨기과학회에서 발간한 용어규정과 『비뇨기과학』을 주로 참고하였음을 밝혀둔다. 여러 해를 준비하여 만든 것이기에 기쁨이 크다. 그러면서도 있을지 모를 오류에 대한 염려가 있고 긴장을 쉽게 놓지 못하고 있음을 고백한다. 혹시라도 미비한 부분이 있다면 여러분들의 넓으신 마음으로 혜량하여주시고 고언을 주시기를 감히 당부를 드린다.

그리고 나의 삶에서 가장 든든한 후원자이며 동반자고 멘토인 아내 임경희와 딸 자영에게 이 책과 함께 사랑을 전한다. 또한 좋은 관계로 의료현장에서 고락을 함께해준 동료의료인과 병원 식구들, 그리고 이 책이 나오도록 애써주신 군자출판사 이성재님과 관계자분들께도 감사를 드린다.

부디 미력한 이 책이 생명으로 살아 여러분들의 건강한 100세 장수와 행복한 삶에 조금이라도 도움이 되기를 기원한다.

2017, 丁酉年, 가을 永林齋에서　김기경

장수(長壽)가 소망이면 건강은 의무(義務)이다

예전에는 60세 환갑이면 그 자체가 장수이고 큰 축복이었다. 그러나 90세를 넘어 100세를 말하고 있는 이 시대에서 60은 인생 90의 2/3에 해당하는 숫자일 뿐이며 온전한 1/3이 더 남아있는 것이다.

그러나 나이가 들고 병이 많아질수록 현실적으로 닥쳐오는 것이 건강과 행복의 문제이다. 오래 산다는 것은 분명 큰 축복이다. 그러나 그 '오래'라는 시간 속에 질병으로 연명되는 시간이 더 길어진다면 본인이나 가족은 물론 사회적으로도 축하할 일만은 아닐 것이다. 건강의 의미에는 행복한 삶이 포함되어야 한다. 건강한 삶의 기본은 스스로 거동할 수 있고 먹을 수 있고 배설할 수 있는 육체적 건강과 사람들과의 관계, 가족이나 부부간은 물론 이웃 간의 건전한 정신적 관계, 그리고 이를 뒷받침할 수 있는 경제적인 여유이다. 이는 본인의 건강하고 행복한 여생을 위한 필수조건이면서 동시에 가족과 자녀, 크게는 국가와 사회에 대한 분명한 책임이고 의무이다.

장수를 위해서는 유전적 인자나 환경적 요인들도 관계되겠지만 무엇보다 중요한 것은 건강에 대한 본인과 가족, 그리고 사회적인 적극적인 관심과 노력일 것이다. 이런 의미에서 평소 의료제도를 알고 의료기관을 잘 활용하는 것은 매우 효과적이고 현명한 방법이 될 것이다. 자동차도 정비소에 자주 드나들면서 손을 볼수록 윤도 나고 고장 없이 오래 타는 것과 같은 이치이다. 병이란 예방하는 것이 가장 좋고, 병이 생긴 후에는 초기에 치료하는 것이 치료효과나 비용, 노력, 시간, 합병증이나 후유증이라는 면에서도 당연히 최선의 방법이다. 따라서 평소에 이상이 없더라도 정기적인 검사를 하고, 증상이 있을 때에는 바로 진료를 받고 치료하는 등 자신의 몸을 지속적으로 관리하고 보살펴야 한다.

환자들 중에는 '건강히 살다 깨끗이 죽지.' 아니면 '내가 알아서 하겠다.'고 장담하는 사람들이 많다. 그러나 누구를 막론하고 일단 환자가 되면 그 순간부터는 본인이 할 수 있는 것은 거의 없어지고 모든 것이 가족이나 사회적인 책임과 부담으로 넘겨진다. 핵가족시대, 본인들 살아가기도 바쁘고 벅찬 어려운 시대에 '병간호 3년에 효자 없다'는 말은 이미 우리의 삶 속에서 당연지사(當然之事)가 되었으며 곰곰이 되씹어 볼 필요가 있다.

결국, 장수하되 건강하여야 하는 것은 첫째는 본인과 가족의 행복을 위하고, 이차적으로는 사회적 의료비절감 차원에서도 절실하고 중요한 문제로서 아름다운 장수를 위해서는 필히 건강하여야하는 이유가 여기에 있는 것이다.

건강하려면 어떻게 하여야 하나?

신체적으로 건강하다는 것은 여러 가지로 의미를 생각해 볼 수 있겠으나 예부터 시쳇말로 '잘 먹고 잘 싸면 건강하다'는 이야기처럼 일단은 스스로 잘 먹고 배설할 수 있어야 할 것이다.

사람에 있어 원초적 생명활동을 양분섭취와 노폐물의 배출, 그리고 종족보존이라 한다면 특히 고령에서는 본인의 의지에 따라 스스로 먹을 수 있고 편안하게 배설할 수 있다면 건강한 삶을 위한 기본은 갖추었다고 할 수 있겠다.

그러면 건강해지기 위해서는 어떻게 하여야 하나? 단순하지 않은 문제이며 사람의 체질이나 각자의 생각에 따라 주장이 다를 수도 있겠으나 이렇게 하면 어떨까?

1. 내 몸을 잘 알고 아끼자. 효과적인 정기검진을 하고 건강일지를 기록하자.
2. 주저앉으려 하지 말고 꾸준히 움직이자. 특히 다리 힘을 키워야 한다.
3. 신선하고 정갈한 음식을 골고루, 과하지 않게 섭취하고, 배설을 원활하게 하자.
4. 증상이 생기면 바로 전문의의 진료를 받자.

사람의 몸도 기계와 같다. 좋은 기계는 좋은 재질의 부속으로 만들어지고 유능한 기계공은 각 부속의 질도 확인하지만 잘 만들어진 부속들이라도 제 위치에서 원활하게 잘 움직이는지, 윤활유는 적절히 채워져 있는지, 그래서 원하는 좋은 제품이 만들어져 나오는지를 지속적으로 감시하고 관리하며 기록을 한다. 성능 좋은 기계가 항시 유능한 기계공의 손질을 받듯이 사람도 건강을 위해 좋은 의사와 자주 만나며 꾸준하게 관리를 받으면서 스스로 자신을 사랑으로 아끼자. 그리고 질환이나 약, 검사결과 증상 등 건강관련 정보들을 기록하여 보관하자.

사람에 있어 다리는 몸을 지지하고 움직이고 이동하는 기능을 한다. 잠자는 시간을 제외하고는 계속 오르내리고 움직여야 하는 사람은 다리가 튼튼해야 한다. 그래서 몸의 움직임이 가벼워야 한다. 다리에 힘이 없어 몸의 움직임이 무겁고 힘들게 되면 자꾸 주저앉고 누우려하고 결국 건강이 악화되는 악순환을 하게 된다. 기계도 잘 돌려야 길이 나고 윤이 나고 오래도록 좋은 물건을 생산하듯이 사람의 몸도 적절히 움직여 주어야 튼튼하고 유연해 지며 때가 안 끼고 병도 안 생긴다.

값나가고 좋은 차에 고급연료를 사용하듯이 사람도 양질의 고효율의 에너지를 위해서는 양질의 다양한 영양소가 필요하며 잘 정제된 양질의 연료를 적절한 분량으로 지속적으로 보충해주어야 한다. 불량한 연료를 쓰거나, 소화능력을 초과하여 과량의 연료를 급하게 넣으면 불완전연소로 찌꺼기들이 쌓이고 효율이 떨어지고, 결국은 고장이 날 것이다. 양질의 정갈한 음식을 골고루 과하지 않게 섭취하는 것은 중요하다. 그런 의미에서 담배와 술과 무절제한 생활의 척결이 이의 출발점이 될 수 있을 것이다.

몸에 병이 생기면 해당되는 증상이 있기 마련이다. 증상이 경해서 느끼지 못할 수는 있어도 전혀 없는 경우는 드물다. 증상은 전신증상(全身症狀, general symptoms)과 국소증상(局所症狀, local symptom)이 있는데 고열, 오한, 어지러움, 체중감소, 전신쇄약, 피로, 전신 부종 등 특정한 부위에 국한되지 않고 전신적으로 나타나는 증상들은 급성감염이나 위장질환, 신장질환, 심장질환, 간질환, 암의 전이, 출혈, 호르몬장애, 전해질 불균형 등의 만성질환이나 만성적인 피로와 스트레스, 긴장 등으로 올 수 있다. 국소증상은 병이 있는 부위에 나타나는 증상으로 때로는 뚜렷하지 않은 경우도 있으며 특히 소아에서는 어른에서와 달리 애매하고 구분이 안 되는 경우가 많다. 원인을 알고 있거나 일시적으로 지나치는 증상이라면 모르지만, 특정 증상이 지속되거나 반복되거나 점차 심해진다면 꼭 전문의의 진단을 받아야 한다. 흔히 피가 나거나, 통증이 있거나, 열이 나는 등 증상이 심해야만 병으로 인식하는 경향이 있는데 특히 나이가 많아질수록 단순해 보이는 증상들이 위험 신호일 수가 있으며 이를 그냥 간과하였다가 심각한 지경으로 병을 키우는 사례가 적지 않다는 것을 꼭 명심하여야 할 것이다.

100세 건강과 비뇨의학

고대나 현대를 불문하고 발달된 도시에서는 하수관시설(sewage facility)이 모든 다른 기반시설에 앞서 온전히 만들어지듯이 건강하고 행복한 백세를 위해서는 배뇨가 원활하여야 한다. 아이들에서 소변보는 것을 'do number one' 이라 하고 대변보는 것을 'do number two'라 하는데 이의 어원은 알 수 없지만 상당히 시사하는 바가 크다고 생각된다.

2013년 일본, 독일, 이탈리아는 65세 이상의 고령인구가 전체 인구의 20%이상 되는 초고령사회에 이미 진입하였고, 우리나라도 일본보다 10년이 앞서는 전 세계적으로 유례가 적은 정도의 빠른 속도로 진행하여 2026년이면 진입할 것으로 전망되고 있는데, 고령사회를 거치고 초고령사회로 갈수록 당면하는 건강문제 중의 하나가 배뇨장애이다. 특히 배뇨장애는 그 증상이 급하게 오고 고통이 심하며, 삶의 질을 심각하게 저해할 뿐 아니라 요로감염이나 신부전 등의 합병증으로 위중해질 수 있으며, 이로 인한 사회적, 경제적 부담도 현실적으로 매우 심각한 문제가 되고 있다.

2014년 우리나라에서 1년 동안 서울과 인천에 있는 13개 요양병원 환자 1,858명을 대상으로 조사한 결과는 이의 심각성을 여실히 보여주고 있다.

전체 환자의 평균연령은 69.6±15.1세로 50대 중반에서 80대 중반이었으며 이들의 주 증상은 뇌졸중(stroke) 37%, 치매(dementia) 26%, 보행장애(gait disturbance) 17%, 퇴행성신경질환 8%, 기질적 신경장애 6%였다. 흔한 동반질환으로는 고혈압(hypertension) 62.0%, 당뇨(diabetes) 49.4%, 심장질환(cardiac disorders) 9.6%, 척추질환(spinal disorders) 5.9%이 있었다. 비뇨기질환은 일반병원환자들에서보다 훨씬 많아 28.6%에서 입원 당시 이미 요로감염(urinary tract infection, UTI), 양성전립선비대증(benign prostatic hyperplasia), 신경인성방광(neurogenic bladder) 같은 확인된 비뇨기질환을 한 가지 이상 가지고 있었다.

이들의 비뇨기증상은 48.4%가 배뇨장애였고 50.1%가 요실금이었으며 64%에서는 두 증상이 동반되어 있었다. 요실금환자의 절반인 45.8%에서는 하루에 5장 이상의 패드를 사용할 정도로 심한 상태였다. 주증상은 40~70%에서 배뇨근과활동(detrusor overactivity)에 의한 절박요실금이었으며 이는 동반질환인 뇌졸중(stroke), 파킨슨병(Parkinson disease), 치매(dementia), 다발성경화증(multiple sclerosis), 여러 척추질환 같은 신경질환에서 흔히 오는 증상이다

입원 환자 중 타인의 도움 없이 걸을 수 있는 환자는 22.5%였으며, 나머지는 휠체어나

보조기(braces)를 사용하고 있는 환자부터 침대에 누워있는 환자로 적어도 한 사람의 도움이 있어야 움직일 수 있는 환자들이었는데 이렇듯 인지부족이나 운동성 결여로 제 시간에 방광의 소변이 차는 것을 인지하거나 화장실에 가지 못하여 생기는 기능성요실금도 있다.

비뇨기질환의 합병증으로는 배뇨장애와 관련되어 39.0%에서 있었으며 이중 20.2%는 비뇨기계합병증이었고 18.8%는 압박미란(pressure sore)이나 피부염 같은 2차적 합병증이었다.

배뇨장애의 치료상태를 보면 20.7%의 환자는 약을 복용하고 있었고 59.7%는 요중재치료(urinary intervention)를 받고 있었는데 기저귀착용 53.3%, 카테터유치 19.5%, 간헐적도뇨(clean intermittent catheterization) 12.2%, 그리고 외부에 소변백 부착 7.9% 등의 방법으로 관리되고 있었다.

환자의 진료와 처치과정에 있어서 전문의료진의 참여 상황을 보면 환자의 83%가 배뇨문제에 대해 의학적인 지도를 받지 못하였고 단지 7% 환자만이 그것도 다른 기관에 의뢰되어 비뇨기과전문의의 진료를 받았다. 요양병원이 고용하고 있는 자체의 의료인력은 간호사(nurses) 58.3%와 노인간병인(geriatric caregivers) 27.3%이 대부분이었고 병원에 전속된 비뇨기과전문의는 없었으며 일부 환자만이 다른 기관의 비뇨기과전문의의 일상점검을 받도록 계획되어 있는 정도였다.

결론적으로 요양병원에 입원되어 있는 환자들 중 많은 환자가 신경질환을 가지고 있고, 거동이 불편하며 이미 많은 환자가 비뇨기질환을 가지고 있다. 비뇨기질환의 절반이 배뇨장애였고, 이들의 절반 이상이 배뇨를 위한 요중재치료를 받고 있었으며 합병증도 있었음에도 불구하고 실제 자격을 갖춘 비뇨기과전문의의 관리를 받는 환자는 전무하였다. 따라서 특히 고령환자가 입원하는 요양병원에서는 환자의 건강과 삶의 질을 고양하고 사회적 의료비용도 절감하는 것이 매우 중요하고도 절박한 당면 과제이며 이의 해결을 위해서는 정부와 의료계가 이들의 배뇨문제에 각별한 관심을 가져야 하고 특히 비뇨기과전문의가 적극적으로 관리에 참여할 수 있도록 제도적인 대책이 절대적으로 필요한 실정이다.

박정호 고령화사회, 고령사회, 초고령사회. KDI 경제정보센타 click 경제교육 2015, Jan 6-7.

Chutka DS, Fleming KC, Evans MP, Evans JM, Andrews KL. Urinary incontinence in the elderly population. Mayo Clin Proc 1996;71:93-101.

Griebling TL. Urinary incontinence in the elderly. Clin Geriatr Med 2009;25:445-457.

Jeong SJ, Kim HJ, Lee YJ, Lee JK, Lee BK, Choo YM, et al. Prevalence and clinical features of detrusor underactivity among elderly with lower urinary tract symptoms: a comparison between men and women. Korean J Urol 2012;53:342-348.

Jung HB, Kim HJ, Cho ST. A current perspective on geriatric lower urinary tract dysfunction. Korean J Urol 2015;56:266-275.

Lee SH, Cho ST, Na HR, Ko SB, Park MH. Urinary incontinence in patients with Alzheimer's disease: relationship between symptom status and urodynamic diagnoses. Int J Urol 2014;21:683-687.

Lee SH, Suh J, Kim HS, Lee YJ, Lee SR, Kim KH, Jeong CW. Prevalence and management status of urologic diseases in geriatric hospitals in South Korea: A field research.Investig Clin Urol 2017;58(1):70-76.

Na HR, Park MH, Cho ST, Lee BC, Park S, Kim KH, et al. Urinary incontinence in Alzheimer's disease is associated with Clinical Dementia Rating-Sum of Boxes and Barthel Activities of Daily Living. Asia Pac Psychiatry 2015;7:113-120.

Resnick NM, Marcantonio ER. How should clinical care of the aged differ? Lancet 1997;350:1157-1158.

목차

PART 04 진단을 위한 검사, 치료를 위한 수술과 시술

PART 05 부록: 최상의 진료와 의료혜택을 위한 지혜

찾아보기

PART 01

비뇨의학과에서 진료받기

비뇨의학과의 역사

비뇨생식기계 관련 학문은 초창기인 일제강점기부터 한국전쟁직후까지는 일본 의료제도의 영향을 받아 「피부비뇨기과학」으로 통합되어 있었다. 1946년 10월 경성대학교 의학부와 서울의과대학이 합병되어 국립서울대학교 의과대학이 생기면서 비뇨기과와 피부과가 분리되었다. 그러나 그 후에도 한동안은 완전하게 분리되지 못하고 진료나 학회의 운영 등에 있어 부분적으로 함께 하여 왔다. 이런 연유로 과거에는 일반병원이나 의원에서는 '피부비뇨기과'로 진료를 하여 왔으며 진료 내용도 피부병과 성병을 치료하는 정도로 인식되어 왔었다. 그래서 특히 젊은 환자나 여성들은 비뇨기과 내원 자체를 꺼리기도 하였다. 그러나 이제는 우리나라에서도 의료에 대한 관심이 높아지고 비뇨생식기질환에 대한 인식과 이해가 깊어지면서 남녀구분 없이 모든 연령의 환자들이 비뇨기과를 찾고 있다. 외국에서 비뇨기과는 이미 오래 전부터 수술을 하는 외과의 한 전문분야로 되어 있었으며 우리나라에서도 특히 대학병원이나 종합병원에서는 비뇨기과질환만을 진료하며, 수술을 주로 하고 있다.

최근 의료의 전반적인 발달과 진료 내용의 세분화 다양화의 급속한 변화를 겪으면서 비뇨기과학회에서는 2016년 「비뇨기과」를 「비뇨의학과」로 개명하기로 결정하였으며 이는 2017년 11월 21일 '전문의의 수련 및 자격 인정 등에 관한 규정'[대통령령 제28440호]의 개정 공포와 함께 시행되었다.

1장
비뇨의학과(泌尿醫學科, Urology)에서 진료하는 신체 부위

비뇨의학과의 진료 분야

모든 생명체에서 원초적 생명활동이 양분섭취, 대사물질의 배출, 그리고 종족보존이라 한다면 이들을 담당하는 대표적인 장기가 소화기관과 요로생식기관이다.

비뇨의학과는 이들 중 소변의 배설기관인 요로계(尿路界, urinary system)와 생식기능과 성기능(性機能, sexual function)을 하는 생식기계(生殖器界, genital system)를 망라하는 요로생식기계(尿路生殖器界, urogenital system)를 전문적으로 연구하고 진료하는 분야이다. 단, 여성의 생식기계(난소, 자궁, 질)와 임신과 출산의 문제는 산부인과에서 진료한다.

비뇨의학에서 다루는 요로생식기계의 주요 장기

1. 남성(男性)과 여성(女性)의 부신(副腎, adrenal gland)
2. 남성(男性)과 여성(女性)의 비뇨기계(泌尿器界, urinary system)
   상부요로(upper urinary tract): 신장, 요관
   하부요로(lower urinary tract): 방광, 요도, 전립선 (남성)
3. 남성(男性)의 생식기계(生殖器界, genital system)
   고환, 부고환, 정관, 정낭, 전립선, 음경
4. 남성의 생식기능(fertility)과 남성・여성의 성기능(性機能, sexual function). (그림 1-1~3)

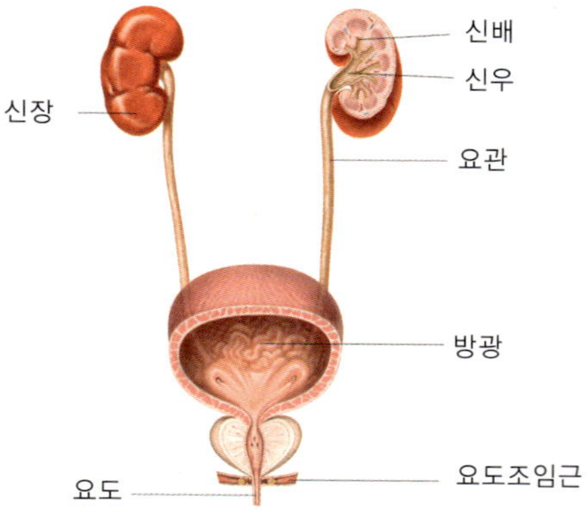

그림 1-1 비뇨기계 모식도 (단면, 남성)

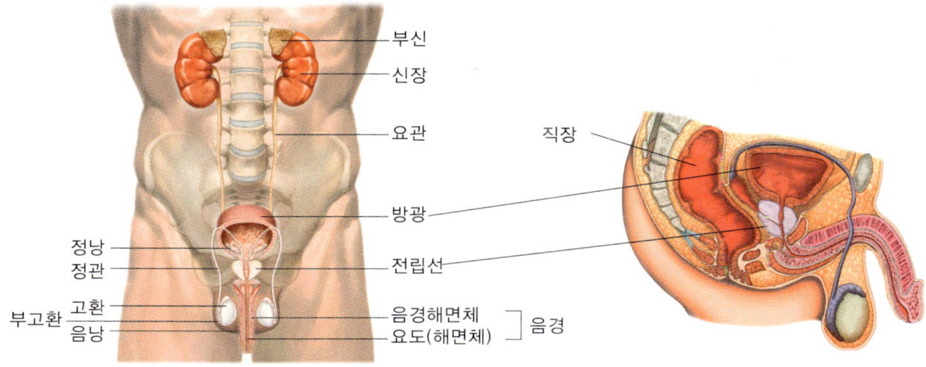

(A) (B)

그림 1-2 비뇨생식기계(남성). (A) 전면, (B) 측면

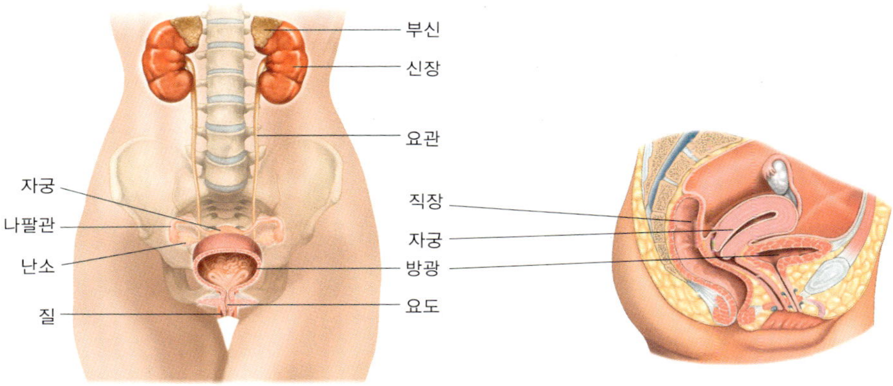

(A) (B)

그림 1-3 비뇨생식기계(여성). (A) 전면, (B) 측면

부신(副腎, adrenal gland)

신장의 상단과 척추뼈 사이에 있는 무게 5gm, 길이 4cm, 두께는 5~7mm 정도의 납작한 작은 샘으로 좌우 양측에 2개가 있으며, 해부학적인 위치에 따라 다양한 호르몬들이 분비된다. 부신은 외측에 피질(皮質, cortex)이 있고 내측에 수질(髓質, medulla)이 있다. (그림1-4, 5)

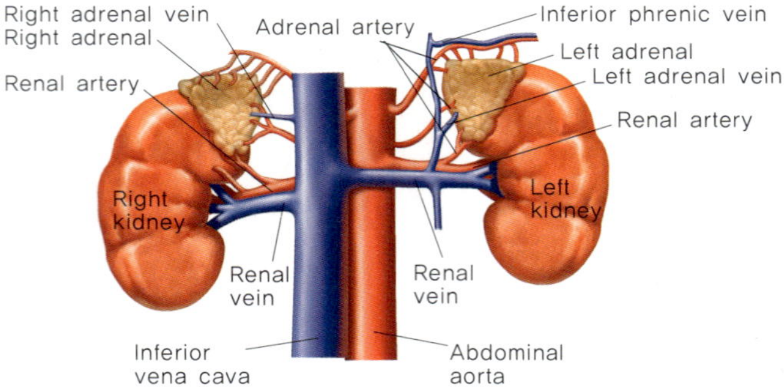

그림 1-4 부신의 해부학적 위치

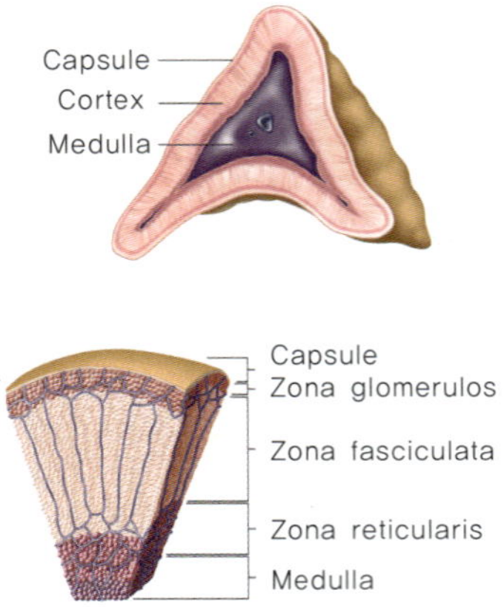

그림 1-5 부신의 조직학적 모식도

1. 피질(皮質, cortex)에는 겉에서부터 다음의 세 층이 있으며 각기 다른 스테로이드호르몬을 분비한다.

주된 mineralocorticoid 호르몬인 알도스테론(aldosterone)을 분비하는 사구층(砂丘層, zona glomerulus), glucocorticoid 호르몬인 코르티졸(cortisol)을 분비하는 다발층(zona fasciculata), 그리고 여성호르몬과 남성호르몬의 분비에 관여하는 Dehydroepiandrosterone (DHEA) 호르몬을 분비하는 그물층(zona reticularis)이 있다. 이들 층에 이상이 생기면 각각 일차알데스테론증(primary aldosteronism), 쿠싱증후군(Cushing's syndrome), 부신생식기증후군(adrenogenital syndrome) 등의 질환이 생긴다.

2. 수질(髓質, medulla)은 크롬친화성세포(chromaffin cell)로 구성되어 있으며 흉요추(T10-L11)에서 나오는 교감신경의 자극으로 에피네프린(epinephrine), 노르에피네프린(norepinephrine), dopamine 등을 분비한다. 이곳에서 생기는 종양으로 갈색세포종(pheochromocytoma), 신경모세포종(neuroblastoma)이 있다.

신장(콩팥)(腎臟, kidney)

신장은 혈액을 여과하여 불필요한 수분이나 전해질, 찌꺼기 등을 소변으로 배출시킨다. 12번째 마지막 늑골과 척추뼈 사이 등쪽으로 좌우에 하나씩 두 개가 있다. 신장의 무게는 남자 150gm, 여자 130gm 정도이며 상하 길이는 10~12cm 정도이다. 신장의 기능단위는 신원(腎元, nephron)이다. 내부에 가는 혈관들이 뭉쳐있는 사구체(絲毬體, glomerulus)를 가지고 있으며 복잡하고 신비로운 과정을 거쳐 소변을 만든다. 한 쪽 신장에 평균 600,000~800,000개 (200,000~2,000,000개)가 있다.

신장의 대표적인 기능은 물과 각종 전해질의 분비와 재흡수작용으로 체내 수분과 전해질, pH를 조절하고, 호르몬을 분비하여 혈압과 적혈구 생산을 조절한다. 사구체에는 선택적 여과장치(selective filtration)가 있어 적혈구, 백혈구, 단백질, 각 종 전해질 같이 우리 몸에 꼭 필요한 성분은 빠져나가지 않게 하고 불필요한 것만 소변으로 내보내는 특별한 기능이 있다.

하루에 사구체를 통과하여 나오는 수분의 양은 180L 정도인데 이 중 99%가 신장에서 재흡수되고 1%인 1.5L 정도만이 농축된 소변으로 배출된다. 즉, 총 심박출량 (박용량 80mL/beat, 분용량 5.6L/70회/min)의 20~25%인 1,200ml/min가 신장으로 들어간다. 이 중 1/5인 240mL/min가 사구체를 통해 걸러져 나와서는 근위곡요세관(proximal convoluted tubule), Henle 고리(Loop of Henle), 원위곡요세관(distal convoluted tubule)을 거치면서 다시 재흡수되고 나머지 농축된 소변으로 나오는 것은 1분 당 평균 1mL/min (0.3~15mL)로 하루 1,200~1,500ml이다. 나트륨Na, 칼륨K, 염소Cl, 마그네시움Mg, 인P, 칼슘Ca 등 각종 전해질의 분비와 재흡수과정을 통해 체내 전해질과 pH를 조절하고 균형을 유지해 준다. 이 외에 레닌(renin)을 분비하여 혈압을 조절하고, 적혈구 생성을 촉진하는 적혈구조혈인자(erythropoietin)의 90%를 분비한다. 사구체의 기능이 나빠져 신부전이 되면 혈액투석(hemodialysis)이나 복강내투석(peritoneal dialysis)을 하게 된다. (그림 1-6. A, B)

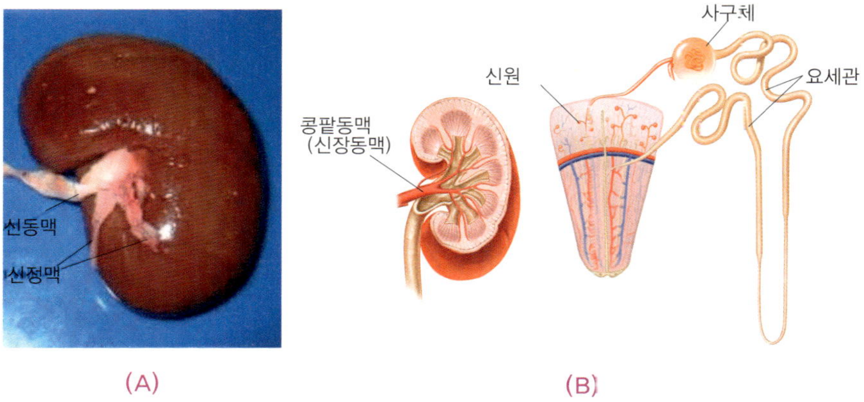

그림 1-6 신장. (A) 육안적 소견, (B) 신장의 단면과 조직학적 모식도

신배(腎盃, calyx)와 신우(腎盂, pelvis)

신장의 신원에서 사구체를 통과하며 만들어진 소변이 가늘고 긴 수많은 요세관을 거치고 집합관을 통해 내려와 처음으로 모이는 곳이 소신배이다. 8~12개의 소신배는 다시 2~3개의 대신배로 합쳐지고 이들은 다시 콩팥의 내측 중앙에 있는 하나의 신우로 모이며 이곳에서 요관과 연결된다. 특히 소신배의 끝은 컵모양으로 옴폭하게 파인모양이고 이들의 양측 모서리는 천장(fornix)으로 뾰족한 모양을 하고 있는데 신장의 폐색질환의 병태생리를 이해하는데 중요한 부분이다. (그림 1-7)

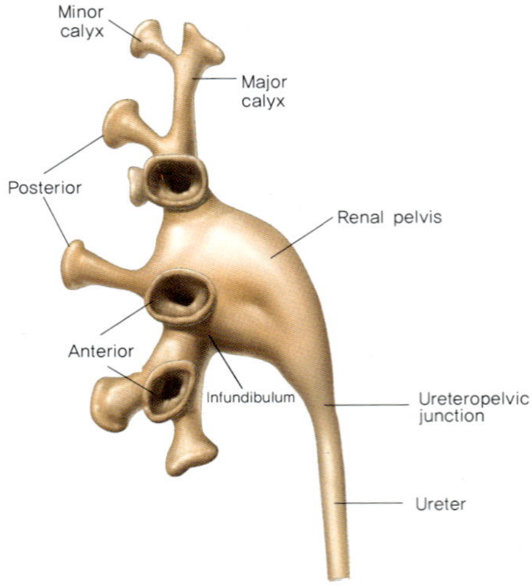

그림 1-7 신배와 신우

요관(尿管, ureter)

신장의 신우와 방광을 연결하는 긴 관모양의 장기로 근육층이 있어 규칙적인 연동운동을 하여 소변을 콩팥에서 방광으로 내려 보낸다. 길이는 20~30cm이고 직경은 부위에 따라 2~10mm 정도 된다. 전체 요관은 상부, 중부, 하부의 3부위로 나뉘며 상부요관은 신우요관이음부에서 천요관절(sacroiliac joint)을 지나는 부위까지, 중부요관은 골반상협부(pelvic brim)에서 장골혈관(iliac vessel)까지, 하부요관은 장골혈관에서 방광까지를 말한다.

요관에는 생리적으로 좁은 3부위가 있는데 신우요관이음부와 장골혈관을 지나는 부위는 내시경이나 영상사진에서 실제로 좁아있지는 않으나 요관방광이음부는 실제 좁아서 내시경이 통과하는데 어려움이 있을 수 있다. 이들 협착부위는 결석이 걸리거나 내시경 시 조심해야 하는 등 임상적인 의미가 있다.

방광(膀胱, bladder)

오줌보라고도 하며 요관에서 지속적으로 내려오는 소변을 모아 두는 일종의 주머니이다. 배의 맨 밑, 치골의 바로 뒤 중앙에 한 개가 있으며 소변을 일정 시간 저장(storage) 하였다가 이를 배출(emptying) 하는 2가지 기능을 한다. (그림 1-8)

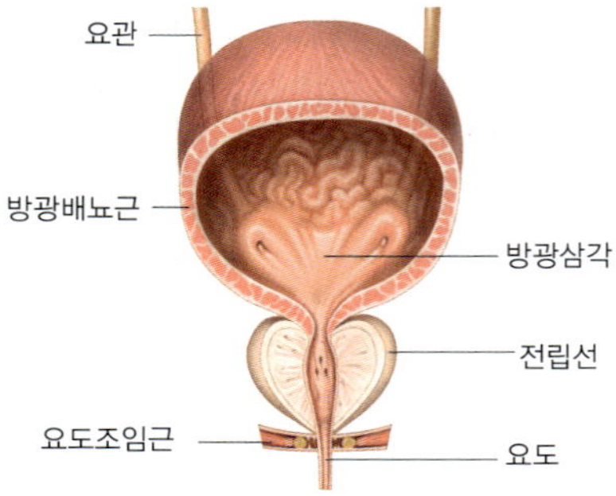

그림 1-8 방광의 단면

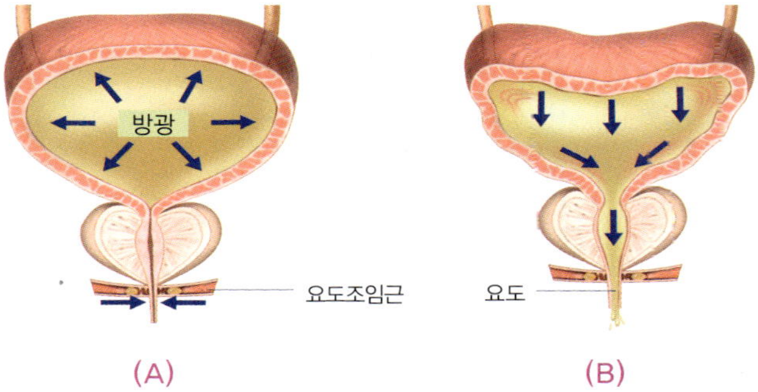

그림 1-9 방광의 기능. (A) 저장기능, (B) 배뇨기능

방광의 용적은 성인에서 300cc 전후이며 신경의 지배를 받아 기능을 한다. 소변이 방광에 차면 신경을 통해 뇌에 신호가 보내지고, 뇌에서는 방광과 주변의 상황을 판단하여 소변을 보던지 아니면 좀 더 참도록 방광을 조절한다. 소변을 보려면 조임근을 열고 방광근육을 수축시켜 소변을 배출하게 하고 배뇨가 끝나면 다시 방광근육은 이완되고 조임근은 닫히면서 소변을 저장하게 한다. (그림 1-9)

요도(尿道, urethra)

방광에 있는 소변을 몸 밖으로 내보내는 통로로 남자에서는 긴 음경 속에 있으며 여자에서는 질의 입구 윗쪽, 양쪽 소음순 사이, 음핵(clitoris) 아래 쿠위에 있다.

남자 요도는 15~20cm로 길고 좁아 소변이 한 줄기로 나가기 때문에 서서 소변을 볼 수 있으며 여자 요도는 4cm로 짧고 넓고 소음순 사이에 있어 소변이 분산되기 때문에 앉아서 보게 된다.

남성요도는 크게 전립선요도(prostatic urethra, 3cm), 막요도(membranous urethra, 2.0~2.5 cm), 그리고 음경요도(penile urethra, 15 cm)로 나눈다. 이들을 더 세분하면 전립선요도의 근위부에 있는 방광근육내요도부위를 전전립선요도(pre-prostatic urethra, 0.5~1.5cm)라 하며 이의 길이는 방광의 충만 정도에 따라 달라진다. 음경요도는 요도해면체에 싸여 있어 해면요도(sponge urethra)라 하기도 하는데 구부요도(bulbous urethra)와 수하요도(pendulous urethra)로 나뉘고 끝에 요도배오목(fossa navicularis)이 있다. 요도를 전립선요도와 막요도를 포함하는 후부요도(posterior urethra)와 구부요도에서 요도배오목까지의 음경요도인 전부요도(anterior urethra)로 나누기도 한다. 전립선요도의 중앙에는 정액이 사출되는 정구(verumontanum)가 있다. 전립선요도와 구부요도 사이에는 막요도를 들러싸는 횡문근으로 된 요도조임근(urethral sphincter)이 있어 요도를 열고 닫는 기능을 한다. 요도조임근에는 방광경부에 있는 내요도조임근(internal urethral sphincter)인

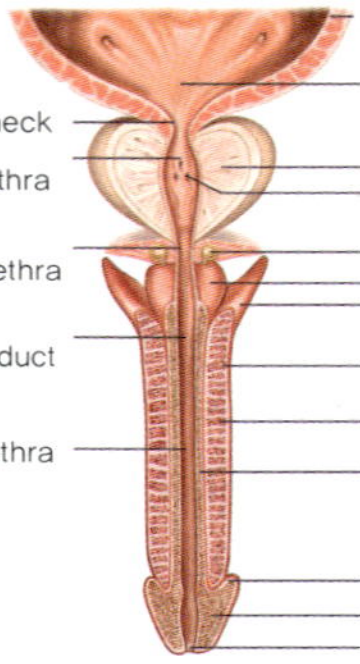

그림 1-10 요도의 단면

평활조임근(smooth sphincter) 또는 근위조임근(proximal urethral sphincter)과 외요도조임근(external urethral sphincter)인 횡문조임근(striated sphincter) 또는 원위조임근(distal urethral sphincter)이 있다. (그림 1-10)

전립선(前立腺, prostate)

전립선은 남자에만 있는 기관으로서 방광과 외요도 조임근 사이의 전립선요도를 감싸고 있는 심장모양의 장기이다. (그림 1-11)

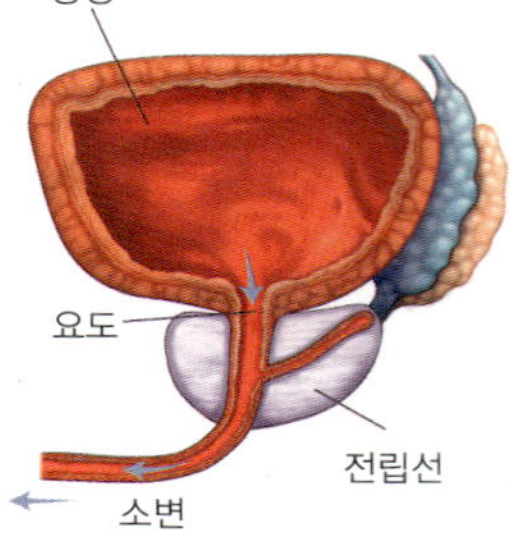

그림 1-11 전립선의 단면

정액의 1/3을 생산하며 사정관을 통해 정액이 요도로 배출되는 통로역할을 한다. 통상적으로 크기는 부피나 무게, 길이로 나타낼 수 있는데 부피나 무게로는 15~20cc (gm)이고 길이로는 좌우 (가로), 전후, 길이 (세로)가 각각 4cm, 3cm, 2cm이다. 전립선의 중심으로 요도 (전립선요도)가 지나가기 때문에 전립선비대증, 전립선암, 전립선농포 등으로 이 부위가 좁아지면 소변의 흐름을 방해하여 소변이 약해지고 가늘어지고 심하면 잔뇨가 남거나 아예 소변을 못 보게 된다.

전립선은 70%의 선조직(腺組織, glandular tissue)과 30%의 섬유근육기질(纖維筋肉基質, fibromuscular tissue)로 되어 있으며 McNeal의 분류법에 따라 발생학적인 구조에 근거하여 중심구역(central zone), 주변구역(peripheral zone), 이행구역(transitional zone), 전섬유근육기질(anterior fibromuscular stroma), 전전립선조임근(preprostatic sphincter)의 5구역 (zone)으로 나뉜다. 나이가 많아지면서 주로 선조직이 증식되고 커지면 전립선비대증이 되고 암세포가 생기면 전립선암이 된다. 이런 선조직은 5~10%가 이행구역, 25%가

중심구역, 그리고 70%가 주변구역에 있는데 전립선비대증은 주로 이행구역에서 생기고 암은 주변구역에서 생기는 것으로 알려져 있다.

음낭(陰囊, scrotum)

음낭은 음경과 회음부 사이에 있는 주머니 모양의 장기로 가운데 벽이 있어 좌우 두 개의 방으로 나뉘어 있으며 그 속에 각각 하나의 고환이 있다. (그림 1-12)

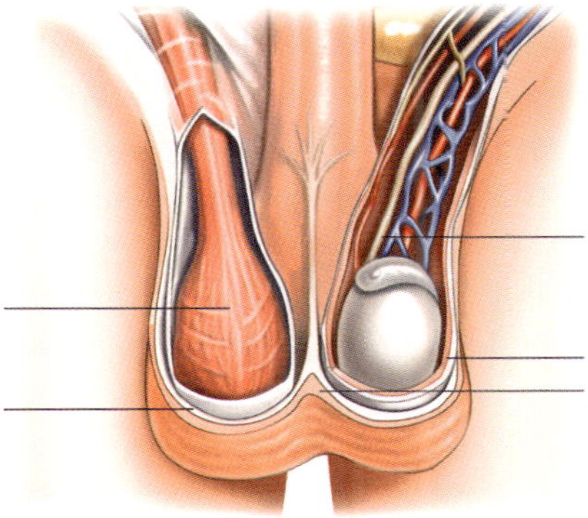

그림 1-12 음낭과 고환

음낭의 피부에는 특별히 주름이 많아 체온의 발산을 조장하며 음낭의 내부 온도는 몸속의 중심보다 2~4℃ 낮아 고환의 손상을 방지해 준다. 고환이 음낭으로 내려오는 시기에는 복강과 음낭을 연결하는 초막돌기(processus vaginalis)가 열려있어 고샅관(inguinal canal)을 통해 복강과 고환을 싸고 있는 벽측고환초막(tunica vaginalis parietalis)과 장측고환초막(tunica vaginalis visceralis) 사이의 공간이 연결되어 있어 복수가 자유롭게 통하는데, 출생시기가 되면서 열려있던 초막돌기가 퇴화되어 닥히고 복수가 차단되는 대신 체액이 두 고환초막 사이를 순환하면서 고환을 보호하는 역할을 한다. 열렸던 초막돌기가 막히지 않거나 두 고환초막 사이에 비정상적으로 체액이 고이는 것이 음낭수종이다.

고환(睾丸, testis)과 부고환(副睾丸, epididymis)

고환은 남성에만 있는 장기로 음낭 좌우에 2개가 있으며 남성호르몬을 분비하고 성숙된 정자를 만든다. 고환은 남성호르몬의 분비를 관장하는 시상하부(hypothalamus)-뇌하수체(pituitary)-고환(testis, gonad) 축(axis)의 말단 표적기관으로 남성호르몬(testosterone)을 분비하는 내분비기능(endocrine function)과 정자를 생산하는 외분비기능(exocrine function)을 한다.

성인의 고환의 크기는 20gm, 30cc 정도이며 이들의 80~90%는 정세관(seminiferous tubule)과 생식세포(germ cell)로 되어 있다. 고환은 200~300개의 소엽(lobule)으로 나뉘어져 있고 각 소엽에는 70~80cm의 정세관고리(loop of the seminiferous tubule)가 1~3개씩 있어 정세관의 총 길이는 고환 당 250m 정도이다. (그림 1-13)

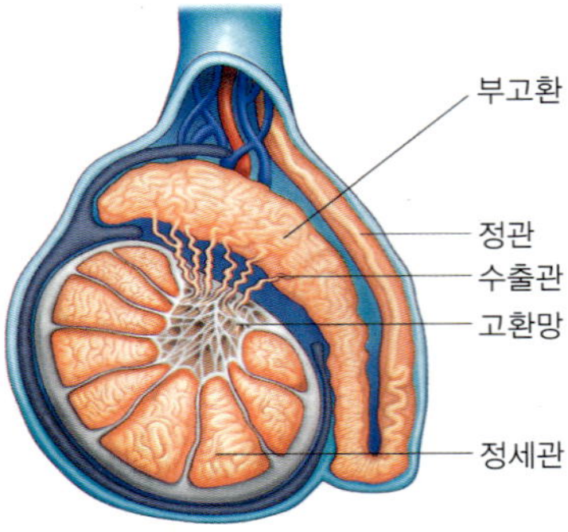

그림 1-13 고환의 단면

고환은 뇌처럼 대사작용이 가장 활발한 장기 중의 하나로 단위 무게 당 가장 많은 산소와 영양을 소비하는 장기로서 그 만큼 외부의 온도나 환경에 예민하고 영향을 많이 받는다.

부고환은 고환과 정관(vas deferens)을 이어주는 5cm 정도 크기의 장기로 고환 옆에 붙어 있다. 내부 구조는 매우 가는 관(tubule)이 구불구불하게 뭉쳐있는 모양으로 이를 곧게 펴면 전체 관의 실제 길이는 약 5~6m가 된다. 고환에서 만들어진 정자는 미성숙 상태로 자체로는 정자로서의 기능을 하지 못하며 부고환을 통과하면서 성숙된 정자가 되고 사정 시 정액과 함께 배출된다.

고환은 등쪽 신장이 만들어지는 후복막강의 비뇨생식능선(urogenital ridge)에서 발생하지만 그 곳에 있으면 체내의 높은 온도로 인해 손상을 받기 때문에 온도가 보다 낮은 음낭으로 내려온다. 이는 사춘기 이후 고환의 정상적인 발달과 정자의 생산에 절대적으로 중요한 환경을 제공하고 고환이 뱃속에 있을 경우 생길 수 있는 고환암 발생이나 수정능력 저하 등의 합병증을 예방하는 효과도 있다. 고환은 태생 4개월경에는 내고샅륜(Internal inguinal ring) 근처에 내려오며, 태생 7개월이 지나면서 고샅관(processus vaginalis), 외고샅륜을 거쳐 태생 8개월이면 음낭에 내려온다. 음낭까지 내려오지 못한 것이 정류고환(잠복고환)이다.

정낭(精囊, seminal vesicle)

방광과 전립선 사이에 날개모양으로 양측에 하나씩 있으며 전립선 뒤로 연결되어 있다. 정낭액은 정액의 50~60%를 차지하며 정자의 1차 에너지 원료인 과당(fructose)을 포함한다. 이의 기능은 아직 정확히 밝혀지지

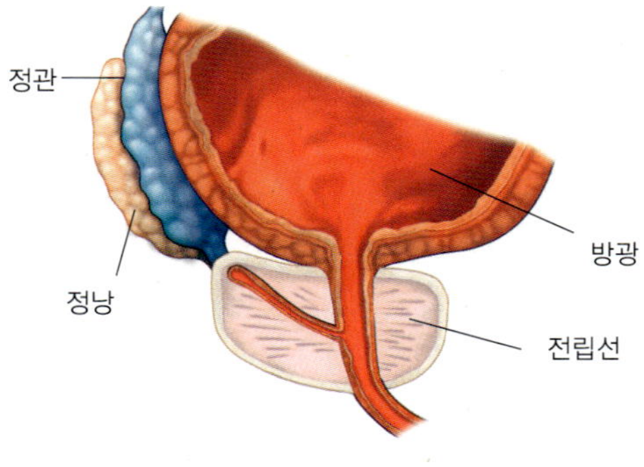

그림 1-14 정낭과 정관

않았으나 사정에도 관계하는 것으로 알려져 있다. (그림 1-14)

정관(精管, vas deferens)

정관은 부고환과 정관팽대부(膨大部, ampulla) 사이를 이어주는 단단한 근육성 관이다. 길이는 30~35cm이고 직선부위의 외경과 내경은 각각 0.2~0.3cm, 0.05~0,1cm 이다. 평소 부고환 꼬리부(tail)와 정관에 저장되어 있던 정자는 누정(emission) 시 정관근육의 연동운동으로 정관팽대부와 후부요도로 이동하고 방출(expulsion) 시 정액과 함께 요도를 통해 체외로 배출된다. (그림 1-14)

피임을 위해 정관을 자르거나 묶어주는 수술이 정관수술(精管手術, vasectomy)이다.

음경(陰莖, penis)

음경은 남자에만 있는 장기로 소변을 배출하고 성기능과 사정을 통한 생식기능을 한다. 배쪽(ventral side)중앙에 있는 하나의 요도해면체(corpus spongiosum) 속에는 요도가 있어 소변과 정자를 배출하는 통로역할을 한다. 등쪽(dorsal side) 좌우에 있는 2개의 음경해면체(corpus cavernosum)는 발기에 관여하는 기관이다. 이 속으로 혈액이 충만되면서 음경이 곧고 단단하게 발기가 되고 음경의 여성 질 내로의 삽입과 정자를 포함하는 정액의 질 내 사정이 가능하게 된다. (그림 1-15. A, B)

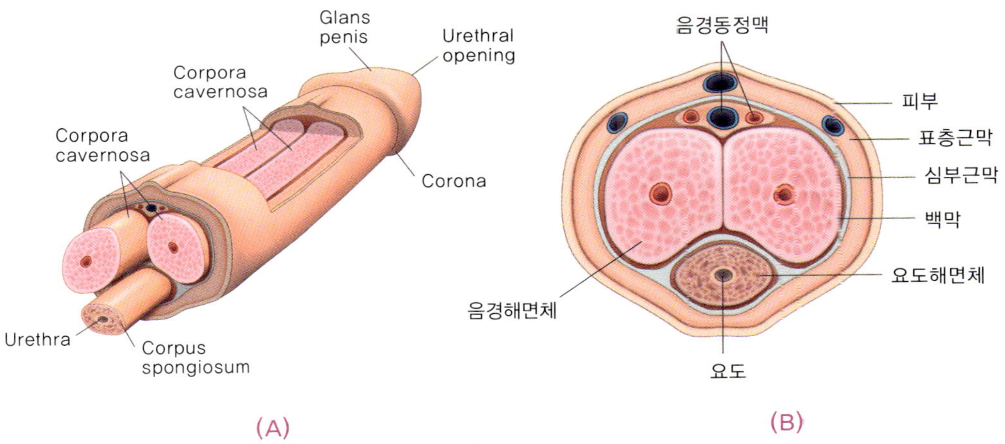

그림 1-15 음경. (A) 귀두와 음경체부(body)가 있고 내부에 두 개의 음경해면체(위)와 한 개의 요도해면체(아래)가 있다. (B) 음경의 단면. 음경해면체 주위를 백막(tunica albuginea)이 싸고 있다.

참고문헌

권태환. 콩팥요세관의 기능. In: 대한신장학회. 임상신장학. 군자출판사. 2015, 23-32.

대통령령 제28440호. 「전문의의 수련 및 자격 인정 등에 관한 규정」개정. 2017. 11. 21. 법제처국가법령정보센타http://www.law.go.kr

대한비뇨기과학회. 비뇨기과학회사. 1998.

대한비뇨기과학회. 해부학. In: 대한비뇨기과학회. 비뇨기과학. 5th ed. 일조각. 2014,21-38.

한기환. 콩팥의 기능. In: 대한신장학회. 임상신장학. 군자출판사. 2015, 13-22.

Anderson JK, Sommer G, Brooks JD. Surgical anatomy of the retroperitoneum, adrena glands, kidneys, and ureters. In: Wein AJ, Kavoussi LR, Novick AC, Partin AW, Peters. Campbell-Walsh Urology, 10th edi. Philadelphia: WB Saunders, 2012,3-32.

Bhargava P, Dighe MK, Lee JH, Wang C. Multimodality imaging of ureteric disease. Radiol Clin N Am 2012;50:271-299.

Chevalier RL. Developmental renal physiology of the low birth weight preterm newborn. J Urol 1996;156:714 -719.

de Diego AMG, Gandı'a L, Garcı'a AG. A physiological view of the central and peripheral mechanisms that regulate the release of catecholamines at the adrenal medulla. Acta Physiol 2008;192:287-301.

Graff SL. An introduction to urinalysis. In: Graff SL. A Handbook of Routine Urinalysis. Philadelphia: JB Lippincott.1983.1-19.

Ivell R. Lifestyle impact and the biology of the human scrotum. Reprod Biol Endocrinol 2007;20:5-15.

Kobil ENJ, Cytology of testis and intrinsic control mechanisms, in: Knobil E, Neill JD, Plant TM. Knobil and Neill's Physiology of Reproduction, 3rd ed., Amsterdam; Boston: Elsevier, 2006,827-947.

Merlet-Bénichou C, Gilbert T, Vilar J, Moreau E, Freund N, Leliévre-Pégorier M. Nephron number: variability is the rule. Causes and consequences. Lab Invest 1999;79:515-527.

Tanagho EA, Lue TF. Anatomy of the genitourinary tract. In: McAninch JW, Lue TF. Smith's & Tanagho's General Urology, 18th ed. New York: McGraw-Hill, 2013,1-16.

Turek P, Male reproductive physiology, in: Wein AJ, Kavoussi LR, Partin AW, Peters CA (Eds.), Campbell-Walsh Urology, 11th ed., Philadelphia: WB Saunders, 2016,516-537.

Walsh TJ, Smith JF. Male infertility. In: McAninch JW and Lue TF. Smith and Tanagho's General Urology, 18th ed. New York: McGraw-Hill, 2013:687-719.

wikipedia. https://en.wikipedia.org/wiki/Urethra

Young JB, Rosa RM, Landsberg L. Dissociation of sympathetic nervous system and adrenal medullary responses. Am J Physiol 1984;247(1 Pt 1):E35-40.

2장
증상(症狀, symptom)과 징후(徵候, sign)로 보는 비뇨생식기질환

환자가 스스로 느끼고 호소하는 주관적인 증상(symptom)이나 의사가 신체검사를 통해 확인하는 객관적인 징후(sign)로 알 수 있는 비뇨생식기계질환들 중 대표적인 질환을 소개한다.

전신증상(全身症狀, general, constitutional symptoms)

고열, 오한, 어지러움, 체중감소, 전신쇄약, 피로, 전신부종 등 특정한 부위에 국한되지 않고 전신적으로 나타나는 증상들을 말한다.

원인질환으로는 급성감염, 만성적인 위장질환, 신장질환, 심혈관질환, 간질환, 폐질환, 뇌신경계질환, 암, 빈혈, 호르몬장애, 전해질불균형, 고혈압, 당뇨, 과로, 피로와 스트레스, 긴장 등이 있다.

고열(高熱, high fever)과 오한(惡寒, chill)이 있다.

요로감염인 급성신우신염, 급성고환부고환염, 급성전립선염, 악성종양, 원인불명열

아프다. 통증(痛症, pain)

측복통(flank pain); 급성신우신염, 요관결석이나 종양, 요관이나 요도 협착, 피덩이 등에 의한 요로폐색, 손상, 신정맥혈전, 신장암

배뇨통(dysuria); 급성방광염, 요도염, 급성전립선염, 하부요로 결석이나 협착, 손상

회음부통증(perineal pain); 급성 · 만성전립선염, 전립선농포

음낭통증, 급성음낭증(急性陰囊症, acute scrotum)

급성고환 · 부고환염, 음낭손상, 고환꼬임(睾丸捻轉, testis torsion), 고환종양내출혈, 덩굴정맥류 등이 원인이다.

고환통(睾丸痛, orchialgia); 신체검사나 영상검사에서도 정상인데 고환에서 통증을 느끼는 증상으로 대부분 자율성질환(self limiting disease)으로 특별한 치료 없이 자연 소실된다.

전이통(轉移痛, referred pain); 상부요관에 결석이 있을 때 같은 쪽 음낭, 고환, 외음부에서 통증을 느낀다.

늑골척추각압통(肋骨脊椎角壓痛, costovertebral angle (CVA) tenderness)

마지막 12번 째 늑골과 척주사이를 두드릴 때 안쪽에서 느껴지는 통증이다.

신석, 요관석, 요관폐색, 급성신장염, 신장내출혈, 급성신우신염, 신손상 등이 원인이다.

욕지기가 나고 배가 더부룩하고 토한다(nausea, vomiting)

급성신우신염, 요관결석, 요로폐색, 요로손상, 소변종(urinoma), 출혈에 의한 복막자극으로 나타날 수 있다.

소변보기가 불편하고 힘들다, 배뇨장애(排尿障碍)

배뇨증상(排尿症狀, voiding symptom)에는 **빈뇨**(頻尿, frequency), **요절박**(尿切迫, urgency), **요실금**(尿失禁, urinary incontinence), **소변주저**(小便躊躇, hesitancy), **세뇨**(細尿, weak stream), **요단절**(尿斷切, interruption), **배뇨장애**(排尿障碍, dysuria), **배뇨통**(排尿痛, dysuria), **소변뒤무직**(tenesmus), 그리고 **야간뇨**(夜間尿, nocturia)가 있으며 같은 질환에서도 여러 증상이 동시에 올 수 있다.

주된 원인질환은 하부요로인 방광, 요도, 전립선의 질환들이다.

요로감염, 염증질환; 급성감염성방광염, 급성전립선염, 요도염, 간질성방광염, 방사선치료나 항암치료에 의한 방광염

요도 폐색질환; 요도협착, 요도 · 방광 결석

종양; 방광암, 전립선암, 전립선비대증

기능장애: 과민성방광(OAB), 신경인성방광, 방광과 조임근의 기능장애

요로손상

수면 중에 옷에 소변을 싼다. 야뇨증(夜尿症, enuresis)

수면 중에 본인도 모르게 이불에 소변을 싸는 증상으로 주로 어린 아이들에 있다. 소변이 방광에 차서 소변볼 때가 되면 요의를 느끼고 스스로 깨어 일어나서 소변을 보아야 하는데 이 기능이 아직 성숙되지 못하여 생기는 것으로 이러한 일차성야뇨증은 나이가 들면서 없어진다. 성인에서 자다가 요의를 느끼고 스스로 일어나 소변을 보는 야간뇨(夜間尿, nocturia)와는 다른 증상이다.

소변을 지린다. 요실금(尿失禁, urinary incontinence)

본인은 소변을 보고 싶지 않은데 본인의 의사에 반하여 소변이 저절로 나오는 현상으로 다음의 몇 가지 유형이 있으며 그 양상에 따라 원인이나 직접유발인자를 알 수도 있다.

1. **진성 또는 지속요실금**(true or continuous incontinence); 본인도 모르는 상태에서 지속적으로 소변이 흘러나온다. 원인질환으로 요관-질루, 방광-질루, 이소성요관, 방광외번증, 심한 요도상열, 요도조임근기능장애 등이 있다.
2. **절박요실금**(urgency incontinence); 소변이 급하고 참을 수 없이 저절로 나온다. 원인질환으로 신경인성방광(중추신경인성 강직성), 급성방광염, 과민성방광, 수축방광 등이 있다.
3. **범람요실금**(overflowing incontinence); 평소 잔뇨가 많은 환자에서 소변이 방광을 넘쳐서 흘러 나온다. 원인질환으로 요도협착, 전립선비대증, 신경인성방광(말초신경인성 이완성), 배뇨근무력증 등이 있다.
4. **복압요실금**(stress incontinence); 평소 배뇨는 정상인데 줄넘기, 기침, 재치기, 크게 웃을 때 소변이 나온다. 질식분만, 질손상, 전립선수술 등으로 생길 수 있다.
5. **혼합요실금**(mixed incontinence); 절박요실금과 복압요실금이 혼합되어 나타나는 증상이다.

소변양이 많다. 다뇨(多尿, polyuria); 적다. 핍뇨(乏尿, oliguria); 없다. 무뇨(無尿, anuria)

다뇨증; 수분의 과다 섭취, 요붕증(尿崩症, diabetes insipidus)

핍뇨증, 무뇨증; 신부전, (양측) 요관의 폐색

소변이 붉거나 진하다. 혈뇨(血尿, hematuria), 적색뇨(赤色尿, red urine)

1. 소변에 피 (적혈구, RBC)가 있다. 혈뇨

원인이 되는 요로질환으로 비뇨기종양(신장암, 요로상피암, 전립선암, 요도암, 전이암), 요로결석, 요로감염, 요로손상 등이 있으며 내과적 원인으로는 신사구체질환, 특발성혈뇨, 출혈경향질환이나 항응고제복용 등이 있다.

2. 소변색이 붉게 보이나 피는 없다. 적색뇨

리팜피신(결핵약) 같은 약이나 색소가 들어간 음식이나 과자 섭취, 황달(jaundice) 등으로 생길 수 있다.

3. 소변이 진하다. 농축뇨

수분의 섭취가 부족하거나 손실이 많아 탈수상태가 되면 소변이 진하고 텁텁해질 수 있다.

4. 팬티나 패드에 피가 묻는다. 출혈(出血, bleeding)

전부요도의 상처나 종양, 궤양, 결석, 여성의 요도육구, 요도탈, 항문이나 여성의 질출혈 등이 있을 때 보이는 증상으로 소변에는 혈뇨가 없다.

소변이 뿌옇다. 혼탁뇨(混濁尿, turbid urine)

인산뇨, 암죽뇨(chyluria), 소변의 염증, 요로결핵 등에서 보일 수 있다.

소변에 거품이 많다. 공기뇨(空氣尿, pneumaturia)

가스를 발생시키는 요로감염, 장-방광누공, 단백뇨 등에서 나타나는데 단순하게 변기에서 생기는 거품과는 구분하여야 한다.

성기능장애(性機能障礙, sexual dysfunction)

1. 발기가 안 된다. 발기부전(勃起不全, erectile dysfunction)

신체적 원인; 당뇨나 내분비 장애, 동맥경화 등 혈관질환, 음경손상, 신경장애 등
정신적인 원인; 스트레스, 불안, 근심, 자신감 결여
약물 등 단독 또는 복합적 원인

2. 극치감을 못 느낀다. 불감증(不感症, anorgasmia)

정신적 원인, 정신약물, 당뇨병성신경장애 등이 원인으로 추정된다.

3. 여성성기능장애(sexual disorders)

성에 대한 잘 못된 지식, 좋지 못한 경험이나 기억, 성 상대자에 대한 불신과 거부감,

적절한 자극에도 성감이 생기지 않고 외부생식기의 생리적인 적응장애로 인해 윤활작용과 신축작용이 결핍되고 음경삽입장애, 성교통(dyspareunia) 등을 지속적, 반복적으로 겪으면서 극치감을 느끼지 못할 뿐 아니라 오히려 성에 대한 불신과 혐오감을 가질 수도 있다.

4. 사정에 이상이 있다. 사정장애(射精障碍, ejaculation disorders)

발기부전과 같이 신체적 원인과 정신적인 원인, 그리고 약물이나 여러 원인들이 동반되어 있는 복합적 원인들로 생각은 되나 확실하게 밝혀지지 않았다. 남성호르몬결핍, 교감신경장애, 약물, 방광경부나 전립선의 수술 등으로 생길 수 있다.

5. 조루증(早漏症, early ejaculation)과 지루증(止漏症, delayed ejaculation)

기질적원인과 심리적원인으로 생기는 것으로 알려지고 있으나 정확히 밝혀지지는 않았다.

정액의 양이 적다.

정액의 생산감소, 불충분한 사정, 역사정으로 생길 수 있다. 고령에 의한 자연감소, 성기능장애, 전립선비대증약이나 다른 신경계약물 복용, 전립선수술, 사정관폐색 등이 원인이다.

정액에 피가 있다. 혈정액증(血精液症, hematospermia)

전립선이나 정낭의 염증, 결석, 암 또는 남성의 호르몬 변화에 따른 염증이 원인으로 알려져 있다.

발기된 음경이 사정 후에도 지속된다. 음경지속발기증(陰莖持續勃起症, priapism)

원인불명인 경우가 가장 많다. 드물게 혈액질환이나 신경계질환의 합병증으로 생기며 최근에는 발기촉진제 복용이나 주사 후 합병증으로 생기는 경우가 가장 흔하다.

불임(不姙, infertility)

발기와 사정장애, 덩굴정맥류, 고환의 발육부전, 정자이상, 정관폐색이나 무형성, 고환염, 부고환염, 성선기능저하증, 클라이네펠터증후군이나 터너증후군 같은 염색체이상 질환, 여성에서 난자의 배란장애, 정자-난자의 접합 장애, 착상장애 등으로 생길 수 있다.

단단한 덩어리나 궤양이 있다. 종양(腫瘍, tumor), 궤양(潰瘍, ulceration)

염증에 의한 종창이나 양성종양, 악성종양을 감별하여야 한다. 음경, 음낭, 사타구니, 신장의 염증질환이나 종양, 암 등이 있다.

음낭이 커졌다.

음낭수종, 탈장, 덩굴정맥류, 고환종양, 고환·부고환염, 고환꼬임, 손상이나 출혈 등을 감별하여야 한다.

음낭에 고환이 없다.

무고환(anorchism), 정류고환(undescended testis), 이소고환(ectopic testis), 소멸고환(vanishing testis) 등을 감별하여야 한다.

음경이 작아 보인다.

왜소음경(矮小陰莖, micropenis); 호르몬 장애로 인한 음경의 발육부전으로 음경이 작다.

함몰음경(陷沒陰莖, concealed penis); 음경이 복부 지방에 감추어져 작게 보이나 실제 속에 있는 음경의 길이는 정상이다.

음경이 굽었다. 소변이 휘어져 나간다.

Peyronie병, 요도하열(尿道下裂, hypospadias), 요도상열(尿道上裂, epispadias) 등이 원인이다.

음경 피부가 헐었다. 궤양(潰瘍, ulceration)

매독성 굳은궤양, 무른궤양, 약진, 뾰족콘딜로마(condyloma accuminata), 사마귀(wart), 헬페스감염, 바세린 같은 이물 주입에 의한 괴사, 봉소염, 악성종양 등으로 생길 수 있다.

요도 입구가 정상 위치에 있지 않다.

요도하열(尿道下裂, hypospadias), 요도상열(尿道上裂, epispadias)이 대표적 질환이다.

요도에서 고름이나 진물이 나온다.

성매개질환인 요도염에 의한 분비물과 요도주위의 샘이나 전립선의 분비물이 나올 수 있다.

참고문헌

대한비뇨기과학회. 요로생식기의 신체검사. In: 대한비뇨기과학회. 비뇨기과학. 5th ed. 일조각. 2014, 62-69.

대한비뇨기과학회. 증상. In: 대한비뇨기과학회. 비뇨기과학. 5th ed. 일조각. 2014, 51-61.

Gerber GS, Brendler CB. Evaluation of the urological patients History, Physical examination, and urinalysis. In: Wein AJ, Kavoussi LR, Novick AC, Partin AW, Peters CA, Campbell-Walsh Urology, 10th ed. Philadelphia: WB Saunders, 2012, 73-98.

McAninch JW. Symptoms of disorders of the genitourinary tract. In: McAninch JW, Lue TF. Smith and Tanagho's General Urology, 18th ed. New York: McGraw Hill, 2013, 31-40.

Meng MV, Tanagho WA. Physical examination of the genitourinary tract. In: McAninch JW, Lue TF. Smith and Tanagho's General Urology, 18th ed. New York: McGraw Hill, 2013, 41-47.

3장
종류별로 보는 비뇨생식기질환

요로감염(尿路感染, urinary tract infection)

요로감염은 비뇨생식기나 소변에 세균이 감염되어 생기는 염증질환이다. 대부분은 요도를 통해 들어오는 소변의 세균감염이며 혈액을 통해 감염되기도 한다.

종류

1. **비특이성감염**(non-specific infection); 다양한 세균의 감염으로 생기나 증상이나 치료 등 임상소견이 비슷하다.
   급성신우신염, 급성방광염, 급성전립선염, 급성부고환-고환염
2. **특이성감염**(specific infection); 특정 원인균에 의한 감염으로 임상증상, 검사방법, 치료 등 임상양상이 각기 특이하고 서로 다르다.

요로결핵, 곰팡이, 바이러스 감염 등이 있으며 성매개질환(sexually transmitted diseases)으로 임균성(gonorrhea)·비임균성요도염(nonngonorrhea urethritis), 매독(梅毒, syphilis), 에이즈(AIDS) 등이 있다.

요로결석(尿路結石, urinary stone, calculus)

요로결석은 소변이 지나는 곳이면 어디에도 생길 수 있으며 대부분은 신장에서 생긴다. 결석이 소변을 따라 내려오다 발견되는 장소에 따라 신결석(腎結石, renal stone), 요

관결석(尿管結石, ureteral stone), 방광결석(膀胱結石, bladder stone), 요도결석(尿道結石, urethral stone)이라 한다. 요로의 해부학적 이상이나 국가, 종족에 다라 각 장기에 원발성으로 생길 수도 있다.

배뇨장애(排尿障碍, voiding disorders)

배뇨, 즉 소변을 보는 것은 방광배뇨근과 요도조임근의 조화로운 협동작용으로 가능하다. 이들은 뇌신경을 포함하여 척수신경, 특정 말초신경의 지배를 받으며 서로 협동적이고 조화로운 기능으로 소변의 저장과 배뇨기능이 정상적으로 유지된다. 따라서 이들 신경이나 방광배뇨근, 요도조임근 자체에 장애가 있던지 이들이 협동적으로 기능을 제대로 못하면 방광의 기본기능인 소변의 저장(storage)과 배출(emptying)에 문제가 생기게 된다.

저장장애; 소변이 고이도록 요도조임근이 닫히고 방광이 충분히 이완되지 못하여 생긴다.

급성방광염, 급성전립선염, 강직성신경인성방광(척수나 뇌의 중추신경장애), 수축방광, 방사성・항암제유발성방광염, 간질성방광염 등에서 생긴다.

배출장애; 소변이 잘 나가도록 출구가 충분히 열리지 않거나 방광이 수축을 못하여 생긴다. 전립선비대증, 요도협착이나 폐색, 방광결석, 요도결석, 방광근육인성방광(myogenic bladder), 이완성 신경인성방광(flaccid bladder)(말초신경장애) 등에서 생긴다.

요로폐색(尿路閉塞, obstructive disease), 요로협착(尿路狹窄, urinary tract stenosis)

요정체나 요폐의 원인은 폐색의 유발 기전에 따라 기능적폐색과 기계적폐색, 병변의 위치에 따라 내인성폐색(intrinsic obstruction)과 외인성폐색(extrinsic obstruction), 그리고 원인질환의 발생시기에 따라 선천적폐색(congenital obstruction)과 후천적폐색(acquired obstruction)으로 나누어 생각해 볼 수 있다.

기능적폐색의 원인으로 요관의 연동운동장애, 방광배뇨근수축장애, 방광요관역류, 배뇨근조임근협동장애(detrusor-sphincter dyssynergia), 신경인성방광 등이 있으며 기계적폐색의 원인으로는 요관·요도의 협착이나 폐색, 요로결석, 요로감염, 전립선비대증, 손상, 종양, 이행혈관(aberrant vessel)이나 인접 장기의 질환에 의한 압박이나 침윤 등이 있다.

수신증(水腎症, hydronephrosis)

선천적원인으로 신우요관이음부협착, 이행혈관이나 섬유띠 등에 의한 외인성 압박, 방광요관역류, 요관류(尿管瘤, ureterocele) 등이 있으며 후천적 원인으로 요관결석, 요로결핵, 신우·요관종양, 전립선암, 방광암, 자궁경부암의 침윤, 요도폐색이나 배뇨근장애로 인한 만성적인 방광 내 요정체 등이 있다

방광요관역류(膀胱尿管逆流, vesicoureteral reflux)

요관이 방광으로 들어오는 요관방광이음부의 항역류기전이 선천적으로 미성숙되거나, 후천적으로 방광염이나 방광이나 전립선수술로 항역류기전이 손상되어 생긴다. 소변이 신장으로 역류되면 수신증이 오고, 배뇨 후 잔뇨가 생기며, 잦은 요로감염의 원인이 될 수 있다.

중복신(重複腎, duplex kidney)

신장이 외형으로는 하나이나 내부적으로는 두 개의 신장이 합쳐있는 선천적기형이다.

Weigert-Meyer법칙: 완전중복요관에서는 상부신장의 요관은 방광에서 정상 요관구보다 하부에 있어 요폐와 수신증을 유발하고, 하부신장의 요관은 정상 요관구보다 상부에 있어 방광요관역류를 유발한다는 일반법칙이다.

두 개의 요관이 중간에서 합쳐져서 하나의 요관으로 방광에 개구할 수 있는데 이는 불완전중복요관이라 한다.

방광출구폐색(膀胱出口閉塞, bladder outlet obstruction)

선천적 원인으로 후부요도판막(posterior urethral valve), 전부요도판막(anterior urethral valve) 등이 있으며 후천적 원인으로 전립선비대증, 전립선암, 급성전립선염, 방광암, 방광·요도결석, 요도협착 등이 있다.

요로손상(損傷, trauma)

교통사고, 추락사고, 타박상, 총탄이나 칼 또는 골절된 뼈조각에 의한 자상, 수술이나 시술의 합병증으로 생길 수 있다. 직접 충격에 의한 손상과 급속한 감속손상(decelerating injury)도 있다.

신손상; 건널목·황단보도 사고 등 교통사고, 구타에 의한 좌상 (타박상), 칼 등에 의한 자상, 총상, 수술이나 시술의 합병증

요관손상; 칼이나 총탄에 의한 자상, 요관내시경수술이나 산부인과 수술 합병증

방광손상; 하복부 타박상, 골반손상이나 골반뼈의 골절, 방광이나 골반강 수술 합병증

요도손상; 타박상, 맨홀이나 공사장 추락사고, 골반골절, 요도 수술이나 시술 합병증

음경손상; 타박상, 발기 상태에서 외부 힘에 의한 골절, 포경수술 합병증

종양(腫瘍, tumor)

1. 양성종양(良性腫瘍, benign tumor)

부신: 선종(adenoma)

신장: 낭종(cyst), 혈관근지방종, 호산과립세포종(oncocytoma), 섬유종(fibroma)

요관; 섬유성폴립(fibroepithelial polyp)

방광; 평활근종(leiomyoma)

전립선; 전립선비대증(BPH), 낭종(cyst)

고환, 부고환: 낭종(cyst), 정액낭(spermatocele)

2. 악성종양(惡性腫瘍, malignant tumor), 암(癌, cancer)

상피세포(epithelial cell)에서 생기는 암종(癌腫, carcinoma)과 비상피세포(nonepithelial cell)에서 생기는 육종(肉腫, sarcoma)이 있다.

1) 암종(carcinoma)

부신암: 선암종(adenocarcinoma)

신장암; 신세포암종(腎細胞癌腫, renal cell carcinoma), Wilms종양(Wilms'tumor)

신우암(pelvis tumor), 요관암(ureter tumor), 방광암(bladder tumor); 대부분이 요로상피암종(尿路上皮癌腫, urothelial carcinoma)이고 드물게 선암종(adenocarcinoma), 편평세포암종(squamous cell carcinoma)이 있다.

전립선암: 선암종(adenocarcinoma)

고환암; 생식세포종; 정상피종(seminoma), 비정상피종(nonseminoma)

비생식세포종; Sertoli세포종양, Leydig세포종양, 성선모세포종

음경암; 편평세포암종(squamous cell carcinoma)

음낭암; 편평세포암종(squamous cell carcinoma)

요도암: 이행세포암종(transitional cell carcinoma), 편평세포암종(squamous cell carcinoma)

후복막강암(cancer of the retroperitoneum): 갈색세포종(pheochromocytoma)

2) 육종(sarcoma)

근육종(myosarcoma), 평활근육종(leiomyosarcoma), 횡문근육종(rhabdomyosarcoma), 골육종(osteosarcoma), 지방육종(liposarcoma), Karposi육종

3) 전이암(轉移癌, metastasized cancer)

자궁암이나 난소암이 요관이나 방광을 침범하는 경우가 드물지 않게 있으며 장암, 혈액암, 림프종, 폐암 등에 의한 전이는 드물다.

급성음낭증(急性陰囊症, acute scrotum)

음낭이 갑작스럽게 붓고 심한 통증이 오는 음낭의 급성증상을 말한다. 원인질환으로는 고환꼬임과 급성부고환염, 고환의 외상 등이 있다.

이 중 특히 고환꼬임(睾丸捻轉, testis torsion)은 고환이 갑자기 회전하면서 고환으로 가는 혈관이 꼬이는 질환인데 혈관이 꼬인 상태로 4~6시간이 지나면 피가 통하지 못해 고환이 괴사되기 때문에 신속하게 꼬인 혈관을 풀어 주어야 하는 응급질환이다.

성분화이상(abnormalities of sexual differentiation), 성발달장애(disorder of sexual development, DSD)

1. 46,XX **성분화이상**(masculinized female), **여성가성반음양**(Female pseudohermaphroditism)
   특징; 성염색체는 46,XX이나 성선은 없든지 정상 난소를 가지며 외부성기는 남성화되어 있다. 임신중 남성호르몬에 과다 노출로 생긴다.
2. 46,XY **성분화이상**(undermasculinized male), **남성가성반음양**(Male pseudohermaphroditism)
   특징; 성염색체는 46,XY이고 성선은 정상 고환이나 외부성기는 완전여성부터 모호한 모양까지 다양하다. 남성호르몬의 작용이 미흡하여 생긴다.
3. **난소고환증성분화이상**(ovotesticular DSD), **진성반음양**(true hermaphroditism)
   성염색체는 46,XX/46,XY, 46,XX/47,XXY, SRY 돌연변이가 있는 46,XX와 46,XY 등이며 이 중 가장 흔한 유형은 46,XX (55~70%)이고 다음이 46,XX/46,XY (20~30%)이며 46,XY는 7% (5~15%)이다. 난소와 고환조직이 한 몸에, 양측에 각각 있든지 아니면 섞여서, 함께 있다. 외부생식기는 60%에서 남성화 되어있기는 하나 일반적으로 모호한 모양이다.

참고문헌

대한비뇨기과학회. 성분화이상. In: 대한비뇨기과학회. 비뇨기과학, 5th ed. 2014:575-589.

Baskin LS. Disorders of sex development. In: McAninch JW and Lue TF. Smith and Tanagho's General Urology, 18th ed. New York: McGraw Hill, 2013:654-685.

Gunther P, Rubben I. The acute scrotum in childhood and adolescence. Dtsch Arztebl Int 2012;109:449-57.

Kolbel EI. Torsion of the testis. J Urol 1974;111:521-2.

Tanagho EA. Embryologic basis for lower ureteral anomalies: A hypothesis. Urology 1976;7:451-464.

Wilson JD, George FW, Griffin JE. The hormonal control of sexual development. Science 1981;211(4488):1278-84.

Zhao LC, Lautz TB, Meeks JJ, Maizels M. Pediatric testicular torsion epidemiology using a national deta base : incidence, risk of orchiectomy and possible measures toward improving the quality of care. J Urol 2011;186:2009-13.

PART 02

노년을 힘들게 하는 비뇨생식기질환

4장
배뇨장애: 전립선비대증(前立腺肥大症, benign prostatic hyperplasia, BPH)

배뇨장애(排尿障碍, voiding dysfunction)란?

방광에 일정양의 소변이 차면 이 정보가 말초신경과 척수신경을 통해 뇌로 전달되고, 뇌에서는 소변을 바로 볼지 조금 더 참을지 구체적인 명령을 방광으로 다시 보내게 된다. 정상적인 배뇨란 소변의 양, 횟수, 요속 (1초 동안 나오는 소변의 양 mL/sec)이 모두 정상인 것을 말하며 이에 반하여 '배뇨장애'란 "요속이 비정상적으로 늦고 불완전한 배뇨" 또는 "배뇨 중에 방광과 요도가 협조가 잘 안 되는 상태"로 정의한다.

평상적인 1회 소변양에 해당하는 250~300cc 정도의 소변을 3~4시간 마다 편안하고 시원하게 보고 배뇨 후 잔뇨가 없으면 정상이다. 흔히 나이가 들면 기운이 빠지고 정력이 약해지면서 소변도 약해지고 배뇨증상도 생기는 것이 당연한 것처럼 잘 못 인식되고 있는 부분이 있으나 배뇨장애가 없다면 젊을 때와 같이 시원하게 볼 수 있어야 하며, 이것이 배뇨장애의 치료 목표이기도 하다,

이들은 하부요로증후군(lower urinary tract symptoms, LUTS), 과민성방광(overactive bladder, OAB), 요실금(urinary incontinence, UI), 야간뇨(nocturia) 등의 다양한 형태로 나타날 수 있다.

배뇨장애의 원인질환에는 전립선비대증, 요로감염, 만성전립선염, 요도협착, 요석, 전립선암, 방광암과 특히 방광과 요도의 기능적 문제를 유발하는 신경질환이나 방광배뇨근장애 등이 있다.

방광의 기본적인 기능(bladder functions)은 소변의 저장과 배출이다.

1. 소변의 저장(storage)

먼저 방광배뇨근(detrusor muscle)의 이완이 시작되고 이어서 요도조임근이 수축되면서 소변이 방광에 고이게 된다. 방광의 최대 용적은 450~500cc이다.

2. 소변의 배출(emptying, expulsion)

소변을 볼 때는 요도조임근이 먼저 이완되고 이어서 방광배뇨근이 수축을 한다.

방광의 기능에 관여하는 기관

1. 직접 작용하는 기관
   1) 방광의 배뇨근(detrusor muscle)
   2) 방광경부(bladder neck); 불수의조임근(involuntary sphincter)으로 내요도조임근(internal urethral sphincter), 근위요도조임근(proxmial urethral sphincter), 평활조임근(smooth sphincter)이라고도 한다.
   3) 외요도조임근(external urethral sphincter); 수의적조임근(voluntary sphincter)으로 원위요도조임근(distal urethral sphincter), 횡문조임근(striated sphincter)이라고도 한다.
2. 간접 보조기능기관으로 골반저근(pelvic floor muscle)이나 횡문근인 항문거근(levator ani muscle) 등 주위 근육이 있다.

배뇨장애의 종류

1. **저장장애;** 방광의 염증이나 용적의 감소, 배뇨근의 과도한 수축으로 방광자극증상이 심해지면 소변을 평상적인 배뇨양이 찰 때까지 편안하게 참지 못하고 요절박, 빈뇨, 배뇨통, 후증, 야간뇨, 요실금 등 배뇨증상이 생기게 된다.

   원인; 뇌졸중, 파킨슨씨병, 치매, 중추신경장애에 의한 신경인성방광, 요로감염, 결석, 전립선비대증, 과민성방광 등
2. **배출장애;** 요로폐색이나 신경손상, 방광배뇨근의 수축력감소로 소변배출이 어려워질 수 있다. 소변줄기는 가늘고 약하며 심하면 아예 막힐 수 있다.

   원인; 요도결석, 전립선비대증, 전립선암, 요도협착, 방광경부협착, 배뇨근조임근협동장애, 배뇨근장애, 말초성신경장애에 의한 신경인성방광

여기에서는 배뇨장애 중에서 노인에서 문제가 되는 대표적인 질환인 전립선비대증과 신경인성방광에 대하여 설명하고, 다른 배뇨장애질환들은 PART 03「기타 비뇨기질환」의 해당 질환에서 설명하겠다.

전립선비대증(前立腺肥大症, benign prostatic hyperplasia, BPH)

전립선비대증은 전립선의 조직이 증식되어 커지는 질환으로 주로 선(腺, gland)조직이 증식되는 일종의 양성선종(腺腫, adenoma)이다. 그러나 전립선비대증은 조직학적인 진단이기는 하나 조직소견이나 크기만 가지고 정의할 수 없으며 임상적인 견지에 따라 다양하게 정의된다.

전립선비대증은 생명을 위협하는 질병이라기보다는 나이에 따라 자연히 생기는 노화현상의 하나로 이해해도 좋은 질환이며 조직학적인 변화보다는 어쩌면 이로 인해 생기는 배뇨증상, 삶의 질 저하, 그리고 장기간 방치로 생길 수 있는 요폐나 요로감염, 신기능저하 등 후유증이 문제가 될 것이다. 이런 의미에서 비뇨의학에서는 전립선의 조직변화와 함께 배뇨장애 증상들이 어우러진 하나의 복합적인 배뇨증상군으로 이해하고 있다. 따라서 치료도 전립선의 제거보다는 증상을 완화하고 삶의 질 저하 및 후유증의 예방에 중점을 두고 있다. 항간에 늙으면 몸이 쇄약하고 정력이 약해져서 소변도 약해지고 배뇨증상들이 생기는 것으로 알고 방치하거나 정력제를 찾는 경우들이 있는데 이는 잘못 알려진 것이며 정력과는 관계가 없다. (그림 4-1)

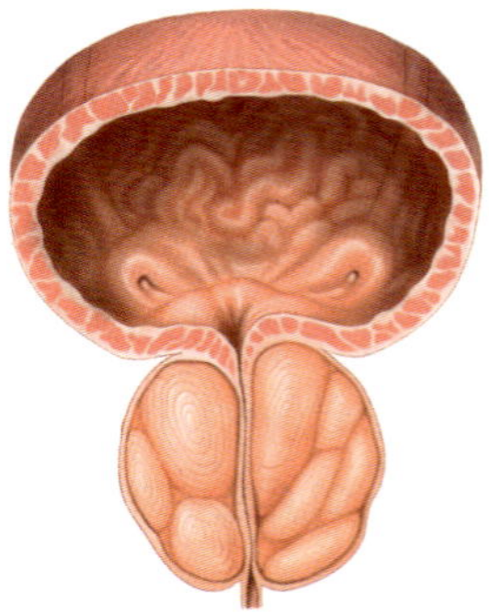

그림 4-1 전립선비대증 모식도

빈도

전립선조직의 비대는 30대부터 시작된다고 하나 이것이 충분히 커지고 증상이 나타나는 것은 60대 전후부터이다. 연령에 비례하며 60대에 50~60%, 80대에 90%에서 발생한다.

원인

나이가 많아지면서 생기는 남성호르몬의 변화와 관계되는 것으로 알려져 있다. 남성호르몬(testosterone)은 전립선조직 내에서 5알파환원효소(5α-reductase)에 의해 활성화되어 테스토스테론보다 10배 정도 강력한 디하이드로테스토스테론(dihydrotestosterone)으로 전환된다. 그러나 혈중 테스토스테론의 절대량은 나이가 많아지면서 오히려 감소하는 것을 생각하면 단순한 남성호르몬의 양만의 문제가 아니고, 다른 호르몬과의 상호작용이나 이들 호르몬과 조직세포 간의 상호작용 등 다양한 인자들이 관련될 것으로 보인다.

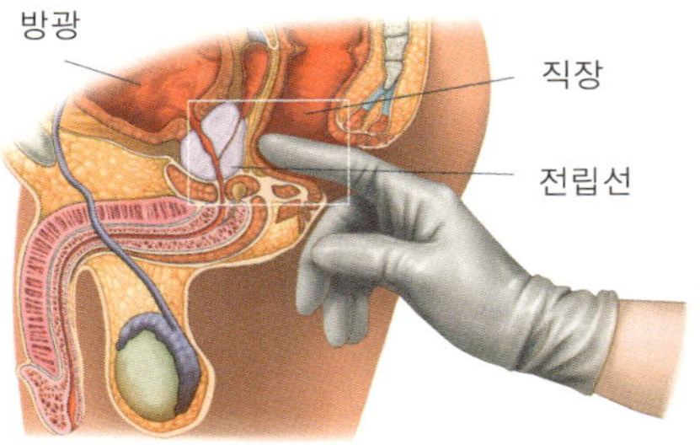

그림 4-2 전립선직장손가락검사

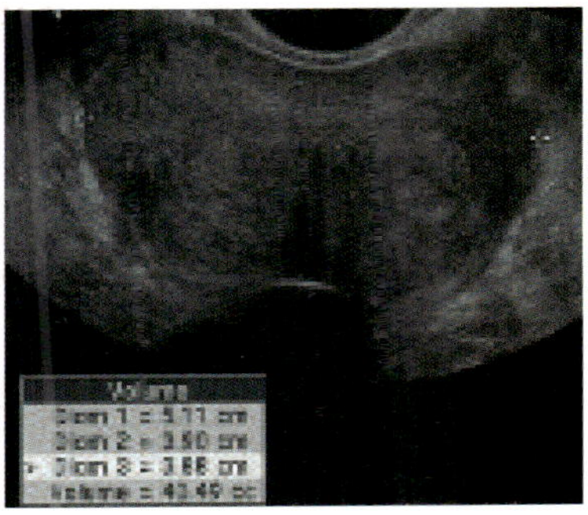

그림 4-3 전립선경직장초음파검사

진단

배뇨증상; 세뇨, 빈뇨, 야간뇨, 요절박 등 방광자극증상과 요폐, 소변주저 등 폐색증상이 있다.

직장손가락검사(digital rectal examination); 직장에 손가락을 넣어 촉진하면 전립선의 크기, 모양, 경도, 결절의 유무를 알 수 있다. (그림 4-2)

배뇨증상점수조사; 전립선비대증과 관련되는 7가지 증상에 대하여 정도에 따라 0~5점까지 점수를 주어 국제전립선증상점수(International Prostate Symptom Score, IPSS)를 매긴다. 합계점수가 1~7점이면 경미, 8~19점은 중간, 20~35점은 심한 증상을 의미한다. (표 4-1)

전립선특이항원검사(prostate specific antigen, PSA); 전립선의 선조직에서 분비되는 물질로 혈중 PSA가 상승하면 전립선암의 가능성을 나타내는 종양표지자이다.

경직장초음파검사(transrectal ultrasonogram); 항문을 통해 직장에 초음파탐식자를 넣어 전립선의 크기, 모양, 결절, 결석, 낭종이나 종양 등을 검사한다. (그림 4-3)

요류검사(uroflowmetry); 소변줄기의 굵기 (요속), 배뇨량, 잔뇨, 그리고 배뇨양상을 그래프로 확인한다. (그림 4-4)

배설성요로조영술(excretory urography); 상부요로질환, 특히 요로의 폐색과 확장 상태를 확인한다. (그림 4-5)

요도방광경검사(urethroscopy); 전부요도와 전립선요도, 방광내부를 직접 보면서 요도협착, 혈뇨, 결석, 방광종양 등을 확인하고 감별하는데 유용하다. 전립선의 비대조직에 의해 전립선요도가 좁아진다. (그림 4-6)

요역동학검사(urodynamic study); 단순하게 전립선비대증에 의한 배뇨장애이고 전립선수술로 배뇨증상이 호전될 수 있을지, 아니면 신경이나 방광배뇨근장애로 인한 배뇨장애인지 구체적인 원인을 감별하는 중요한 검사이다.

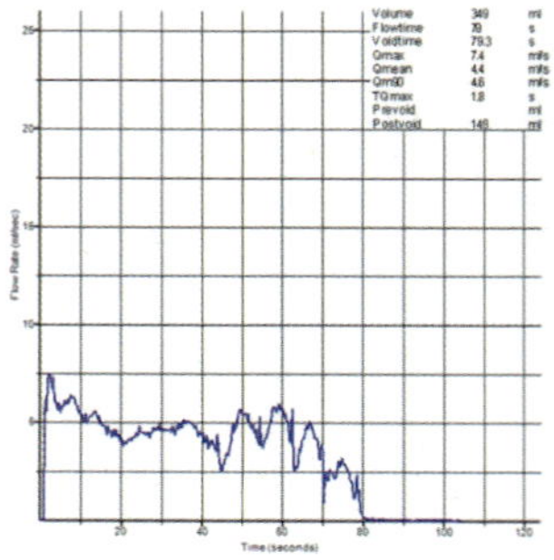

그림 4-4 요류검사

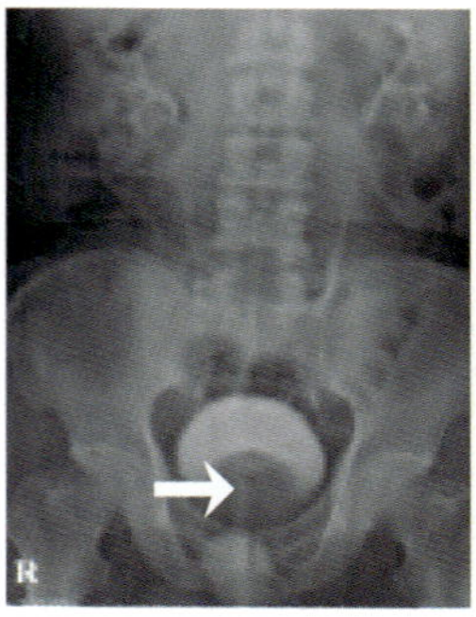

그림 4-5 배설성요로촬영술

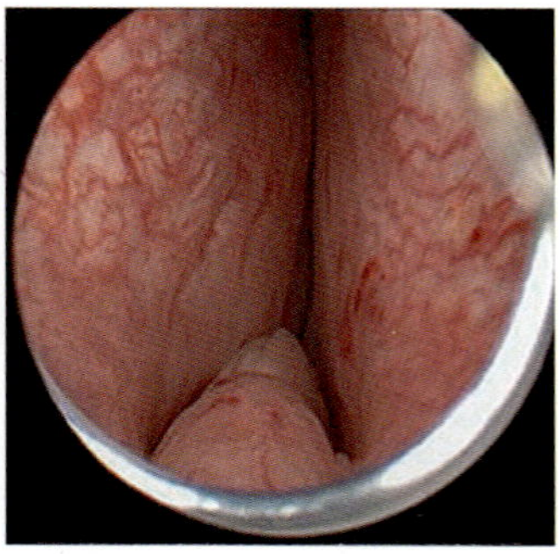

그림 4-6 전립선비대증의 요도내시경소견

전립선생검(前立腺生檢, prostate biopsy); 혈중 PSA가 3ng/mL 이상 높으면 암의 감별을 위해 조직검사를 하여야 한다. 그러나 암이 아니면서 PSA 수치가 올라가는 위양성도 있다. 따라서 전립선비대증, 요폐, 전립선마사지, 전립선조직검사, 전립선염, 사정, 경요도전립선수술, 직장손가락검사, 경직장초음파촬영 등으로 위양성의 가능성이 있다면 이를 해소하고 길게는 4주 정도 경과 후 재검사하는 것이 좋다.

치료

전립선비대증의 치료목적은 이로 인한 불편한 증상을 없애고 진행을 막아 합병증을 예방하는 것이다. 환자의 나이, 전립선의 크기, 증상의 정도에 따라 적절한 치료방법을 선택하게 되는데 전립선비대증에 의한 배뇨증상으로 일상생활에 불편을 느끼거나, 신장기능이나 성기능장애, 반복적인 요로감염, 요폐(尿閉), 잔뇨 등 합병증이 발생한 경우에는 적극적인 치료를 하여야 한다.

1. 대기요법

투약이나 특별한 치료없이 1년에 한두 번 검사하면서 경과를 관찰한다.

2. 약물치료

약물을 복용하여 전립선비대로 좁아진 전립선요도부위의 긴장을 낮추어 배뇨를 도와주고, 나아가 전립선의 크기를 줄이거나 더 커지는 것을 예방하여 준다. 전립선이 많이 크지 않고 증상이 심하지 않으면 좋은 효과를 얻을 수 있다.

1) 알파-교감신경차단제(alpha-blocker)

방광경부와 전립선요도부의 평활근에 작용하여 이를 이완시켜줌으로써 소변의 배출을 도와주는 효과가 있다. 방광경부와 전립선요도부의 평활근에 주로 작용하는 선택적 차단제와 그렇지 않은 비선택적 차단제가 있다.

선택적 차단제(selective alpha blocker); tamsulosin, silodosin, naftopidil

비선택적 차단제(nonselective alpha blocker); terazosin, doxazosin, alfuzosin

부작용으로 혈압저하, 사정장애 등이 있으며 기립성저혈압을 고려하여 취침 전 복용을 권한다. 선택적 차단제는 비선택적 차단제에 비해 전신적인 부작용이 적다.

2) 남성호르몬 전환효소(5 알파환원효소)억제제(5-alpha-reductase inhibitor)

전립선조직이 남성호르몬의 영향으로 증식되기 때문에 남성호르몬(testosterone)이 전립선조직 내에서 5알파환원효소에 의해 활성화형인 디하이드로티스토스테론(dihydrotestosterone)으로 전환되는 것을 차단하는 약물이다. 전립선조직의 증식을 억제하고 크기를 20~25% 감소시키는 효과가 있다. 피나스테라이드(finasteride), 두타스테라이드(dutasteride) 계열의 약들이 있다. 부작용으로 성욕감퇴, 발기부전, 여성형유방증 등이 생길 수 있다.

3) 기타 증상호전 약물

요로감염, 빈뇨, 절박뇨, 야간뇨, 배뇨통 등의 증상완화를 위해 항생제, 항콜린제(anticholinergics, desmopressin)나 소염진통제를 복합투여할 수 있다.

항무스카린, 항콜린제; darifenacin, fesoterodine, solifenacin, tolterodine, propantheline, trospium

항무스카린작용과 배뇨근이완 복합작용제; oxybutynin, propiverine

B-3 작용제; solabegron, mirabegron

항우울제; imipramine, doxepine

방광근이완제들은 부작용으로 요폐가 올 수 있다. 예외적으로 최근에 상용화된 mirabegron은 배뇨근의 수축력에는 영향을 주지 않아 요폐가 없는 것으로 알려져 있다.

3. 수술

약물치료에 환자의 순응도가 낮거나, 효력이 없거나, 합병증이나 약 부작용, 그리고 환자의 상황에 따라 할 수 있으며 특히 전립선이 크거나, 배뇨 후 잔뇨가 있으면 수술을 권한다.

2008년도 우리나라의 자료를 보면 전립선비대증으로 진단과 치료받은 환자 들 중 2.1%에서 수술을 받았는데 수술환자의 82%가 수술 후 1년에 약을 끊었다. (그림 4-7)

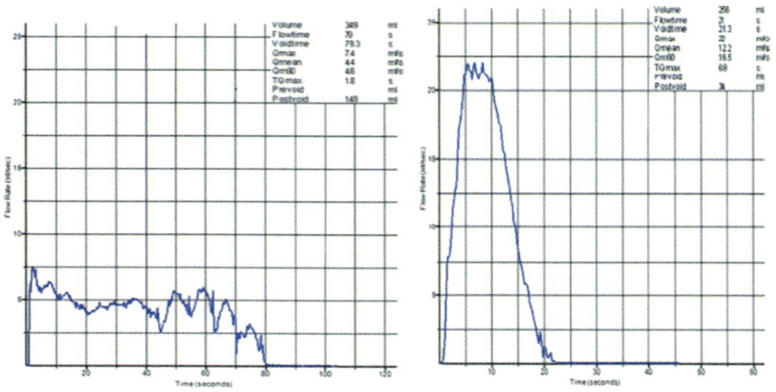

(A) UFM: 7/350/150 (B) UFM: 22/260/30

그림 4-7 BPH 환자에서의 요류검사. (A) 수술 전, (B) 수술 후의 요류검사 비교

1) 경요도전립선절제술(經尿道前立腺切除術, transurethral resection of the prostate, TURP)

요도를 통해 절제경(resectoscope)을 넣어 작은 고리 모양의 철사(loop)에 전기를 통하여 전립선조직을 작은 조각으로 깎아내는 방법이다. 아직까지는 전립선비대증수술에 있어 표준수술법(gold standard)으로 되어 있다. TURP수술 환자의 75~85%에서 폐색증상의 호전이 있다. (그림 4-8. A, B)

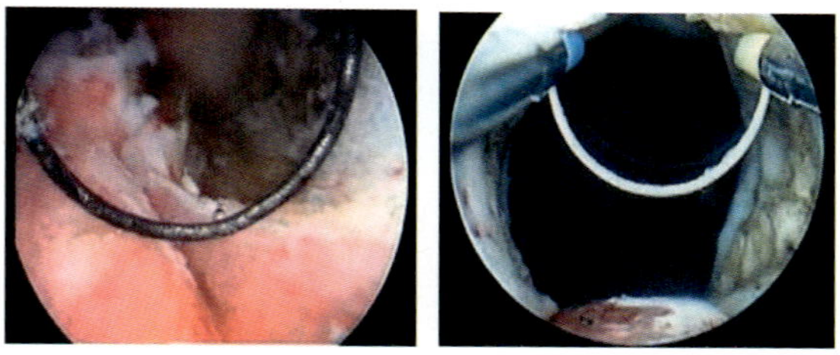

(A) (B)

그림 4-8 경요도전립선절제술(TURP). (A) 수술 전, (B) 수술 완료 후

합병증; 중한 합병증은 드므나 있을 수 있다. 모든 환자에서 5~7일 정도 요도카테터(Foley catheter)를 유치한다. 수술 중이나 술 후 출혈이 있을 수 있고 5~11%에서 수혈을 한다. 큰 전립선수술 시 1.4%에서 생기는 TURP증후군(TURP syndrome)은 수술 중 사용하는 세척액이 혈내로 흡수되어 생기는 저나트륨혈증(hyponatremia)이 주 원인으로서 매우 중한 상태로 조기발견과 적극적 치료가 절대로 필요하다. 술 후 일시적으로 빈뇨, 요실금, 절박뇨, 배뇨통 등의 증상이 있을 수 있다.

2) 레이저수술

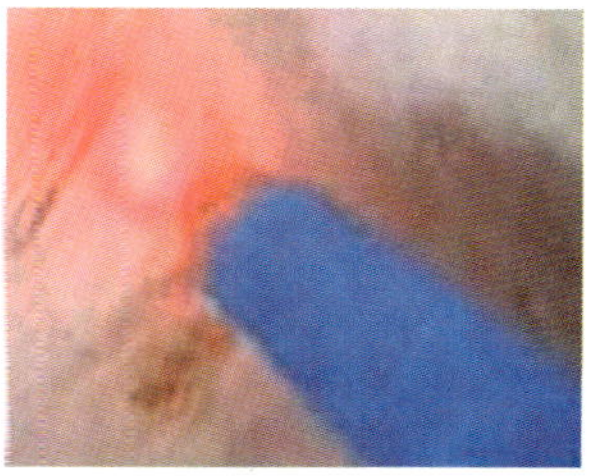

그림 4-9
레이저전립선절제술

경요도전립선절제술의 단점을 보완한 방법으로 1986년 처음으로 수술에 도입되었다. (그림 4-9)

(1) Nd:YAG laser

처음에는 간편하고 효과적이며 출혈이 적다는 등의 이점이 강조되면서 큰 기대를 모았었으나 조직의 절제 효과가 적고 수술 후 심한 배뇨증상 등의 불편함이 있어 폐기되었다.

(2) KTP 레이저(Potassium-Titanyl-Phosphate (KTiOPO4) laser)

Nd:YAG 광선을 KTP라는 광학결정을 통과시켜서 주파수가 배가된 청록에서 녹색스펙트럼에 해당하는 532nm의 레이저이다. Nd:YAG laser 이후 도입되었으며 전립선조직을 기화(vaporization) 시켜 제거하는 방법이다. (그림 4-10. A, B)

지혈효과가 있고 안전하며 사용에 편리한 장점은 있으나 조직을 기화시켜 제거하는데 한계가 있어 큰 전립선의 수술에는 미흡하다.

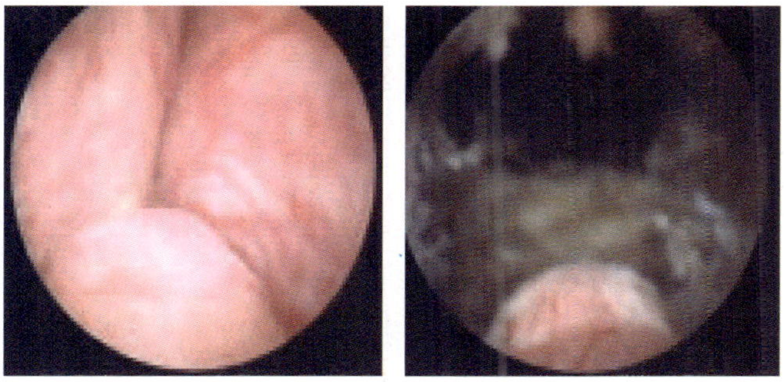

(A) (B)

그림 4-10 KTP레이저전립선절제술.
(A) 수술 전, (B) 수술 완료 후

(3) Holmium Laser Enucleation of the Prostate(HoLEP)

최근에 상용화된 방법으로 비대해진 전립선선종 덩어리들을 덩어리 자체로 절제하는 점에서 개복수술과 거의 동등한 비대조직의 절제효과가 있다. 절제된 큰 조직덩이는 방광 안으로 밀어 넣고 분쇄기(粉碎機, morcellator)로 갈아서 빨아낸다. 2~3일 정도 요도도뇨관을 유치하였다가 출혈이 없으면 뺀다. 출혈이나 술 후 배뇨증상이 있을 수 있으나 그 정도가 심하지 않다. 특히 레이저 자체의 소작과 지혈효과로 항응고제복용환자에서도 수술이 가능하다. 또한 TURP증후군의 발생위험이 없고 안전하고 수술효과도 좋은 것으로 확인되고 있다. 따라서 최근에는 HoLEP이 전립선비대증의 새로운 표준치료법으로 기존의 TURP를 대치해가고 있는 과정에 있다. (그림 4-11, 4-12. A, B)

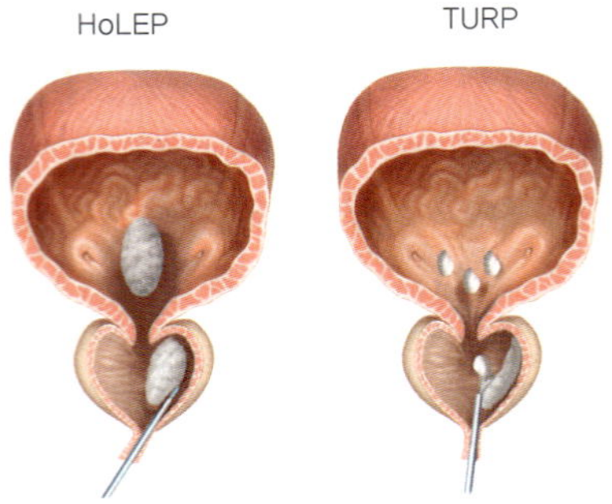

그림 4-11 전립선비대증절제술. HoLEP과 TURP의 절제방법의 차이를 보여주는 모식도

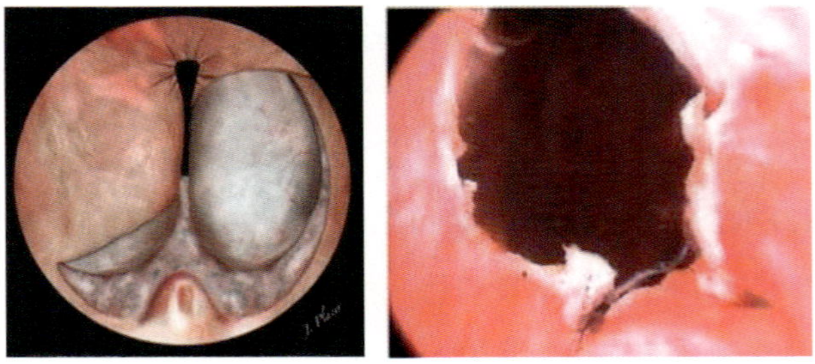

(A) (B)

그림 4-12 홀뮴레이저전립선절제술(HoLEP)
(A) 수술 전, (B) 수술 완료 후

3) 개복전립선절제술(open prostatectomy)

요도협착이 있어 내시경수술 자체가 불가능하거나 큰 방광결석 등 다른 질환이 동반되어있는 등의 특수한 경우에 하기도 한다.

전립선비대증 치료의 합병증

복용약물의 효과로 인한 정액의 누출장애, 역사정 등으로 정액의 양이 감소할 수 있으며 특히 전립선수술을 하면 거의 모든 경우에서 정액이 방광으로 역류하는 역사정이 생긴다. 그러나 중요한 것은 사정되는 정액의 양이 적다고 성관계의 질이 나빠지는 것은 아니며, 아이를 갖아야 하는 경우가 아니면 염려할 것은 아니라는 것이다.

수술의 초기합병증으로 일부에서 출혈, 배뇨장애, 요로감염, 부고환염, TURP증후군(TURP 시)이 올 수 있고, 후기 합병증으로 발기부전, 요실금, 배뇨장애, 요도협착, 방광경수축이 올 수 있으며, 드물게 2차적인 수술이 필요한 경우도 있다. 따라서 좋은 수술방법이라도 장점과 단점이 있을 수 있으며 수술을 결정하기 전에 자세한 설명을 듣고 신중히 결정하는 것이 좋다.

표 4-1. 국제전립선증상점수표

국제 전립선 증상점수표
International Prostate Symptom Score: IPSS

병록번호:____________ **성명:**__________ **성별:** 남M / 녀F **나이:**___세

평소 (지난 한 달간) 소변을 볼 때의 경우를 생각하셔서 대략 5번쯤 소변을 본다고 하면 몇 번이나 다음의 불편한 증상이 나타나는가를 생각하셔서 해당 칸에 V 표시를 하여 주십시오.

국제 전립선 증상점수표 (IPSS)

	전혀 없음	5번 중 한 번	5번 중 1-2번	5번 중 2-3번	5번 중 3-4번	거의 항상
1. 평소 소변을 볼 때 다 보았는데도 소변이 남아있는 것같이 느끼는 경우가 있습니까?	0	1	2	3	4	5
2. 평소 소변을 본 후 2시간 이내에 다시 소변을 보는 경우가 있습니까?	0	1	2	3	4	5
3. 평소 소변을 볼 때 소변줄기가 끊어져서 다시 힘주어 소변을 보는 경우가 있습니까?	0	1	2	3	4	5
4. 평소 소변을 참기 어려운 경우가 있습니까?	0	1	2	3	4	5
5. 평소 소변줄기가 약하거나 가늘다고 생각한 경우가 있습니까?	0	1	2	3	4	5
6. 평소 소변을 볼 때 소변이 금방 나오지 않아서 아랫배에 힘을 주어야 하는 경우가 있습니까?	0	1	2	3	4	5
7. 평소 잠자다 일어나서 소변을 보는 경우가 하룻밤에 몇 번이나 있습니까?	0	1	2	3	4	5

생활 만족도

	아무 문제 없다	괜찮다	대체로 만족	만족, 불만 족반반	대체로 불만	괴롭다	견딜 수 없다
지금 소변을 보는 상태로 평생을 보낸다면 당신은 어떻게 느끼겠습니까?	0	1	2	3	4	5	6

총 증상점수:_____**점 생활불편점수:**_____**점**

국제전립선증상점수표는 전립선비대증환자의 증상을 점수로 매겨 증상의 정도를 비교·평가하는 데 사용된다.

평가: 증상점수가 7점 이하면 경증, 8~19점이면 중등도, 20~35점이면 중증이다.

검사 날자:_____년 ___월 ___일

Choi HR, Chung WS, Shim BS, Kwon SW, Hong SJ, Chung BH, et al. Translation validity and reliability of I-PSS Koreanversion. Korean J Urol 1996;37:659-65

참고문헌

김제종. 전립선과 성기능. In: 대한전립선학회. 전립선비대증, 일조각. 2004,437-443.

대한비뇨기과학회. 비뇨생식기종양. In: 대한비뇨기과학회. 비뇨기과학. 5th ed. 일조각. 2014,322-398.

정문기. 전립선비대증의 역학조사. In: 대한전립선학회. 전립선비대증, 일조각. 2004,95-104.

AUA Practice Guidelines Committee. AUA guideline on management of benign prostatic hyperplasia. Chapter 1: diagnosis and treatment recommendations. J Urol 2003;170:530-4.

Berry SJ, Coffey DS, Walsh PC, Ewing LL. The developmentof human benign prostatic hyperplasia with age. J Urol 1984;132:474-9.

Chapple CR, Kaplan SA, Mitcheson D, Blauwet MB, Huang M, Siddiqui E, et al. Mirabegron 50mg once-daily for the treatment of symptoms of overactive bladder: an overview of efficacy and tolerability over 12 weeks and 1 year. Int J Urol 2014;21:960-7.

Choi HR, Chung WS, Shim BS, Kwon SW, Hong SJ, Chung BH, et al. Translation validity and reliability of I-PSS Koreanversion. Korean J Urol 1996;37:659-65

Haylen BT, Maher CF, Barber MD, Camargo S, Dandolu V, Digesu A, Goldman HB, Huser M, Milani AL, Moran PA, Schaer GN, Withagen MI. An International Urogynecological Association (IUGA)/ International Continence Society (ICS) Joint Report on the Terminology for Female Pelvic Organ Prolapse (POP). Neurourol Urodyn 2016;35:137-68.

Issa MM. Laser therapy for BPH. AUA Update 2003;22:90-5.

Karmakar D, Sharma JB. Current concepts in voiding dysfunction and dysfunctional voiding: a review from a urogynaecologist's perspective. J Midlife Health 2014;5:104-10.

Lee YJ, Lee JW, Park J, Seo SI, Chung JI, Yoo TK, Son H. Nationwide incidence and treatment pattern of benign prostatic hyperplasia in Korea. Investig Clin Urol 2016;57(6):424-430.

Linder A, Siegel YI, Saranga R, Korzcak D, Matzkin H, Braf Z. Complications in hyperthermia treatment of benign prostatic hyperplasia. J Urol 1990;144:1390-2.

Neill MG, Gilling PJ, Kennett KM, Frampton CM, Westenberg AM, Fraundorfer MR, Wilson LC . Randomized trial comparing holmium laser enucleation of prostate with plasmakinetic enucleation of prostate for treatment of benign prostate hyperplasia. Urology 2006;68:1020-4.

Reich O, Gratzke C, Bachmann A, Seitz M, Schlenker B, Hermanek P, Lack N, Stief CG; Urology Section of the Bavarian Working Group for Quality Assurance. Morbidity, mortality and early outcome of transurethral resection of the prostate: a prospective multicenter evaluation of 10,654 patients. J Urol 2008;180:246-9.

Rutkow IM. Urological operations in the United States: 1979 to 1984. J Urol 1986;135:1206-8.

Shanberg AM, Lee IS, Tansey LA, Extensive neodymium-YAG photoirradiation of the prostate in men with obstructive prostatism. Urology 1994;43(4):467-71.

Tyson MD, Lerner LB. Safety of holmium laser enucleation of the prostate in anticoagulated patients. J Endourol 2009;23:1343-6.

5장
배뇨장애: 신경인성방광(神經因性膀胱, neurogenic bladder)

배뇨에 작용하는 신경계 구조

배뇨기능을 조절하는 신경에는 중추신경인 뇌와 척수가 있고, 방광으로부터 감각과 운동신경을 중추신경에 연결하는 말초신경이 있으며, 기능적으로는 교감신경(sympathetic nerve)과 부교감신경(parasympathetic nerve), 그리고 체신경(somatic nerve)이 있다. (그림 5-1, 5-2)

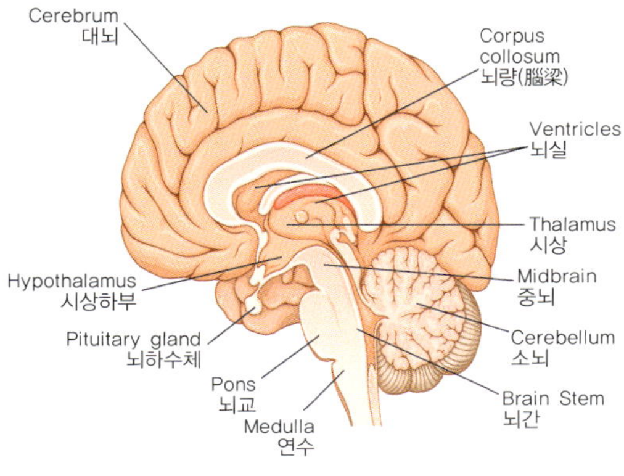

그림 5-1 대뇌피질과 뇌간

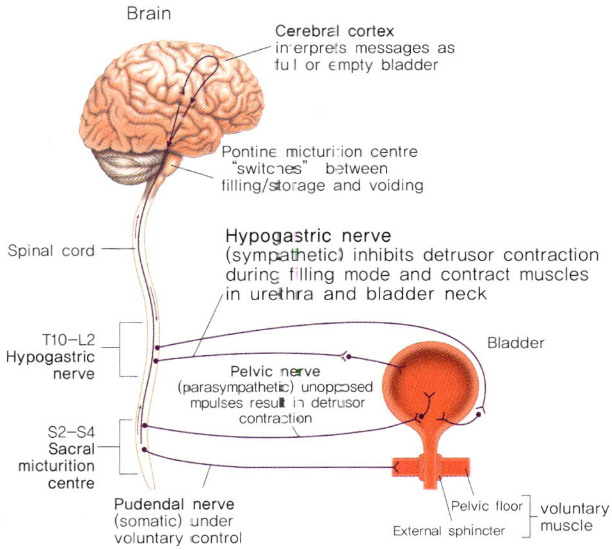

그림 5-2 배뇨를 조절하는 신경계

신경계에서 가장 상위에 있는 대뇌피질(cerebral cortex)이나 뇌간(brainstem) 상위에 있는 뇌는 배뇨에 대해서는 억제기능을 한다. 방광에 소변이 찼다는 신호가 오면 대뇌에서는 소변을 보라는 명령도 주지만 소변의 찬 정도와 주변 상황을 고려하여 참으라는 명령도 준다. 이것은 때와 장소에 따라 스스로 절제를 하는 고도의 지능을 갖고 사회생활을 하는 인간에서 있는 특징일 것이다.

교감신경은 하부흉수 및 상부요수 (T11-L2)에서 나와 하복신경(hypogastric nerve)을 통해 배뇨근에 있는 베타수용체를 자극하여 방광을 이완시키고 방광경부에 있는 알파수용체를 자극하여 방광경부와 요도를 수축하여 소변을 저장하게 한다. 신경전달물질은 노르아드레날린(noradrenalin)이다. 반면에 부교감신경은 천수 (S2-4)에서 나와 골반신경(pelvic nerve)을 통해 방광의 배뇨근을 수축시키고 요도를 이완시키면서 배뇨를 조장한다. 신경전달물질은 아세틸콜린(acetylcholine)이다. 체신경은 천수 (S2-4)에서 나와 신경절의 연계없이 음부신경(pudendal nerve)을 통해 직접 외요도조임근(striated sphincter)에 작용한다.

소변저장 및 배뇨반사(storage and voiding reflex)

1. 소변저장촉진반사

방광-교감신경반사(bladder to sympathetic reflex); 방광의 충만 중에는 방광출구를 폐색하고 배뇨근수축을 억제하여 일정부피에 이르기 전까지는 방광내압 상승 없이 소변저장이 가능하다.

조임근반사(sphincter reflex); 천수부위에서 일어나며, 천수 상부에서는 부분적으로 이를 억제한다.

1) 배뇨중원위요도조임근반사(external sphincter reflex during micturition); 배뇨 중에는 천수상부의 작용으로 반사가 억제된다. 천수상부의 척수장애가 있으면 배뇨근조임근협동장애가 온다.
2) 조임근방광반사(sphincter-bladder reflex); 질, 직장, 회음부, 조임근 등으로부터 자극이 요수와 천수로 들어가면 배뇨반사억제기전이 활성화된다.

2. 배뇨촉진반사

1) 불수의적배뇨; 소변이 기능적 용량 이상으로 방광에 차면 부교감신경이 활성화되고 교감신경, 체신경은 억제되면서 배뇨를 하게 된다. 유아나 신경인성방광에서 볼 수 있다.
2) 요도이완; 부교감활성화로 요도내 억제성 신경전달물질인 산화질소(nitric oxide, NO)의 분비와 요도로 들어가는 자극신호 입력의 차단으로 요도가 이완된다.

3) 이차적 요도-방광반사(secondary urethra-bladder reflex); 요도에 소변이 흐르면 이것이 요도-방광반사를 자극하여 배뇨를 촉진시킨다.

약리작용

Cholinergics; M3 수용체; 세포내 Ca^{++} 증가로 평활근을 수축시킨다.

M2 수용체; 교감신경의 배뇨근 이완작용을 억제한다.

Adrenalin β2, β3 수용체; 직접 배뇨근 이완, ℒ수용체; 요도내압 높혀 소변저장

Nitric oxide; 요도평활근 이완

신경인성방광(神經因性膀胱, neurogenic bladder)

방광을 지배하는 신경에 이상이 생기면 그 신경이 하던 기능장애로 인해 방광기능에 문제가 생기고 배뇨장애(urinary disturbance)가 온다. 그러나 배뇨장애의 양상은 병변의 부위, 크기, 그리고 시기에 따라 비전형적으로 다양하게 나타날 수 있다.

분류

상부운동신경장애(upper motor neuron damage); 뇌, 척수 손상

경성(spastic), 반사성(reflexic), 비억제성(uninhibited), 운동성(motor) 방광이 된다.

하부운동신경장애(lower motor neuron damage); 말초신경 손상

이완성(flaccid), 무긴장성(atonic), 무반사성(areflexi), 감각성(sensory) 방광이 된다.

배뇨근활동부조; 무반사성방광(areflexic bladder)

지각마비성방광(sensory paralytic bladder)

배뇨근부전(detrusor myogenic failure)

배뇨근조임근협동장애(detrusor-sphincter dyssynergia, DSD)

진단

환자의 배뇨상태와 요류검사, 원인질환, 신체검사 등으로 알 수 있으며 요역동학검사를 이용하면 더욱 정확하고 구체적인 정보를 얻을 수 있다.

1. 문진; 배뇨상태, 운동 및 감각 기능. 인지능력, 복용 중인 약물, 외상, 당뇨병, 고혈압, 신경질환, 수술 등 과거병력을 확인한다.
2. 신체검사; 언어구사, 손발의 움직임, 통증이나 각 종 자극에 대한 감각의 상태를 확인하고 운동신경과 감각신경의 이상 유무와 그 정도, 병변의 위치 등을 확인한다.
3. 요류검사(uroflowmetry); 배뇨량, 최고요속(Qmax), 잔뇨를 조사한다. 최고요속은 남자는

20ml/sec, 여자는 25ml/sec 이상이 정상이며 잔뇨는 없어야 한다.

4. 영상의학검사; 경정맥요로촬영술, 복부초음파검사, 배뇨방광요도촬영술, 역행성요도촬영술. (그림 5-3, 5-4)

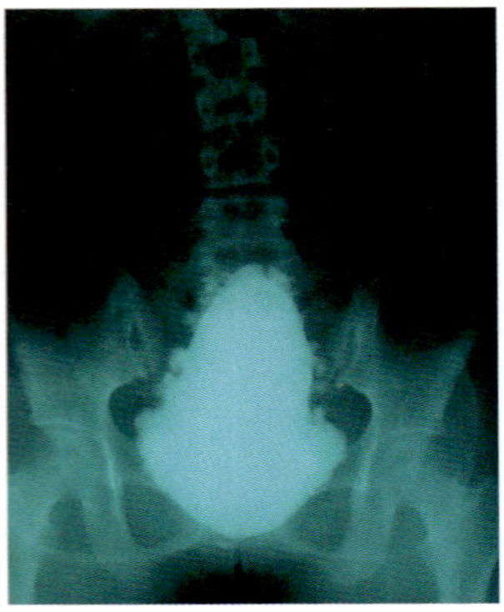

그림 5-3 배뇨장애로 변형된 방광 (크리스마스트리 모양)

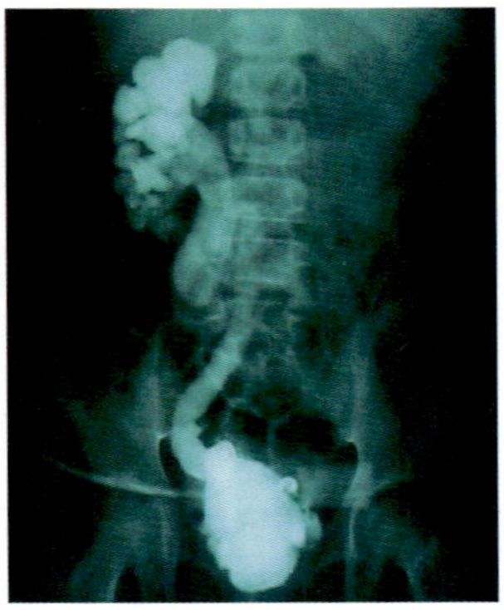

그림 5-4 신경인성방광의 합병증으로 생긴 방광요관역류 (우측요관)

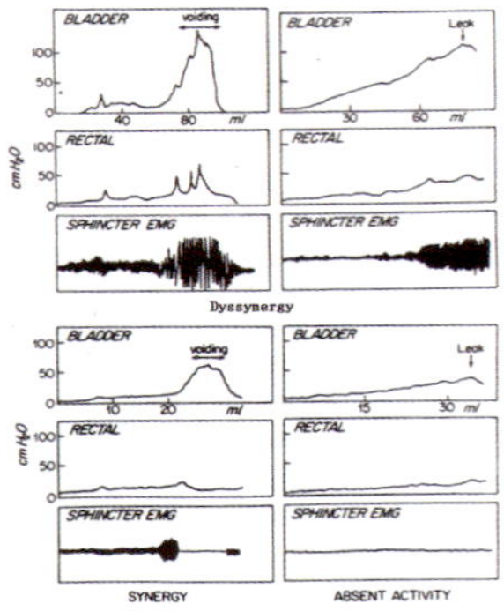

그림 5-5 요역동학검사. 배뇨근조임근협동장애

5. 신경학검사
6. 요역동학검사(video-)(urodynamic study); 방광내압측정(cystometry), 근전도측정(ectromyogram), 요도내압측정(urethral pressure profilometry), 요류측정(uroflowmetry)으로 방광의 용적, 배뇨근수축력, 배뇨근요도조임근협동, 요속, 잔뇨, 방광의 순응도(compliance) 등을 조사한다. (그림 5-5)
7. 방광내시경검사; 신경인성방광벽에 변형 정도에 따라 육주, 큰주머니, 작은주머니, 게실 등이 있을 수 있으며 비효율적인 배뇨와 감염으로 결석이 생길 수 있다. (그림 5-6, 5-7)

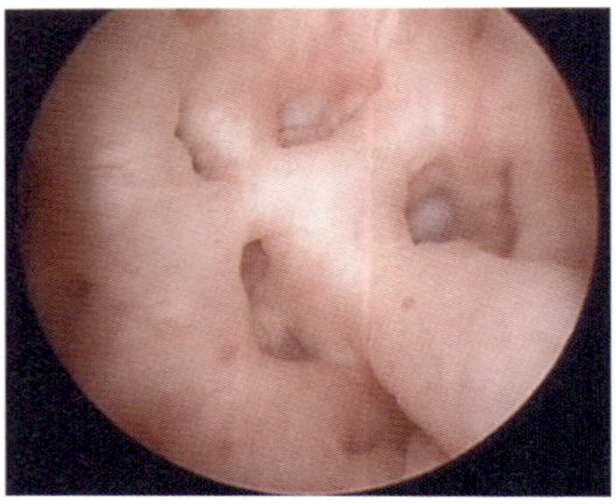

그림 5-6 신경인성방광벽에 생긴 육주, 큰주머니, 작은 주머니, 게실

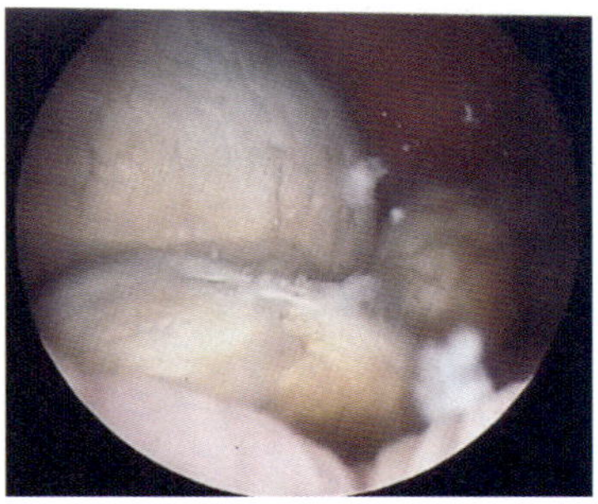

그림 5-7 신경인성방광에 생긴 방광결석

치료

비뇨의학적인 치료목적은 정상적인 배뇨를 회복시켜 요폐나 요실금 등의 불편한 증상을 없애어 삶의 질을 높이며 궁극적으로는 신장손상을 예방하고 신기능을 보존하는 것이다. 원인질환을 찾아 약물투여, 간헐적도뇨, 요로중재치료, 수술 등의 단독 또는 병합요법으로 치료한다.

1. **저장장애 치료;** 빈뇨, 절박뇨, 절박요실금이 있으면 방광의 예민도를 낮추고 긴장을 풀어준다. 방광이 적어도 200~300cc 정도의 소변을 편안히 찰을 수 있도록 이완될 수 있어야 한다.

   1) 행동요법, 심리훈련; 심리적인 불안감이나 증상에 대한 예민도를 낮춘다. 가능한대로 조금씩 참아보면서 방광의 저장기능을 키워본다.

      골반저근훈련, 생체되먹임치료; 꾸준한 운동과 연습으로 요실금이나 방광기능, 배뇨기능을 조절해 본다.

   2) 약물치료; 방광의 점막이나 배뇨근에 작용하여 방광의 이완을 도와주는 약물을 투여한다.

      항무스카린, 항콜린제; darifenacin, fesoterodine, solifenacin, tolterodine, propantheline, trospium

      항무스카린작용과 배뇨근이완 복합작용제; oxybutynin, propiverine

      B-3 작용제; solabegron, mirabegron

      항우울제; imipramine, doxepine

      방광출구저항 증강제; 알파 아드레나린수용체 작용제로 ephedrine, phenylpropanolamine 등이 있으나 혈압상승, 뇌출혈 등의 위험으로 사용되지는 않는다.

      방광배뇨근이완제들은 부작용으로 요폐가 올 수 있다. 예외적으로 최근에 상용화된 mirabegron은 배뇨근의 수축력에는 영향을 주지 않아 요폐가 없는 것으로 알려져 있다.

   3) 배뇨근내주사(onabotulinumtoxin A); 방광내시경을 이용하여 배뇨근에 직접 배뇨근 이완제를 주사하는 방법으로 특별한 마취없이 외래에서 주사가 가능하고 효과가 좋다. 그러나 주사로 요폐가 올 수 있어 필요하면 청결간헐도뇨를 할 수 있는 환자에서 하는 것이 좋다. 일정기간이 지나면 반복하여 주사를 하여야 하는 단점이 있다.

   4) 전기자극치료, 자기장치료; 회음부와 전립선요도부위에 자극을 주어 배뇨조절기능을 강화한다.

   5) 보조기구사용; 기저귀, 요도압박장치, Pessary, 콘돔카테터 등을 필요에 따라 적절히 사용하여 불편을 줄이고 위생을 깨끗이 한다.

6) 외과적 시술 및 수술

방광과팽창술; 물을 방광에 주입하여 방광을 팽창시키는 방법이다. 수축 시 동맥압과 같은 압력을 가하는데 방광파열, 요폐 등의 부작용이 있을 수 있어 조심하여야 한다.

천수신경조정술(neuromodulation); 척추에 전기자극을 주어 방광을 인위적으로 이완시키는 장치이다. 척추 가까운 부위의 피하층에 전기자극을 조절하는 작은 칩을 심어야 한다.

신경차단술; 천수신경근이나 방광주위의 신경을 차단하는 수술이다.

방광확대수술(bladder augmentation); 방광이 비가역적 섬유화변화로 작아진 경우에 섬유화 된 방광근육층을 절제하거나, 절개하고 위나 장으로 방광에 덧대어서 용적을 늘려준다.

방광출구 강화수술; 요도주위 주입술, 슬링수술, 인공조임근삽입술, 방광출구재건술 등으로 방광하부출구압력을 강화하여 요저장을 도와준다.

2. **배출장애 치료;** 방광배뇨근의 수축을 강화하는 효과적이고 안전한 방법은 없으며 주로 빙광하부출구압력을 낮추어 배뇨를 도와주는 방법을 이용한다.

1) 하복부압박법(Crede maneuver, Valsalva maneuver); 배뇨근이 수축을 하지 못하는 경우에 하복부 방광부위를 손으로 눌러서 배뇨를 한다.

2) 배뇨반사자극; 배뇨근과반사환자에서 천수나 요수를 자극하여 배뇨근수축을 유도한다.

3) 약물투여

배뇨근수축촉진제; betanechol (bezacholine)은 cholinesterase에 저항하고 무스카린 수용체를 자극하여 배뇨를 촉진한다.

방광출구이완제; 비선택적 알파alpha 차단제인 phenoxybenzamine, terazosin, doxazosin, alfuzosin과 선택적 차단제인 tamsulosin, silodosin, naftopidil을 투여한다.

Benzodiazepine; GABA와 GABA A 수용체 활성화로 횡문요도조임근 이완에 도움이 된다. diazepam이 가장 흔히 쓰인다.

Baclofen; GABA B 수용체 활성화로 배뇨근협동장애와 신경인성배뇨근과활동성을 억제한다.

4) 약물주사; Botulinum 신경독소 (BoNT)를 요도조임근에 주사한다. 요도조임근의 수의적 수축을 완전하게 차단하지는 않으면서 경련이나 불수의적 수축을 억제하여 배뇨근조임근협동장애를 완화한다.

5) 청결간헐도뇨(clean intermittent catheterization, CIC); 도뇨카테터(nelaton catheter)를 이용하여 본인이나 보호자가 방광에 있는 소변을 정기적으로 빼준다. 불편할 수는 있으나, 위생이나 삶의 질 면에서 여타 방법에 비해 가장 위생적이고 부작용이 적은 방법이다. (그림 5-8)

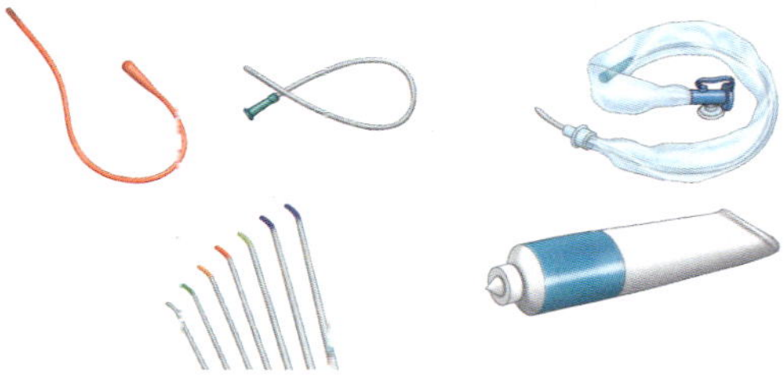

그림 5-8 청결자가도뇨 용 기구들

6) 방광출구의 압력 완화를 위한 외과적 시술 및 수술; 경요도방광경부절제술(transurethral resection of the bladder neck), 경요도방광경부절개술(transurethral incision of the bladder neck), 방광경부성형술, 조임근절개술(sphincterotomy), 요도스텐트, 요도확장술, 천수신경조정술 등이 있다.

신경질환(neurological disease)과 배뇨장애

신경질환들은 그 종류와 정도에 따라 특정되는 증상과 장애양상을 나타낸다. 선천적 신경질환에는 이분척추증(spina bifida)이 있으며, 후천적 신경질환으로는 뇌경색이나 뇌졸중 같은 뇌혈관장애, 뇌손상, 척추원반탈출증, 종양, 뇌척수수막염, 수두증, 당뇨, 치매, 파킨슨병, 다발성위축증, 다발성경화증 등이 있다. (표 5-1)

1. 뇌간 상위 병변(diseases at or above the brain stem)

대뇌피질(cerebral cortex)과 중뇌는 배뇨반사억제기능을 하며 배뇨 중 요도주위항문거근들을 수의적으로 수축하여 배뇨를 수의적으로 중지하는 역할도 한다. 따라서 이에 장애가 생기면 배뇨억제기능이 감소되고 방광활성이 증대되면서 불수의적인 배뇨근과활동성(detrusor overactivity, DO), 절박요실금(urgency incontinence)이 생긴다. 평활조임근, 회문조임근의 협동기능은 유지된다. 기저핵(basal ganglia)이나 시상(thalamus)에 국한된 장애에서도 요도조임근기능은 유지되나 뇌졸중(CVA) 등 대뇌피질손상이 있는 경우에는 감각과 수의적인 외조임근기능은 유지되나, 감각이 떨어지거나 늦을 수 있고 조임근을 강력히 수축하는데 장애가 올 수 있다. 배뇨근무수축이 올 수도 있다.

뇌간에 있는 교뇌(pons)에서 배뇨근조임근의 협동조절이 이루어지는데 상부척수손상에서처럼 교뇌의 조절이 차단되면 불수의적배뇨반사가 촉진되면서 배뇨근과활동성(detrusor overactivity)으로 횡문조임근의 이완없이 배뇨근의 수축이 일어나는 배뇨조임근협동장애가 생긴다.

표 5-1 신경질환과 배뇨기능

	방광배뇨근 기능	횡문조임근 기능	배뇨기능
기저핵, 시상 상부 장애	과활동성	협동적 유지되나 감소	배뇨 시 수의적 조절 안 됨
대뇌피질 장애	과활동성	협동적 유지	억제기능감소, 절박요실금
뇌졸중CVA	areflexic -〉 불수의적 과활동성	협동적이나 감소, 지연가성 DSD	방광경부는 닫힘, 요실금
뇌종양	과활동성	협동적	요실금, 요폐 (부위에 따라)
치매, 대뇌위축	과활동성	acontractile 반사 감소	방광경부는 닫힘, 요실금
파킨슨질환	과활동성	협동적이나 이완지연,	요절박, 빈뇨, 요실금
교뇌pons 장애	불수의적 과활동성	DSD	배뇨 시 수의적 조절 안 됨
척추손상; 천수상부	과활동성	DSD	요폐, 절박요실금, 범람요실금
천수-교뇌 장애	과활동성	DSD	불완전 배뇨
다발성경화증	과활동, 일부 무반사나 배뇨근 장애	협동적이나 반사 감소, DSD (30~65%) 동반	방광경부는 닫힘 일부에서는 요저류, 요실금
척추쇼크spinal shock	무반사, 무수축성	반사 유지되나 감소	방광경부는 닫힘 이완성마비, 범람요실금
autonomic dysreflexia 교감신경얼기 상부손상	쇼크 상태 지난 후 과활동성	DSD	배뇨 시 수의적 조절 안 됨
척추손상, 천수부	areflexia	fixed tone	배뇨 시 수의적 조절 안 됨
척추손상; 천수, 말초신경	acontractile	감소, fixed tone	배뇨 시 수의적 조절 안 됨 불완전 배뇨
L4~5, L5~S1 디스크, 협착	요추핵탈출; 무수축	협동적, fixed tone	배뇨 시 수의적 조절 안 됨 복압배뇨. 심하면 요저류
척수수막류	무수축	반사 감소, fixed tone	방광경부는 열림. 척추수술 후 다양하게 변화 가능
당뇨	저하되거나 무수축	협동적	요저류

DSD(Detrusor-sphincter-dyssynergia): 배뇨근조임근협동장애

대뇌피질장애(disorder of the cerebral cortex) ; 종양이나 뇌졸중에 의한 국소질환으로 생긴다.

1) 뇌졸중(cerebrovascular accident, CVA or stroke)

뇌졸중의 원인에는 뇌출혈과 뇌경색이 있으며 출혈의 경우에 예후가 좀 더 나쁘다. CVA로 입원한 환자의 20~79%에서 요실금이 있는데 수개월이 지나도 12~19%에서는 남는다.

초기 급성기에는 배뇨근무반사(detrusor areflexia)로 요폐가 오고 이 상태가 지속될 수

도 있는데 장기적으로는 대개는 배뇨근과활동성(DO)이 된다. 이러한 불수의적 방광수축에 의한 저장장애가 가장 흔한 배뇨장애 유형이다. 배뇨근조임근협동장애는 없으나 감각이 다양하기는 하나 남아있어 요절박과 빈뇨를 느끼고 이를 억제하기 위해 의도적으로 횡문근조임근을 수축하는 가성배뇨근조임근협동장애(pseudo DSD)가 있을 수 있다. 방광의 충만감각은 유지된다.

2) 치매(dementia)

대뇌피질 특히 전두엽의 회색질(gray matter)과 백색질(white matter)이 위축되고 감소하는 대뇌위축질환이다. 관련되는 질환으로는 Alzheimer병, JC disease, 매독(syphilis), 열손상(heat trauma), 뇌염(encephalitis) 등이 있다. 일반적인 배뇨증상은 요실금으로 22~90%에서 있으며 대뇌기능저하로 인한 배뇨억제기능저하와 배뇨근과반사가 문제가 된다. 그러나 이것이 배뇨근과활동 때문인지 배뇨에 대한 인지장애나 행동지연, 동반질환, 약물작용으로 발생하는 것인지는 구별이 어렵다. Alzheimer병에서는 cortical cholinergic loss가 병인이라고 한다면 항콜린제는 치매증상 악화 시킬 수 있어 antimuscarinics은 금기이다.

3) 뇌손상(Brain trauma)

초기에는 방광무반사(areflexia)가 오나, 오래되면 pontine상부병변에서는 불수의적 방광수축과 조임근협동성(coordinated sphincter)은 유지되나 교뇌(pons)하부를 포함하는 뇌간 자체 손상에서는 배뇨근조임근협동장애가 생긴다.

4) 뇌종양(Brain tumor)

전두엽 상부 침범 시 배뇨장애가 가장 흔히 오는 부위이며 배뇨근과활동성(DO)과 요실금이 있고 내외조임근은 협동적이다. 전두엽피질의 공간점유증양이나 후부와(posterior fossa) 종양은 요폐가 올 수 있다.

5) 소뇌성운동실조(Cerebella ataxia)

배뇨근과활동성(DO), 요실금(incontinence)이 있으며 조임근은 협동적(sphincter synergia)이다. 무반사(areflexia) 방광이나 병변의 척수침범에 의한 배뇨근조임근협동장애로 요폐가 올 수 있다.

6) 뇌성마비(Cerebral palsy)

환아들의 적어도 1/3에서 배뇨증상이 있으며 일반적으로 배뇨근과활동성과 방광용적의 감소가 있고, 조임근은 협동적(synergic sphincter)이나 25~50%에서 협동장애가 있다. 그러나 척수손상이 있는 환자에서는 배뇨근조임근협동장애가 있을 수 있다.

7) 파킨슨병(Parkinson's disease)

파킨슨병은 알츠하이머질환에 이어 두 번째로 흔한 퇴행성신경질환이며, substantia

nigra의 dopaminergic neuron질환으로 생긴다. 이의 전향적인 주요 징후(parkinsonism)는 진전(resting tremor), 골격근강직(rigidity), 운동완만(bradykinesia) 등이다. 하부요로증상이 가장 흔한 비운동성(non-motor) 증상으로 파킨슨병환자의 27~64%에서 나타난다. 신경인성배뇨근과활동성이 64.7%에서 있으며 이로 인한 요절박, 빈뇨, 야간뇨(nocturia)가 있고 33.1%에서 요실금이 있다. 이는 신경이상과, 방광충만에 대한 인지력 감소, 운동력저하로 화장실에 도착하는 시간의 지연으로 생기며, 이외에 기존의 비뇨기질환, 치료제의 부작용에 의해서 올 수 있다. 요도조임근은 협동적이나 가성조임근협동장애(pseudodyssynergia)가 생길 수 있으며, 배뇨 시작 때 횡문조임근의 이완이 지연될 수 있고 지연배뇨가 올 수 있다. 외요도조임근의 무수축(acontraction)은 거의 없어 TURP는 금기는 아니다. 배뇨근의 수축력저하가 올 수는 있으나 무수축은 없다. 알파차단제는 평형장애와 자율신경장애를 일으킬 수 있어 주의가 필요하며 방광의 수축력감소로 폐색이 심하면 청결간헐도뇨를 하여야 한다.

2. 척수병변(spinal cord lesion)

1) 척추쇼크(spinal shock)

자율신경(autonomic nerve)과 체신경(somatic nerve)의 활동성이 억제되고, 방광은 무수축성(acontractile)이거나 무반사성(areflexic)이 된다. 이완성마비는 수주에서 수개월 지속된다. 방광내압과 횡문근반사가 감소하고, 방광경부는 수축되며 횡문조임근도 약화되나 유지는 되면서 범람요실금(overflowing incontinence)이 생긴다. 최대요도압은 낮아지고 정상적인 guarding reflex가 소실되고 수의조절이 안 된다.

척추쇼크에서 회복되면서 특정 피부분절의 자극에 의해 과잉의 반사가 촉발될 수 있다. 그러나 척수 자체에 손상이 있는 경우에는 시간이 경과하면서 과활동성방광으로 바뀐다.

천수배뇨중추(sacral micturition center)와 교뇌배뇨중추(pons micturition center) 사이의 신경장애

배뇨근과활동성(detrusor overactivity), 배뇨근조임근협동장애와 불완전 배뇨가 온다.

척수 T6 이상 부위 병변

평활조임근협조장애(smooth sphincter dyssynergia), 자율신경반사이상(autonomic hyperreflexia), 절박요실금, 요폐, 범람요실금이 올 수 있다.

2) 다발성경화증(multiple sclerosis)

가장 흔한 중추신경계의 자가면역질환으로 신경원(neuron)의 수초(髓鞘, myelin sheath)가

침범되어 생긴다. 흔히 경수(cervical spinal cord)에 잘 생기며 요수에 40%, 천수에 18%가 발병한다.

100,000명당 80~135명에서 발병하며 특히 인생의 황금기인 젊은 연령의 0.1%에서 생긴다. 여자에서 남자보다 2배 많다. 환자의 50~90%에서 배뇨증상이 있는데 배뇨근과활동성이 가장 흔한 증상으로 58.2%를 차지하며 이 중 30~65%에서는 배뇨근조임근협동장애가 흔히 동반된다. 12~38%에서는 배뇨근장애가 오거나 무반사방광(areflexia)이 되고, 50.9%에서 요실금이 있다.

3) 자율신경반사이상(autonomic dysreflexia)

특정 자극에 대한 자율신경 특히 교감신경의 심한 이상 자동반응으로, 병변의 하부 자극에 대한 과대한 교감성활성화의 증후군이다.

교감신경이 나오는 척수 T6-T8 상부에 손상이 있으면 그 상부에서 내려오는 억제신호가 차단되면서 배뇨근과반사가 나타나는데 이는 신경손상 후 쇼크 상태가 지난 후에 나타난다. 경수손상 시 60%, 흉수손상 시 20%에서 발생된다. 자극은 방광과 직장에서 오며 보편적으로 이들의 팽창에 의한 자극으로 생긴다. 이 외에 하부요로 기계조작, 튜브교체, 카테터폐색, 혈종폐색, 그리고 결석 같은 상하브요로질환, 소화기질환, 장골골절, 성행위, 전기소작, 와위(decubiti) 등으로 생긴다.

증상; 갑자기 혈압이 오르고, 빈맥, 부정맥이 있을 수 있으나 흔히 서맥, 두통(pounding headache), 발한과 함께 얼굴과 병변 상부 몸에 홍조, 입모 등의 증상이 오면서 위험할 수 있다. 횡문조임근협동장애(striated sphincter dyssynergia)가 온다. 따라서 척수손상환자에서 방광, 요도, 직장 등에 내시경이나 시술을 하는 경우에는 사전에 투약을 하거나 척수마취 또는 전신마취 하에 하여야 하는 등 매우 조심하여야 한다,

천수상부-흉추교감신경절(suprasacral-below sympathetic outflow)병변

척수 T6-S2 완전손상에서는 척추쇼크 회복 후 병변 하부 감각소실(loss of sensation), 배뇨근과활동성(DO), 평활조임근협동성(smooth sphincter synergia), 횡문조임근협동장애(striated sphincter dyssynergia)가 오며 T7-T8이나 그 상부 병변에서는 평활조임근협동장애(smooth sphincter dyssynergia)도 있다. 52.3%에서 요실금이 있고, 49.7%에서 배뇨근과활동성이 있다. 배뇨근과활동성으로 절박요실금이 생기고 출구폐색과 때로 배뇨근의 수축이 없거나 지속되지 못하여 불완전 배뇨를 할 수 있으며 요폐나 범람요실금이 생긴다.

천수병변(Sacral lesion)

척수, nerve root, S2 이하 병변, 말초반사궁(peripheral reflex arc)차단; 감각소실, 이완

성마비(flaccid paralysis), 배뇨근무반사(detrusor areflexia)가 있으며 조임근은 수의조절이 안되고 고정된 상태(fixed striated sphincter)가 된다.

4) 척수봉합선폐쇄장애(neurospinal dysraphism), 이분척추증(二分脊椎症, spina bifida)

태생기에 신경관의 융합이 온전하게 이루어지지 못하여 생기는 대표적인 선천성 신경결손장애로 미국에서는 가장 흔한 영구장애를 일으키는 선천적 결함이다. 이들의 90%이상이 신경인성방광질환을 갖는다.

분류: 3 종류

(1) 잠재이분척추증(潛在二分脊椎症, spina bifida occulta)

(2) 수막류(髓膜瘤, meningocele)

(3) 척수수막류(脊髓髓膜瘤, myelomeningocele)

잠재이분척추증과 수막류는 대개 증상이 없을 수 있다. 척수수막류는 일반적으로 이분척추증이라 일컬어지는 유형으로 실제 척수신경이 돌출되어 나오는 가장 중한 형태이다. 병변부위 피부의 결손과 병변의 외부 노출 여부에 따라 잠재성(occulta)과 개방성(aperta)이 있다.

잠재성이분척추증(spina bifida occulta); 25~76%에서 배뇨근과활동성(DO)이 있으며 13.0~49.5%에서 무반사방광(areflexia)이 있다.

개방성이분척추증(spina bifida cystica, aperta); 척수수막류(myelomeningocele)가 90% 이상이며 요추-천추에서 47%, 천추에서 20%가 생긴다. 90%이상에서 하부요로장애가 있다.

척수수막류

척추봉합선폐쇄장애의 90%가 척수수막류이며 요천추부위에 가장 빈발한다. 가장 흔한 배뇨기능장애는 개방방광경(open bladder neck)과 배뇨근무수축(bladder atony)이며, 횡문조임근의 강도는 일정하게 고정되어 있다(fixed striated sphincter tone). 복압이나 방광내압이 횡문조임근압력보다 높아지면 요실금과 복압요실금이 생길 수 있다. 소수에서 배뇨근조임근협동장애가 있다.

진단

출생 시 신체검사에서 발견되며 특히 심한 개방성질환은 발견하기 어렵지 않다. 요검사, 신주사(DMSA scan), 초음파검사 등으로 요로감염, 신손상 여부를 확인하고 요역동학검사로 방광기능과 배뇨상태, 잔뇨 등을 확인한다. 요역동학검사는 환아가 출생 직후

신경외과수술을 하고 회복된 후에 하게 되는데 신경수술로 일시적인 척수쇼크(spinal shock)가 올 수 있고 이는 2~6주 이내 회복되므로 6주정도 지나서 검사를 하면 된다.

치료

1) 간헐적도뇨 및 항콜린성 약물 투여; 배뇨근조임근협동장애가 있는 과반사방광(hyperreflexic bladder)이나 방광누출압이 40cmH_2O 이상 되는 무반사방광 같은 고위험군에서는 청결간헐도뇨를 하거나 oxybutynin 같은 항콜린성약물을 투여한다.
2) 방광루설치술(vesicostomy); 도뇨나 약물치료가 제대로 이루어지지 않거나 신기능이 악화되는 경우에는 지체없이 방광루를 만들어 소변이 원활하게 배출되도록 한다.
3) 수술; 환아가 초등학교에 들어가거나 사회생활을 할 나이가 되면 요실금으로 인한 문제를 해결하고 기저귀를 떼도록 해주어야 하는데 약물로 치료가 안 되면 수술을 하게 된다.

   방광경부 및 후부요도에 대한 항요실금 수술; 방광확대술만을 할지 방광경부성형술을 함께 할 것인지를 수술 전에 결정하여야 한다. 이를 위해서는 요실금의 종류와 내인성조임근결함(intrinsic sphincter deficiency) 여부도 확인하여야 한다. 요도폐쇄압, valsalva 누출압 또는 방광경부의 열림상태 등도 비디오요역동학검사로 면밀히 검사하는 것이 큰 도움이 된다.

   방광확대성형술(augmentation cystoplasty); 작아진 방광용적을 크게 하는 데에는 방광점막은 남겨두고 섬유화된 배뇨근을 절제 · 절개해 주거나 회장이나 위, S결장, 요관 등을 방광에 덧대어 주거나, 섬유화되고 수축되어 있는 배뇨근을 제거하고 방광점막 위에 비교적 두꺼운 근육층이 있는 위나 S결장의 점막이 제거된 근육층을 덧씌어주는 방광확대수술(seromuscular augmentation cystoplasty)을 한다.

   자가도뇨법(Mitrofanoff법), 선행성 관장법(antegrade enema); 맹장을 이용하여 방광과 배꼽을 연결하고 이를 통해 도뇨관(nelaton)을 넣어 정기적으로 소변을 빼주는 방법이다. 같은 기전으로 맹장 또는 회장 절편을 이용하여 배꼽과 대장에 통로를 만들고 이를 통해 정기적으로 관장을 하여 변실금과 변비를 관리하는 방법도 최근 활발히 시도되고 있다.
4) 방광 내 전기자극법, Botulinum toxin 주사; 배뇨근이나 조임근에 전기자극이나 약물을 주사하여 배뇨근조임근협동장애를 완화하고 배뇨를 촉진하는 방법이다.

추적관찰

치료 중이나 치료 후에도 요검사, 신주사(DMSA scan), 초음파검사 등으로 요로감염, 신손상 여부를 확인하여야 한다.

3. 척수하부질환(disease distal to the spinal cord)

무수축성방광(acontractile bladder)이 된다. 초기에 방광경부와 원위조임근은 닫혀있으며 배뇨기에도 이완되지 않고 수의적 조절이 안 된다. 일부에서는 방광경부가 열려있다.

1) 척추원반탈출증(disk disease)

척수(spinal cord)의 천추분절(sacral segment)은 L1-2 척추에 있다. 척추원반탈출은 후외방으로 돌출하기 때문에 cauda equina에 영향은 없다. 대부분의 탈출은 L4-5나 L5-S1 사이에 있으며 척수신경압박에 의한 배뇨장애가 온다. 배뇨근은 27.2%에서 방광무반사(bladder areflexia)가 있으나 72.8%에서는 정상이다.

요추핵탈출에서는 방광배뇨근의 무수축으로 배에 힘주어 복압으로 배뇨하며 심하면 요저류가 온다. 신경근(nerve root) 압박에 의한 반사작용(reflex)과 감각소실(sensory loss), 회음부와 항문 주위(S2-4) 감각소실, 발의 외측 (S1-2)에 감각소실이 올 수 있다.

2) 척추협착(spinal stenosis)

척추원반탈출 없이 올 수 있으며 경추압박증상에서 cauda equina 증후군까지 다양하게 나타날 수 있다.

3) 광범위 골반강수술(radical pelvic surgery)

직장암, 자궁암 등 골반내수술 후 말초신경장애로 인한 합병증으로 자주 온다. 환자의 15~20%에서 배뇨장애가 영구장애로 남을 수 있다. 수의적 방광수축장애와 방광수축력 손상, 그리고 남아있는 고정된 횡문조임근압력으로 요폐색이 올 수 있다.

4) 당뇨(DM)

이는 말초신경과 자율신경병증(peripheral and autonomic neuropathy)으로서 처음에는 감각장애로 시작하나 나중에는 과팽창(overdistension)과 방광수축력(bladder contractility) 감소 등 배뇨근장애로 이어지면서 요저류가 생기고 잔뇨가 증가한다. 배뇨근과 내외조임근간의 협동장애는 없다. 간혹 가성배뇨근조임근협동장애가 올 수 있다.

따라서, 초기에 하부요로폐색이나 배뇨근기능저하가 없다면 항콜린제를 사용할 수 있으나, 시간이 경과하면서 배뇨양상의 변화에 주의하여 치료를 하여야 한다. 조기에 시간에 맞춘 배뇨(timed voiding)를 하면 배뇨근의 수축장애를 피할 수 있다. 전립선비대증 등 방광의 출구폐색이 동반된 경우에는 알파차단제나 전립선비대증수술 등 동반 치료가 필요하다.

신경계 질환과 동반되는 비뇨기계질환

성기능장애(sexual dysfunction)가 남성에서는 많게는 환자의 80%까지, 여성에서는 72%에서 발생한다.

참고문헌

대한비뇨기과학회. 배뇨장애. In: 대한비뇨기과학회. 비뇨기과학. 5th ed. 일조각. 2014,399-426.

Blaivas JG, Kaplan SA. Urologic dysfunction in patients with multiple sclerosis. Semin Neurol 1988;8(2):159-65.

Brittain KR, Peet SM, Castleden CM. Stroke and incontinence. Stroke 1998;29(2):524-8.

Chapple CR, Kaplan SA, Mitcheson D, Blauwet MB, Huang M, Siddiqui E, Khullar V. Mirabegron 50mg once-daily for the treatment of symptoms of overactive bladder: an overview of efficacy and tolerability over 12 weeks and 1 year. Int J Urol 2014;21:960-7.

Goldfarb RA, Pisansky A, Fleck J, Hoversten P, Cotter KJ, Katorski J, Liberman D, Elliott SP. Neurogenic Lower Urinary Tract Dysfunction in Adults with Cerebral Palsy: Outcomes following a Conservative Management Approach. J Urol 2016;195:1009-13.

Gormley EA, Lightner DJ, Burgio KL, Chai TC, Clemens JQ, Culkin DJ, Das AK, Foster HE Jr, Scarpero HM, Tessier CD, Vasavada SP; American Urological Association; Society of Urodynamics, Female Pelvic Medicine & Urogenital Reconstruction. Diagnosis and treatment of overactive bladder (non-neurogenic) in adults: AUA/SUFU guideline. J Urol 2012;188(6 Suppl):2455-63.

Griffiths D, Derbyshire S, Stenger A, Resnick N. Brain control of normal and overactive bladder. J Urol 2005;174(5):1862-7.

Knüpfer SC, Schneider SA, Averhoff MM, Naumann CM, Deuschl G, Jünemann KP, Hamann MF. Preserved micturition after intradetrusor onabotulinumtoxinA injection for treatment of neurogenic bladder dysfunction in Parkinson's disease. BMC Urol 2016;16(1):55-64.

Litwiller SE, Frohman EM, Zimmern PE. Multiple sclerosis and the urologist. J Urol 1999;161:743-757.

Lloyd JC, Wiener JS, Gargollo PC, Inman BA, Ross SS, Jonathan C. Contemporary epidemiological trends in complex congenital genitourinary anomalies. J Urol 2013;190:1590-1595.

Lue TF, Tanagho EA. Neuropathic bladder disorders. In: McAninch JW, Lue TF. Smith and Tanagho's General Urology, 18th ed. New York: McGraw Hill, 2013,442–457.

Mathews TJ, Honein MA, Erickson JD. Spina bifida and anencephaly prevalence—United States, 1991–2001. MMWR Recomm Rep 2002;51:9–11.

Perez LM, Wilbanks JT, Joseph DB, Oakes WJ. Urological outcome of patients with cervical and upper thoracic myelomeningocele. J Urol 2000;164:962–4.

Rubin SM. Management of multiple sclerosis: an overview. Dis Mon 2013;59:253–260.

Ruffion A, Castro-Diaz D, Patel H, Khalaf K, Onyenwenyi A, Globe D, Lereun C, Teneishvili M, Edwards M. Systematic review of the epidemiology of urinary incontinence and detrusor overactivity among patients with neurogenic overactive bladder. Neuroepidemiology 2013;41:146–55.

Skelly j, Flint AJ. Urinary incontinence associated with dementia. J Am Ger Soc 1995;43:286–94.

Torre M, Buffa P, Jasonni V, Cama A. Longterm urologic outcome in patients with caudal regression syndrome, compared with meningomyelocele and spinal cord lipoma. J Pediatr Surg 2008;43:530–533.

van Gool JD, Kuijten RH, Donckerwolcke RA, Kramer PP. Detrusor-sphincter dyssynergia in children with myelomeningocele: a prospective study. Z Kinderchir 1982;37:148–152.

Ventimiglia B, Patti F, Reggio E, Failla G, Morana C, Lopes M, Savoca F, Consoli C, Reggio A. Disorders of micturition in neurological patients. A clinical study of 786 patients. J Neurol 1998;245:173–177.

Wein AJ, Dmochowski RR. Neuromuscular dysfunction of the lower urinary tract. In: Wein AJ, Kavoussi LR, Novick AC, Partin AW, Peters CA. Campbell's Urology 10th ed. Philadelphia:WB Saunders, 2012,1909–1946.

6장
암: 전립선암과 방광암

전립선암(前立腺癌, prostate adenocarcinoma)

전립선암은 악성종양이지만 조기발견이 용이하고 일반적인 다른 암에 비해 진행이 느리며 호르몬치료와 방사선치료에 효과도 있어 치료만 잘 하면 예후는 좋은 편이다.

발생빈도

고령 인구가 늘어나면서 전립선암환자도 많이 증가하고 있다. 한국에서는 2014년 자료에서 전립선암의 유병환자 수(prevalent cases)는 62,000여명으로 남자에서 5대 암인 위암, 대장암, 전립선암, 갑상선암, 간암 중 3번째로 많았으며, 암조발생율(crude incidence rate)로는 100,000명당 38.6으로 위암, 폐암, 대장암, 간암에 이어 5번째로 높았다. 그러나 암조사망율(crude mortality rate)은 100,000명당 6.6으로 폐암, 간암, 위암, 대장암, 췌장암, 담낭암에 이어 7번째였다. 미국에서는 2014년 암사망원인은 여성에서는 폐, 유방, 장, 췌장, 난소 순이었으나 남성에서는 폐, 전립선, 장, 췌장, 간 순으로 2번째였다. 그러나 전립선암사망률이 1993년부터 2014년까지 51%가 감소하였으며 다른 암사망율에 비해 급격히 감소하는 추세에 있고 이것이 반영되면서 미국의 2017년 예측통계자료에서는 남성에서 가장 흔한 암이 전립선암이고 다음이 폐암, 대장암이며. 암사망자의 원인질환으로는 폐암, 대장암에 이어 3번째가 될 것으로 예측되고 있다.

원인

유전자, 나이, 인종, 식사 등과 관련이 있는 것으로 알려져 있다. 특히 식사와 관련하여서는 기름진 식사는 피하고 토마토를 많이 섭취하도록 권하고 있다.

진단

전립선암의 초기에는 자각증상이 없어 알기 어렵다. 대부분은 소변이 약해지고 자주 보는 등의 배뇨증상으로 병원에서 검사하는 중에 발견되고 있으며 정기검진이나 다른 질환을 검사하는 과정에서 우연히 발견되거나, 암이 전이된 부위의 국소증상으로 검사하는 중에 발견되기도 한다. (그림 6-1)

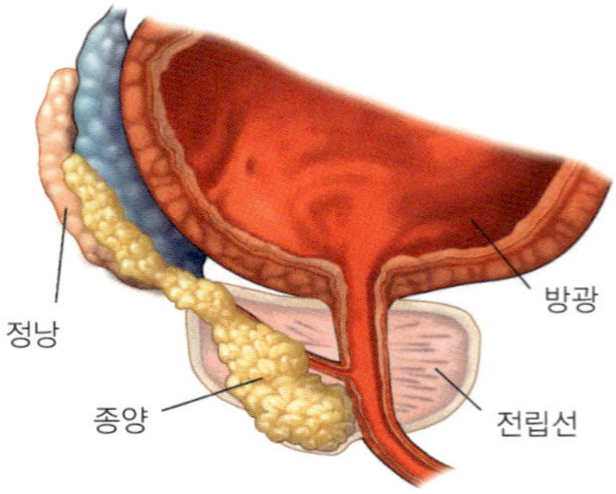

그림 6-1 전립선암 모식도

먼저 혈청 PSA, 직장손가락검사, 경직장초음파검사에서 암을 의심하는 소견이 발견되면, 전립선조직검사를 하여 암을 확진하게 된다.

전립선특이항원(prostate specific antigen, PSA); 전립선특이항원은 전립선의 샘(gland) 조직에서 분비되는 물질로 혈중 PSA의 정상치는 4.0ng/mL로 되어있으나 최근에는 이보다 낮은 수치에서도 암이 발견되고 있어 3.0ng/mL 이상이면 조직검사를 권한다. 그러나 혈중 PSA는 전립선비대증, 요폐, 직장손가락검사, 경직장초음파검사, 사정, 전립선염, 경요도전립선수술, 전립선마사지나 조직검사 등의 영향으로도 상승될 수 있다. 특히 전립선조직생검처럼 전립선조직에 손상이나 자극이 심한 경우에는 PSA의 분비가 촉진되면서 혈중 치가 상승하는데 이들이 처치 전의 상태로 돌아오는데 4주 이상이 소요된다. 따라서 혈중 PSA가 높더라도 암이 아닌 다른 원인에 의한 위양성의 가능성이 있다면 1~2주, 길게는 4주 정도 기다려 보거나 원인이 될 만한 것이 있다면 이를 해결한 후에 재검사하는 것이 좋다.

직장손가락검사(digital rectal examination, DRE); 전립선을 손가락으로 직접 만져서 전립선의 크기, 경도(consistency), 결절, 중앙 고랑(sulcus)의 이상을 확인하는 전립선촉진 검사이다. 환자가 두 다리를 자연스럽게 벌리고 허리를 앞으로 직각으로 굽혀 엎드린 자세에서 두 번째 손가락을 항문으로 넣으면 아래쪽에 심장모양의 전립선이 만져진다. 전립선암은 전립선피막의 안쪽에서 단단한 결절로 만져지는 것이 특징이다.

경직장초음파검사(transrectal ultrasonography, TRUS); 직장에 초음파탐색자을 넣어 직장의 앞쪽에 있는 전립선의 크기, 종양, 결석, 낭종 등을 확인하는 유용한 검사이다.

전립선생검(prostate biopsy); 전립선암이 의심되는 경우 바늘로 전립선조직을 떼어서 현미경으로 암세포를 확인하는 조직검사이다. 직장초음파기로 전립선영상을 보면서 가는 바늘로 12곳에서 조직을 떼어내어 특수한 염색과 처리과정을 거쳐 현미경으로 보는 검사로 암세포의 종류, 악성도(Gleason score), 암의 용적비율 (vol %) 등을 조사한다. 악성도가 7 (3+4) 이상이면 진행이 빠르고 전이의 위험이 높다. 조직검사 후 패혈증이나 출혈위험이 있어 이에 대한 대비가 필요하며 결과가 나오는데 7일 정도 소요된다.

영상의학검사; 조직검사에서 암으로 진단이 되면 동위원소검사인 전신뼈스캔(whole body scan), 가슴사진, 복부CT, 전립선MRI촬영술로 주위조직이나 다른 장기로의 전이여부(병기, stage)를 확인하여야 한다. (그림 6-2. A~C)

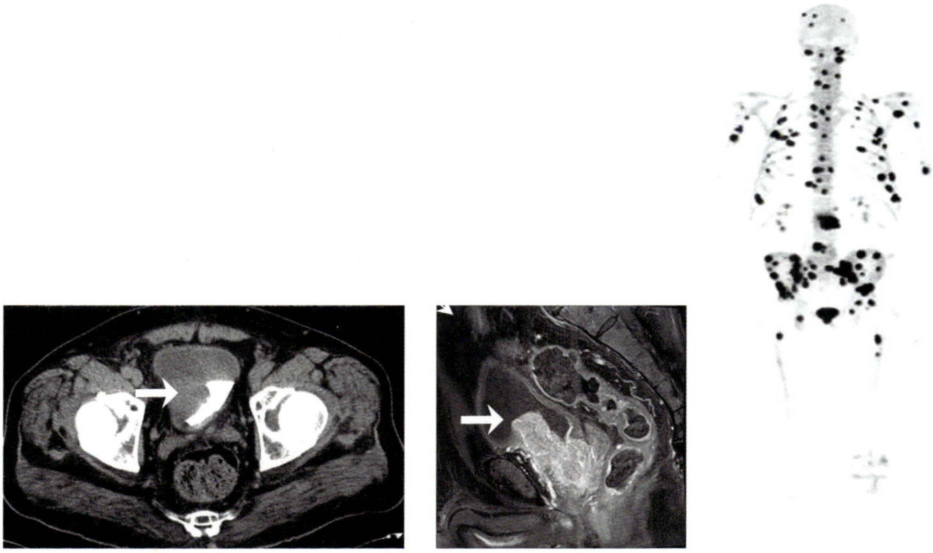

(A) (B) (C)

그림 6-2 전립선암. (A) 방광침범 (CT), (B) 방광침범 (MRI T1 weighted), (C) 뼈전이 (전신뼈스캔)

치료

구체적인 치료방법은 암의 악성도, 병기, 그리고 환자의 나이와 건강상태를 기본으로 하되 경제여건, 환자와 보호자의 의견도 고려하여 결정한다. 기본적으로 암이 전립선내에 국한된 경우에는 전립선을 제거하는 광범위 전립선절제수술을 하며 뼈나 다른 장기에 전이가 된 경우에는 수술보다는 호르몬치료나 항암치료를 먼저 한다. 국소로 진행되거나 재발한 경우에는 방사선치료나 이들의 병합요법을 한다.

1. 국소전립선암

능동적감시(active surveillance), 근접치료(brachytherapy), 방사선치료(external beam radiotherapy), 수술방법이 있다.

1) 대기관찰요법(wait and see); 임상병기, 악성도, PSA 수치 등을 고려하여 저위험전립선암환자에서 특히 기대수명이 10년 이하인 경우에 고려할 수 있다.

2) 능동적감시(active surveillance); 전립선암이 다른 암들에 비해 특히 저위험군에서는 전이 가능성이 낮고 수술을 하지 않고도 좋은 예후를 보일 뿐 아니라 수술과 수술로 인한 발기부전, 요실금, 삶의 질저하 등의 부작용도 피할 수 있는 등의 이점이 있어 능동적감시가 중요한 치료방법의 하나로 권장된다. 다만 구체적으로 대상환자를 정하는 기준과 추적검사의 방법이 정해진 것이 없고 기관마다 조금 씩 다른 기준을 적용하고 있는 상태이다. 그러나 어떤 경우든 필히 전제되어야 하는 것은 환자나 보호자들이 의사와 긴밀한 관계를 유지하며 중단없이 치료계획을 충실히 따르는 등 순응도가 높은 환자에서만 할 수 있다는 것이다. 일반적으로는 저위험군(low risk)(cT1-T2b, Gleason core 6, PSA 10ng/ml 이하)과 선별적인 중위위험군(select intermediate risk group) (70세 이상, cT2c 또는 PAS 15ng/ml나 그 이하, Gleason score 3+4 미만)을 대상으로 한다.

Princess Margaret Cancer Centre에서의 능동적감시방법을 소개하면 대상기준은 PSA 10ng/ml나 그 이하, 임상병기 T2a나 그 이하, Gleason score 6이나 그 이하, 양성 cores 수가 3이나 그 이하, 하나의 core도 50%이상 침범되지 않고, 나이가 75세나 그 이하인 환자이며, 표준관찰계획은 첫 조직검사 후 12개월에서 18개월에 확정조직검사하고, 환자가 75세가 되거나 확실한 치료가 거절될 때까지는 1~3년마다 조직검사를 반복하며 PSA는 첫 24개월간은 년 4회 검사한다. DRE는 매 6~12개월에 시행하며 24개월간 안정되면 6개월 간격으로 조정한다.

3) 근치적전립선절제술(radical prostatectomy); 전립선, 정낭, 정관, 주위의 임프절까지 포함하여 광범위하게 절제한다. 수술방법에는 개복수술, 복강경수술, 로봇보조복강경수술(Robot Assisted Laparoscopic prostatectomy, RALP)이 있다. RALP는 아직 보험이 안되어 비용이 비싼 단점은 있으나 보다 정교한 수술을 할 수 있고, 입원기간이 짧고, 수술 후 회복이 빠른 등의 장점이 있다.

수술의 합병증으로 대표적인 것은 발기부전과 요실금이다. 최근에는 수술기법의 발달과 로봇수술의 도입으로 이의 빈도와 정도가 많이 호전되었다. 특히 주위조직으로의 침윤이 없으면 음경에 가는 신경혈관다발을 보존하는 수술과 약물투여로 발기장애와 요실금의 빈도가 많이 감소하였다.

이러한 신경보존수술법(nerve-sparing technique)은 1980년대 도입되었으며 이제는 전립선절제수술의 표준수술법이 되었다. 최근보고에 의하면 이 수술방법으로 surgical margin 양성율이나 재발위험을 증가시키지 않는 것으로 알려지고 있다.

4) 호르몬요법; 치료효과도 좋고 부작용이 거의 없으며 환자 순응도도 매우 높다.
5) 항암요법; 호르몬치료에 대한 치료효과가 적으면 항암치료를 하기도 하는데 이는 호르몬치료 보다는 부작용이 많고 순응도도 낮으며 효과도 좋지는 않다.
6) 방사선, 양성자치료; 전립선절제술의 대상이 되지 않거나 수술 후 국소재발된 경우, 또는 환자들의 선택에 의해 국소전립선암에 이용하기도 하나 효과에 대하여는 확인되지 않았다. 방사선치료도 기술과 장비가 발달되어 합병증이 예전 같이 심하지는 않으나, 방광이나 직장 등 골반장기에 조직변성이나 발기장애 같은 후유증이 있을 수 있다. 혈중 PSA가 최저점에 도달하는 데에는 6개월이 걸린다.
7) 냉동치료; 고령이나 다른 이유로 전립선절제술을 하지 못하는 특수한 경우에 하기도 한다. 전립선암조직에 탐색자(probe)를 삽입하고 온도를 -25℃로 낮추어 암조직을 얼려 죽이는 방법이다. 요실금, 요페, 요도직장루, 전립선농양 등의 합병증이 있을 수 있고 효과도 확실치 않다.

2. 근치국소치료 후 재발된 전립선암

1) 수술 후 재발된 전립선암, 생화학적재발(biochemical recurrence)

전립선절제 수술 후 혈중 PSA가 0.1~0.4ng/ml로 상승되는 경우에 영상검사에서 확인되는 종양이 없더라도 암의 재발이 있다고 본다. 국소재발에는 방사선치료를 하고, 원격전이에는 호르몬치료나 항암치료를 한다.

2) 방사선치료 후 재발된 전립선암

혈중 PSA가 최저점 보다 연속으로 3회 상승하거나 2ng/mL 이상 상승한 경우에는 호르몬치료를 한다. 수술은 방사선에 의한 조직의 손상으로 합병증 위험이 높아 환자선택에 주의하여야 한다.

3. 원격전이전립선암

진단환자의 4%에서 원격전이가 있다. 암이 뼈나 다른 장기로 전이가 되어 수술로 암조직의 완전제거가 어렵거나, 환자가 수술을 원하지 않거나, 건강의 이유로 수술을 할 수 없는 경우에는 호르몬치료나 항암치료를 먼저 한다.

호르몬요법; 보통 남성호르몬은 고환과 부신에서 분비되기 때문에 고환절제나 황체형성호르몬분비호르몬작용제로 거세를 한 경우에도 항남성호르몬제를 병용 투여하는 병용남성호르몬차단치료(combined or maximal androgen bloackade)를 한다.

1) 수술적거세(surgical castration)

고환을 절제하여 고환에서 분비되는 남성호르몬 생성을 원천적으로 막아준다.

2) 남성호르몬박탈법(androgen deprivation therapy(ADT), antihormone therapy):

화학적거세(chemical castration)

(1) 황체형성호르몬분비호르몬작용제(LHRH agonist); 수술적거세나 황체형성호르몬분비호르몬길항제(LHRH antagonist)가 즉시 치료효과가 나타나는데 반하여 본 작용제는 초기 1~2주 동안은 오히려 뇌하수체 황체형성호르몬의 분비가 증가되어 이에 의한 발적현상(flare phenomenon)이 생길 수 있다. 이의 방지를 위해 항남성호르몬제제를 함께 투여한다. 1개월이나 3개월마다 피하나 근육주사 한다.

약물; Goserelin (Zoladex®), Leuprorelin (Lupron®) 주사

(2) 황체형성호르몬분비호르몬길항제(LHRH antagonist); 호르몬수용체에 작용하는 화학물질인 degarelix를 투여한다. 뇌하수체의 LHRH 수용체에 결합하여 황체형성호르몬의 분비를 24시간 이내에 84% 감소시킨다. 항남성호르몬제를 함께 투여할 필요가 없다.

3) 항남성호르몬제제(antiandrogen)

남성호르몬수용체에 작용하여 수용체를 선점함으로써 남성호르몬의 작용을 차단한다.

(1) 스테로이드성 항남성호르몬제(steroidal antiandrogen); 뇌하수체의 황체호르몬과 구조가 비슷하여 남성호르몬수용체를 차단하고 황체형성호르몬분비를 감소시켜 테스토스테론의 형성과 활성을 감소시킨다. 약물로는 cyproterone acetate(Androcur)가 있다.

(2) 비스테로이드성 항남성호르몬제(non-steroidal antiandrogen, pure antiandrogen); 표적기관은 물론 시상하부와 뇌하수체수용체에도 작용하여 혈중테스토스테론의 음성되먹임을 차단함으로써 황체형성호르몬분비호르몬(LHRH)의 분비가 항진되고 황체형성호르몬(LH)과 혈중 테스토스테론도 증가된다. 약물로는 flutamide(Eulexin), bicalutamide(casodex®), nilutamide(Anandron), enzalutamide (X-tandi) 등이 있다.

4. 거세저항성전립선암(castration resistant prostate cancer, CRPC)

항암요법(cytotoxic chemotherapy); Docetaxel을 3주마다 1회씩 10회 주사한다. prednisolone을 매일 복용시킨다.

호르몬요법(hormone therapy); Enzalutamide(X-tandi)는 남성호르몬수용체억제제로 40mg 4캡슐을 매일 식사와 무관하게 씹거나 파손하지 말고 복용한다.

예후

전립선암은 다른 악성종양에 비해 비교적 진행이 늦으며, 임프절에 국소로 전이가 있더라도 치료에 반응이 좋아 악성도가 높거나 전이가 심한 경우가 아니면 예후는 좋은 편이다.

방광종양(膀胱腫瘍, tumor of the bladder)

성인에서 무통의 육안적 전혈뇨(painless total gross hematuria)가 있다면 신장암이나 방광암을 의심하고 정밀검사를 하여야 한다. 특히 방광암은 첫 진단 시에는 25~30%가 임프절이나 근육침윤성 전이암이고, 나머지 70~75%가 표재암으로서 초기에 잘 치료하면 방광은 그대로 보존한 채 종양만 떼어내고도 완치될 수 있어 적극적인 치료가 필요하다.

빈도

세계적으로 보면 방광암은 남성에서는 7번째, 여성에서는 17번째로 흔한 암이다. 남자가 여성보다 4.7배 많아 75%가 남성에서 생기며. 남성에서 생기는 새로운 암의 7%를 차지한다. 진단 시 중앙연령값은 남자가 69세이고 여자가 75세이다.

원인

방광암의 종류에 따라 원인적 소인이 다를 수 있으며, 일반적인 방광암에는 질소화합물 같은 발암물질과 유전적 소인이 관계되며 흡연이 대표적인 요인으로 간주되고 있다. 일부 편평세포암종은 만성염증이나 기생충감염으로 생길 수 있다.

대표적인 질소화합물로는 aniline. benzidine, b-naphtylamine, 4-aminobiphenyl, polycyclic aromatic hydrocarbons 등으로 고무, 가죽, 인쇄, 프라스틱, 석유류, 피인트물질 등을 취급하는 산업장에서 노출이 되며 특히 흡연(tobacco smoking)은 aromatic amines으로 DNA에 손상을 초래하는 것으로 알려져 있다. 주혈흡충감염(Schistosoma haematobium)

은 특히 북아프리카지역에서 편평세포암종의 원인이 되고 있으며 영양(nutrition)도 원인이면서 방어적 요인(causative but also protective effects)이 되고 있다. 이외에 유전적 소인(genetic susceptibility)도 한 원인으로 알려져 있다.

종류

요로상피암종(urothelial carcinoma); 방광암의 80~90%가 요로상피암종이며 전체 요로상피암종의 대부분이 방광암이다.

선암종(adencarcinoma); 방광암의 2%미만이며 이의 30%은 요막관(urachus) 유래종양이고, 70%는 만성방광질환에 의해 2차적으로 생기는 비요막관유래종양이다. 예후가 나쁘다.

편평세포암종(squamous cell carcinoma); 방광암의 3~5%이다. 주혈흡충감염이나 방광의 만성질환으로 생긴다. 예후가 나쁘다.

증상

특징적인 주증상은 무통성의 육안적전혈뇨(painless total gross hematuria) 또는 현미경적혈뇨(microscopic hematuria)이다. 그러나 암이 방광근육을 침범하거나 방광경부에 생기면 빈뇨, 배뇨통, 요절박 등 방광자극증상이 있을 수 있으며, 요관구(ureteral orifice)를 침범하거나 폐색을 일으키면 옆구리통증과 수신증이 생길 수 있다.

진단

일반요검사, 요배양검사; 소변에서 출혈, 감염, 염증을 확인한다.

요세포검사; 소변에서 암덩이에서 떨어져 나온 암세포를 조사한다. 세포고정액이 들어 있는 소변통에 신선뇨를 받아 바로 검사하여야 하며, 바로 할 수 없으면 세포가 변하지 않게 임시로 냉장보관하여야 한다.

방광내시경검사; 내시경을 통해 방광내의 종양을 직접 확인하는 중요한 검사이다. 특히 육안적혈뇨가 있을 때에는 급성요로감염이나 기타 내시경의 금기사항이 있지 않는 한 방광내시경을 시행하는 것이 좋다. 육안적혈뇨 상태에서 내시경을 하면 출혈이 되고 있는 종양을 확인하기 용이하며 작은 종양이거나 사각지대에 가려져 잘 안 보이는 종양도 찾는데 도움이 된다. 방광이 아닌 상부요로에서의 출혈인 경우에도 출혈의 위치를 확인할 수 있다. 요로상피암종의 육안적소견은 브로콜리(broccoli) 모양의 유두양 고형종물이다. (그림 6-3)

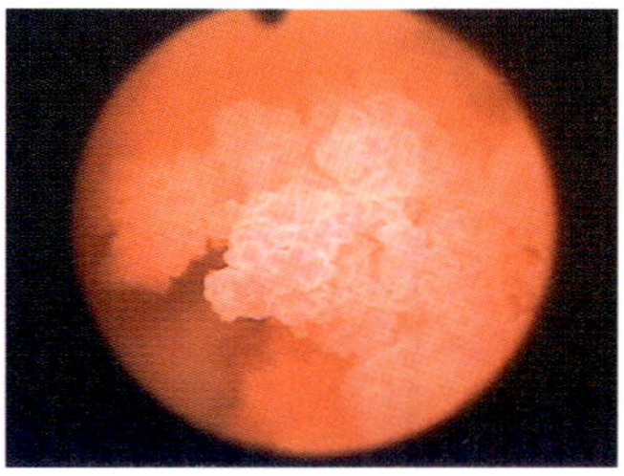

그림 6-3 방광암, 방광내시경 소견

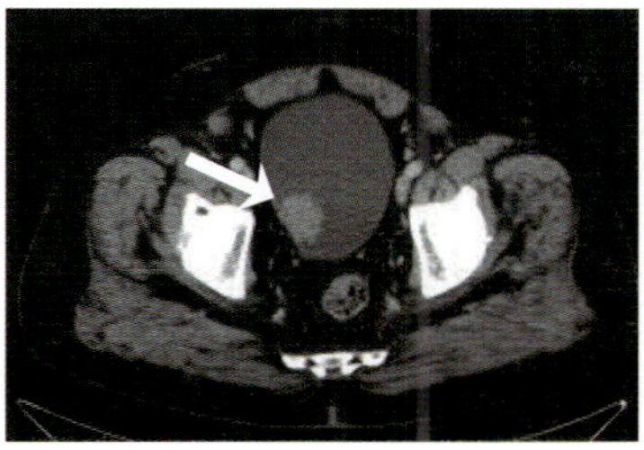

그림 6-4 방광암, CT소견

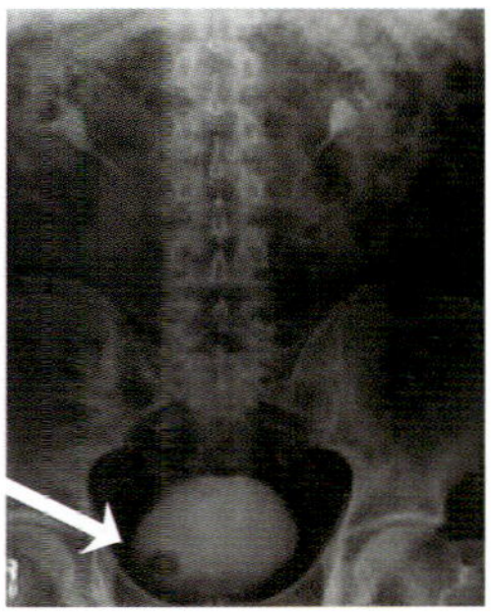

그림 6-5 방광암, 배설성요로촬영술

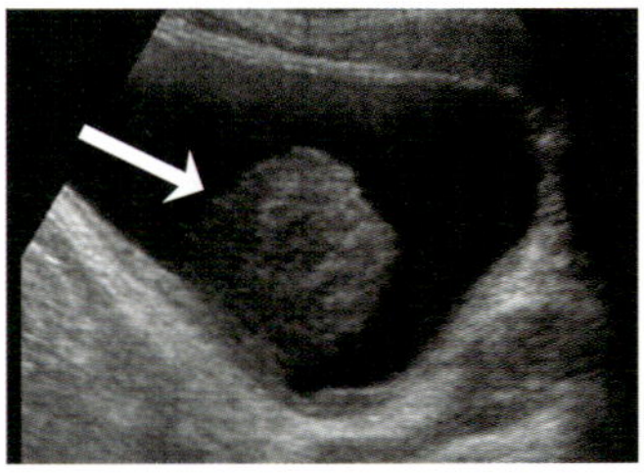

그림 6-6 방광암, 초음파검사

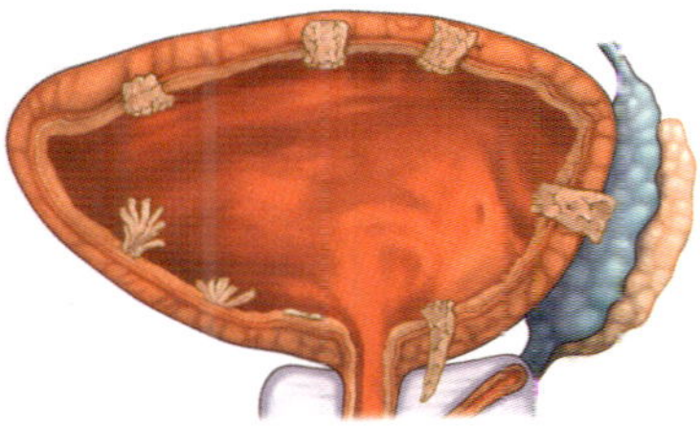

그림 6-7 방광암의 병기

영상의학검사; 복부전산화단층촬영술(enhanced abdominal CT)과 CT후KUB(post-CT KUB)로 상부요로를 확인하고 필요한 경우에 배설성요로촬영술(excretory urography)이나 역행성요로촬영술(RGP)을 시행한다. (그림 6-4~6)

조직검사; 방광암에서는 종양세포의 종류와 방광근육층의 침범여부(병기)가 가장 중요하기 때문에 종양조직과 근육층조직을 동시에 절제하여 암세포의 종류, 악성도, 그리고 근유층으로의 침윤 여부를 확인하여야 한다. 그러나 단순히 종양세포의 확인을 위한 조직검사 목적이라면 종양의 일부 조직만 절제할 수 있다. (그림 6-7)

치료

방광암치료의 기본은 조기에 종양의 완전절제와 정기적인 추적관찰이며 구체적인 치료방침은 암세포의 종류, 개수, 크기, 악성도, 병기에 따라 결정된다.

초기 표재암은 방광내시경을 이용하는 경요도절제술(transurethral resection of bladder tumor, TURBT)만으로도 치료가 가능하며 방광암으로 출혈이나 배뇨장애증상이 심한 경우에는 치료가 아닌 증상완화목적으로 방광만 절제하는 단순방광절제술(simple cystectomy)을 할 수 있다. 방광근육층까지 침범되었으나 원격전이가 없을 때에는 광범위방광절제술(radical cystectomy)을 한다. 종양이 방광벽을 넘어 밖으로 침윤되거나 원격전이가 있으면 수술은 의미가 없고 항암치료를 하게 되는데 효과는 좋지 못하다.

1. 경요도방광종양절제술(transurethral resection of bladder tumor, TURBT)

전형적인 요로상피암인 유두양종양에서는 별도의 조직검사 없이 내시경절제술(TURBT)을 하여 종양을 절제하고 동시에 종양이 있는 부위의 근육층도 절제하여 조직검사를 한다. 함께 절제한 근육층의 조직검사에서 암세포의 침윤이 없이 점막에 국한된 표재성, 비근침습성종양(non-muscle invasion bladder tumor)이라면 이 수술 자체로 일차적 치료가 되는 것이다. 그러나 근육층에 침윤이 있다면 원격전이 여부를 확인하고 이차적인 근본적 치료를 하여야 한다. 그래서 일차수술 시 종양의 기저부 근육층을 정확히 절제하는 것은 매우 중요하다. 점막에 국한된 표재성방광암은 종양이 크고 여러 개가 있더라도 내시경으로 완전절제만 가능하다면 방광을 절제하지 않고 내시경수술로 일차치료가 될 수 있다. (그림 6-8)

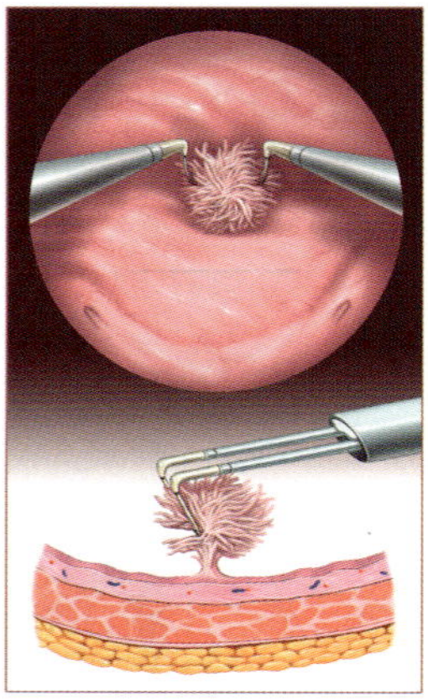

그림 6-8 방광암의 경요도절제술(TURBT)

그러나, 종양의 모양이 요로상피종양이 아니거나, 종양이 크고 많아 TURBT만으로 완전절제가 불가능하다면 종양세포의 확인을 위한 단순 조직검사 목적으로 종양의 일부만 절제하기도 한다. TURBT의 목적은 ① 조직학적 진단 ② 병기 (근육층 침윤범위) 확인 ③ 중요 임상 예후인자인 악성도, 숫자, 크기, 종양의 양상, CIS 확인 ④ 표재암종의 완전 제거이다.

2. 방광의 약물세척(intravesical instillation)

요로상피암종은 다발성으로 재발하는 특징이 있다. 따라서 일차수술 후 암종의 크기, 수, 악성도 등에 따라 재발의 위험이 있으면 이의 방지를 위해 추가적으로 방광내약물세척을 하고 정기적인 소변검사와 방광내시경검사를 하여야 한다. 대상은 종양이 크거나 수가 많거나, 악성도가 높은 암종이며 대표적으로 사용하는 약물은 mitomycin C, adriamycin, thiotepa, gemcitabine 같은 항암제와 BCG이다. 치료는 일차 내시경수술 후 2주부터 1주에 한번씩 6회에 걸쳐 방광내약물주입치료를 하고, 이미 재발을 하였거나 재발의 위험이 높은 경우에는 유지요법(maintenance schedule)을 추가하여 시행한다. T1 요로상피암(lamina propria 침범) 환자에서 BCG 비치료군에서는 18~40%에서 근침윤으로 진행하였으나 BCG 치료군에서는 15%에서 침윤을 하였다.

3. 방광근본절제술 및 요로전환술(radical cystectomy and urinary diversion)

종양이 방광근육층까지 침범되었으나 방광 주위나 타 장기로 전이되지 않은 환자가 대상이다.

절제범위; 방광, 전립선 (남성), 자궁과 난소 (여성), 주위 임파절을 포함하는 광범위 절제를 한다.

요로전환; 방광을 절제한 경우에는 이를 대신할 수 있는 방광대용장기를 만들어 주어야 하는데 이에는 회장통로술(ileal conduit)과 방광대치술(neobladder)이 있으며, 각각 장단점이 있어 환자의 나이, 건강상태, 암의 악성도와 전이 정도, 수술 후 재발 가능성, 직업 등을 고려하여 의사와 충분히 상의한 후 결정하여야 한다.

회장통로술(ileal conduit); 소장인 회장을 25cm 정도 잘라 근위부 끝에는 양측 요관을 연결하고 원위부 끝은 우측하복부로 빼서 이 위에 소변백을 붙여 소변을 받아내는 방법이다.

단점; 소변백을 외부로 차야하는 등 불편하고 외형상 보기에 좋지 않다.

장점; 장을 짧게 사용하고 수술이 용이하며 수술시간이 더 짧고 회복도 빠르다. 특히 재발 가능성이 높거나 신기능이 나쁜 경우, 고령이나 건강이 안 좋은 환자에 더 적합하다.

방광대치술(orthotopic neobladder); 주로 회장을 54cm 전후로 잘라 종방향으로 절개하고 이를 횡방향으로 둥글게 꿰매서 방광모양으로 만들어 본래의 방광자리에 넣고 여기에 양측 요관과 요도를 연결하는 방법이다. 최근 경험이 축적되고 술기가 발달하면서 경과가 많이 좋아지고 특히 젊은 환자에게는 좋은 방법으로 추천되고 있다.

장점; 모양이나 기능적으로 정상 방광과 요도로 소변을 보는 것과 같은 이상적인 방법이다.

단점; 장을 길게 잘라야 하고 수술방법이 복잡하고 수술시간이 길다. 국소재발이 되거나 전이가 되는 경우 처치가 어렵다. 장으로 만든 방광이 평생 정상 기능을 할 수 있을지도 알 수 없으며 요실금이나 요폐 등 배뇨장애나 요로감염, 전해질 불균형 등의 문제가 생기면 2차적인 조치가 필요하다. 신기능이 나쁘거나 고령의 허약한 환자에게는 부적합할 수 있다.

4. 화학요법(chemotherapy)

암이 방광벽을 넘어 주위조직으로 침윤되었거나 다른 장기로 전이가 있다면 이미 치료목적의 수술은 의미가 없으며 항암치료를 하여야 하는데 그 효과는 좋지 못하다.

Gemcitabine과 cisplatin의 병합요법은 입원 상태에서 Gemcitabin과 cisplantin을 주사하고, 그 후 1주 간격으로 Gemcitabin을 외래에서 2회 주사한다. 그 후 2주 쉬었다가 같은 치료를 4주마다 반복하여 한다. 3개월마다 정기검사를 하여 호전이 있으면 10회까지 지속하고, 변화가 없거나 악화되면 효과가 없는 것으로 판단하고 중지한다.

정기적인 추적관찰

방광의 요로상피암종은 육안으로 확인되는 모든 종양을 절제했더라도 다발성으로 재발하는 특성이 있어, 내시경절제술만 한 경우 60~70%에서 재발하기 때문에 재발의 조기발견을 위해 정기적인 관찰을 철저하게 하여야 한다. 12~24개월에 흔히 재발한다.

주기적인 소변검사, 요세포검사, 방광내시경검사를 하는데 종양의 수가 적고, 크기가 작고, 악성도가 낮은 경우에는 처음 2년 동안은 3개월마다 한다. 비근침습방광암은 첫 1년은 3개월마다, 2년차에는 6개월마다, 그 후에는 1년마다 시행한다. 근침습방광암은 암의 재발과 관련한 검사와 요로전환수술을 한 경우에는 이에 따르는 합병증도 정기적으로 검사하여야 한다.

구체적인 검사 종목과 주기는 외과적 치료방법, 병기, 재발, 요로전환 방법, 신기능이나 환자 상태에 따라 3개월에서 1년 주기로 적절히 한다. 또한, 흔하지는 않으나 상부요로암이 생길 수도 있어 이에 대한 검사도 빠트려서는 안 된다.

예후

5년 생존율은 grade 1인 표재암에서 94~97%, grade 3 표재암에서 40%, 근육침범 (T2)에서는 72%, 근육층과 주위장기 침범 (T4)에서는 22~33%이다.

참고문헌

전립선암

대한비뇨기과학회. 비뇨생식기종양. In: 대한비뇨기과학회. 비뇨기과학. 5th ed. 일조각. 2014,322-398.

Bill-Axelson, A., Holmberg L., Garmo H. Rider JR, Taari K, Busch C, Nordling S, Häggman M, Andersson SO, Spångberg A, Andrén O, Palmgren J, Steineck G, Acami HO, Johansson JE. Radical Prostatectomy or Watchful Waiting in Early Prostate Cancer. N Engl J Med 2014;370(10):932-42.

Heidenreich A, Aus G, Bolla M, Joniau S, Matveev VB, Schmid HP, Zattoni F; European Association of Urology. EAU guidelines on prostate cancer. Eur Urol 2008;53(1):68-80.

Jung KW, Won YJ, Oh CM, Kong HJ, Lee DH, Lee KH. Cancer Statistics in Korea: Incidence, Mortality, Survival, and Prevalence in 2014. Cancer Res Treat 2017;49(2):292-305.

Komisarenko M, Timilshina N, Richard PO, Alibhai SM, Hamilton R, Kulkarni G, Zlotta A, Fleshner N, Finelli A. Stricter Active Surveillance Criteria for Prostate Cancer do Not Result in Significantly Better Outcomes: A Comparison of Contemporary Protocols. J Urol 2016;196(6):1645-1650.

Musunuru HB, Yamamoto T, Klotz L, Ghanem G, Mamedov A, Sethukavalan P, Jethava V, Jain S, Zhang L, Vesprini D, Loblaw A. Active Surveillance for Intermediate Risk Prostate Cancer: Survival Outcomes in the Sunnybrook Experience. J Urol 2016;196(6):1651-1658.

Nelles JL, Freedland SJ, Presti JC, Jr., Terris MK, Aronson WJ, Amling CL, Kane CJ., Impact of nerve sparing on surgical margins and biochemical recurrence: results from the SEARCH database. Prostate Cancer Prostatic Dis 2009;12(2):172-6.

Nguyen LN, Head L, Witiuk K, Punjani N, Mallick R, Cnossen S, Fergusson DA, Cagiannos I, Lavallée LT, Morash C, Breau RH. The Risks and Benefits of Cavernosal Neurovascular Bundle Sparing During Radical Prostatectomy: A Systematic Review and Meta-Analysis. J Urol 2017;198:760-769.

Palisaar RJ, Noldus J, Graefen M, Erbersdobler A, Haese A, Huland H. Influence of nerve-sparing (NS) procedure during radical prostatectomy (RP) on margin status and biochemical failure. Eur Urol 2005;47(2):176-84.

Ross HM. Kryvenko ON. Cowan JE. Simko JP. Wheeler TM. Epstein JI. Do Adenocarcinomas of the Prostate With Gleason Score (GS)6 Have the Potential to Metastasize to Lymph Nodes? Am J Surg Pathol 2012;36:1346-1352.

Siegel RI, Miller KD, Jemal A. Cancer statistics, 2017. CA Cancer J Clin 2017;67:7-30.

Tosoian JJ, Carter HB, Lepor A, Loeb S. Active surveillance for prostate cancer: current evidence and contemporary state of practice. Nat Rev Urol 2016;13(4):205-15.

Walsh PC, Donker PJ. Impotence following radical prostatectomy: insight into etiology and prevention. J Urol 1982;128(3):492-7.

방광암

대한비뇨기과학회. 비뇨생식기종양. In: 대한비뇨기과학회. 비뇨기과학. 5th ed. 일조각. 2014,322-398.

대한비뇨기과학회. 배뇨장애. In: 대한비뇨기과학회. 비뇨기과학. 5th ed. 일조각. 2014,399-426.

Antoni S, Ferlay J, Soerjomataram I, Znaor A, Jemal A, Bray F. Bladder cancer incidence and mortality: a global overview and recent trends. Eur Urol 2017;71:96–108.

Aragon–Ching JB, Pagliaro LC. New Developments and Challenges in Rare Genitourinary Tumors: Non–Urothelial Bladder Cancers and Squamous Cell Cancers of the Penis. Am Soc Clin Oncol Educ Book 2017;37:330–336.

Babjuk M. What is the optimal treatment strategy for T1 bladder tumors? Eur Urol 2010;57:32–4.

Castagnetti M, Angelini L, Alaggio R, Scarzellod G, Bisognoc G, Rigamontiaet W. Oncologic outcome and urinary function after radical cystectomy for rhabdomyosarcoma in children: role of the orthotopic ileal neobladder based on 15–year experience at a single center. J Urol 2014;191:1850–1855.

Cumberbatch MG, Cox A, Teare D, Catto JW. Contemporary occupational carcinogen exposure and bladder cancer: a systematic review and meta–analysis. JAMA Oncol 2015;1:1282–90.

Cumberbatch MG, Rota M, Catto JWF, La Vecchia C. The role of tobacco smoke in bladder and kidney carcinogenesis: a comparison of exposures and meta–analysis of incidence and mortality risks. Eur Urol 2016;70:458–66.

Fernandez–Gomez J, Solsona E, Unda M, Martinez–Piñeiro L, Gonzalez M, Hernandez R, Madero R, Ojea A, Pertusa C, Rodriguez–Molina J, Camacho JE, Isorna S, Rabadan M, Astobieta A, Montesinos M, Muntañola P, Gimeno A, Blas M, Martinez–Piñeiro JA; Club Urológico Español de Tratamiento Oncológico (CUETO). Prognostic factors in patients with non–muscle–invasive bladder cancer treated with bacillus Calmette–Guerin: multivariate analysis of data from four randomized CUETO trials. Eur Urol 2008;53:992–1001.

Gopalan A, Sharp DS, Fine SW, Tickoo SK, Herr HW, Reuter VE, Olgac S. Urachal carcinoma: a clinicopathologic analysis of 24 cases with outcome correlation. Am J Surg Pathol 2009;33:659–668.

Grasso M. Bladder cancer: a major public health issue. EUR Urol Suppl 2008;7:510–5.

Hori M, Matsuda T, Shibata A, Katanoda K, Sobue T, Nishimoto H; Japan Cancer Surveillance Research Group. Cancer incidence and incidence rates in Japan in 2009: a study of 32 population–based cancer registries for the Monitoring of Cancer Incidence in Japan (MCIJ) project. Jpn J Clin Oncol 2015;45:884–91.

Konety BR, Carroll PR. Urothelial carcinoma: Cancers of the bladder, ureter, and renal pelvis. In: McAninch JW, Lue TF. Smith and Tanagho's General Urology. 18th ed. New York: McGraw Hill, 2013.310–329.

Marcus PM, Hayes RB, Vineis P, Garcia–Closas M, Caporaso NE, Autrup H, Branch RA, Brockmöller J, Ishizaki T, Karakaya AE, Ladero JM, Mommsen S, Okkels H, Romkes M, Roots I, Rothman N. Cigarette smoking, N–acetyltransferase 2 acetylation status, and bladder cancer risk: a case–series meta–analysis of a gene–environment interaction. Cancer Epidemiol Biomarkers Prev 2000;9:461–7.

Miyazaki J, Nishiyama H. Epidemiology of urothelial carcinoma. Int J Urol 2017;24(10):730–734.

Nishiyama H, Habuchi T, Watanabe J, Teramukai S, Tada H, Ono Y, et al. Clinical outcome of a large-scale multi-institutional retrospective study for locally advanced bladder cancer: a survey including 1131 patients treated during 1990–2000 in Japan. Eur Urol 2004;45:176–181.

Roswall N, Olsen A, Christensen J, Dragsted JO, Overvad K, Tjønneland A. Micronutrient intake and risk of urothelial carcinoma in a prospective Danish cohort. Eur Urol 2009;56:764–70.

Rous SN. Squamous cell carcinoma of the bladder. J Urol 1978;120:561–562.

Scosyrev E, Noyes K, Feng C, Messing E. Sex and racial differences in bladder cancer presentation and mortality in the US. Cancer 2009;115:68–74.

Studer UE, Burkhard FC, Schumacher M, Kessler TM, Thoeny H, Fleischmann A, Thalmann GN. Twenty years experience with an ileal orthotopic low pressure bladder substitute–lessons to be learned. J Urol 2006;176(1):161–6.

Tuncer M, Faydaci G, Altin G, Erdogan BA, Kibar S, Sanli A, Bilgici D. Metastasis of non-muscle-invasive bladder cancer into the thyroid gland: a literature review accompanied by a rare case. Korean J Urol 2014;55(3):222–5.

van Osch FH, Jochems SH, van Schooten FJ, Bryan RT, Zeegers MP. Significant Role of Lifetime Cigarette Smoking in Worsening Bladder Cancer and Upper Tract Urothelial Carcinoma Prognosis: A Meta-Analysis. J Urol 2016;195:872–9.

Zeegers M, Tan FE, Dorant E, van den Brandt PA. The impact of characteristics of cigarette smoking on urinary tract cancer risk. Cancer 2000;89:630–639.

7장
성기능장애(性機能障礙, sexual dysfunction)

대부분의 생명체는 암수, 자웅(雌雄)의 두 성(性)이 있으며 이들의 결합을 통하여 종족을 번식하고 보존한다. 그중에서도 인간에서의 성(性, sex)이란 단순한 번식의 의미에 더하여, 남자(male)와 여자(female) 사이의 애정과 사랑이라는 원초적인 감정과, 이성적으로 절제되고 존중되어지는 인격체 간의 숭고한 인간관계를 기반으로 이루어지는 형이상학적 개념이라 할 수 있겠다. 따라서 인간의 성에는 정해진 상대가 있고 때와 장소와 방법에 있어 사회적으로 허용되는 선에서 서로의 존중과 합의로 이루어지며 이것이 다른 생명체에서의 성과 다른 점일 것이다.

그런데 인간에서의 성관계는 본인의 의지대로 언제나 시도될 수는 있으나 항상 만족하게 이루어지 않을 수 있다는 문제가 있다. 생존을 위해 극렬히 살아온 덕으로 삶은 윤택해졌고 물질적 풍요와 마음적 여유도 생겼고 수명도 길어졌으며 사랑과 성에 대한 욕구와 갈망도 배가되었으나 정작 서로에게 만족스러운 성관계의 기회는 오히려 줄어들고 성생활에 대한 불만과 갈등이 커지면서 건강문제와 함께 행복한 고령화시대를 위한 새로운 중심 화두가 되고 있다.

발기의 원리

남성의 음경에는 직접 발기를 유발하는 두개의 음경해면체(corpus cavernosum)가 등쪽에 나란히 있다. '발기가 된다'는 것은 이들 음경해면체에 혈액이 충만해지면서 팽창하여 전체 음경이 곧고 단단해지는 것이다.

발기가 되기 위해서는 충분한 성적자극이 전제되어야 한다. 촉각, 시각, 후각, 청각, 그리고 상상에 의한 성적자극으로 대뇌 발기중추신경계가 자극되면 이에 대한 반사신호가 자율신경계를 통해 음경으로 전달되고 음경해면체로 들어오는 혈관을 확장시켜 혈액의 유입을 촉진하면서 동시에 해면체에서 나가는 혈관은 수축시켜 혈액의 유출을 차단함으로써 해면체 내에 혈액이 충만해지고 전체 음경이 발기가 되는 것이다. 그러다 사정이 되거나 시간이 지나 자극에 대한 민감도가 감소되면서 해면체 내에서 혈액의 유입이 평상의 상태로 돌아가고 발기도 평상의 이완상태로 된다.

이러한 발기과정에 작용하는 가장 중요한 물질은 산화질소(NO)인데 이는 신경사이에서 흥분을 전달하고 음경동맥 내 평활근세포에서 동맥의 평활근세포를 이완시켜 혈관을 확장하고 혈액의 유입을 촉진하여 발기를 일으키는 cGMP(cyclic guanine monophosphate)의 생산을 촉진한다. 반면에 음경조직에 있는 PDE-5(phosphodiesterase-5)는 cGMP를 파괴하여 발기를 억제하는 역할을 한다. 즉, 발기의 시작과 끝을 이 두 물질이 교대로 활성화되면서 조절하는 것이다.

발기부전(勃起不全, erectile dysfunction)

원만한 성관계를 위한 정상적인 발기의 요건은 발기의 충분한 강직도와 지속시간이다. 음경이 질 내 삽입이 가능하도록 곧고 단단하게 발기가 되고 동시에 일정시간 지속되어야 하는데 그렇지 못하고 성적 만족을 느낄 수 없다면 발기부전이다.

여기서 발기지속시간의 정상범위를 수치로 정의하기는 어려우며 1~2분 이상이라도 두 사람이 만족할 수 있다면 문제는 없다고 볼 수 있다. 더욱 이상적인 것은 남녀가 동시에 극치감(orgasm)을 느낄 수 있으면 좋겠지만 극치감에 이르기까지 자극의 강도와 지속시간이 특히 남녀 사이에 차이가 있어 한시에 함께 만족을 느끼지 못할 수 있다. 발기부전은 많은 사람들이 가지고 있는 현실적인 고민이자 질환이며, 특히 고령화시대에서 당면하는 주요한 관심사이자 삶의 문제가 되고 있다.

빈도

발기부전의 정의 자체가 모호한 면이 있으며 이의 빈도를 정확히 수치화하기는 더욱 애매하고 한계가 있다. 일반적으로 40대까지는 10%미만에서 있고 60대 20~40%, 70대 75%로 연령에 따라 증가하는데 70대 이상에서는 5~100%로 다양하게 보고되고 있다.

원인

발기부전의 병인에 대하여 아직은 명확하게 밝혀지지 않은 것이 많은데 알려진 원인으로는 심인성원인(psychogenic cause)과 기질성원인(organic cause)이 있으며 기질성원에는 혈관성원인(vasculogenic cause), 신경인성원인(neurologic cause), 내분비성원인(endocrinologic cause) 등이 있다.

심인성원인(心因性原因); 개인의 성격과 관련하여 불안, 초조, 우울증, 열등감, 수동적 성격 등이 문제가 될 수 있으며 사회적인 요인으로는 집안의 경제적 문제나 직장문제, 그리고 성상대자로부터 느껴지는 성에 대한 부정적 느낌이나 감정도 원인이 될 수 있다. 15% 정도 차지한다.

기질적원인(氣質的原因); 혈관질환으로 고혈압, 동맥경화증 등이 있으며 신경질환으로는 신경손상, 뇌졸중이나 뇌경색 같은 중추신경질환, 말초신경질환, 당뇨, 알코올중독 등이 있다. 내분비질환은 15~20%를 차지하며 당뇨, 부신질환, 갑상선질환, 성호르몬장애 등이 있고 만성질환으로는 신장질환, 심장질환, 악성종양 등이 있다. 만성질환약. 혈압약, 심장약, 신경질환치료제, 호르몬제 같은 약물도 이들 원인 중 25%를 차지하며, 항암제, 코카인이나 암페타민, 헤로인 같은 습관성약물도 문제가 된다. 이외에 전립선비대증이나 전립선암, 하부요로질환과 이들의 치료를 위한 방사선치료나 수술, 그리고 비만이나 운동부족까지 다양한 원인들이 있다.

1998년 세계보건기구 (WHO)에서는 특히 노화와 함께 체중증가, 고혈압, 중성지방(triglycerides) 증가, HDL cholesterol감소, 당뇨를 서로 연관성을 가지는 질환들로 '대사증후군'이라 하였다. 대사증후군의 세계적인 유병율은 20~30%이며 위의 요건 중 3개나 그 이상이 있으면 진단을 하는데 이들은 심혈관이나 뇌혈관에는 물론 하부요로증상, 발기부전, 남성호르몬장애 등에도 총체적으로 영향을 미치는 것으로 알려져 있다.

진단

상담이나 신체검사를 통해 성생활에 대한 질적평가를 하는데, 이를 IIQ-5 같은 설문지를 이용하여 점수를 매긴다. 현병력, 과거력, 투약중인 약들에 대해서도 상세히 조사하고 관련되는 장애요인들을 찾는다. 복용중인 약은 2~6주간 중지해보면 원인관계를 확인할 수 있다. 혈액검사와 소변검사로 당뇨, 신부전, 간질환, 호르몬이상 등을 확인한다. 야간발기검사로 발기부전의 정도를 확인하고 기질적인 원인과 심리적 원인을 감별할 수 있다. 정상에서는 야간 8시간 정도의 수면 중 20~40분 지속되는 발기가 4~5회 일어나는데 기질적 발기장애환자에서는 강도나 지속시간이 정상의 30% 미만이다.

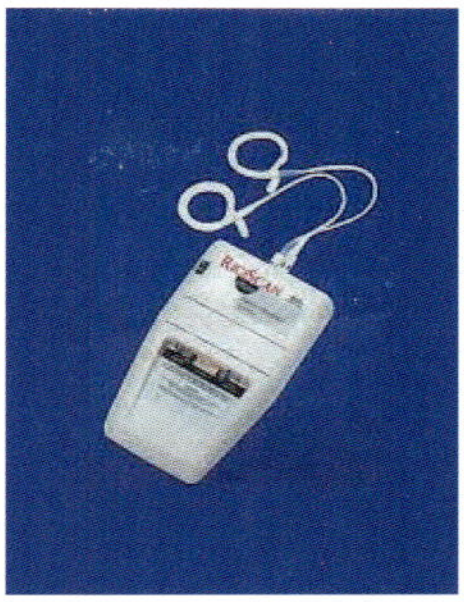

(A)

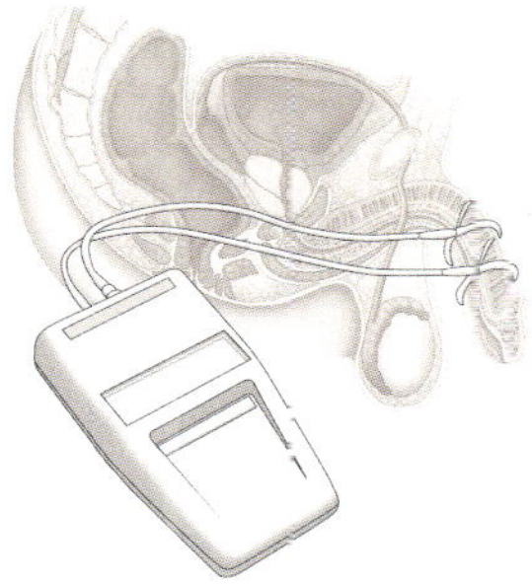

(B)

그림 7-1 발기검사. (A) Rigiscan 기구, (B) Rigiscan 검사방법

발기검사방법은 우표검사, 스냅게이지 밴드검사, 그리고 리지스컨(rigiscan)이 있다. 우표검사와 스냅게이지 밴드검사는 음경에 우표나 스냅게이지 밴드를 감아놓고 이것이 발기가 되면서 찢어지거나 터지는 것을 보아 발기가 있었는지는 확인하는 검사인데 발기의 유무는 알 수 있으나 발기의 횟수와 강직도, 지속기간을 수치로 표시할 수 없는 단점이 있다. 이에 비해 리지스캔(rigiscan)은 감지장치가 있는 밴드를 음경의 처음과 끝에 감아서 잠자는 동안의 발기상태를 실시간으로 기록하는 검사로서 발기유무와 강직도, 지속시간, 그리고 횟수까지 계수화하여 수치와 그래프로 보여준다. (그림 7-1. A, B)

치료

치료방법에는 내과적 치료와 외과적 치료가 있다.

1. 내과적 치료

원인치료로서 당뇨, 혈관질환, 신경질환, 내분비질환, 심리안정 등 원인이 될 만한 질환을 치료하고 복용중인 약물은 영향이 적은 약으로 교체하거나 용량을 조절한다.

1) 약물치료

발기촉진제는 최음제가 아니며 약 복용 자체로 발기가 되는 것이 아니고 적절한 성적자극이 있어야 하며 단순히 음경해면체내 혈관의 확장을 유발하여 발기를 도와주는 것이다.

발기촉진제 복용; 발기제를 복용하거나 직접 음경해면체에 주사한다.

PDE-5억제제(phosphodiesterase inhibitor); 음경동맥 내 근육세포에 있으면서 발기를 유발하는 cGMP를 파괴하는 PDE-5의 기능을 억제함으로써 cGMP의 농도를 유지시켜 발

기를 돕고 유지케 한다. 1998년 처음 발기부전의 치료에 도입되었으며 효과가 좋고 부작용이 적어 일반적으로 많이 사용되고 있다. 정제와 혀에서 녹여서 물 없이도 복용이 가능한 필름제나 설하정도 있다. 약물로는 비아그라, 시알리스, 레비트라, 자이데나, 엠빅스 등 다양한 약들이 많다.

발기촉진제주사; 음경 평활근이완제인 prostaglandin E1을 음경해면체에 직접 주사한다. 복용약에 비해 효과가 강력하다. 그러나 그만큼 합병증인 지속발기증(priapism) 발생빈도가 높아 주의하여야 한다. 필요할 때마다 스스로 주사를 음경에 하여야 하는 불편함이 있고 장기간 반복하여 주사하면 해면체에 섬유화로 음경이 위축되고 굳어지고 영구적인 발기부전으로 진행될 위험도 있다. (그림 7-2)

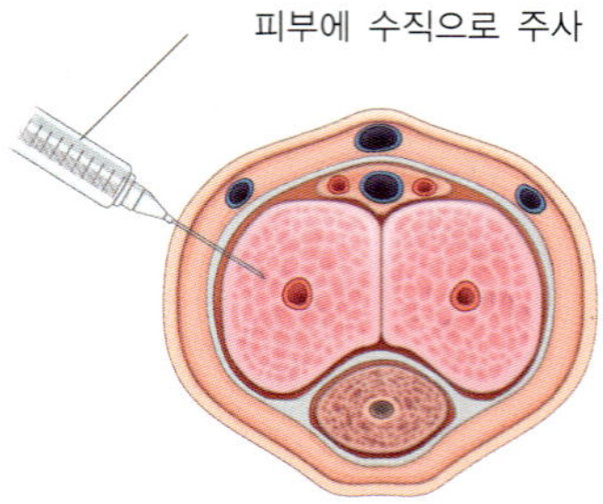

그림 7-2 음경해면체 내 주사법

부작용 주의; 발기촉진제는 심혈관계질환이 있거나 투약 중인 환자, 특히 고령환자에서는 약에 대한 정보를 잘 알고 사전에 의사와 상의 후 사용하여야 한다. 특히 질산염제제와 같이 복용하면 혈압강하 효과가 더 배가되어 (25~51mmHg 강하) 위험할 수 있다.

병용금기약으로는 특히 협심증약인 니트로그리세린제제이며 발기부전치료제도 약물에 따라 24~48시간 이내에 병용을 금지한다. 이외에 6개월 이내 심장마비, 뇌졸중, 심장의 리듬장애, 울혈성심부전, 협심증, 저혈압, 조절되지 않는 고혈압이 있는 환자. 그리고 erythromycin, 항진균제, 항에이즈약물 복용환자, 고령, 신장질환, 간질환환자도 PDE5 억제제 사용 시에는 저용량을 사용하여야 하는 등 주의가 필요하다.

호르몬 투여; 체내 호르몬이 부족하면 남성호르몬제제를 복용하거나 주사하여 보충해준다. 약은 매일 복용하며, 주사제는 한 달마다 맞는 것과 3개월마다 맞는 것이 있다.

2) 진공압축기(vacuum device)

기계를 이용하여 인위적으로 발기를 시키는 방법이다. 음경에 펌프기구를 부착하고 음압을 주어서 음경해면체에 피를 빨아들여 발기된 상태에서 음경의 기저부위에 고무밴드를 감아 혈액이 해면체에서 유출되지 못하게 함으로써 발기를 일정기간 유지시키는 방법이다. 성관계가 끝나면 고무밴드를 풀어서 평상 시 상태로 회복시켜야 한다. 기구를 사용하는 불편은 있으나 사용법대로 잘 하면 큰 부작용없이 사용할 수 있다. 그러나 음압의 세기, 유지시간, 고무밴드의 압력과 지속 시간 등을 과하게 하면 과도한 혈류차단에 의한 조직손상이나 감염이 올 수 있어 조심하여야 한다. (그림 7-3. A, B)

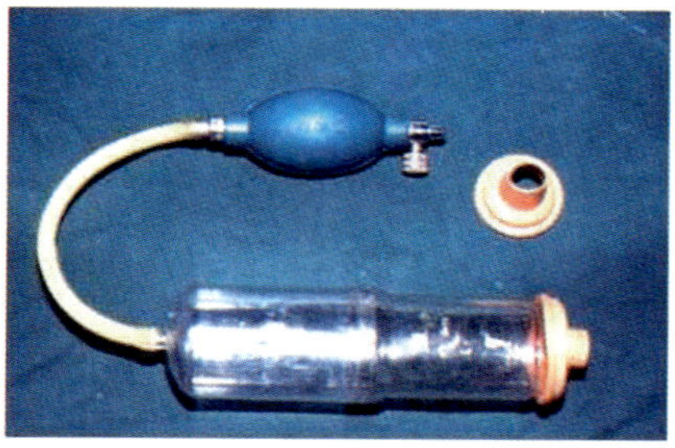

(A)

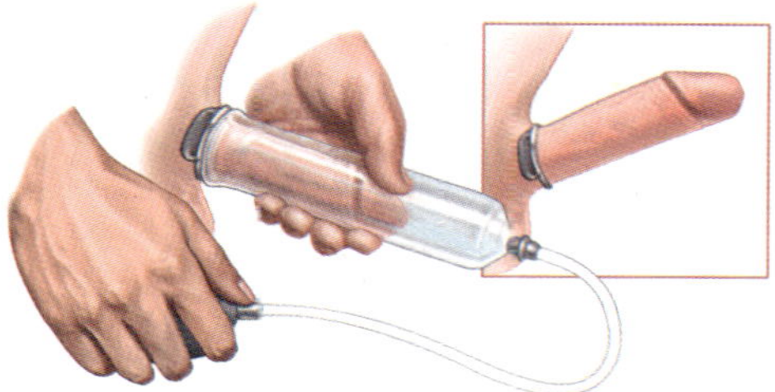

(B)

그림 7-3 진공압축기. (A) 기구, (B) 사용방법

2. 외과적 치료

1) **혈관성형술**; 음경혈관의 손상으로 파열되거나 동맥-정맥루(artericvenous fistula)가 있어 해면체에 혈액의 유입과 유출에 문제가 있으면 수술로 교정해 준다.

2) **음경보형물삽입**(penile prothesis); 기질적 질환, 특히 신경의 비가역적인 영구장애로 다른 치료방법이 없는 경우에 음경해면체에 보형물을 넣어 물리적으로 발기상태를 만들어 준다. 사용되는 보형물에는 비팽창형(malleable)과 팽창형(inflatable)이 있다.

비팽창형은 꿋꿋하면서도 잘 휘어지는 음경해면체모양의 고형보형물인 실린더(cylinder)로 음경해면체 속에 넣어준다. 잘 휘어지는 재질로 되어 있어 임의로 펴고 굽힐 수 있다. 이에 비하여 팽창형은 비팽창형보형물 모양의 물주머니인 실린더(cylinder)와 물이 채워져 있는 물주머니(reservoir), 그리고 실린더에 물을 넣었다 뺐다 할 수 있는 펌프(pump)로 구성되어 있으며 2개의 실린더는 음경해면체 속에 넣고, 물주머니는 치골상부 배속에, 그리고 펌프는 음낭에 넣는다. 펌프작용으로 물주머니의 물이 실린더로 들어가면서 실린더가 곧고 단단해지고 펌프로 물을 빼면 실린더의 물이 다시 물주머니로 빠지면서 발기가 해소되는 원리이다.

보형물삽입수술은 음경해면체조직에 비가역적인 영구적 손상과 섬유화가 오기 때문에 수술하기 전에 충분히 전문가와 상의를 하고 신중하게 결정하여야 한다. 기구값과 수술비용이 고가이며 감염이 되거나 기구에 문제가 생기면 교체하든지, 제거해야 하는 경우도 있고 통증이나 다른 합병증이 있을 수 있다. (그림 7-4. A~C)

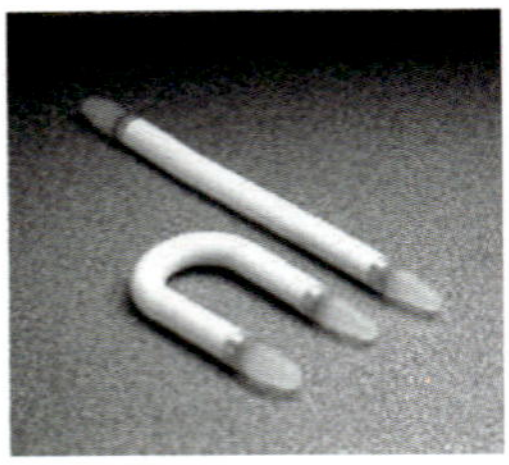

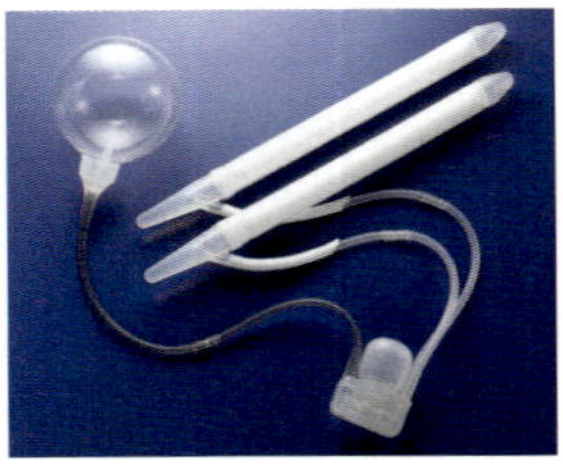

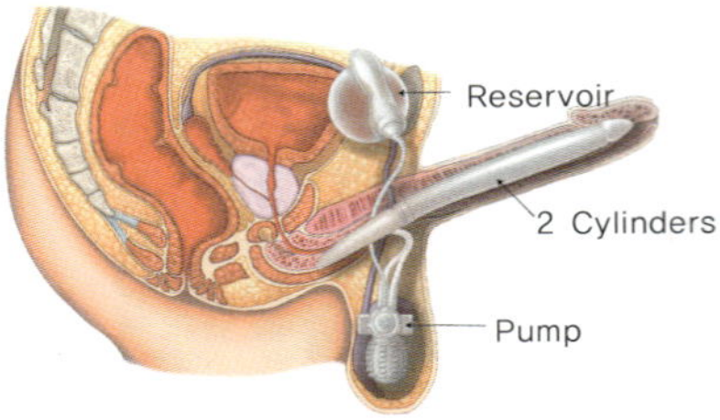

(A) (B) (C)

그림 7-4 음경보형물. (A) 비팽창형, (B) 팽창형, (C) 삽입된 모습(팽창형)

사정(射精, ejaculation) · 누정(漏精, emission) 장애(障碍, disorder)

성적자극에 의한 발기(勃起, erection), 사정(射精, ejaculation), 극치감(極致感, orgasm)은 성관계 시 연속적으로 이루어지는 일련의 과정이나 이들의 발생기전은 서로 다르다. 따라서 이 과정들이 정상적으로 항상 함께 나타나지 않을 수도 있다.

사정은 누정(漏精, emission)과 방출(放出, expulsion)의 두 가지 과정으로 이루진다. 누정은 분비를 활성화시키고 정자를 부고환, 정관, 정낭, 전립선으로부터 전립선요도로 이동시키고, 동시적으로 내조임근은 닫히고 외조임근은 이완되면서 정액이 구부요도(bulbous urethra)로 이동하는 과정이고, 이어서 일어나는 방출은 회음근(perineal muscle)과 음경해면체근(bulbocarvenous muscle)의 규칙적인 수축으로 2~5ml의 정액이 요도를 통해 요도구로 발사되어 나가는 과정이다.

외부성기의 자극은 말초신경인 음부신경(pudendal nerve)을 통해 척수로 전해지고 이곳에서 통합 처리되어 T10-L2교감신경절에서 교감신경반사(sympathetic reflex)로 나오는 원심성신호(efferent signal)는 하복신경(hypogastric nerve)를 거쳐 누정(emission)을 일으키고 천수부교감신경절(S2-4)에서 부교감신경반사(parasympathetic reflex)로 나오는 원심성신호(efferent signal)는 음부신경(pudendal nerve)을 거치는 체신경을 통해 회음근(perineal muscle)의 규칙적인 수축으로 정액의 방출(expulsion)을 일으킨다. 척수를 통하여 뇌로 올라간 신호와 시 · 청 · 후각 등 비촉각성 자극에 의한 신호는 대뇌의 사정핵(ejaculatory nuclei)에서 통합 처리되며 여기서 나오는 원심성신호(efferent signal)는 다시 흉요추교감신경절 (T10-L2)과 천수부교감신경절 (S2-4)로 전달되고 같은 기전으로 누정과 방출을 일으킨다.

사정장애의 원인

신경계 손상이나 질환으로 인한 신경장애, 정낭이나 사정관의 폐색, 전립선수술 등 구조적인 결손이나 이상에 의한 해부학적장애와 성 상대자 간의 호감도, 성욕, 환자의 심리적·정서적 문제와 관련되는 심인성장애가 있다. 대부분 정신적 원인에 의해 생기며 성기능은 정상이다.

1. 조루증(早漏症, premature ejaculation)

조루증의 정의

조루증의 병인에 대해 아직 완전히 밝혀지지 않았으며 조루증은 성기능장애라는 질환이 아니라 하나의 증상일 뿐이라는 주장도 있다. 조루증의 정의도 일정하게 규정된 것이 없고 조금씩 차이가 있다. 단순한 사정의 조절이나 지연이 안 되는 것으로 정의하거나 cut-off time을 1분이나 18초로 정의하기도 하는 등 다양하다. 2014년 국제성의학회의 지침에 따르면 조루증이란 ① 첫 성경험부터 항상 또는 거의 항상 질 내 삽입 전이나 삽입 후 1분 이내에 이루어지는 사정(lifelong premature ejaculation), 또는 사정지연시간이 3분이나 그 이하로 임상적으로 심각하게 감소된 사정(acquired premature ejaculation), ② 질 내 삽입 시 매번 또는 거의 매번 지연이 불가능한 사정, ③ 이로 인해 고민과 괴로움, 좌절을 느끼거나 성관계 자체를 피하는 등의 부정적인 자존감으로 특징지어지는 성기능장애라고 하였다.

빈도

남성의 20~30%에서 있다.

치료

아직 만족스러운 치료법은 없으나 정신행동약물치료(psychological behavioral pharmacologic therapies)로 도움을 얻을 수 있으며 이러한 다양한 치료방법으로 75~90%의 호전을 보이고 있다. 그러나 이것은 질내사정지연시간(intravaginal ejaculatory latency time, IELT)의 호전을 기준으로 한 것이며 이것이 곧 완치를 의미하는 것은 아니다.

1) 행동치료; 성관계 기술치료로 사정을 늦추는 훈련을 한다. 압착술기는 정지-시작법과 비슷하게 97.8%의 성공률을 보였다고 하였으나 이들의 치료효과에 대해 부정적인 보고도 있다.
   (1) 정지-시작법(stop-start method); 급하게 음경을 자극하다 사정을 느낄 때 자극을 멈추고, 사정느낌이 없어질 때까지 기다렸다가 다시 자극하는 방법으로 이를 반복하며 탈민감치료를 한다.

(2) 압착술기(squeeze technique); 자위행위 시작 처음부터 사정하기 직전에 음경을 3~4초간 압박하다가 급격하게 이완시키는 것을 수분 마다 반복하며 발기를 약화시키고 사정충동을 억제시키는 방법이다. 성공률은 약 95%이다.

① coronal squeeze; 검지와 중지를 소대(frenulum)에 대고 엄지로 반대측 coronal ridge 바로 밑을 누른다.

② basilar squeeze; 음경의 기저부(base)를 누른다.

2) 정신과 상담; 성관계에 대한 자신감을 갖게 한다.

3) 국소마취제나 국소도포제, 콘돔사용; 음경피부의 민감도를 낮춘다.

4) 약물치료; 대표적인 치료약물로는 선택적 세로토닌재흡수억제제(selective serotonin re-uptake inhibitors, SSRIs)인 sertraline, paroxetine, fluoxetine, clomipramine 등이 있으며 최근에 개발된 dapoxetine은 1.3~1.4시간의 짧은 반감기로 흡수가 빠르고 반복투여에도 축적효과 없이 24시간 내에 신속히 배출되며. 특히 필요할 때만 복용할 수 있다는 장점이 있으나 아직 미국 FDA의 승인은 받지 못했다. 이외에 우울증약(tricyclic antidepressants)인 Amitriptyline이나 Imipramine, 그리고 발기제인 PDE-5억제제(phosphodiesterase type 5 inhibitors) 등이 있다.

2. 지루증(遲漏症, delayed ejaculation)

장시간 사정이 안 되거나, 사정양이 감소하거나 질 내 사정이 불가능한 것을 말하며 원인을 뚜렷하게 찾기는 어렵지만 심인성과 세로토닌이나 도파민 같은 중추신경계의 신경전달물질의 분비이상으로 생기는 신경생물학적 원인도 있을 것으로 알려지고 있다. 뚜렷한 치료법이 있는 것은 아니며 성상담이나 기질적인 원인의 치료를 통해 호전시키려는 노력이 필요하다.

참고문헌

박민구. 생활습관과 발기부전. 건강한 성, 행복한 삶. 2016;14:22–26.

Alberti KG, Zimmet PZ. Definition, diagnosis and classification of diabetes mellitus and its complications. Part1 diagnosis and classification of diabetes mellitus provisional report of a WHO consultation. Diabet Med 1998;15:539–553.

Althof SE. Prevalence, characteristics and implications of premature ejaculation/rapid ejaculation. J Urol 2006;175::842–8.

Althof SE, McMahon CG, Waldinger MD, Serefoglu EC, Shindel AW, Adaikan PG, Becher E, Dean J, Giuliano F, Hellstrom WJ, Giraldi A, Glina S, Incrocci L, Jannini E, McCabe M, Parish S, Rowland D, Segraves RT, Sharlip I, Torres LO. An update of the International Society of Sexual Medicine's guidelines for the diagnosis and treatment of premature ejaculation (PE). J Sex Med 2014;11:1392–1422.

Andersson KE. Mechanisms of Penile Erection and Basis for Pharmacological Treatment of Erectile Dysfunction. Pharmacological Reviews 2011;63:811–859.

Clement P, Giuliano F. Physiology and Pharmacology of Ejaculation. Basic Clin Pharmacol Toxicol 2016;;119 Suppl 3:18–25.

Eckel RH, Grundy SM, Zimmet PZ. The metabolic syndrome. Lancet 2005;365:1415–28.

Ford ES, Giles WH, Dietz WH. Prevalence of the metabolic syndrome among US adults: findings from the third National Health and Nutrition Examination Survey. JAMA 2002; 287:356–9.

Galassi A, Reynolds K, He J. Metabolic syndrome and risk of cardiovascular disease: a meta–analysis. Am J Med 2006;119:812–9.

Gameel TA, Tawfik AM, Abou–Farha MO, Bastawisy MG, El–Bendary MA, El–Gamasy AEN. On–demand use of tramadol, sildenafil, paroxetine and local anaesthetics for the management of premature ejaculation: a randomised placebo–controlled clinical trial. Arab J Urol 2013;11:392–7.

Grundy SM, Brewer HB, Cleeman JI, Smith SC Jr, Lenfant C; American Heart Association; National Heart, Lung, and Blood Institute. Definition of metabolic syndrome: report of the National Heart, Lung, and Blood Institute/American Heart Association conference on scientific issues related to definition. Circulation 2004; 109:433–8.

Lewis RW, Fugl–Meyer KS, Corona G, Hayes RD, Laumann EO, Moreira ED Jr, Rellini AH, Segraves T. Definitions/epidemiology/risk factors for sexual dysfunction. J Sex Med 2010;7:1598.

Lue TF. Male sexual dysfunction. In: McAninch JW, Lue TF. Smith and Tanagho's General urology, 18th ed. New York: McGraw Hill, 2013,596–616.

Martin C, Nolen H, Podolnick J, Wang R. Current and emerging therapies in premature ejaculation: Where we are coming from, where we are going. Int J Urol 2017;24(1):40–50.

Masters W, Johnson V. Human Sexual Inadequacy. Boston: Little Brown & Co 1970.

Masters WH, Johnson VE, Kolodny RC. Masters and Johnson on Sex and Human Loving. Boston, MA: Little Brown, 1988.

McMahon CG. Current and emerging treatments for premature ejaculation. Sex Med Rev 2015;3:183–202.

Morote J, Gómez-Caamaño A, Alvarez-Ossorio JL, Pesqueira D, Tabernero A, Gómez Veiga F, Lorente JA, Porras M, Lobato JJ, Ribal MJ, Planas J; ANAMET Investigators Group. The metabolic syndrome and its components in patients with prostate cancer on androgen deprivation therapy. J Urol 2015;193(6):1963–9.

Patrick DL, Althof SE, Pryor JL Rosen R, Rowland DL, Ho KF, McNulty P, Rothman M, Jamieson C. Premature ejaculation: an observational study of men and their partners. J Sex Med 2005;2:358–67.

Puppo V, Puppo G. Comprehensive review of the anatomy and physiology of male ejaculation: Premature ejaculation is not a disease. Clin Anat 2016;29(1):111–9.

Puppo V, Sharif H. Premature ejaculation is not a disease. Int J Urol 2017;24(8):641.

Sadovsky R, Miller T, Moskowitz M, Hackett G. Three-year update of sildenafil citrate (Viagra) efficacy and safety. Int J Clin Pract 2001;55:115–28.

Semans JH. Premature ejaculation: a new approach. South Med J 1956;49:353–7.

Serefoglu EC, McMahon CG, Waldinger MD, Althof SE, Shindel A, Adaikan G, Becher EF, Dean J, Giuliano F, Hellstrom WJ, Giraldi A, Glina S, Incrocci L, Jannini E, McCabe M, Parish S, Rowland D, Segraves RT, Sharlip I, Torres LO. An evidence-based unified definition of lifelong and acquired premature ejaculation: report of the second international society for sexual medicine ad hoc committee for the definition of premature ejaculation. Sex Med 2014;2:41–59.

St Lawrence JS, Madakasira S. Evaluation and Treatment of Premature Ejaculation: A Critical Review. Int J Psychiatry Med 1992;22:77–97.

Waldinger MD. Relevance of an evidence-based ejaculation time cutoff point for neurobiological research of premature ejaculation. J Comp Neurol 2005;493:46–50.

8장
요실금(尿失禁, urinary incontinence)

정의

본인이 소변을 보려고 하지 않거나 소변을 보지 않으려고 참는데도 이를 참지 못하고 본인의 의지에 반하여 소변을 지리는 증상을 요실금이라 한다. 요실금은 건강이나 생명에 직접 나쁜 영향을 주는 것은 아니나, 항상 소변으로 옷이 젖고 비위생적이며 피부질환이 잘 생기고, 특히 정서적으로 불안감, 수치심, 우울증이 생길 수 있으며, 심리적으로도 소극적이고 위축되어 결과적으로 사회활동장애를 초래할 수 있다는 점에서 심각성이 있고 이러한 이유로 이를 '사회적 암(social cancer)'으로 규정하고 적극적인 치료를 권하고 있다.

요실금의 빈도

요실금의 정의와 정확한 확인방법이 없어 보고자에 따라 차이가 많다. 전체적으로는 8.5%, 여성에서는 25~45%에서 요실금증상이 있으며 연령으로는 출산연령이 지난 40대 이후에서 많다. 일정지역(community-dwelling)의 노인(elderly persons) 중에서는 약 15~35%에서 있으며, 시설에 수용된 노인(institutionalized elderly persons) 중에서는 50%에서 심한 정도의 요실금이 있었다.

요실금의 종류

요실금은 종류에 따라 원인과 치료방법이 다르며 따라서 정확하게 진단하는 것이 중요하다. 요실금을 분류하는 방법에는 몇 가지가 있다. 간단하게는 복압요실금, 절박요실금, 복합요실금으로 나누는데 이들은 각각 전체 요실금환자의 50%, 11%, 36%를 차지한다. 이와 달리 병태생리를 근거로 하는 분류에서는 지속요실금(持續尿失禁, continuous incontinence), 절박요실금(切迫尿失禁, urgency incontinence), 범람요실금(汎濫尿失禁, overflowing incontinence), 복압요실금(腹壓尿失禁, stress incontinence), 그리고 이들이 혼합되어 있는 복합요실금(mixed incontinence)으로 분류한다.

1. 지속요실금 · 진성요실금

본인이 요의를 느끼지 못하는 상태에서 지속적으로 소변을 지린다.

원인; 요로의 기형이나 손상으로 요관이나 방광이 질이나 회음부로 직접 연결되어 있거나, 요도조임근의 기능이 마비된 경우에 나타나는 요실금으로 요관-질루(ureterovaginal fistula), 방광-질루(vesicovaginal fistula), 이소성요관(ectopic ureter), 방광외번증(bladder exstrophy), 심한 요도상열(epispadias), 요도조임근의 무력증이나 신경장애 등이 원인질환이다.

치료; 요로의 기형이나 손상부위를 수술로 교정하고, 요도조임근장애는 인공조임장치(artificial sphincter)를 삽입해준다.

2. 절박요실금

소변이 나올 것 같은 요의를 느끼자마자 급하게 이를 참지 못하고 소변을 지린다.

원인; 방광의 염증이나 신경장애로 방광배뇨근이 불수의적으로 수축하여 생긴다. 원인질환으로는 급성방광염, 간질성방광염, 방사선방광염, 과민성방광, 상부중추신경인성방광, 뇌졸중(stroke), 파킨슨병(Parkinson disease), Alzheimer disease나 혈관성치매(vascular dementia) 같은 치매(dementia), 다발성경화증(multiple sclerosis), 척수신경장애 등이 있으며 노인에서 절박요실금의 흔한 원인은 배뇨근과활동(detrusor overactivity)으로 40~70%를 차지한다.

치료; 주로 배뇨근이완제로 치료하며, 방광용적이 심하게 작아진 경우에는 방광확대성형수술을 한다.

3. 범람요실금

소변의 출구가 막히거나 방광의 수축력이 약해 소변배출이 안 되고 방광에 고여 있는 상태에서 소변이 방광을 넘쳐 나오는 증상이다. 노인의 7~11%에서 있다.

원인; 요도의 협착이나 결석, 전립선비대증 등에 의한 방광경부나 요도의 폐색, 직장암 · 자궁암수술 등 광범위 골반수술, 척추나 골반 손상, 당뇨 등에 의한 신경장애, 방광배뇨근무력증, 약물에 의한 배뇨근수축장애 등으로 생긴다.

치료; 폐색에 의한 경우에는 폐색을 제거해준다. 배뇨근수축장애는 원인치료는 어려우며 정기적 청결자가도뇨가 가장 좋고 이것이 어려우면 치골상부방광루설치술을 한다.

4. 복압요실금

평소 요의도 느끼고 배뇨도 정상이나, 기침이나 재치기, 운동 등에 의해 일상적으로 있을 수 있는 정도의 압력이 배에 주어지는 순간에 이를 견디지 못하고 소변을 지리는 증상이다. 한국 중년여성의 21~22.9%에서 있다.

원인; 요도나 방광을 받쳐주는 조직이 약해지면서 방광경부와 요도의 과다운동성(urethral hypermobility)으로 생긴다.

치료: 질의 전벽을 1cm 정도 절개하고 요도 밑으로 좁은 테이프를 걸어서 요도의 운동성을 줄여준다. 수술이 간편하고 효과도 좋으며 재발이 거의 없다. (그림 8-1)

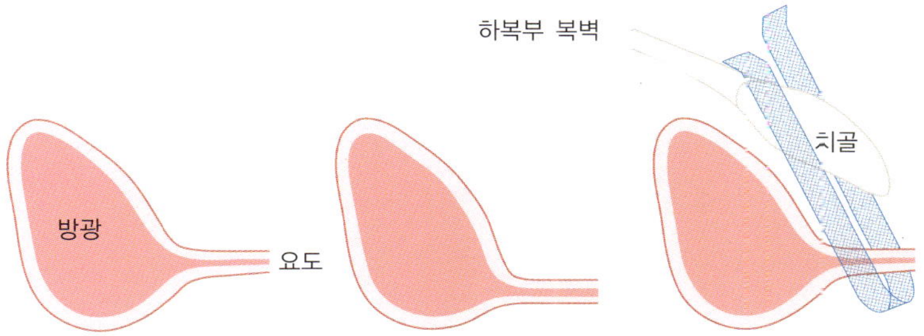

그림 8-1 복압요실금의 원인과 치료에 대한 모식도

5. 복합요실금(mixed type)

여러 요실금증상이 혼합되어 있는 형태로 대부분은 절박요실금과 복압요실금이 함께 있다. 요실금환자의 36.4~63%에서 있다.

치료; 복압요실금은 수술을 하고, 절박요실금은 주로 약물로 치료하기 때문에 수술을 하는 경우에도 추가적인 약물치료가 필요할 수 있다는 설명도 미리 해주어야 한다.

요실금의 진단

1) 요실금의 원인이 될 만한 현병력과 과거병력을 조사한다. 현재의 소변보는 상태, 요실금의 양상, 요실금 직전 요의의 인지 여부, 복용하고 있는 약물 등을 조사하고 과거 척추 혹은 뇌의 손상이나 질환, 당뇨, 수술, 폐경 등도 확인한다.

2) 배뇨일지기록: 하루 24시간동안 소변의 횟수와 양, 요실금의 양상을 최소 3일간 기록한다.

3) 패드검사: 실제 요실금으로 나온 소변의 양을 측정하는 방법으로 처음 James에 의해 발표되었다. 이 방법은 최근 Fourth International Consultation on Incontinence에서 요실금에 대한 선택적인 검사로 규정되었다. 검사 시간에 따라 1시간에서 72시간까지 하기도 하는데 일반적으로 검사시간이 길수록 정확도는 높으나 환자의 순응도가 낮아지는 문제가 있다. 따라서 1시간 검사보다 더 정확한 24시간 검사가 권장되고 있으나 현실적인 제한으로 1시간 검사를 많이 하고 있다. 1시간 검사 같은 Short-term test는 일종의 정성검사(qualitative assessment)라 할 수 있으며 검사시 방광은 도뇨관으로 소변을 채워서 하거나 자연스럽게 채워서 할 수 있다. 검사 중에 하여야 하는 정해진 표준 행동이나 활동이 있으며 1gm 이상의 요실금이 있으면 양성으로 한다. 이들의 민감도와 특이도는 각기 34~83%, 65~89%이다. 이에 반해 24시간 검사는 보다 정확한 정량검사(quantitative assessment)라고 할 수 있으며 인위적으로 방광을 채우지 않고 정상적인 일상활동을 하면서 검사를 한다. 하루 24시간에 4gm 이상의 요실금이 있으면 양성이다.

국제요실금협회에서 정한 One-hour pad test 방법(ICS-pad test)은 먼저 젖지 않은 1회용 기저귀의 무게를 측정하고 환자에 착용시킨다. 염분이 없는 물(Na-free water) 500ml를 15분 이내에 마시게 한 후 앉아 쉬게 한다. 15분 후부터 계단을 한 계단 오르내리는 것을 포함하여 걷기를 30분 동안 한다. 그런 다음 앉았다 일어서기 10회, 심하게 기침하기 10회, 1분간 제자리뛰기, 그리고 바닥의 물건을 들어 올리는 동작을 5회 한 후, 흐르는 물에 손을 1분간 씻고 나서 바로 패드의 무게를 측정하여 흘러나온 소변의 양 (무게)을 측정한다. 24시간 검사할 때에는 소변이 흐르거나 증발되지 않도록 방수내의 속에 pad를 차며, 4~6시간 마다 교체하여 준다.

요실금의 양과 의미에 대해서도 여러 기준들이 있는데 하루 요실금의 양이 8gm 이하면 정상이고 20gm 이상이면 중등도내지 심한 요실금으로 정의하기도 하고, 1-hr test에서 1~10gm이면 경증(mild), 11~50gm이면 중등증(moderate), 50gm 이상이면 중증요실금(severe incontinence)이고 24-hr test에서는 4~20gm이면 경증, 21~74gm이면 중등증, 75gm 이상이면 중증요실금으로 분류하기도 한다.

4) Q-TIP test (면봉 검사); 면봉을 이용하여 방광과 요도의 처진 각도를 측정하는 검사이다. 소독된 면봉에 윤활제를 바르고 요도를 통하여 방광 입구까지 삽입한 상태에서 배에 힘을 안 주고 있을 때와 힘을 주었을 때 면봉이 움직인 각도를 측정

한다. 30도 이상이면 요도과운동성(hypermobility)이 있는 것으로 본다.

5) 신체검사: 환자를 쇄석위테이블에 누인 상태에서 소변의 새는 위치와 양상, 질과 직장, 방광이나 자궁탈출, 종양, 수술 흔적 등을 확인한다.

6) 요감염의 확인을 위해 일반요검사와 요배양검사를 한다.

7) 기타 검사; 요역동학검사, 방광내시경검사, 회음부초음파검사, 배뇨방광요도촬영술, 배설성요로촬영술 같은 영상의학검사를 하기도 한다.

치료

요실금의 원인과 종류에 따라 치료 방법이 다르다. 비수술적 방법과 수술적 방법이 있다.

비수술적 치료

1) 약물치료; 감염이 있으면 항생제로 치료하고, 방광의 배뇨근이나 요도조임근에 작용하여 소변의 배출을 도와주고 배뇨근의 과도한 수축이나 경련을 완화시켜 균형있는 정상배뇨를 하도록 근육과 신경계에 작용하는 약물을 투여한다.

   무스카린수용체길항제; 아세틸콜린의 수용체결합을 억제하여 절박뇨, 절박요실금을 완화한다. 부작용으로 입마름, 변비, 빈맥, 시야흐림, 인지기능장애 등 부작용이 있을 수 있으며, 협우각녹내장이 있거나 잔뇨, 위저류가 있는 환자에는 금기로 사용해서는 안 된다.

   β3-아드레나린수용체길항제; 최근에 출시된 mirabegron은 3-3 adrenergic receptors에 선택적으로 작용하며 방광의 용적을 늘리면서 배뇨근수축력에는 영향을 주지 않는 것으로 알려져 있다. 남녀의 OAB와 요실금의 약물치료제로 첫 번째로 미국 Food and Drug Administration(FDA)의 승인을 얻었다.

   보투리눔독소 방광내주사; 모든 신경인성, 비신경인성 절박요실금의 치료에 최근 FDA의 승인을 얻었다.

2) 행동치료; 배뇨습관, 소변이 새지 않게 생활하는 법을 배운다.

   (1) 골반근육운동(Kegel's 운동); 복압요실금 치료를 위한 운동으로 요도조임근을 강화해준다. 방귀를 참듯이 항문을 5초간 조였다가 서서히 푸는 운동으로 15~20주 동안 반복한다. 골반근강화운동은 지속적으로 하여야 하며 심한 요실금에서는 여성의 10~25%만이 완전히 좋아진다.

   (2) 방광훈련; 빈뇨나 절박요실금이 있는 경우 일정한 간격을 두고 1주 단위로 배뇨

시간을 30분씩 4시간까지 연장하고 방광의 용량을 늘린다.

(3) 전기자극치료, 자기장치료; 회음부에 전기나 자기장 자극을 주어 감각과 조임근을 강화한다. 주 2회, 5~6주간 치료한다.

(4) 생체되먹임(biofeedback) 치료; 골반근육에 기구를 부착하여 실제 운동하는 근육이 골반근육인지 눈으로 보거나 그래프를 통해서 알 수 있게 해준다.

(5) 질콘(vaginal cone)운동; 환자의 질에 크기나 모양이 적당한 질콘을 넣고 흘러나오지 않게 질을 조이는 운동을 반복한다.

3) 보조치료; 잔뇨가 많은 범람요실금에서는 도뇨관을 이용하여 잔뇨를 없애준다.

수술적 치료

1) 요도주위 약물주사; 조임근기능이 약해져 생기는 요실금에서 Teflon이나 자가지방, 실리콘(macroplastique), 콜라젠 등을 조임근 주위에 주사하여 요도를 좁게 해주고 조임근의 기능을 보강해 준다.

2) 개복수술이나 복강경수술

(1) 요로기형이나 손상 교정; 이소요관이나 요관질루, 방광질루 등을 교정한다.

(2) 방광류교정수술; 방광류로 잔뇨가 있고 요실금이 있을 수 있다.

(3) 인공조임근유치술(artificial urinary sphincter); 조임근의 손상이나 신경장애로 조임근기능을 상실한 경우에 인공조임근을 삽입한다.

(4) 슬링(midurethral sling) ; 복압요실금치료법으로 현재 가장 간편하고 효과적인 표준치료법이다. 질의 앞쪽에 1cm 정도의 절개를 통해 요도 밑에 비흡수성 테이프를 삽입하여 배에 힘을 주어도 요도가 밑으로 쳐지지 않게 받혀주는 방법이다. 테이프의 종류와 시술방법은 다양하나 기본적인 수술원리는 비슷하며 최근 가장 선호되는 방법으로는 다음 2가지가 있다.

① Transobturator tape Sling(TOT); 질과 좌우 사타구니 폐쇄공(obturator foramen) 부위의 피부에 절개창을 내고 요도를 받치는 테이프를 좌우 폐쇄공(obturator foramen)으로 나오게 하여 이곳에 고정하는 방법이다. (그림 8-2. A~D)

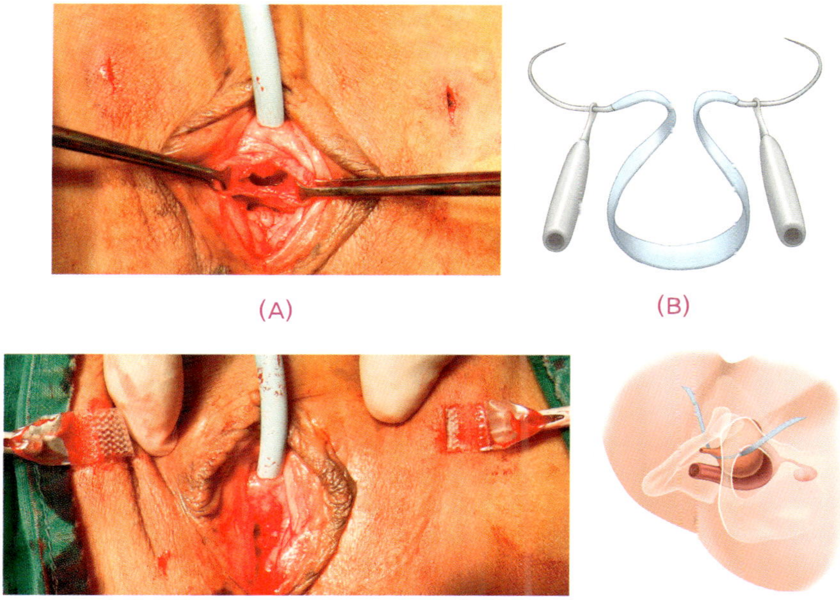

(A) (B) (C) (D)

그림 8-2 TOT. (A) 수술 부위 절개창, 양측 사타구니와 질 전벽에 1cm 정도의 절개창을 만든다. (B) 테이프와 바늘, (C) 테이프가 삽입된 모습, (D) 테이프 삽입 후 모식도

② Single incision Minisling; 질전벽에 1cm 정도의 작은 절개창을 통해 양측 endopelvic fascia나 폐쇄근막(obturator membrane)에 테이프를 고정하는 방법이다. 절개창이 하나이며, 방광천공의 염려가 거의 없고 테이프의 긴장도 맞추기도 용이하는 등 수술이 간편하고 수술시간도 짧으며 수술 후 통증도 적다.

a. MiniArcPrecise (그림 8-3. A~C)

b. TVT-Secur (그림 8-4)

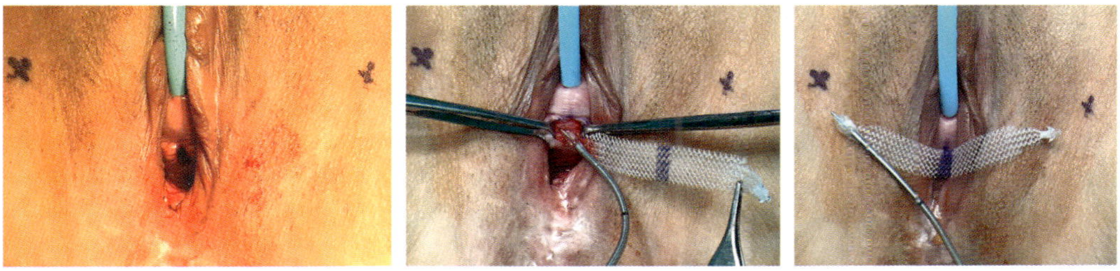

(A) (B) (C)

그림 8-3 MiniArc Precise. (A) 질 전벽에만 1cm 정도의 절개창을 만든다. (B) 테이프 삽입 모습, (C) 테이프가 놓일 위치

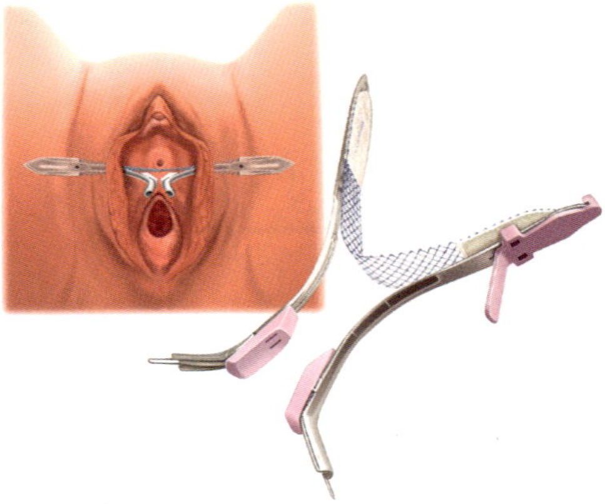

그림 8-4 TVT-Secure

참고문헌

Abrams P, Andersson KE, Birder L, Brubaker L, Cardozo L, Chapple C, Cottenden A, Davila W, de Ridder D, Dmochowski R, Drake M, DuBeau C, Fry C, Hanno P, Smith JH, Herschorn S, Hosker G, Kelleher C, Koelbl H, Khoury S, Madoff R, Milsom I, Moore K, Newman D, Nitti V, Norton C, Nygaard I, Payne C, Smith A, Staskin D, Tekgul S, Thuroff J, Tubaro A, Vodusek D, Wein A, Wyndaele JJ, the Members of the Committeeset. Fourth International Consultation on Incontinence Recommendations of the International Scientific Committee: Evaluation and treatment of urinary incontinence, pelvic organ prolapse, and fecal incontinence. Neurourol Urodyn 2010;29:213-40.

Bergman A, Bhatia NN. Urodynamic appraisal of the Marshall-Marchetti test in women with stress urinary incontinence. Urology 1987;29(4):458-62.

Choo MS, Ku JH, Oh SJ, Lee KS, Paick JS, Seo JT, Kim DY, Lee JJ, Lee JG, Na YG, Kwon DD, Park WH. Prevalence of urinary incontinence in Korean women: an epidemiologic survey. Int Urogynecol J Pelvic Floor Dysfunct 2007;18:1309-1315.

Chutka DS, Fleming KC, Evans MP, Evans JM, Andrews KL. Urinary incontinence in the elderly population. Mayo Clin Proc 1996;71:93-101.

Crystle CD, Charme LS, Copeland WE. Q-tip test in stress urinary incontinence. Obstet Gynecol 1971;38:313-5.

Dooley Y, Lowenstein L, Kenton K, FitzGerald M, Brubaker L. Mixed incontinence is more bothersome thanpure incontinence subtypes. Int Urogynecol J Pelvic Floor Dysfunct 2008;19:1359-1362.

Goode PS, Burgio KL, Locher JL, Roth DL, Umlauf MG, Richter HE, Varner RE, Lloyd LK. Effect of behavioral training with or without pelvic floor electrical stimulation on stress incontinence in women: a randomized controlled trial. JAMA 2003;290:345–352.

Griebling TL. Urinary incontinence in the elderly. Clin Geriatr Med 2009 25:445–457.

Groutz A, Blaivas JG, Chaikin DC, Resnick NM, Engleman K, Anzalone D, Bryzinski B, Wein AJ. Noninvasive outcome measures of urinary incontinence and lower urinary tract symptoms: a multicenter study of micturition diary and pad tests. J Urol. 2000 Sep 164(3 Pt 1):698–701.

Hannestad YS, Rortveit G, Sandvik H, Hunskaar S; Norwegian EPINCONT study. Epidemiology of Incontinence in the County of Nord–Trøndelag. A community–based epidemiological survey of female urinary incontinence: the Norwegian EPINCONT study. Epidemiology of Incontinence in the County of Nord–Trøndelag. J Clin Epidemiol. 2000 Nov;53(11):1150–7.

Hunskaar S1, Burgio K, Diokno A, Herzog AR, Hjälmås K, Lapitan MC. Epidemiology and natural history of urinary incontinence in women. Urology. 2003 Oct;62(4 Suppl 1):16–23.

Igawa Y, Michel MC. Pharmacological profile of beta3–adrenoceptor agonists in clinical development for the treatment of overactive bladder syndrome. Naunyn Schmiedebergs Arch Pharmacol 2013;386:177–183.

James ED, Flack FC, Caldwell KP, Martin MR. Continuous measurement of urine loss and frequency in incontinent patients. Preliminary report. Br J Urol 1971;43:233–7.

Jeong SJ, Kim HJ, Lee YJ, Lee JK, Lee BK, Choo YM, Oh JJ, Lee SC, Jeong CW, Yoon CY, Hong SK, Byun SS, Lee SE. Prevalence and clinical features of detrusor underactivity among elderly with lower urinary tract symptoms: a comparison between men and women. Korean J Urol 2012;53:342–348.

Jung HB, Kim HJ, Cho ST. A current perspective on geriatric lower urinary tract dysfunction. Korean J Urol 2015;56:266–275.

Kim SW, Kim WH, Yoon BI, Cho YH, Sohn DW. The changes of voiding pattern after midurethral sling between pure stress urinary incontinence and stress urinary incontinence with overactive bladder group. Korean J Urol 2014;55:400–4.

Kim UH, Kim JM, Kim YH, Jeon YS, Kim ME, Lee NK, Park YH, Ahn HC, Kim JI, Seo JT. The prevalence of overactive bladder syndrome and urinary incontinence in young and middle aged women. J Korean Continence Soc 2003;7:9–14.

Krhut J, Zachoval R, Smith PP, Rosier PF, Valansky L, Martan A, Zvara P. Pad Weight Testing in the Evaluation of Urinary Incontinence. Neurourol Urodyn 2014;33:507–510.

Lee SH, Cho ST, Na HR, Ko SB, Park MH. Urinary incontinence in patients with Alzheimer's disease: relationship between symptom status and urodynamic diagnoses. Int J Urol 2014;21:683–687.

Lose G, Jørgensen L, Thunedborg P. 24–hour home pad weighing test versus 1–hour ward test in the assessment of mild stress incontinence. Acta Obstet Gynecol Scand. 1989;68(3):211–5.

Mangera A, Apostolidis A, Andersson KE, Dasgupta P, Giannantoni A, Roehrborn C, et al. An updated systematic review and statistical comparison of standardised mean outcomes for the use of botulinum toxin in the management of lower urinary tract disorders. Eur Urol 2014;65:981–990.

Na HR, Park MH, Cho ST, Lee BC, Park S, Kim KH, Choi JB. Urinary incontinence in Alzheimer's disease is associated with Clinical Dementia Rating–Sum of Boxes and Barthel Activities of Daily Living. Asia Pac Psychiatry 2015;7:113–120.

Neumann PB, Grimmer KA, Deenadayalan Y. Pelvic floor muscle training and adjunctive therapies for the treatment of stress urinary incontinence in women: a systematic review. BMC Womens Health 2006;6:11.

Rosenberg LJ, Griffiths DJ, Resnick NM. Factors that distinguish continent from incontinent older adults with detrusor overactivity. J Urol 2005;174(5):1868–72.

Tsui JF, Shah MB, Weinberger JM, Ghanaat M, Weiss JP, Purohit RS, Blaivas JG. Pad count is a poor measure of the severity of urinary incontinence. J Urol 2013;190:1787–90.

Walsh LP, Zimmern PE, Pope N, Shariat SF. Comparison of the Q–tip test and voiding cystourethrogram to assess urethral hypermobility among women enrolled in a randomized clinical trial of surgery for stress urinary incontinence. J Urol 2006;176:646–9.

Walters MD, Diaz K. Q–tip test: a study of continent and incontinent women. Obstet Gynecol. 1987;70(2):208–11.

Wolff GF, Kuchel GA, Smith PP. Overactive bladder in the vulnerable elderly. Res Rep Urol 2014;6:131–138.

Zhu l, Song x, Ding j. The Value of the Preoperative 1–Hour Pad Test With Pessary Insertion to Predict the Need for a Mid–Urethral Sling Following Pelvic Prolapse Surgery: A Cohort Study. J Minim Invasive Gynecol (Supp) 2015;22:S13.

9장
요중재치료(尿仲裁治療, urinary intervention)

요중재치료란 무엇인가?

소변은 신장에서 만들어지고 신우-요관-방광-요도로 이어지는 요로를 통해 체외로 배출되는데, 요로의 일부가 막히거나 절제되어 소변의 흐름이 차단되었을 때에는 새로운 통로를 만들던지 다른 기구를 이용하여서라도 소변이 정상적으로 배출되도록 해주어야 하는데 이렇게 요로의 경로를 바꾸는 요로전환 조치들을 중재술이라 한다.

실제 방광에 소변이 차있으나 스스로 소변을 보지 못하는 경우에 본인이나 보호자가 도뇨카테터를 이용하여 소변을 빼는 청결간헐도뇨법(clean intermittent catheterization, CIC)이나 요도를 통해 방광에 요도카테터(urethral Foley catheter)를 유치하는 것, 치골위 아랫배에 피부-방광루를 만들어 방광에 카테터를 유치하는 것(suprapubic cystostomy)이 가장 흔히 사용되는 방법이다.

요로전환이 필요한 경우

정상 요로를 통한 소변의 자연배출을 차단하는 병변을 제거하고 정상적인 요로를 복구하는 것이 불가능할 때 하는데, 그 구체적인 요로전환방법은 환자와 원인질환, 그리고 질환의 위치와 심한 정도에 따라 선택되어진다.

1) 결석이나 요로폐색질환이 있으나 환자상태가 근본치료를 감당하기 어렵거나 시간적 여유가 없을 때

2) 암에 의한 장애로 잔여수명이 길지 않은 경우
3) 요관이나 방광, 요도의 구조적, 기능적 장애가 심하여 치료나 회복이 불가능한 경우
4) 질병으로 방광이나 요로가 절제된 경우

요로전환의 방법

기간에 따라 원인치료 때까지 수일에서 수 주 동안 설치하는 일시적요로전환술(temporary urinary diversion)과 장기적으로 설치하는 영구적요로전환술(permanent urinary diversion)이 있으며, 요관이나 방광을 직접 피부로 연결시키는 방법과 도뇨관을 유치하는 방법이 있다.

1. 일시적 요로전환술; 신장이나 방광으로 도뇨관(catheter)을 유치하고 소변백을 붙이거나 정기적으로 소변을 빼주는 방법이다.

1) 신루설치술(nephrostomy)
2) 신우루설치술(pyelostomy)
3) 요도카테터유치(urethral catheterization with Foley catheter)
4) 치골상부카테터유치(suprapubic cystostomy)
5) 청결간헐도뇨법(clean intermittent catheterization, CIC)

2. 영구적 요로전환술; 요로를 직접 피부로 연결하고 소변백을 다는 방법과 체내에 방광을 대체하는 내저장기(reservoir)를 만들어 소변을 모으고 정상적으로 소변을 보거나 정기적으로 도뇨관으로 빼주는 방법이다.

1) 요루설치술(尿瘻設置術, urostomy with stoma) ; 요관이나 방광을 직접 피부에 연결하고 소변백을 부착하는 방법으로 소변의 자제기능이 없다(noncontinent diversion).
   (1) 피부요관루설치술(cutaneous ureterostomy); 요관을 측복부 피부로 연결하고 소변백을 단다.
   (2) 피부방광루설치술(cutaneous vesicostomy); 방광을 직접 피부와 연결하여 소변이 나오게 한다. 주로 아이들에서 하며 배에 기저귀를 채운다.
   (3) 피부요관회장연결술(cutaneous ureteroileostomy with Ileal conduit, Briker's operation); 방광질환으로 방광을 절제했거나 방광을 사용할 수 없는 경우에 장을 20~25cm 정도 잘라 근위부에 양측 요관을 연결하고 원위부 끝은 우측 아랫배 피부로 빼서 소변이 나오게 하고 피부에 소변백을 달아준다. (그림 9-1. A~C)

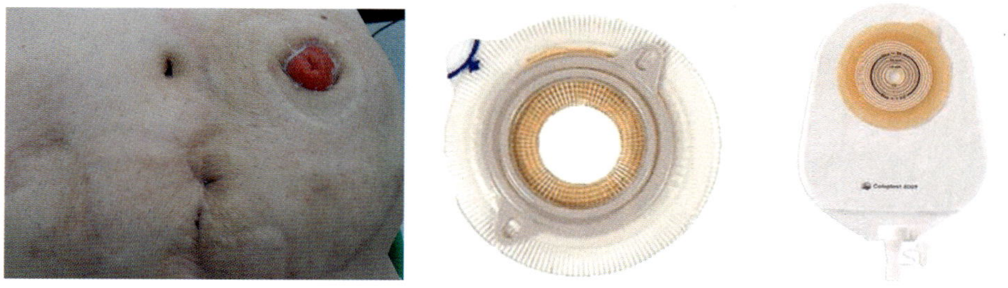

(A) (B) (C)

그림 9-1 (A) 피부요관회장연결술(회장루), (B) 플란지(flange), (C) 소변백

2) 내저장기설치술(內貯藏器設置術, internal reservoir); 방광질환으로 방광이 절제된 경우에 소장이나 대장을 잘라서 방광 같은 소변저장주머니(reservoir)를 방광이 있던 자리에 만들어 주는 방법이다. 소변자제기능이 있는 방법(continent diversion)으로 소변백은 착용하지 않으며 스스로 자연배뇨하거나 도뇨관으로 빼어야 한다.

(1) 방광대체(bladder substitute) · 새방광(neobladder); 내저장기를 위로는 요관과 연결하고 아래로는 요도에 연결하여 정상 방광 같이 스스로 소변을 볼 수 있는 방법이다. 때로 소변이 완전하게 배출이 되지 않으면 도뇨관으로 빼주어야 하며 요실금이 있을 수도 있다.

(2) continent cutaneous reservoir; 피부에 있는 stoma로 내저장기(인공방광)와 연결은 되어 있으나 밸브가 있어 저절로 소변이 나오지 않그 도뇨관으로 필요 시마다 빼주어야 한다.

방광의 소변을 빼주는 방법

1) 청결간헐도뇨법(CIC): 방광의 소변을 빼주는 방법들 중에서 가장 위생적이고 감염의 위험이 적으며, 편리하고 소변백이 없어 외견상으로도 좋다. 본인이 할 수도 있고, 보호자가 대신해줄 수도 있다. 휴대용 도뇨관이 있어 외출 중에드 간편하게 할 수 있다. 다만 오염 안 되게 무균상태에서 하여야 하며 요도에 상처가 안 생기도록 윤활제인 의학용 젤리(jelly)를 충분히 바르고 천천히 부드럽게 하여야 한다. (그림 9-2. A, B)

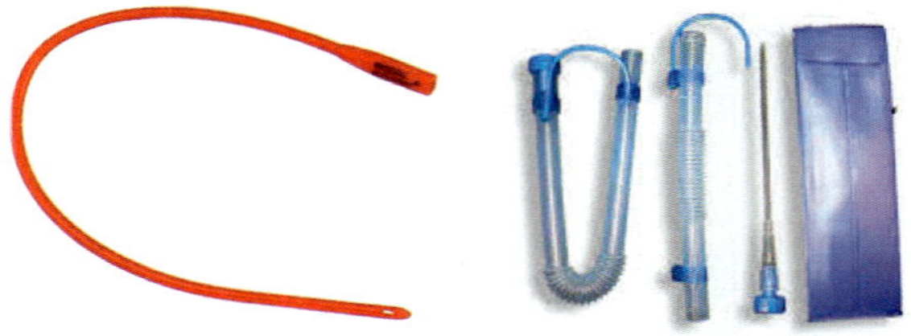

(A) (B)

그림 9-2 청결자가도뇨기구. (A) 넬라톤, (B) 넬라톤(휴대용)

2) 요도도뇨관유치술(urethral Foley catheter); 요도를 통해 방광에 도뇨관을 넣어준다. 일시적으로 짧은 기간 사용하는 것은 문제가 없으나 장기간 사용하는 것은 요도 손상, 요도협착, 요로감염의 위험이 있어 피하는 것이 좋다. (그림 9-3. A, B)

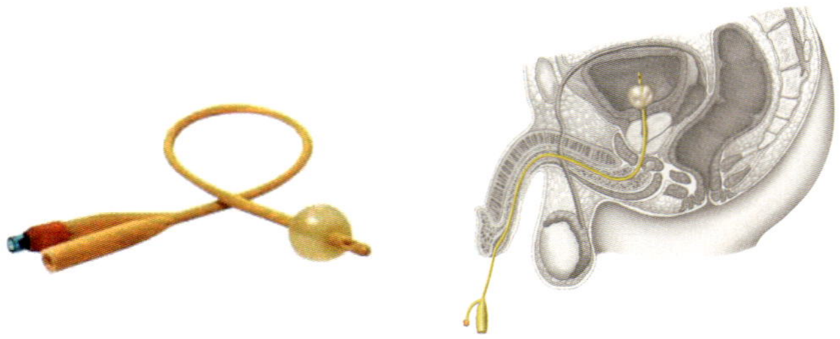

(A) (B)

그림 9-3 (A) 폴리카테터, (B) 요도카테터유치

3) 치골상부방광루설치술(恥骨上部膀胱瘻設置術, suprapubic cystostomy); 치골 상부에 작은 피부-방광루(fistula)를 만들고 카테터를 유치한다.

(1) Vesicostomy; 방광과 피부를 직접 연결하여 소변이 자연스레 나오게 하는 방법으로 주로 신생아에서 하며 기저귀를 아랫배에 채운다. 외과적인 수술로서 마취가 필요하다.

(2) Cystostomy; 피부를 통해 방광에 방광루카테터(cystostomy catheter)를 유치하는 방법으로 국소마취로 가능하다. 하복부 방광부위에 1cm 정도 피부절개를 하고 끝이 뾰족한 기구(cystocath)로 구멍을 만들고 도뇨관을 넣어주는 간단한 시술이다. (그림 9-4. A~C)

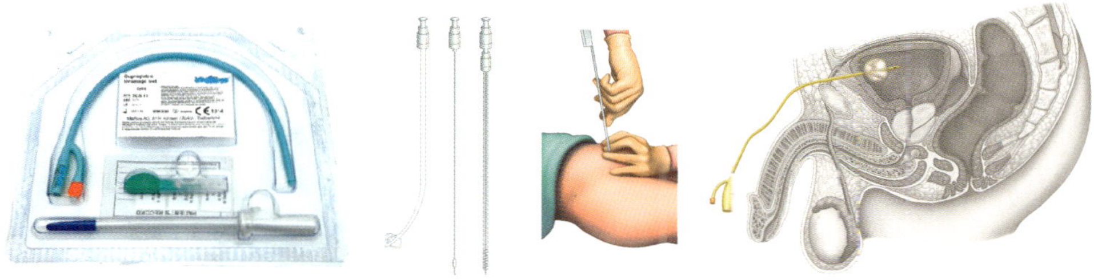

(A) (B) (C)

그림 9-4 치골상부방광루설치술. (A) Cystocath, (B) 시술방법, (C) 시술 완료 후 모식도

신장의 소변을 빼주는 방법

경피신루설치술(經皮腎瘻設置術, percutaneous nephrostomy, PCN); 측복부 피부를 통해 신장까지 신루(腎瘻, fistula)를 만들어 신루카테터를 유치하고 끝에 소변백을 달아준다. 국소마취하고 초음파기기나 영상기기를 보면서 시술한다. (그림 9-5)

요관루설치술(尿管瘻設置術, ureterostomy); 요관을 측복부 피부로 연결하고 피부에 소변백을 달아준다. 도뇨관을 유치하거나 요관을 직접 피부로 빼놓는 방법이 있다.

요관스텐트삽입(ureteral stent); 요관이 좁아지거나 막힌 경우에 방광내시경이나 요관내시경을 이용하여 좁아진 요관에 도뇨관을 넣어 소변이 잘 내려오게 해준다. 요관도뇨관은 Double J stent, pig tail stent, ureteral stent 등 다양하게 있다. (그림 9-6)

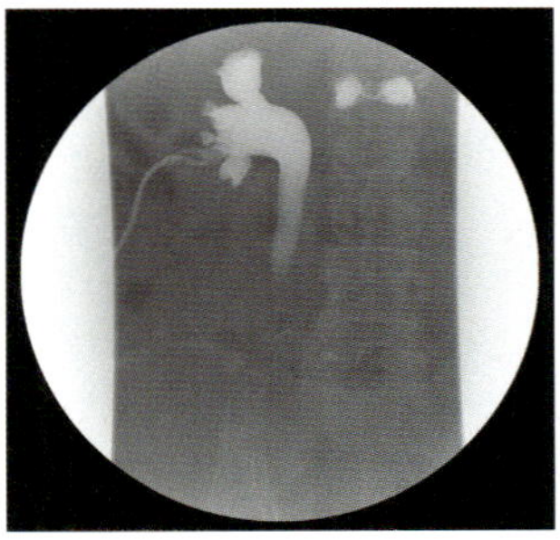

그림 9-5 경피신루설치술 (PCN)

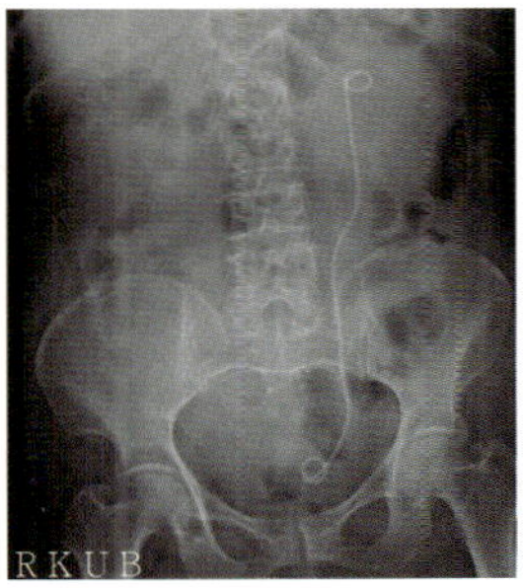

그림 9-6 요관에 유치된 Double J catheter (좌측)

도뇨관과 소변백의 관리

도뇨관은 인체에 해가 없는 재질로 만들어져 있고 표면에도 특수 처리가 되어 있어 잘 관리하면 정해진 기간 동안 사용하는데 문제는 없다.

청결간헐도뇨에 사용하는 도뇨관에는 흔히 병원에서 사용하는 붉은색의 고무관(red rubber)과 PVC재질의 투명하고 표면이 매끈한 두 가지 종류가 있다. PVC재질로 된 휴대용 넬라톤도 있으며 남자용이 여자용보다 길이가 길다, 이들은 PVC 케이스에 청결제와 윤활제가 함께 들어 있어 외출 시에도 간편하게 사용할 수 있다. 그러나 원칙적으로 1회용으로 특히 장기간 사용하여야 하는 경우에는 값이 비싸 경제적인 부담이 될 수 있다. 부득이 재사용하는 경우에는 따끈한 물을 통과시키고 잘 세척한 후 햇볕에 건조시켰다 사용하여도 무리는 없다. 소독하기 위해 너무 뜨거운 물에 넣거나 끓는 물에 삶으면 재질이 변형되어 사용할 수 없게 되므로 주의하여야 한다.

폴리카테터(Foley catheter)는 다른 스텐트 종류에 비해 굵기는 하나 역시 속에 찌꺼기가 끼거나 결석이 생기고 막힐 수 있어 자주 확인하고 깨끗하게 관리하여야 한다. 치골상부방광유치도뇨관 같은 것은 일반적으로 1개월 마다 새것으로 교체하는데 구체적인 교체주기는 환자의 소변의 양과 상태, 카테터의 상태에 따라 결정하면 된다.

경피신루카테터나 요관스텐트 같이 체내에 유치하는 도뇨관은 3개월 정도마다 교체한다. 특수한 재질로 만들었더라도 우리 몸에는 이물질이기 때문에 피부염이나 알레르기반응, 결석, 요로감염, 요로협착 등을 유발할 수 있으며 특히 장기간 체내 방치되면 심각한 합병증이 생길 수 있어 정기적인 확인을 잊지 않도록 주의하여야 한다.

소변백(urine bag)은 더러워지거나 파손되어 소변이 새면 수시로 교체해준다. 피부에 붙이는 둥근 모양의 피부판(flange)은 소변백의 고정과 교체를 편리하게 해주며 특히 알레르기 방지 등 피부 보호기능이 있고, 피부에서 떨어지거나 소변이 새지 않게 잘 붙여주면 자주 교체하지 않고 소변백만 간편하게 갈아 끼울 수 있다. 처음에는 불편할 수 있으나 익숙해지면 염려하는 것만큼 어렵지 않게 할 수 있다.

참고문헌

Ball AJ, Gingell JC, Carter SS, Smith PJ. The indwelling ureteric stent–the Bristol experience. Br J Urol 1983;55(6):622–5.

Cancio LC, Sabanegh ES Jr, Thompson IM. Managing the Foley catheter. Am Fam Physician 1993;48(5):829–36.

Damiano R, Oliva A, Esposito C, De Sio M, Autorino R, D'Armiento M. Early and late complications of double pigtail ureteral stent. Urol Int 2002;69(2):136–40.

Davis NF, Quinlan MR, Bhatt NR, Browne C, MacCraith E, Manecksha R, Walsh MT, Thornhill JA,

Mulvin D. Incidence, Cost, Complications and Clinical Outcomes of Iatrogenic Urethral Catheterization Injuries: A Prospective Multi-Institutional Study. J Urol 2016;196(5):1473–1477.

Gerber WL, Narayana AS. Failure of the double-curved ureteral stent. J Urol 1982;127(2):317–9.

Ho CH, Kirshblum S, Linsenmeyer TA, Millis SR. Effects of the routine change of chronic indwelling Foley catheters in persons with spinal cord injury. J Spinal Cord Med 2001;24(2):101–4.

Kidd EA, Stewart F, Kassis NC, Hom E, Omar MI. Urethral (indwelling or intermittent) or suprapubic routes for short-term catheterisation in hospitalised adults. Cochrane Database Syst Rev 2015;12:CD004203.

Moola S, Konno R. A systematic review of the management of short-term indwelling urethral catheters to prevent urinary tract infections. JBI Libr Syst Rev 2010;8(17):695–729.

Walker WJ, Notley RG. Retrograde insertion of double pigtail stents: a more reliable technique. Br J Urol 1985;57(6):793–4.

PART 03

기타 비뇨생식기질환

10장
소아에서 흔한 질환(pediatric diseases of the urogenital tract)

소아비뇨의학(小兒泌尿醫學, pediatric urology)

'소아는 어른의 단순한 축소판이 아니다.' 소아는 성장한 어른에 비해 크기만 작은 단순한 축소판이 아니며, 정신적으로나 신체적으로, 기능적으로 아직 미숙하고 성장 중에 있는 개체로서 병태생리도 성인과 다른 특성을 가지고 있다. 이렇듯 특별한 아이들의 비뇨생식기질환을 전문적으로 연구하는 분야가 소아비뇨의학(小兒泌尿醫學, pediatric urology)이고, 이를 전문으로 하는 의사가 소아비뇨의학전문의(小兒泌尿醫學專門醫, pediatric urologist)이다.

소아 질환의 특징은? - 현명한 엄마가 건강한 아이를 만든다.

출생의 순간에 아이는 탯줄을 끊고 엄마로부터 신체적으로 독립을 한다. 그러나 아직은 온전히 혼자 서지 못하며 체내 여러 장기들도 좀 더 분화하고 성숙되어야 한다. 따라서 소아에서 생기는 질환들 중에는 선천성질환이 많다. 그렇지만 다행히도 이들의 대부분은 적절한 시기에 치료를 잘 해주면 후유증 없이 치료가 되는 질환들이다. 그러나 그렇지 않고 방치하면 영구적인 장애를 남기고 평생의 건강에 심대한 영향을 줄 수 있다. 따라서 조기에 발견하고 적절하게 치료해 주는 것이 중요하다.

특히 소아들에서는 국소증상도 성인에서와 같이 뚜렷하지 않고 전신적으로 애매하게 나타나는 경우가 많으며, 자신의 상태를 제대로 인지하고 표현하기도 어렵고 스스로 병원에 갈 수도 없다. 따라서 건강한 성인으로 성장하기까지는 보호자와 전문의사의 특별한 관심과 보호가 절대로 필요한 존재들이다.

요로의 폐색질환과 신장의 형성이상(dysplasia)을 포함하는 신장과 요로계의 선천성 기형이 소아에서 생기는 만성신질환의 50~60%를 차지하며 소아 말기신질환의 가장 흔한 원인이라는 것을 유념하여야 하겠다. 최근 이들 선천적 요로병증(uropathy)과 소아 신질환에 대한 의료관리가 발달되면서 신보존기간이 연장되고 첫 신이식의 시기도 늦추어졌다.

대표적인 소아질환

1. 수신증(水腎症, hydronephrosis)

요관의 폐색으로 신장의 소변이 방광으로 내려오지 못하고 정체되면서 신장이 늘어나는 폐색질환이다. 처음에는 신우가 늘어나고 점차 진행되면서 신배도 늘어나고 더 심해지면 신실질이 얇아지고 신기능을 잃게 된다. 종국에는 소변이 고여 물풍선모양이 되기도 한다.

빈도

수신증은 산전초음파검사가 일반화되면서 태아 때에 발견되는 흔한 요로기형으로 산전 수신증은 모든 임신의 5%까지 보고되고 있으며 신생아에서 수신증은 1~2%에서 있다. 이들의 50%는 산후 자연 회복되고 나머지 50%가 남는다.

원인(선천적 원인)

수신증을 유발하는 요관폐색의 가장 흔한 원인은 요관신우이음부(ureteropelvic junction)의 섬유화협착이며 이외에 요관류(ureterocele), 이행혈관(aberrant vessel)과 섬유띠(fibrotic band)에 의한 외인성 압박이 있고 방광요관역류나 후부요도판각 같은 하부요로폐색으로도 생긴다.

병인론(pathogenesis)

선천적 요로폐색은 신장이 충분하게 성장한 후에 생기는 후천적 폐색과는 달리 태아 때부터 신장의 성장을 저해하고 신사구체수를 감소시키며 점차 진행하여 간질조직의 섬유화와 방광의 기능장애까지도 초래하게 된다. 즉 폐색성신장애는 발달과정에서의 손상과 폐색에 의한 신손상으로 생기는데 요관과 방광의 발달장애와 요관의 연동운동 장애에 의한 기능성폐색이 기본 병인이다.

발달 중에 있거나 성숙된 사구체에 미치는 폐색성손상의 영향은 폐색을 완화시킨다고 돌이켜지지 않으며 선천성요로폐색이 있는 환아에서 생기는 대부분의 말기신부전은 폐색의 위치나 외과적 처치와 그 시기에 관계없이 10대 이후에 나타나기 때문에 이런 아이들은 성인이 되도록 정기적인 추적관찰을 잘 하여야 한다.

분류; 소아수신증을 그 정도에 따라 등급을 나눈다.

1) 태아비뇨기과학회분류(the Society for Fetal Urology(SFU) grading system) ; 1993년 산후 수신증에 대하여 초음파검사에서 집합관계의 확장 정도를 평가하는데 있어 신실질의 두께와 신우와 신배의 모양을 기준으로 0~4등급(grade)으로 분류하였다.(표 10-1)
2) 요로확장분류(urinary tract dilation(UTD) classification) ; 2014년 관련 8개 학회의 대표 이름으로 SFU분류법을 대치하는, 산전·산후에 모두 적용되는 새로운 방법이 보고되었다. 신우의 전후직경(anterior-posterior renal pelvic diameter), 요로확장(urinary tract dilatation), 신실질의 두께(parenchymal thickness), 신실질의 형태(parenchymal appearance), 요관과 방광의 상태(ureteral and bladder status)의 6가지 인자를 기준으로 정상(normal), P1, P2, P3의 4단계로 분류하였다.

표 10-1. UTD분류법과 SFU분류법의 비교

Grade	Postnatal UTD	Grade	SFU
Normal	Normal	0	No urinary tract dilation
P1	APD 10-15mm, only central calyceal dilatation	1	Visualized renal pelvis
P2	APD 15 mm or greater, dilated ureter or peripheral calyceal dilatation	2	Hydronephrosis + some calyxes identified
P3	Abnormal parenchymal thickness, abnormal parenchymal appearance or abnormal bladder appearance	3	Hydronephrosis + all calyxes seen
-	-	4	Hydronephrosis + abnormal parenchymal thickness

두 분류법을 비교하는데 있어 UTD분류법에 대한 충분한 평가보고들이 아직 적어 단정적으로 결론을 말하기는 어렵다. 그러나 이제까지 보고된 자료들을 보면 SFU분류법은

산후 수신증을 대상으로 하였으며 보다 주관적이고 신배확장과 신실질의 모양에 대한 판독에 의존하는데 반하여 UTD분류법은 산전·산후의 수신증에 모두 적용하였으며, 요로의 확장정도가 신기능을 평가하는데 중요한 예후인자라고 한다면. 신배확장에 더하여 비교적 객관적인 측정이 가능한 신우의 전후직경을 기준에 넣었으며 요관의 확장과 방광의 이상까지 평가기준에 포함시켰다는 것을 SFU분류법에 비해 장점으로 평가하고 있다. 그러나 이들 모두 초음파검사 자체의 문제점과 수신증마다 다양한 양상에 대한 일관성있는 객관적이고 정확한 판독과 이에 따른 평가와 분류가 어렵다는 점이 여전히 문제로 남아있으며 특히 SFU II/III 와 UTD 2 정도의 중간정도 수신증을 분별하는데 있어 신뢰도가 떨어지는 것으로 지적되고 있다.

진단

일반적인 선천성 수신증에서는 합병증이 없으면 증상이 없고 신체검사소견 및 검사실검사소견도 정상이나 영상의학검사로 진단은 용이하다.

증상; 수신증이 급하게 악화되거나 감염이 생기면 측복통, 고열, 욕지기, 구토 등의 증상들이 나타난다.

검사실검사; 양측성 요로폐색인 경우에는 소변의 양이 감소하고 요로감염이나 신기능과 관련하여 일반혈액검사, 혈액화학검사, 일반요검사, 요배양검사에서 이상소견들이 나타날 수 있다.

영상의학검사; 산전·산후 수신증을 확인하는 데에는 복부초음파검사(abdominal ultrasound)로 충분하며 합병증이 동반되거나 치료에 반응하지 않는 등 세밀한 검사가 필요한 경우에는 복부전산화단층촬영술(abdominal CT)을 한다. 신장기능을 확인하기 위해서는 방사성동위원소신기능검사(radioisotope renogram)를 하고 방광요관역류검사로 배뇨방광촬영술(VCUG)을 하여 요로계의 구조적, 기능적 이상을 확인할 수 있다. 요관의 기능적폐색과 기계적폐색을 감별하기 위해서 이뇨신기능도검사(diuretic renogram)를 하는데 신생아에서는 신기능을 고려하여 빨라도 생후 3주 이상 지난 후에 하는 것이 좋다. (그림 10-1, A~D)

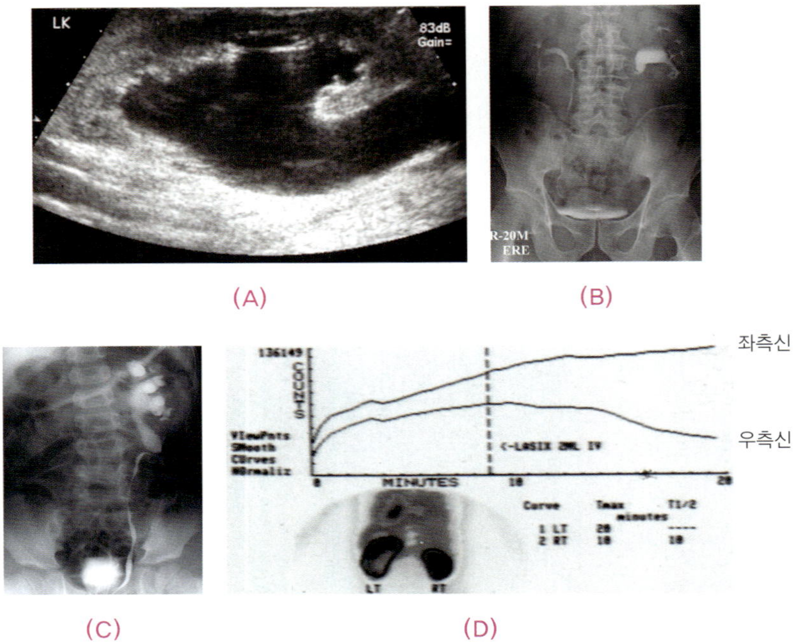

10-1 수신증(좌측신). (A) 초음파검사소견, (B) 배설성요로촬영술, (C) 역행성요로촬영술, (D) 이뇨신기능도

치료

요로폐색에서 결과적으로 가장 문제가 되는 것은 신장손상이며 따라서 이를 예방하고 증상을 완화하는 것이 수신증을 치료하는 목적이다. 요로의 선천성 협착이나 폐색의 수술 방법에는 경요도내시경수술, 복강경수술, 개복수술, 로봇수술이 있다. 약 20~25%에서 수술이 필요한데 1세 이전에 하는 것이 신기능보존율이 매우 높으며 5세 이전에 신장 절제는 피하는 것이 좋다.

수술시기; 신우요관이음부폐색으로 인한 소아수신증의 치료시기에 대하여는 아직 논란이 있다. 이는 요로폐색과 이로 인한 신손상과 신기능에 대한 정확한 확인방법이 없고 기존의 검사결과들을 기준으로 하는 구체적인 치료기준이 확립되어 있지 않기 때문이다.

환측의 신기능이 35%이거나 초음파검사에서 SFU 3등급 이상이면 수술을 고려하는데 2013년 유럽소아비뇨기과학회(European Society for Pediatric Urology, ESPU)는 ①처음부터 상대신기능이 10% 이상 차이가 있고 ② T1/2이 20분 이상으로 요배설에 장애가 있거나 ③ 일련의 신스캔에서 환측 신기능이 10% 이상 감소하면 신우성형수술을 하도록 제안하였다.

결론적으로 신기능이 감소하고, 요로감염이 동반되거나 수신증이 악화되고, 신장에 비가역적 손상이 오기 전에 치료를 해주어야 하는데, 특히 신생아에서는 신기능이 낮고 이뇨신스캔(diuretic renal scan)에서 T1/2이 20분 이상 연장되어도 폐색이나 신기능이 자연적으로 회복되는 경우가 많기 때문에 수술을 서두르기보다는 환자마다 신기능과 수신증의 정도 변화를 세심히 관찰하면서 신중히 결정하는 것이 중요하다.

수술방법

절단신우성형술(dismembered pyeloplasty)이 표준치료법으로서 개복수술이나 복강경 수술, 로봇수술로 할 수 있으며 전체적으로 94% 이상의 성공률을 보인다. (그림 10-2)

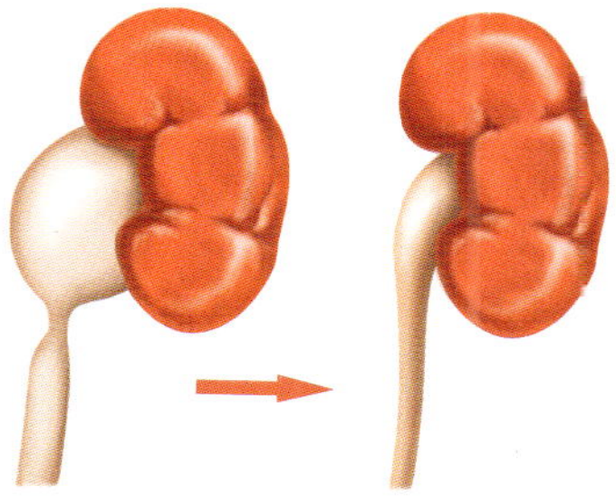

그림 10-2 절단신우성형술. 전, 후

2. 방광요관역류(膀胱尿管逆流, vesicoureteral reflux, VUR)

요관은 상부에서 하부로 움직이는 연동운동을 하고 방광요관이음부에는 소변이 역류를 못하게 하는 항역류기전이 있어 소변은 신장에서 방광으로 한 방향으로만 흐르도록 되어 있는데 구조적 이상이나 감염 등으로 역류방지기전이 손상되면 소변이 방광에서 요관으로 역류될 수 있다.

항역류기전(抗逆流機轉, antireflux mechanism)

요관은 요관방광이음부에서 방광으로 들어갈 때 방광근육층을 예각으로 비스듬히 통과하고 일단 방광벽을 통과하여서는 방광점막의 밑으로 일정거리를 진행한 후 점막을 뚫고 방광 안으로 개구한다. 방광에 소변이 차면서 방광벽이 늘어나거나 소변을 보기 위해 방광이 수축할 때에는 점막 밑을 지나는 점막하요관(submucosal ureter)이 길어지고 눌리면서 일종의 밸브처럼 작용하여 소변이 역류되는 것을 방지하는 역할을 한다. 그러나 어떤 원인에 의해 점막하요관의 길이가 짧아지거나 이 부위의 근육이 약해지면 방광 내 소변이 요관과 신장으로 역류하게 된다. (그림 10-3)

(1) **수동적항역류기전**(passive anti-reflux mechanism); 방광내요관이 방광점막과 방광배뇨근 사이에서 방광압력에 의한 수동적인 압박으로 눌리면서 역류가 방지된다는 것이 항역류기전에 대한 가장 일반적인 설명이며 구체적으로는 방광내요관의 길이와 직경간의 비율이 방광요관이음부를 막아주고 방광요관역류를 방지하는데 있어 중요한 기본요소이다.

(2) **능동적항역류기전**(active antireflux mechanism); 요관방광이음부에 있는 내재적인 현상(intrinsic event)에 의한 항역류기전이 있다.

빈도

방광요관역류는 소아에서는 가장 흔한 비뇨기과 진단 중의 하나이다. 전체적으로 0.4~2%에서 발생하며 방광촬영술을 한 아이들 중에서는 정상 아이들의 9% (6.0~12.0)에서 발견되고 있으며. 태아수신증 환아의 3~20%에서 동반되어 있다. 그러나 요로감염환아에서는 발생빈도가 급증하여 25~40%에서 방광요관역류가 있는데 처음으로 단순 열성요로감염이 있고 신장과 방광초음파검사가 정상이었던 2~72개월 소아에서는 7%에서 dilating VUR이 있었는가 하면 요로감염이나 수신증이 있던 환아에서는 64%에서 VCUG에서 방광요관역류가 있었다는 보고도 있다. 따라서 모든 요로감염 환아들, 특히 남아에서 요로감염이 한번이라도 있던지 여아에서 재발성 요로감염이 있으면 반드시 역류검사를 하여야 한다.

원인

선천성 원인은 삼각부근육박약(trigonal weakness)이 가장 흔한 원인이며 이 외에 신경인성방광을 유발하는 척수수막류(meningomyelocele), 수막지방종(meningolipoma), 이분척추(spina bifida)와 이로 인한 배뇨근조임근협동장애(DSD) 등이 있다. 요관기형으로는 완전중복요관, 이소요관, 요관류, 요관주변게실이 있고 하부요로기형으로 Prune-Belly증후군, 요도판막(urethral valve) 등이 있다. 후천성 원인으로는 방광염, 전립선비대증수술, 방광경부절제술, 요관구절개 등이 있는데 이에 대하여는 기타질환 중 「방광요관역류 (성인편)」에서 설명하겠다.

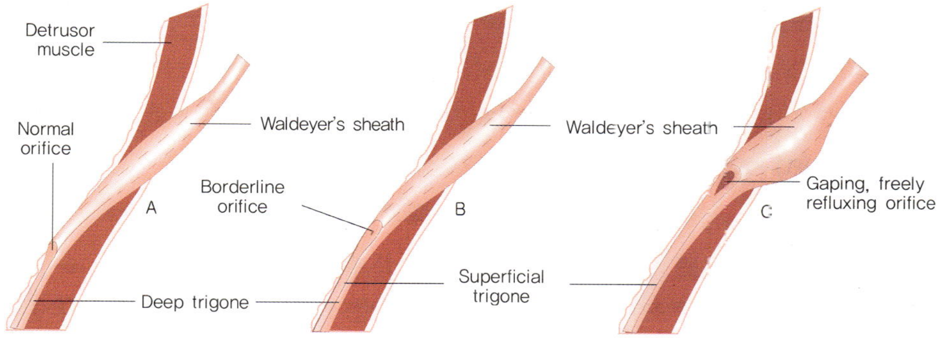

source: Gerard M. Doherty: Current Diagnosis & Treatment: Surgery, 14th Edition
www.accessmedicine.com

그림 10-3 선천성 방광요관역류의 발생기전; 요관이 정상 개구 위치보다 하부에 개구하면 폐색이 생기고 상부에 개구하면 방광점막내 요관의 길이가 짧아지면서 방광요관역류가 생긴다.

증상

방광요관역류 자체에 의한 증상보다는 감염증상으로 고열, 기면, 식욕부진, 욕지기, 구토, 성장장애, 하부요로증상, 배뇨장애, 요통, 옆구리 통증 등이 주증상이다.

진단

주 진단검사는 배뇨방광요도촬영술(VCUG)이며 역류와 그 정도(등급)를 확인한다. 검사결과는 검사자의 기술과 숙련도, 카테터의 굵기와 종류, 그리고 조영제의 주입방법이나 양, 온도, 농도 등과도 관련되기 때문에 이를 고려하여 시행하여야 한다. 또한, 방광요관역류가 I, II 정도의 낮은 등급이나 III-V의 높은 등급에서도 각기 33%의 간헐적 역류현상으로 위음성이 있고, 전체적으로 23~27%에서 1차에서 음성이었다가 2차검사에서 발견되었기 때문에 처음에 음성인 경우에도 2~3회 반복하는 cyclic VCUG를 시행하는 것이 좋다. (그림 10-4)

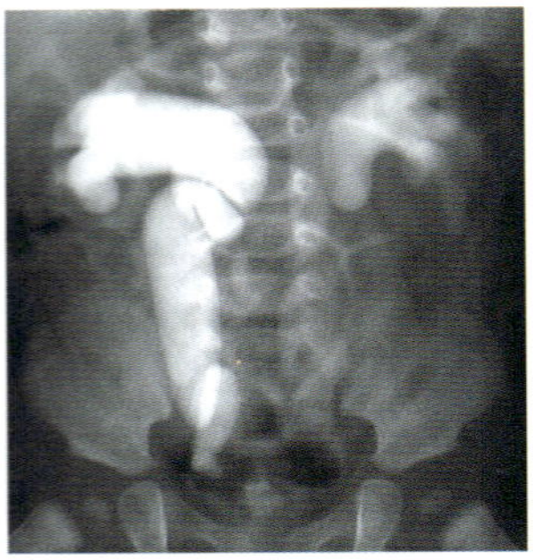

그림 10-4
배뇨방광요도촬영술(VCUG)

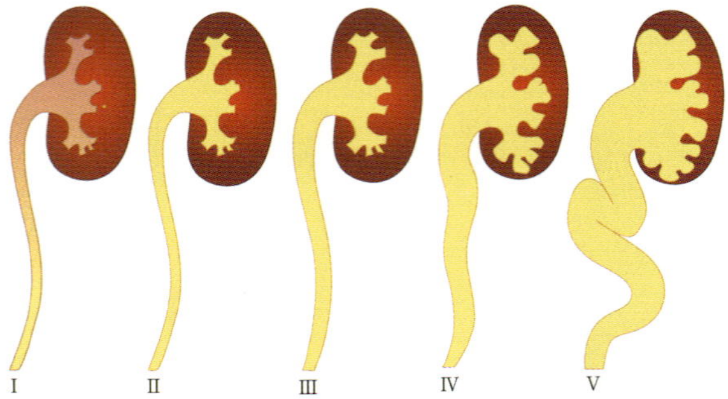

그림 10-5
방광요관역류에 대한 국제분류 (1등급~5등급)

일측에 수신증이 있을 때에는 초음파검사로 방광에 인접된 하부요관(retrovesical ureter)의 확장정도를 보는 것도 방광요관역류 여부를 확인하는데 도움이 되며 특히 이는 덜침습적 검사로서 추적검사할 때 역류의 재발이나 정도의 변화를 비교하는데 도움이 된다. 방광내시경, 복부초음파검사, 소변검사 등으로 추가적인 정보를 얻을 수 있다.

분류

역류의 정도에 따라 국제기준(International classification of vesicoureteral reflux)에 준하여 가장 경한 1단계에서 가장 심한 5단계로 나눈다. 치료방법을 결정하거나 치료 후 경과 관찰과 예후판정에 있어 기준이 된다. (그림 10-5)

Grade I; 요관의 일부까지만 역류

Grade II; 요로의 확장없이 신배까지 역류

Grade III; 신배까지 경하게 확장된다.

Grade IV; 신배까지 심하게 확장된다.

Grade V; 신배까지 심하게 확장되면서 요관이 굽는다.

합병증

방광요관역류가 있으면 특히 생후 6세까지는 신장손상이 쉽게 생긴다. 남자 유아에서 역류의 정도가 심한 양측성 방광요관역류의 빈도가 높고 요역동학검사에서 배뇨기능이상의 비율이 높다는 보고는 방광기능과 역류 간에 밀접한 관계가 있음을 시사하는 것으로 볼 수 있으며. 이런 유아에서 요로감염 경력이 없이 신스캔(DMSA renal scan)에서 신손상 및 신반흔이 관찰되는 경우들이 있어 신이형성증 또는 심한 일차성무균성방광요관역류로 인한 신손상 가능성도 제기되고 있다. 처음에는 신장에 작은 반흔이 생기나 심해지면 반흔도 커지고 영구적인 신손상을 초래한다. 환자의 15~30%에서 신손상이 생긴다. 결국에는 신장이 위축되고 신기능이 저하되며 합병증으로 신반흔, 역류신장병증(reflux nephropathy), 고혈압, 단백뇨, 만성신질환 등 합병증을 초래할 수 있다.

전 세계적으로 말기신부전(end-stage renal disease, ESRD)환아의 7~17%에서 역류신장병증(reflux nephropathy)이 기저질환으로 알려져 있다.

치료

방광요관역류의 치료목적은 요로감염과 신손상을 예방하는 것이다. 역류의 치료방법에는 비수술적치료와 수술적치료가 있으며 이들은 서로 보완적이다. 즉 관찰하며 좀 더 기다려볼지 수술을 할지의 여부는 역류의 정도, 자연소실 가능성, 향후 요로감염의 위험도, 신반흔 가능성, 부모의 선호도 등에 따라 결정된다. 그러나 IV 등급 역류에서는 내과적치료와 수술적치료에 대한 논란이 있고, 예방적 항생제를 투여하면서 역류의 소실을 기다려 보는 기간에 대해서도 특정된 것은 없다. IV 등급 역류에서 두 치료군 간의 결과를 비교해 보면 치료 후 반흔의 발생빈도는 두 군에서 비슷하였고 신우신염의 발생은 내과적치료군에서 더 높았으나 고열과 증상을 동반하는 요로감염의 위험은 지속적인 예방적항생제투여군에서 상당하게 적었다.

(1) **항생제투여**; 일반적으로 Trimethoprim-sulfamethoxazole (trimethoprim 기준 하루 2mg/kg) 이나 nitrofurantoin (하루 2mg/kg)을 투여한다.

(2) **배뇨기능치료제**; 방광요관역류환자에 신경인성방광을 포함하여 불안정방광이나 배뇨기능이상이 동반될 수 있어 이에 대한 진단과 적절한 치료도 필요하다.

(3) **수술**; 방광요관역류에 대하여 방광 내 역류방지기전을 보강해주는 수술을 한다. 특히 소아에서는 약물을 주사하여 역류를 막아주는 시술을 1차 치료로 많이 시행하고 있으며 90% 이상의 성공률을 보이고 있다.

수술적응증은 역류정도가 IV-V로 심하거나 방광게실이나 요관폐색 같은 기형이 동반되어 있어 자연 소실이 어려운 경우, 예방적항생제치료에 순응도가 낮거나 요로감염이 반복되는 경우, 돌파열성요로감염(breakthrough febrile infection)이 생기는 경우 등이며 dilating VUR (Gr III or higher)에서 2세 이후에 자연치우가능성은 낮다

① **내시경적 점막하주사요법**(endoscopic submucosal injection); 역류정도가 4등급이상 심하거나, 방광게실 등 구조적인 이상이 동반된 경우를 제외하고 역류정도가 심하지 않고, 개복수술의 적응증이 아닌 환자에서 우선 시행해 볼 수 있는 간편한 치료방법이다.

방광내시경을 보면서 가늘고 긴 바늘을 통해 요관구의 점막밑으로 특정물질을 주사

하여 점막이 볼록하게 부풀어 올라 둔덕(mound)을 이루게 하는 방법이다. 점막하요관의 길이를 늘이고 요관의 뒤쪽을 튼튼하게 하여 항역류기전을 보강해 주는 방법이다.

이에 쓰이는 주사제는 인체에 거부반응이 없고, 생체적합성(biocompatibility)이 있어야 하며 흡수되거나 다른 부위로 이동하지 않고 지속적으로 그 자리에 있어야 한다. 시초에 하였던 STING(subureteric teflon injection)방법에서 사용하던 Teflon은 입자가 작아 체내에서 흡수되거나 이동되는 관계로 이용되지 않고 있으며 최근에는 Deflux와 Macroplastique을 이용한다. 치료성공률은 개복수술보다는 못하지만 높은 편으로 시술이 간편하며 당일 퇴원이 가능하고 반복할 수 있으며 합병증은 거의 없다. (그림 10-6. A~D)

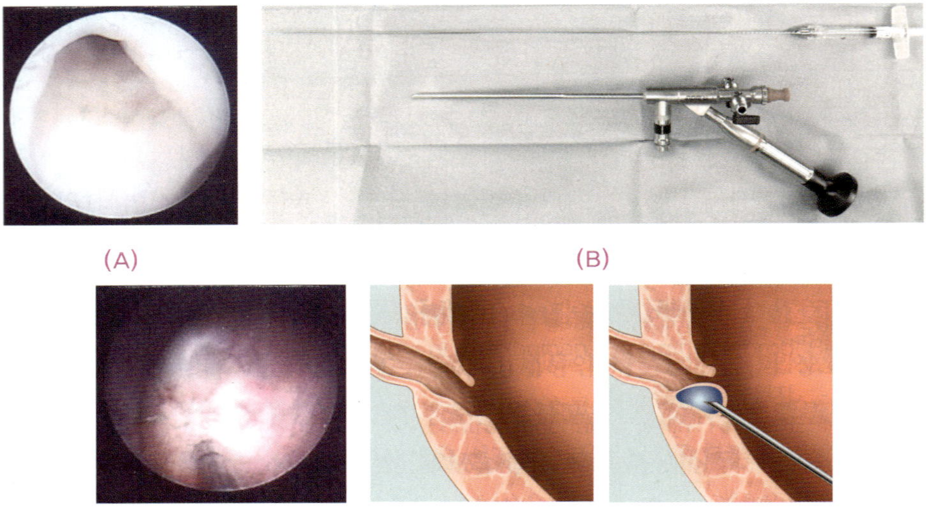

(A) (B) (C) (D)

그림 10-6 (A) Deflux 주사 전 요관구 모양, (B) Deflux 주사용 내시경과 바늘, (C) Deflux 주사 후 요관구 모양 (mound 형성), (D) 약물주사 모식도 (mound 형성)

② **항역류수술(antireflux surgery);** 방광경과 복강경을 이용한 항역류수술(endoscopic antireflux surgery)이 있으며, 개복수술(open antireflux surgery)로는 방광을 절개하고 방광의 안쪽에서 하는 방광내수술법(intravesical procedure)인 Politano-Leadbetter, Glenn-Anderson, Cohen, Gil-Vernet방법과, 방광은 절개하지 않고 방광 밖에서 하는 방광외수술법(extravesical procedure)인 Lich-Gregoir, Detrusorrhaphy, 그리고 방광의 안과 밖에서 하는 방광내외동시수술법인 Paquin법이 있다. (그림 10-7)

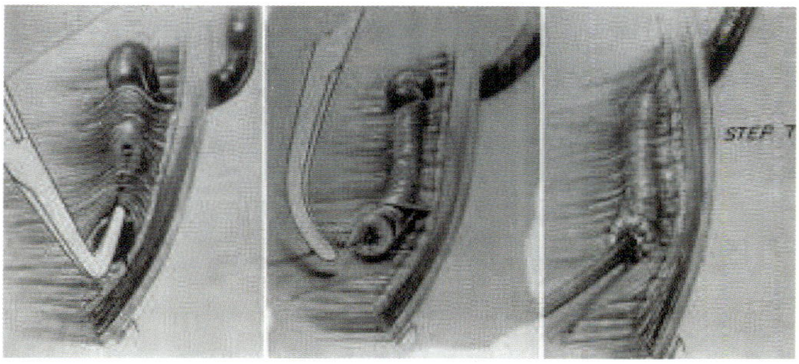

그림 10-7 방광요관역류 개복수술법

3. 요관류(尿管瘤, ureterocele)

요관이 방광으로 개구하는 요관구(orifice) 부위에서 요관이 꽈리모양으로 확장되는 질환으로 소변의 흐름을 방해하여 신장에 수신증을 일으키거나 내부에 결석이 생기는 등의 합병증을 일으킬 수 있다.

분류

요관류에는 방광내요관류(intravesical ureterocele)와 방광외요관류(extravesical ureterocele) 일명 이소요관류(ectopic ureterocele)가 있다.

방광내요관류는 단일요관에서 작게 생기고 요관폐색의 빈도가 낮으며 소아에서 잘 발견되지 않는다. 이에 비해 방광외요관류는 대부분 중복요관의 상극신 요관에서 생기며 소아에서 흔히 발견된다.

증상

임상증상은 요관류의 크기나 위치 등에 따라 다를 수 있는데 요관폐색, 방광요관역류, 요로감염, 패혈증과 이에 동반되는 증상들이 있을 수 있다. 요관류가 큰 경우에는 요도를 막거나 특히 여성에서는 이것이 요도로 밀려나오면서 요도폐색과 배뇨장애를 일으킬 수 있으며 내부에 결석이 생기기도 한다.

진단

초음파검사, 배설성요로촬영술, 복부CT에서 낭종모양의 병변이 요관구부위에서 보이며 방광경검사로 확인할 수 있다. (그림 10-8. A, B)

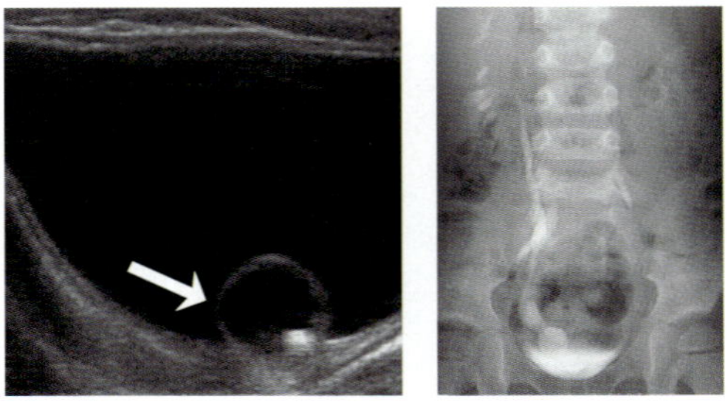

(A) (B)

그림 10-8 요관류. (A) 초음파검사소견 (내부에 결석 있음), (B) 배설성요로촬영술

치료

요관류의 위치나 크기, 증상, 역류동반여부 등에 따라 치료방법이 결정된다. 특히 완전중복요관에서 생기는 요관류는 흔히 상극신에 수신증을 일으키는데 이 경우에는 하극신에 방광요관역류가 동반되는 경우가 많아 수술방법의 결정에 신중하여야 한다.

요도경유요관류절개술(transurethral incision of ureterocele)은 요관류로 인한 요관폐색을 역류의 발생없이 해결하는데 일차수술법으로 인정되고 있다.

중복신에 생긴 요관류는 방광요관역류가 동반되지 않았다면 상극신 부분절제술이나 신우-요관 또는 신우-신우문합술을 하고 방광 내 수술은 피하는 것이 좋다. 그러나 중증도의 역류가 동반되는 경우에는 위의 방법만으로는 재수술률이 높아 요관류에 대한 수술을 일차적으로 시행하는 것이 좋다. 방광내절개술은 방광내요관류에서는 높은 성공률을 보이지만 방광외요관류에서는 요관구가 크더라도 방광경부의 조임근 때문에 요관의 폐색이 올 수 있으며 이 수술로 새로운 방광요관역류를 발생시키는 경우가 대부분이다.

4. 중복신(重複腎, duplex kidney)

신장이 겉으로는 하나이나 내부적으로 두 개의 신장이 하나로 합쳐있는 모양으로, 발생 시에 두 개의 신장이 생겼으나 하나로 합쳐 자란 선천적기형이다.

종류

완전중복요관(complete duplication of the ureter); 두 개의 요관이 완전히 분리되어 각각 방광에 개구한다. 상부신장의 요관은 방광삼각부에서 정상 요관구보다 하부에 개구하며 흔히 방광외요관류로서 요폐와 수신증을 유발하고, 하부신장의 요관은 정상 요관구보다 상부에 개구하며 방광요관역류를 유발한다(Weigert-Meyer 법칙).

불완전중복요관(incomplete duplication of the ureter); 두 개의 요관이 내려오는 도중에 합쳐서 하나의 요관으로 방광에 개구한다. (그림 10-9. A~C)

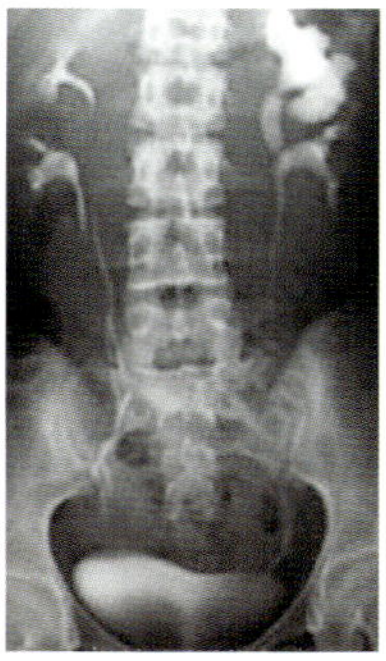

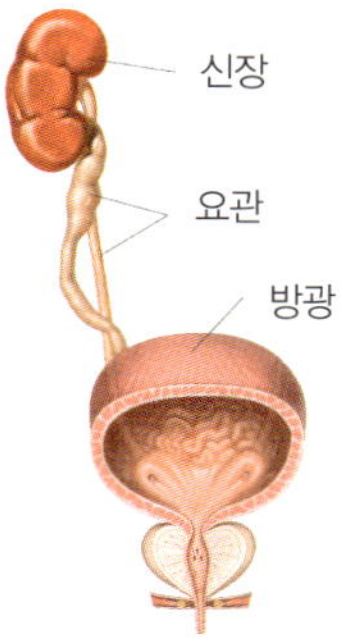

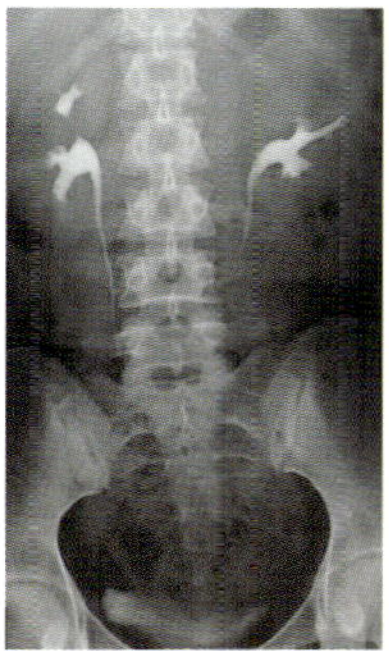

(A) (B) (C)

그림 10-9 중복신장(양측). (A) 배설성요로촬영술, (B) 모식도,
(C) 상극신의 수신증에 의해 하극신의 신우와 신배가 하부로 밀리는 모양이다.(Dropping lily sign)

5. 열린 음낭수종(陰囊水腫, hydrocele), 소아형

고환이 후복막강에서 음낭으로 내려올 때 음낭과 복강 사이에 초막돌기(processus vaginalis)가 생기는데 처음에는 개방되어 있는 통로로서 고샅관(inguinal canal)이라 한다. 한편 음낭에 있는 고환은 두 겹의 벽측고환초막(tunica vaginalis parietalis)과 장측고환초막(tunica vaginalis visceralis)에 싸여있는데 태아 때에는 이 부위와 고샅관이 연결되어 있어 배에 있는 복수가 이곳 까지 내려온다. 그러다 태생 8개월 전후하여 고환이 음낭으로 완전히 내려오고 출생할 시기에는 개방되어 있던 고샅관은 자연히 퇴화되고 막히게 된다.

그러나 고샅관이 막히지 않고 열려있어 이곳으로 복수가 내려와 고이면 음낭이 물혹 모양 커지는데 이를 선천성, 소아형 음낭수종이라 한다. 이에 비하여 성인형, 후천성, 비교통성(non-communicting) 음낭수종은 고샅관은 막혔으나 고환을 싸고 있는 두 막 사이에 장액성 삼출액이 비정상적으로 과다하게 고이는 질환으로 소아형과는 발생기전과 치료방법이 전혀다르다. 성인형 음낭수종은 「음낭질환」편에서 설명하였다.

종류

1) 소아형; 교통성(communicating), 선천성

고샅관이 닫히지 않고 열려있어 이곳으로 복수가 내려오는 것이 음낭수종이며, 장이나 망(網, omentum)이 내려오면 탈장(脫腸, hernia)이다.

2) 성인형; 비교통성(non-communicating), 후천성

고환이나 부고환의 후천적 질환으로 삼출액의 분비가 이상적으로 증가하던지, 재흡수가 감소하는 순환의 불균형으로 음낭에 삼출액이 과하게 고이는 질환이다.

빈도

남자 영아의 0.7~4.7%에서 발견된다.

진단

신체검사에서 음낭이 혹처럼 커져있으나 만져보면 말랑말랑하고 통증이 없다. 음낭을 살짝 누르면 물이 복강 내로 올라가면서 크기가 작아지고, 배에 힘을 주면 다시 커지는 등 복수의 들고 남에 따라 크기가 수시로 변할 수 있다. 열려있는 고샅관이 좁아서 복수의 통과가 용이하지 않으면 위와 같은 크기의 변화가 없을 수도 있다. 음낭에 손전등으로 불을 비추어 보면 발갛게 투과조명(transillumination)이 잘되며, 고환이나 탈장이 있으면 상대적으로 그 부위는 어둡게 보인다. (그림 10-10. A~D)

음낭초음파검사는 고환의 상태와 탈장이나 동반된 다른 질환의 확인에 도움이 된다.

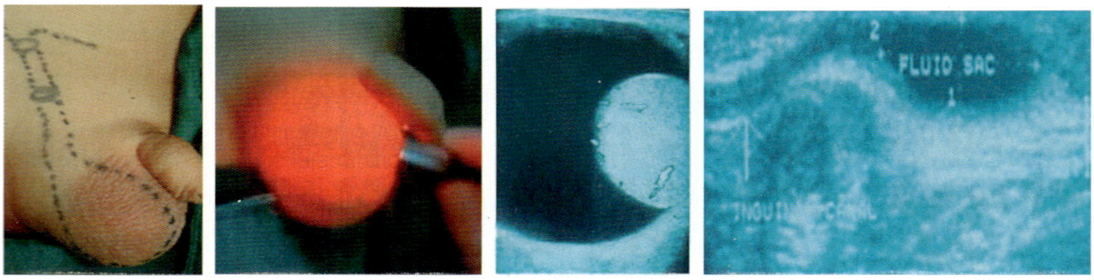

(A) (B) (C) (D)

그림 10-10 음낭수종 (우측). (A) 육안소견, (B) 투과조명소견, (C) 초음파검사소견, (D) 개방되어 있는 고샅관

치료

1) 관찰; 소아형음낭수종은 대부분 저절로 없어지기 때문에 돌까지는 기다려 본다.
2) 체액흡입(needle aspiration); 주사기로 물을 뽑아주면 일시적으로 크기가 줄어 치료된 것처럼 보일 수는 있으나 고샅관이 열려있어 복수가 다시 내려오기 때문에 근본적인 치료는 안 되며 오히려 시술과정에서 복강으로 세균감염의 위험이 있어 금기이다.
3) 수술; 돌 (12~18개월)까지도 없어지지 않으면 수술을 하여 열려있는 고샅관을 막아준다.

장(intestine)이나 망(omentum)의 탈장이 있거나, 수종이 크고 단단하여 고환에 가는

혈류에 장애를 초래하는 경우에는 나이에 관계없이 바로 수술을 한다. 그러나 최근에는 2세 이후에서도 음낭수종에 의한 합병증에 대한 확인된 자료가 없어 탈장(hernia)이 있는 경우가 아니면 2세 이후에도 기다려 보는 경향이다.

수술은 서혜(고샅)를 1cm 정도 작게 절개하고 정삭이 있는 열려있는 고샅관을 찾아 묶고 절단한다.

6. 정류고환(停留睾丸, undescended testis), 잠복고환(潛伏睾丸, cryptorchidism)

고환은 원래 후복막강에서 발생하고 그 후 음낭으로 내려오는데 출생 시까지 내려오지 못하고 정상적인 하강경로 중에 정체되어 있는 고환을 정류고환이라 한다. 이들의 대부분은 고샅 (사타구니, 서혜부)부위에 있으며 늦어도 돌까지는 음낭으로 내려온다. 돌이 되어도 내려오지 않으면 수술하여 정상 음낭위치로 내려서 고정해 준다.

빈도

1956년 Scorer는 전체 신생아의 5.7%, 미숙아의 30.3%, 2500gm 이상 만삭아의 3.4%의 빈도를 보고하였고. 그 후 더 많은 모집단에서 좀 더 숙련된 신체검사를 한 결과에서는 미숙아의 21%, 만삭아의 2.7%의 빈도를 보고하였다. 특히 정류고환은 아이의 몸무게와 관계가 있어 미숙아에서 몸무게가 1800gm 이하에서는 68.5%, 900gm 이하에서는 모든 환아에서 발견되었다. 0.8%는 어른이 되어서도 내려오지 않는다.

원인

고환이 음낭으로 내려오는 데에는 남성호르몬, 고환길잡이(gubernaculum), 복압, 몸의 길이성장, 부고환 등 여러 가지 인자들이 작용하며, 이들의 이상으로 고환하강이 충분히 이루어지지 못하여 생긴다는 이론들이 있으나 아직 확실히 규명되지는 않았다.

진단

고환촉진으로 쉽게 알 수 있으며 정류고환의 약 70%는 고샅부에서 만져지며 촉진되지 않는 고환도 대부분은 내고샅륜 바로 안쪽, 복강 내에 있다. 특히 비촉지고환은 호르몬검사, 복부초음파검사, 동위원소검사, 복부CT, 혈관조영술 등으로 고환의 존재 여부나 위치를 확인할 수 있으나, 최근에는 복강경시술이 일반화되면서 고환을 확인하고 고환의 상태에 따라 고환고정술이나 고환절제를 동시에 할 수 있는 장점이 있어 주로 복강경시술을 많이 한다. (그림 10-11)

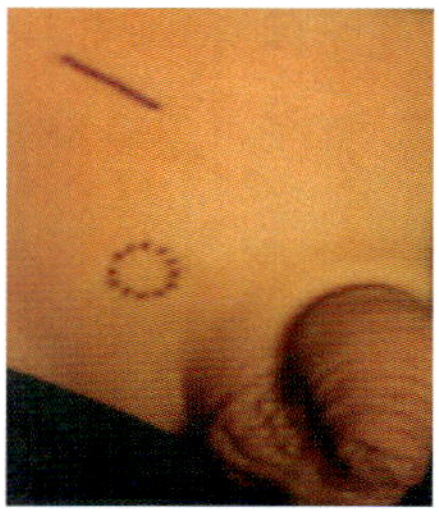

그림 10-11
정류고환 (우측)

치료

정류고환은 불임과 고환암발생의 위험이 높아 교정을 해주고 관찰을 하여야 한다. 정류고환은 대부분이 생후 4~6개월 전에 음낭으로 내려오고 늦어도 돌까지는 내려오며, 돌이 지나서 내려올 가능성은 거의 없고 이 때에는 이미 고환조직에 변성이 오기 때문에 돌 전후에 수술을 한다. 고환이 복강 내에 깊이 있거나 발육이 비정상적이고 환자의 나이가 많은 경우에는 합병증을 고려하여 고환을 절제하기도 한다. 호르몬치료법도 있으나 임상적 효과와 의의가 적어 시행되지는 않는다. (그림 10-12. A~C)

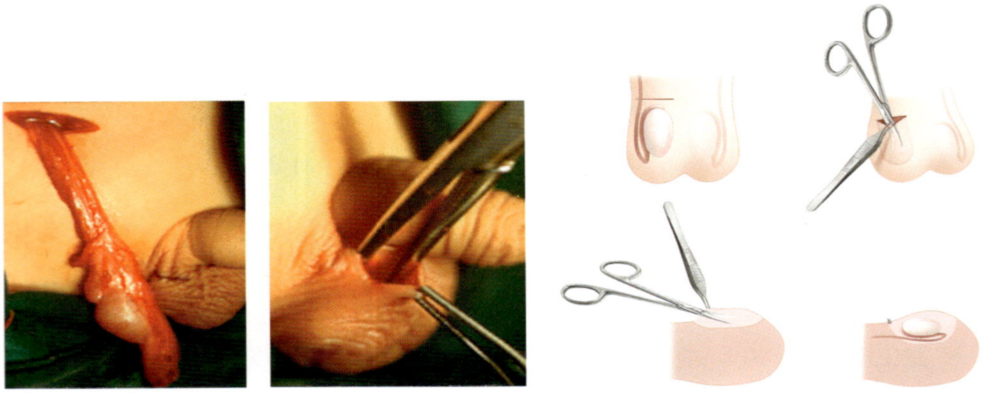

(A) (B) (C)

그림 10-12 고환고정술. (A) 정삭의 충분한 길이 확보, (B) Dartos 근막하주머니 조성, (C) 모식도 Kim KK. Urology 1996;48:131

7. 요도하열(尿道下裂, hypospadias)

음경과 요도의 발생과정에서 생기는 드물지 않은 선천성기형이다. 양측 요도주름(urethral fold)이 융합하여 완전한 관(tube) 모양의 요도를 이루어야 하는데 이 과정에 부분적 결손이 생기면서 온전한 요도가 만들어지지 못한 것이다.

요도구는 요도결손의 정도에 따라 귀두에서 회음부까지 다양한 곳에 생기는데 대부분은 귀두(glans)나 음경의 원위부에 생기는 경한 형태이며, 회음부 가까이 생기는 심한 경우에는 새로운 요도를 만들어 주는 수술이 더 어렵고 수술결과도 좋지 않다.

요도하열환자에서 주의해야 할 것은 포경수술은 금기사항이다. 요도하열수술을 할 때에 굽어진 음경을 펴주고 모자라는 요도를 만들 때 포피를 이용하여야 하기 때문에 이를 잘라내서는 안 된다. 요도하열에서 포피는 정상이라 내부의 요도나 음경의 이상이 안 보일 수 있는데, 특히 신생아 시기에는 이를 모르고 포경수술을 할 수 있어 주의하여야 한다.

빈도

출생 남아 1000명당 3~8명 (1/300 남아)에서 생기며 20%는 음낭 가까이 생기는 심한 근위부요도하열(proximal hypospadias)이다.

증상

요도구가 귀두의 중앙 끝에 있지 않고 음경에 있으며, 음경이 배측으로 굽어있어 소변이 앞으로 나가지 못하고 발등 쪽으로 떨어져서 서서 소변보기가 어렵다. 음경이 발기되면 아래로 굽는 각도가 더욱 심해지고 통증이 동반될 수 있다.

진단

요도구가 귀두 중앙에 있지 않고 귀두, 음경구(sulcus), 음경체, 음경음낭이음부, 회음부 사이에 있다. 발기되지 않은 상태에서도 음경의 만곡과 요도결손 부위에서 단단한 섬유판(plaque)이 만져진다. (그림 10-13. A, B)

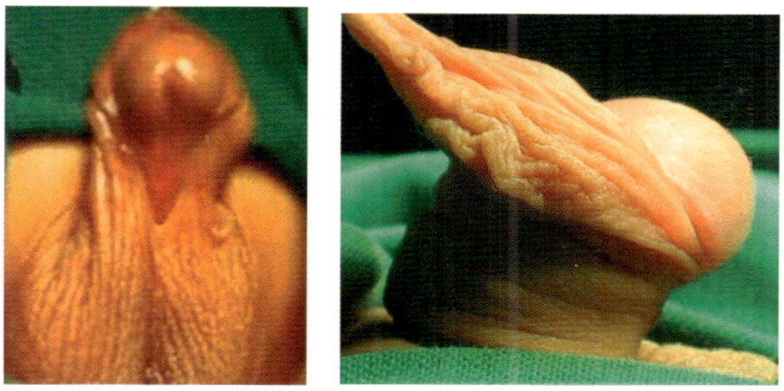

(A) (B)

그림 10-13 요도하열. (A) 전면, (B) 측면

치료

수술은 생후 6개월부터 아이들이 성을 인식하는 18개월 이전에 해주는 것이 좋다. 수술의 목적은 굽어진 음경을 곧게 펴주고, 결손된 요도를 요도구가 귀두 끝 중앙에 위치하도록 만들어 주는 것이다.

요도결손 부위에는 흔히 섬유판(fibrous plaque)이 있고 이로 인해 음경이 굽기 때문에 음경이 곧게 펴질 수 있도록 이것을 충분하게 제거해주어야 한다. 요도가 회음부에 가깝고 결손된 요도가 길거나 섬유판이 심할수록 수술도 어렵다. 음경을 펴고 요도를 만드는 과정을 2단계로 나누어 하기도 하나 요즈음은 한 번에 한다. 수술방법은 250가지 이상의 다양한 방법들이 많이 있고. 정해진 하나의 비법이 없을 정도로 수술이 단순하지 않고 까다롭다.

1) 요도만들기

Snodgrass법; onlay절편 중앙에 glans tip으로부터 수직으로 절개를 가하고 여기서 생긴 양측의 절편을 서로 봉합하여 요도를 만든다.

응용 Thiersch-Duplay법; Snodgrass법을 응용하여 정중앙에 절개를 가한 onlay 절편만으로 다른 피부절편 없이 Thiersch-Duplay법과 비슷한 방법으로 요도를 만들어 준다.

2) 굽은 음경 펴주기

섬유판을 제거한 후에도 음경이 펴지지 않으면 음경해면체(corpus cavernosum)로부터 신경혈관다발(bundle)을 분리한 상태에서 해면체의 등쪽에 종절개를 하고 이를 횡으로 봉합하여 전체적으로 음경을 바르게 펴준다. 음경의 길이가 다소 짧아질 수 있다. 최근에는 음경의 등쪽 정중앙에는 신경이 없다는 것이 밝혀져 간단히 정중앙을 한 바늘 당겨 꿰매서 음경을 펴주기도 한다. (그림 10-14)

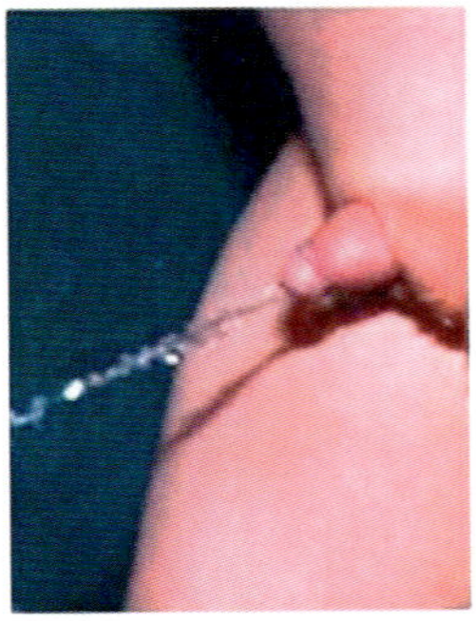

그림 10-14 요도하열. 수술 후

예후

수술 후 15%에서 피부누공이나 요도협착, 요도게실 등의 후유증이 올 수 있으며 근위부요도하열이나 일차합병증이 있었던 환자에서는 그 위험이 2배 증가된다. 요도하열 수술 후 장기적인 결과를 보면 동일연령(age-matched) 대조군과 비교할 때 요속이 의미있게 낮았으나 여전히 정상범위 내에 있었으며, 심한 삭대(chordee)의 존재는 낮은 요속과 관계가 되었다. 그러나 수술 후 합병증도 2차적인 수술로 교정이 가능하였으며, 요도하열수술을 받았던 대부분의 성인들은 배뇨와 성기능에서 만족하였다.

8. 숨은음경, 함몰음경(陷沒陰莖, concealed penis)

실제 음경의 길이(귀두 끝에서 치골까지의 길이)는 정상인데 주위의 두꺼운 지방조직에 묻혀서 작게 보이는 것이다. 포경상태에서는 더 작게 보일 수 있다. 소변볼 때 소변이 흩뿌려져서 불편할 수 있으며 정신적으로 문제를 야기할 수도 있다. 아이가 크면서 음경도 커지고 치골부위 지방이 줄어들고 포경상태가 완화되면서 정상 음경의 모양을 되찾게 된다. (그림 10-15)

수술이 꼭 필요한 질환은 아니나 소변볼 때에 소변이 흩어져서 배뇨가 곤란하거나 이로 인해 정신적인 문제가 생기면 수술을 하기도 한다. 과도한 지방조직을 적절하게 절제하고 근위부 음경피부를 치골 앞쪽에 고정해서 정상적인 음경의 모양을 만들어준다.

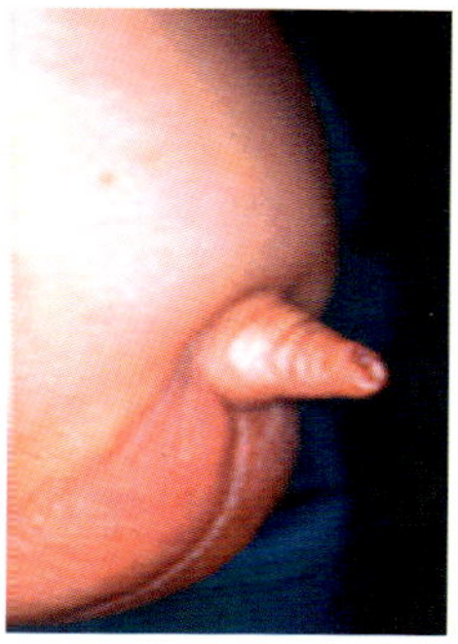

그림 10-15
숨은음경

감별진단; 왜소음경(矮小陰莖, micropenis)은 실제 음경의 길이가 정상보다 작은 것으로 태아시기에 남성호르몬의 장애로 음경이 성장하지 못하여 생기는데 실제 그 빈도는 드물다.

9. 야뇨증(夜尿症, enuresis)

야뇨증이란 방광의 기능이 충분히 성숙하여 소변을 가려야 할 나이에 본인 모르게 수면 중에 소변을 싸는 증상으로서, 5세 이후에 실수하면 야뇨증으로 진단한다. 그러나 구체적인 야뇨증에 대한 정의는 5번째 생일이 지난 아이에서 수면 중에 소변을 싸는 것 자체를 야뇨증이라 정의하기도 하고, 5세 이상 아이에서 연속 3개월간 1주에 최소 2회 이상이면 수면 중 야뇨로 정의하기도 한다.

종류

1) 일차성야뇨증(primary nocturnal enuresis); 아이 때부터 소변을 최소 연속 6개월 이상 완전히 가려본 적이 없이 지속되는 야뇨증으로 대부분이 일차성이며 배뇨조절기능이 덜 성숙되어 생기는 것으로 알려져 있다. 75%가 이에 해당한다.
2) 이차성야뇨증(secondary nocturnal enuresis); 최소 연속 6개월 이상 소변을 잘 가리다 재발된 야뇨증이다. 기질적이나 정신적 원인에 의한 일시적인 현상으로서 치료가 잘 되는 편이다. 동반증상에 따라 단일증상성야뇨(monosymptomatic nocturnal enuresis)와 비단일증상성야뇨(non-monosymptomatic nocturnal enuresis)로 나누며 각각 야뇨증 환아의 68.5%, 31.5(30~35)%를 차지한다.

빈도

야뇨증은 5세 아이들 중 15~20%에서 있으며 매년 15%씩 감소하는데 7세 이상 아이들의 6~10%가 한 달에 적어도 한 번의 야뇨증상이 있고, 15세 이후에는 1~2%에서 있다. 전체적으로 보면 소아환자의 약 5%가 주 1회 또는 그 이상으로 야뇨가 있으며 야뇨증은 소아과에서 가장 흔한 수면장애 중의 하나로 여겨지고 있다.

원인

야뇨증은 이미 잘 알려진 질환이나 그에 비해 원인이나 관련되는 인자들, 개념의 정의에 대하여 조차 확실하게 정립되지 못한 상태에 있다.

야간다뇨증, 수면 중 각성장애, 배뇨반사의 억제장애인 방광기능장애가 가장 대표되는 원인이고 이외에 유전적요인과 심리적요인, 그리고 수면장애, 변비, 중추신경장애, 기도폐색, 행동장애도 관련이 있는 것으로 알려져 있으며 그 외의 많은 가능성에 대하여도 연구되고 있다.

야간다뇨증(nocturnal polyuria); 수면 중 항이뇨호르몬의 감소로 소변양이 증가되어 생긴다.

요붕증(diabetes insipidus)은 대표적인 이차야뇨증의 기질적 원인 중 하나이다.

수면 중 각성장애(arousal disturbance); 결과적으로 소변을 보아야 할 상황에서 이를 인지하고 깨어 일어나지 못하는 것이 문제인데, 이것은 잠의 질이나 깊이와 관련이 있을 것으로 추측은 되나 아직 확인되지는 않았다.

방광기능장애; 기질적인 비뇨기계 질환은 5% 이내로 방광의 기능적 발육지연, 요로감염, 요도구이상 등으로 생길 수 있으며, 결과적으로는 방광의 기능적 용적의 감소와 배뇨근과다활동이 문제가 되고 있다.

유전적 요인; 단일증상성야뇨증이 부모 중 한쪽에 있었을 때와 양측에 모두 있었을 때 자녀의 각각 44%와 77%에서 야뇨증이 나타나는 등 가족력이 있고, 일부 야뇨증관련 유전자가 보고되기도 하였으나 그럼에도 불구하고 아직 이것만으로는 설명되지 않는 부분들이 있다.

심리적 요인; 감정부조, 사회적응미흡, 성장발육지진, 정신병리, 스트레스 등도 복합적으로 작용할 것으로 인식하고 있다. 특히 2차성야뇨증은 스트레스를 주는 가정이나 사회적 문제와 관련이 있을 것으로 알려져 있다. 실제 사회적문제로 잠결에 오줌을 싼 것으로 인해 환아 가족들 사이에서 가장 흔히 육체적 처벌이 2~89%에서 발생하고 있으며, 모든 환아가 처벌을 경험하였다는 보고도 있다.

검사

원인이 다양하고 여러 요인들이 복합적으로 관계가 되는 것으로 이해는 하고 있으나 아직 이를 확인할 수 있는 정해진 검사나 수단은 없다. 따라서 야뇨증 환아에서는 자세한 병력청취와 신체검사를 하고 교정이 가능한 원인이 있는지 세심하게 찾아보아야 한다. 주간 배뇨증상이 있으면 정도에 따라서는 요류검사, 요역동학검사, 복부초음파검사, 요로영상촬영 등을 할 수 있으나 일반적인 단일증상성야뇨증에서는 기본적인 소변검사로 감염이나 염증만 확인한다.

치료

야뇨증의 치료는 만 5세 이후에 시작한다. 5세 이전에는 불안정방광의 빈도가 높고 자연소실율이 높은 반면 5세 이후에는 치료에 대한 환아의 순응도가 높아 치료효과가 좋다.

1) 기존의 관련 질환 치료; 심한 변비, 요로감염, 요도폐색, 야간무호흡증 등을 치료한다.
2) 수면 중 스스로 깨어서 일어나는 각성의 문제이나 이에 대한 약은 없다.
3) 불안정방광이 아니면 야간에 수분섭취를 줄여서 방광용적 이하로 소변양을 줄인다.
4) 약물 및 지지요법(supportive therapy)

대표적인 약물로는 Imipramine과 desmopressin (DDAVP)이 있다.

(1) Desmopressin (DDAVP); 항이뇨호르몬 유사체로서 특히 야간다뇨증에 효과적이다. 60~70%에서 효과가 있으며 50~90%에서 재발한다.
부작용은 경미하며. 다량의 수분 섭취 시 저나트륨혈증(hyponatremia)과 경련이 보고된 바 있어 치료 중에 전해질검사가 필요하다. 혈압상승기전을 극소화하고 항이뇨효과를 높이고 효과의 지속시간을 길게 한 항이뇨호르몬의 유사체로서 소변경보기와 함께 일차치료법으로 인정되고 있다.

(2) Imipramine; 원래 항우울제로서 오래 전부터 야뇨증의 치료제로 쓰여 왔다. 정확한 작용기전은 알려지지 않았으나 대뇌에서 각성기능과 방광에서 항콜린·항경련작용, 교감신경작용으로 소변저장기능을 촉진하는 것으로 알려져 있다. 최근 밝혀진 주요 약리작용 중 하나는 요의 전해질감소에 의한 소변양의 감소로 추정하고 있다. 50%에서 효과가 있고 재발이 높다. 불안감, 수면장애, 소화기장애 등과 과다복용에 의한 심각한 합병증이 있을 수 있어 복용에 주의를 하여야 한다.

(3) 항콜린제; 야뇨증환아에서 주간 배뇨증상의 관찰은 매우 중요한데 주간유뇨증이 있는 경우에는 이에 대한 약물을 함께 투여하기도 한다. Oxybutynin 등을 투여하며. 47~71%에서 효과가 있으나 재발율이 높다.

소아 야뇨증에서 oxybutynin과 desmopressin, 또는 imipramine과 desmopressin의 병합요법이 효과를 보인다는 보고도 있는데 6개월 후 반응율을 보면 Oxybutynin: desmopressin: Imipramine이 각각 71%, 63.3%, 61.3%였으며 재발율은 각각 31.8%, 57.9%, 63.2%였다.

5) 행동요법; 약물만으로 완쾌되지 않거나 재발되는 경우에는 배뇨와 관련된 행동이나 습관의 교정과 훈련 등을 병행하여야 하며 소변경보기를 함께 사용하여도 효과가 좋다.

환아에게 야뇨증에 대해 각성시키고 치료에 대한 책임감과 동기유발을 시킨다. 야뇨증의 정도에 따라 저녁 이후부터 잠자리에 들기 전까지 수분섭취를 제한한다. 잠자는 아이를 임의로 소변을 보게 하는 것은 권장되지 않는다. 커서도 부모나 할머니 품에서 잠을 자는 등 지나치게 의존적이거나, 습관적으로 소변을 안 보고 참으려는 아이들, 기저귀를 오랫동안 차는 아이들에서 야뇨를 당연시 하는 경향이 있다.

야뇨경보기(alarm)는 치료효과가 검증된 대표되는 행동요법(conditioning)이며 단일증상성야뇨증의 치료에 효과적이다. 초기치료 성공률이 65~75%이고 재발율은 20~30%로 낮다. 치료기전은 반복적 훈련에 의한 조건화 학습효과로 최소 6~8주간은 사용하여야 하고 중지하기 전 최소 14일은 지속하다 끊어야 한다. 이를 단독으로 사용하거나 약물과 병용하여도 좋은 효과를 얻을 수 있다.

6) 병합요법; 행동치료와 골반기저근육훈련치료를 위한 바이오피드백치료, 전기자극치료 등을 통해 하부요로기능 재활치료를 하기도 한다.

참고문헌

대한비뇨기과학회. 요관질환. In: 대한비뇨기과학회. 비뇨기과학. 5th ed. 일조각. 2014,485-495.

Agarwal A, Kumar A, Srivastava A. High-grade vesicoureteral reflux in renal recipient: simultaneous ipsilateral nephroureterectomy with engraftment. Transplant Proc 2003;35:317-318.

Arda E, Cakiroglu B, Thomas DT. Primary Nocturnal Enuresis: A Review. Nephrourol Mon 2016; 31;8(4):e35809.

Arena S, Iacona R, Impellizzeri P, Russo T, Marseglia L, Gitto E, Romeo C. Physiopathology of vesico-ureteral reflux. Ital J Pediatr 2016;42(1):103.

Arena S, Patricolo M. Primary Nocturnal Enuresis: Assessment and treatment in a single referral Centre. Pediatr Int 2017;59:812-815.

Arlen AM, Garcia-Roig M, Weiss AD, Leong T, Cooper CS, Kirsch AJ. Vesicoureteral Reflux Index: 2-Institution Analysis and Validation. J Urol 2016;195:1294-9.

Arnell H, Hjälmås K, Jägervall M, Läckgren G, Stenberg A, Bengtsson B, Wassén C, Emahazion T, Annerén G, Pettersson U, Sundvall M, Dahl N. The genetics of primary nocturnal enuresis: inheritance and suggestion of a second major gene on chromosome 12q. J Med Genet 1997;34(5):360–5.

Asanuma H, Matsui Z, Satoh H, Asai N, Nukui C, Aoki Y, Mizuno R, Oya M. Color Doppler Ultrasound Evaluation of Ureteral Jet Angle to Detect Vesicoureteral Reflux in Children. J Urol 2016;195:1877–82.

Ashley RA, Barthold JS, Kolon TF. Cryptorchidism: pathogenesis, diagnosis, treatment and prognosis. Urol Clin North Am 2010;37(2):183–93.

Assmus MA, Kiddoo DA, Hung RW, Metcalfe PD. Initially Asymmetrical Function on MAG3 Renography Increases Incidence of Adverse Outcomes. J Urol 2016;195:1196–202.

Austin PF, Bauer SB, Bower W, Chase J, Franco I, Hoebeke P, Rittig S, Walle JV, von Gontard A, Wright A, Yang SS, Nevéus T. The standardization of terminology of lower urinary tract function in children and adolescents: Update report from the standardization committee of the International Children's Continence Society. Neurourol Urodyn 2016;35(4):471–81.

Bagga HS, Lin S, Williams A, Schold J, Chertack N, Goldfarb D, Wood H. Trends in Renal Transplantation Rates in Patients with Congenital Urinary Tract Disorders. J Urol 2016;195:1257–62.

Bailey R. Vesicoureteric reflux in healthy infants and children. In Hodson J, Kincaid-Smith P (eds) Reflux nephropathy. Masson, New York, (1979),59–61.

Bailey RR. The relationship of vesico-ureteric reflux to urinary tract infection and chronic pyelonephritis-reflux nephropathy. Clin Nephrol 1973;1:132–141.

Baskin LS. Hypospadias and urethral development. J Urol 2000;163:951–956.

Baskin LS, Ebbers MB. Hypospadias: anatomy, etiology, and technique. J Pediatr Surg 2006;41:463–72.

Baumrucker GO. Incidence of testicular pathology. Bull US Army Med Dep 1946;5:312–4.

Bradbury MG, Meadow SR. Combined treatment with enuresis alarm and desmopressin for nocturnal enuresis. Acta Paediatr 1995;84(9):1014–8.

Butler RJ, Golding J, Northstone K. ALSPAC Study Team. Nocturnal enuresis at 7.5 years old: prevalence and analysis of clinical signs. BJU Int 2005;96(3):404–10.

Butler R, Heron J. The Alspac Study T. Exploring the differences between mono- and polysymptomatic nocturnal enuresis. Scand J Urol Nephrol 2006;40:313–319.

Butler RJ, Holland P, Gasson S, Norfolk S, Houghton L, Penney M. Exploring potential mechanisms in alarm treatment for primary nocturnal enuresis. Scand J Urol Nephrol. 2007;41(5):407–13.

Chang CP, McDill BW, Neilson JR, Joist HE, Epstein JA, Crabtree GR, Chen F. Calcineurin is required in urinary tract mesenchyme for the development of the pyeloureteral peristaltic machinery. J Clin Invest 2004;113:1051–1058.

Chevalier RL. Congenital urinary tract obstruction: the long view. Adv Chronic Kidney Dis 2015;22(4):312–9.

de Gatta MF, Garcia MJ, Acosta A, Rey F, Gutierrez JR, Dominguez-Gil A. Monitoring of serum levels of imipramine and desipramine and individualization of dose in enuretic children. Ther Drug Monit 1984;6(4):438-43.

Dodson JL, Jerry-Fluker JV, Ng DK, Moxey-Mims M, Schwartzd GJ, Dharnidharka VR, Warady BA, Furth SL. Urological disorders in chronic kidney disease in children cohort: clinical characteristics and estimation of glomerular filtration rate. J Urol 2011;186:1460-1466.

Drew JH, Parkinson P, Walstab JE, Beischer NA. Incidences and types of malformations in newborn infants. Med J Aust 1977;1:945-949.

Dy GW, Hsi RS, Holt SK, Lendvay TS, Gore JL, Harper JD. National Trends in Secondary Procedures Following Pediatric Pyeloplasty. J Urol 2016;195:1209-14.

Eiberg H. Total genome scan analysis in a single extended family for primary nocturnal enuresis: evidence for a new locus (ENUR3) for primary nocturnal enuresis on chromosome 22q11. Eur Urol 1998;33(Suppl 3):34-6.

Eiberg H, Berendt I, Mohr J. Assignment of dominant inherited nocturnal enuresis (ENUR1) to chromosome 13q. Nat Genet 1995;10:354-6.

Faust WC, Diaz M, Pohl HG. Incidence of post-pyelonephritic renal scarring: a meta-analysis of the dimercapto-succinic acid literature. J Urol 2009;181:290-7.

Fernbach S, Maizels M, Conway J. Ultrasound grading of hydronephrosis: introduction to the system used by the Society for Fetal Urology. Pediatr Radiol 1993;23:478-480.

Franco I, Von Gontard A, De Gennaro M. Evaluation and treatment of non monosymotiomatic nicturnal enuresis: a standardization document from the International Children's Continence Society. International Children;s Continence Society. J Pediatr Urol 2013;9:234-243.

Frey HL, Rajfer J. Incidence of cryptorchidism. Urol Clin North Am 1982;9(3):327-9.

Friedland GW. The voiding cystourethrogram: an unreliable examination. In: Hodson J, Kincaid-Smith P (eds) Reflux nephropathy. Masson, New York, 1979,93-99.

Gozmen S, Keskin S, Akil I. Enuresis nocturia and sleep quality. Pediatr Nephrol 2008;23:1293-1296.

Greenfield SP, Manyan NG, Wan J. Experience with VUR in children: clinical characteristics. J Urol 1997;158:574-577.

Hall NJ, Ron O, Eaton S, Pierro A. Surgery for hydrocele in children—an avoidable excess? J Pediatr Surg 2011;46:2401-5.

Hamilton BE, Martin JA, Ventura SJ. Births:preliminary data for 2012. Natl Vital Stat Rep 2013;62:1-20.

Han M, Kim HG, Lee JD, Park SY, Sur YK. Conversion and reliability of two urological grading systems in infants: the Society for Fetal Urology and the urinary tract dilatation classifications system. Pediatr Radiol 2017;47:65-73.

Harris LE, Stayura LA, Ramirez-Talavera PF, Annegers JF. Congenital and acquired abnormalities observed in live-born and stillborn neonates. Mayo Clin Proc 1975;50:85-90.

Hjalmas K, Arnold T, Bower W, Caione P, Chiozza LM, von Gontard A, Han SW, Husman DA, Kawauchi A, Läckgren G, Lottmann H, Mark S, Rittig S, Robson L, Walle JV, Yeung CK, Nocturnal enuresis: an international evidence based management strategy. J Urol 2004;171:2545–61.

Hoberman A, Charron M, Hickey RW, Baskin M, Keamey DH, Wald ER. Imaging studies after febrile urinary trract infection in young children. N Engl J Med 2003;348:195.

Hodhod A, Capolicchio JP, Jednak R, El–Sherif E, El–Doray Ael–A, El–Sherbiny M. Evaluation of Urinary Tract Dilation Classification System for Grading Postnatal Hydronephrosis. J Urol 2016;195(3):725–30.

Houts AC. Behavioral treatment for enuresis. In Kazdin AE, Weisz JR (eds): Evidence–Based Psychotherapies for Children and Adolescents. New York: The Guilford Press, 2003.389–406.

International Reflux Study Committee. [No authors listed]. Medical versus surgical treatment of primary vesicoureteral reflux: report of the International Reflux Study Committee. Pediatrics 1981;67:392–400.

Kahan E, Morel D, Amir J, Zelcer C. A controlled trial of desmopressin and behavioral therapy for nocturnal enuresis. Medicine (Baltimore) 1998;77(6):384–8.

Knudson MJ, Austin JC, McMillan ZM, Hawtrey CE, Cooper CS. Predictive factors of early spontaneous resolution in children with primary vesicoureteral reflux. J Urol 2007;178:1684–1688.

Läckgren G, Kirsch AJ. Endoscopic treatment of vesicoureteral reflux. BJU 2010;9(105):1332–1447.

Lao OB, Fitzgibbons RJ, Jr, Cusick RA. Pediatric inguinal hernias, hydroceles, and undescended testicles. Surg Clin North Am 2012;92:487–504.

Marden PM, Smith DW, McDonald MJ. Congenital anomalies in the newborn infant, including minor variations. A study of 4,412 babies by surface examination for anomalies and buccal smear for sex chromatin. J Pediatr 1964;64:357–371.

Neild GH. What do we know about chronic renal failure in young adults? I. Primary renal disease. Pediatr Nephrol 2009;24:1913–1919.

Neild GH. What do we know about chronic renal failure in young adults? II. Adult outcome of pediatric renal disease. Pediatr Nephrol 2009;24:1921–1928.

Nevéus T. The role of sleep and arousal in nocturnal enuresis. Acta Paediatr 2003;92(10):1118–23.

Nevéus T. Nocturnal enuresis–theoretic background and practical guidelines. Pediatr Nephrol 2011;26:1207–1214.

Nevéus T. Pathogenesis of enuresis: Towards a new understanding. Int J Urol 2017;24:174–182.

Nguyen HT, Benson CB, Bromley B. Campbell JB, Chow J, Coleman B, Cooper C, Crino J, Darge K, Herndon CD, Odibo AO, Somers MJ, Stein DR. Multidisciplinary consensus on the classification of prenatal and postnatal urinary tract dilation (UTD classification system). J Pediatr Urol 2014;10:982–998.

Nguyen HT, Herndon CDA., Cooper C. Gatti J, Kirsch A, Kokorowski P, Lee R, Perez–Brayfield M, Metcalfe P, Yerkes E, Cendron M, Campbell JB. The Society for Fetal Urology consensus statement on the evaluation and management of antenatal hydronephrosis. J Pediatr Urol 2010;6:212–231.

Osifo OD, Osaigbovo EO. Congenital hydrocele: prevalence and outcome among male children who underwent neonatal circumcision in Benin City, Nigeria. J Pediatr Urol 2008;4:178–182.

Papadopoulou F, Efremidis SC, Economou A, Badouraki M, Panteleli M, Papachristou F, Soteriou I. Cyclic voiding cystourethrography: Is vesicoureteral reflux missed with standard voiding cystourethrography? European Radiology 2002;12:666–670.

Perera M, Jones B, O'Brien M, Hutson JM. Long-term urethral function measured by uroflowmetry after hypospadias surgery: comparison with an age matched control. J Urol 2012;188(Suppl):1457–62.

Peters C, Rushton HG. Vesicoureteral reflux associated renal damage: congenital reflux nephropathy and acquired renal scarring. J Urol 2010;184:265–73.

Peters CA, Skoog SJ, Arant BS, Jr., Copp HL, Elder JS, Hudson RG, Khoury AE, Lorenzo AJ, Pohl HG, Shapiro E, Snodgrass WT, Diaz M. Summary of the AUA guideline on management of primary vesicoureteral reflux in children. J Urol 2010;184:1134–1144.

Rianthavorn P, Tangngamsakul O. Probabilities of Dilating Vesicoureteral Reflux in Children with First Time Simple Febrile Urinary Tract Infection, and Normal Renal and Bladder Ultrasound. J Urol 2016; 196:1541–1545.

Rickard M, Easterbrook B, Kim S, Farrokhyar F, Stein N, Arora S, Belostotsky V, DeMaria J, Lorenzo AJ, Braga LH. Six of one, half a dozen of the other: A measure of multidisciplinary inter/intra-rater reliability of the society for fetal urology and urinary tract dilation grading systems for hydronephrosis. J Pediatr Urol. 2017 Feb;13(1):80.e1–80.e5.

Rittig S, Knudsen UB, Nørgaard JP, Pedersen EB, Djurhuus JC. Abnormal diurnal rhythm of plasma vasopressin and urinary output in patients with enuresis. Am J Physiol 1989;256:F664–71.

Sá CA, Gusmão Paiva AC, de Menezes MC, de Oliveira LF, Gomes CA, de Figueiredo AA, de Bessa J Jr, Netto JM. Increased Risk of Physical Punishment among Enuretic Children with Family History of Enuresis. J Urol 2016;195(4 Pt 2):1227–30.

Sargent MS. What is the normal prevalence of vesicoureteral reflux? Pediatr Radiol 2000;30:587–593.

Scorer CG. The Incidence of Incomplete Descent of the Testicle at Birth Arch Dis Child 1956;31(157):198–202.

Scorer CG. The Descent of the Testis. Arch Dis Child 1964;39(208):605–609.

Seikaly MG, Ho PL, Emmett L, Fine RN, Tejani A. Chronic renal insufficiency in children: the 2001 annual report of the NAPRTCS. Pediatr Nephrol 2003;18:796–804.

Seyfhashemi M, Ghorbani R, Zolfaghari A. Desmopressin, Imipramine, and Oxybutynin in the Treatment of Primary Nocturnal Enuresis: A Randomized Clinical Trial. Iran Red Crescent Med J 2015;17(7):e16174.

Shaikh N, Ewing AL, Bhatnagar S, Hoberman A. Risk of renal scarring in children with a first urinary tract infection: a systematic review. Pediatrics 2010;126:1084–91.

Shapiro E, Snodgrass WT, Diaz M. Pediatric vesicoureteral reflux guideline panel summary report: clinical practice guidelines for screening siblings of children with vesicoureteral reflux and neonates/infants with prenatal hydronephrosis. J Urol 2010;184:1145–1151.

Singh AK, Kao S, D'Alessandro M, Sato Y. Case 164: funicular type of spermatic cord hydrocele.

Radiology 2010;257:890–892.

Skoog SJ, Peters CA, Arant BS. Jr, Copp HL, Elder JS,, Hudson RG, Khoury AE, Lorenzo AJ, Pohl HG, Shapiro E, Snodgrass WT, Diaz M. Pediatric vesicoureteral reflux guideline panel summary report: clinical practice guidelines for screening siblings of children with vesicoureteral reflux and neonates/infants with prenatal hydronephrosis. J Urol 2010;184:1145–1151.

Skoog SJ, Peters CA, Arant BS. Jr, Copp HL, Elder JS, Hudson RG, Khoury AE, Lorenzo AJ, Pohl HG, Smellie J, Normand I, Katz G. Children with urinary tract infection: a compareison of those with and those without vesicoureteral reflux. Kidney Int 1981 20:717–722.

Snodglass W, Yucel S. Tubularized incised plate for mid shaft and proximal hypospadias repair. J Urol 2007;177:698–702.

Sparr K, Balcom A, Mesrobian HO. Incidence and natural history of contralateral vesicoureteral reflux in patients presenting with unilateral diseases. J Urol 1998;160:1023–1025.

Tanagho EA. Embryologic basis for lower ureteral anomalies: A hypothesis. Urclogy 1976;7:451–464.

Tekgüla S, Riedmillerb H, Hoebekec P, Kočvarad R, Nijmane RJM, Radmayrf C, Steing R, Dogana HS. EAU Guidelines on Vesicoureteral Reflux in Children. European Urol 2012;62:534–542.

Ververidis M. Dickson AP, Gough DC. An objective assessment of the results of hypospadias surgery. BJU Int 2005;96:135–139.

von Gontard A. The impact of DSM–5 and guidelines for assessment and treatment of elimination disorders. Eur Child Adolesc Psychiatry 2013;22 Suppl 1:S61–7.

Wang HH, Gbadegesin RA, Foreman JW, Nagaraj SK, Wigfall DR, Wiener JS, Routh JC. Efficacy of antibiotic prophylaxis in children with vesicoureteral reflux: Systematic review and meta–analysis. J Urol 2015;193:963–969.

Williams G, Fletcher JT, Alexander SI, Craig JC. Vesicoureteral reflux. J Am Soc Nephrol 2008;19:847–862.

Zhang Y, Bailey RR. A long term follow–up of adults with reflux nephropathy. N Z Med J 1995;108:142–144.

11장
감염질환(感染疾患, Infectious diseases in the urogenital tract)

병원성세균이 감염되고 증식하여 신장, 요관, 방광, 요도, 전립선, 고환, 부고환 등 요로와 생식기에 염증을 유발하는 질환을 총칭한다.

분류

분류기준에 따라 다음의 몇 가지로 분류한다.

1) 원인균의 종류와 임상소견에 따라
   (1) 비특이성 감염(非特異性感染, non-specific infection); 다른 원인균에 의한 염증 질환이나 임상증상과 치료방법 등 임상양상이 유사한 질환들이다.
   급성신우신염(急性腎盂腎炎, acute pyelonephritis), 신농양(腎膿瘍, renal abscess)
   급성방광염(急性膀胱炎, acute cystitis)
   급성부고환염(急性副睾丸炎, acute epididymitis)
   급성세균전립선염(急性細菌前立腺炎, acute bacterial prostatitis)
   (2) 특이성 감염(特異性感染, specific infection); 각각의 원인균에 따라 임상증상이나 검사소견, 치료방법 등 임상양상이 서로 다르고 특이한 양상을 보인다.
   요로결핵(尿路結核, tuberculosis of the genitourinary tract)
   성매개감염(性媒介感染, sexually transmitted disease)

임균요도염(淋菌尿道炎, gonococcal urethritis)

비임균요도염(非淋菌尿道炎, non-gonococcal urethritis)

매독(梅毒, syphilis)

후천성면역결핍증후군(後天性免疫缺乏症候群, acquired immune deficiency syndrome, AIDS)

2) 감염의 성격에 따라

(1) 일차감염(primary infection); 일생 처음으로 생긴 새로운 감염이다.

(2) 미해결감염(unresolved infection); 약물치료 중에도 요배양검사에서 감염균이 지속적으로 나오는 상태로 약을 제대로 먹지 않았거나 효과가 적은 약을 사용한 경우에 생긴다.

(3) 지속성감염(persistent infection); 약물치료 후 요배양검사에서 감염균은 없어졌으나 치료 중단 후 동일 세균에 의한 감염이 다시 나타나는 경우로 요로결석이나 만성세균성전립선염 같이 치료 중에 세균이 피신해 있을 병소가 있을 때 생긴다.

(4) 재감염(reinfection); 기존의 세균은 완전히 박멸된 후 새로운 균에 의한 감염이다.

감염의 원인과 경로

대변에 상존하며 항문 주위에 있던 장내세균이 요드로 들어와 생기는 상행감염(ascending infection)과 피부나 다른 장기에 있던 세균이 혈액으로 전파되는 혈행성감염(hematogenous infection), 림프관을 통한 림프성감염(lymphatogenous infection), 그리고 인접된 병소에서 바로 전파되는 직접감염(direct infection)이 있다.

가장 일반적인 요로감염인 비특이성감염은 대부분이 항문 주위에 있는 대장균에 의한 상행감염이며 단순 방광염이나 신우신염의 적어도 80%를 차지한다. 특히 소아에서는 선천성기형과 관련되어 잘 생기며, 도뇨와 관련된 감염도 요로감염의 중요한 부분을 차지한다.

성인에서 카테터관련요로감염의 유병율은 선진국인 미국에서도 보건의료관련 감염의 34%를 차지하고 있으며 이를 줄이는 것이 보건의료의 질 향상을 위한 주요 목표중의 하나로 되어 있다. 그러나 소아에서 카테터관련요로감염의 발생빈도는 그동안 높았음에도 불구하고 최근에 와서야 그 중요성이 인식되어지고 있으며 보건의료관련감염의 원인 중에서는 중심정맥관감염과 수술부위 감염에 이어 두 번째로 흔한 원인으로 알려져 있다. 카테터관련감염은 카테터의 유치기간과 관련이 많은데 성인에서 카테터가 연속으로 유치되어 있는 날마다 8%씩 감염율이 증가된다. 따라서 이를 줄이기 위해서는 카테터유치보다는 청결간헐도뇨(CIC)가 좋으며 부득이 유치를 하여야 하는 경우에는 짧은 기간 하여야 한다.

진단

소변배양검사를 하여 세균을 확인하면 된다. 소변은 무균용기에 받아 즉시 검사하여야 하며 그렇지 못하면 24시간까지는 냉장보관할 수 있다.

진단기준은 깨끗하게 받은 중간뇨에서 세균이 $1X10^5$CFU/mL 이상 자라면 의미를 두고 치료한다. 그러나 세균의 수가 이 보다 적더라도 검사 전 약물복용, 소변의 채취방법, 감염균의 집락수(number)와 독성(virulence), 소변의 농도 등을 고려하여 판단하여야 한다. 영상의학검사로 질환의 병소에 대한 구조적, 기능적 이상 여부도 확인한다.

요로감염의 치료

세균수가 적더라도 증상이 있거나 소변을 깨끗하게 받아 오염의 가능성이 없다면 요로감염으로 진단하고 치료하는 것이 좋다. 특히 전립선비대증이나 신경인성방광 등 배뇨장애가 있거나 면역력이 떨어진 노인, 당뇨환자, 결석이나 병원내감염, 요로카테터유치 등을 동반하는 복합감염환자에서는 특별히 유념하여 치료하여야 한다.

치료약물의 선택도 매우 중요한데 요배양검사에서 확인된 세균의 종류와 항생제감수성에 따라 적절히 하여야 한다. 치료제 중에는 간으로 배설되는 약물이 있고 소변으로 배설되는 약물이 있어 간과 신장의 상태도 고려하여야 한다. 특히 면역력이 감소되고 장기간 치료를 요하는 복합감염환자에서는 짧은 기간에 합병증 없이 효과적으로 세균을 박멸할 수 있는 치료제를 써야 한다.

급성신우신염(急性腎盂腎炎, acute pyelonephritis)

원인균

위생이 좋지 않은 저개발국에서는 농가진(impetigo) 같은 피부염의 원인균인 포도구균, 진균이 피부를 통해 체내로 들어와 혈행성으로 신장에 감염되는 것이 많으나 위생적인 개발국에서는 상행감염으로 장내세균인 대장균(大腸菌, E-coli)이 80%로 가장 많고. 이 외에 크렙시엘라(Klebsiella), 프로테우스(Proteus), 장구균(腸球菌, Enterococcus)이 있으며 병원감염균으로 포도구균(Stphylococcus), 녹농균(綠膿菌, Pseudomonas)이 있다.

증상

옆구리 통증, 고열, 늑골-척추각압통(CVA tenderness)이 특징이며 욕지기나 구토, 복부 팽만감 같은 위장증상이 동반될 수 있다. 방광염이 심하면 배뇨통, 빈뇨, 요절박, 혈뇨 등의 배뇨증상이 위 증상에 선행되거나 동반될 수 있다.

그러나 아이들에 있어서는 뚜렷한 국소 증상보다는 열이 나면서 보채고 잘 먹지 않고, 구토와 설사, 발육장애 등의 전신 증상으로 나타날 수 있으며 신체검사소견도 뚜렷하지 않고 애매하여 자칫 감기나 장염으로 오인되기 쉽다.

패혈증이 오면 혈압이 떨어지고 쇼크에 빠지고, 정신을 잃을 수도 있으며, 소변양이 감소하고 출혈경향이 생기고, 더 진행하면 오히려 체온이 떨어질 수 있다. 전체 패혈증의 20~30%가 요로감염에서 생긴다.

검사

일반혈액검사에서 염증세포(백혈구)가 증가하며, 일반소변검사에서 염증세포와 혈뇨(적혈구)가 있고 소변배양검사에서 많은 세균이 자란다. 영상의학검사로는 복부CT가 가장 유용하며 요로감염에 의한 신실질의 이상과 결석, 요르폐색, 가스형성균감염(gas-forming bacteria infection), 출혈 등 질환의 원인과 진행정도, 동반질환 등을 확인하는데 좋다. 특히 2~3일간의 투약에도 고열이나 통증이 호전되지 않으면 다른 질환이 합병되어 있을 가능성이 높으며 영상의학검사로 확인할 필요가 있다. 특히 소아에서는 비뇨생식기계의 선천성 기형이 있는 경우가 많으며 특히 남아에서 요로감염이 재발하는 경우에는 영상의학검사로 방광요관역류를 확인하여야 한다.

치료

급성신우신염은 패혈증의 위험도 있어 처음 7~10일은 입원하여 항생제주사와 수액공급, 전해질 교정 등 약물요법과 함께 안정가료가 필요하다. 이 이후에는 10~14일간 경구약으로 교체한다. 성인 급성신우신염환자의 10~30%가 입원을 요한다.

패혈증이 염려되는 경우에는 혈압, 체온, 소변의 양을 자주 확인하고 주의를 하여야 한다. 환자가 안정되면 그 후에는 외래에서 추가로 1~2주 투약한다. 요로폐색이나 결석, 농양 등 동반된 질환이 있는 경우에는 환자상태를 고려하여 이들도 함께 치료해주어야 한다. 치료 후 3~6개월까지는 정기적으로 요배양검사를 하여 완치와 재발여부를 확인한다.

1) 항생제투여; 합병증이 동반되지 않은 감염에는 1세대 항생제로도 조절이 잘 된다. 원인균이 확인되지 않은 초기에는 우선적으로 페니실린(penicillin)이나 세팔로스포린계열(cephalosporin) 약물과 아이노글라이코사이드(aminoglycoside) 계열의 광범위 항생제를 정맥주사하고, 요배양검사와 항생제감수성검사가 나오면 그 결과에 따라 감수성이 있는 항생제로 바꾸어 투약한다. 복용약으로는 fluoroquinolone이나 trimethoprim-sulfamethoxazole이 효과적이다, 그러나 합병증을 동반하거나 저항균에 의한 감염 등 중증의 경우에는 보다 강력한 항생제투여와 보조요법을 적극적으로 하여야 한다.

2) 보조요법; 충분한 수분섭취나 수액공급으로 몸 속 수분이나 전해질의 균형을 맞추어주는 것이 중요하며 염증완화제, 진통제, 해열제 등으로 불편한 증상도 같이 치료해준다.

3) 배농, 시술; 신장에 농양이 크게 있고 약물치료의 효과가 떨어질 때에는 배농시켜주는 것이 좋다. 요폐, 결석, 이물, 요로기형 등 동반된 질환의 치료도 필요한데, 환자의 상태에 따라서는 즉시 하기보다는 환자가 안정된 후 근본적인 해결을 할 수도 있다.

예후

치료는 잘 되는 편이다. 그러나 환자가 고령이거나 건강상태가 나쁘고 면역기능이 감소된 경우, 동반된 합병증이 있거나, 침습적시술을 한 경우 등에서는 패혈증(敗血症, sepsis)으로 진행하고 생명이 위험할 수도 있기 때문에 환자상태를 면밀히 관찰하고 적극적인 치료와 처치를 하여야 한다. 소아에서 반복되는 요로감염은 신반흔과 신손상의 위험이 있어 원인을 찾아 치료하고 지속적인 예방과 관리를 해주어야 한다.

급성세균방광염(急性細菌膀胱炎, acute bacterial cystitis)

방광에 생기는 염증질환을 총칭하여 방광염이라 한다. 방광염에는 세균이나 결핵균, 기생충 등의 감염에 의한 감염성방광염과 조직의 염증변화에 의한 간질성방광염, 호산구성방광염, 그리고 방사선에 의한 방사선방광염, 항암제에 의한 방광염 등 비감염방광염이 있으며, 가장 흔하게 생기는 방광염은 세균감염으로 급하게 생기는 급성세균방광염으로 흔히 '오줌소태'라고도 한다.

원인 및 원인균

급성세균방광염은 대변에 상존하는 대장균이 항문 주위에 있다가 요도를 통해 방광으로 유입되면서 생긴다. 특히 성생활이 활발해지는 20~30대 여성에서 많이 생기는데 여성의 요도는 남성에 비해 넓고, 짧으며, 곧고, 남자에 있는 전립선요도와 외요도조임근이 없으며, 요도가 항문과 가깝고, 질이 있는 등 구조적인 취약성이 있고, 더욱이 임신과 성관계 시 물리적인 영향으로 세균이 쉽게 요도를 통해 방광으로 침입되기 때문이다. 신혼여행에서 첫 성관계 후 소위 밀월방광염(honeymoon cystitis)이 생겨 매우 놀라고 고생하는 경우가 있는데 약물복용만으로도 속히 호전된다. 성관계 때마다 자주 방광염이 생긴다면 성관계 전에 예방적으로 항생제를 미리 복용하면 도움이 된다.

단순방광염의 원인균은 장내균인 대장균이 75~95%로 가장 많으며 이 외에 프로테우스(proteus mirabilis), 크렙시엘라(klebsiella), 폐염균(pneumoniae), 포도구균(staphylococcus saprophyticus) 등이 있다.

진단

1) 증상; 빈뇨, 요절박, 배뇨통, 소변뒤무직, 하복부나 치골상부 통증, 절박요실금 등의 방광자극증상과 혈뇨가 있을 수 있다. 그러나 급성방광염에서는 급성염증질환이면서도 고열이 없는 것이 특징이다.
2) 소변검사; 일반요검사에서 농뇨와 혈뇨가 있다. 요배양검사에서 원인균과 감수성이 높은 항생제를 확인한다. 방광염을 정의하는데 있어서 중간뇨에서는 10^4CFU/mL나 이 이상, 도뇨관으로 채취한 요에서는 10^3CFU/mL을 기준으로 하며, 중간뇨에서 10^2CFU/mL라도 predictive value가 93%로 의미를 두어야 한다는 주장도 있다.
3) 영상의학검사; 일반적인 방광염에는 필요하지 않다. 그러나 적절한 치료에 반응이 없거나, 원인 모르게 재발을 하거나, 고열, 요통, 배뇨장애 등 상부요로나 하부요로에 동반질환이 의심되는 경우에는 선별적으로 한다.

치료

항생제로는 fluoroquinolone이 좋다. 페니실린계열이나 trimethoprim-sulfamethoxazole은 저항균의 발현율이 높은 편이다. 일반적인 급성방광염에는 항생제를 3~5일 정도 복용한다. 1회 복용만으로도 세균을 없앨 수는 있으나 재발 방지 및 증상완화까지 생각하면 3일 정도 복용하는 것이 좋다. 심한 배뇨증상에는 온수좌욕과 방광을 안정시키는 항콜린성약물, 경련완화제, 요로진정제 등을 같이 복용한다.

치료 중에는 성관계를 피하고, 방광을 씻어낸다는 마음으로 물을 많이 마시고 소변을 시원하게 보는 것이 좋다. 대변을 본 뒤나 좌욕할 때 요도 부위가 오염되지 않도록 하며, 질 세척을 위해 자극성 약물을 사용하거나 과도하게 세척하는 것은 피하는 것이 좋다.

감별진단

출혈성방광염(hemorrhagic cystitis)에서 육안적혈뇨, 배뇨통, 빈뇨, 요절박 등의 증상이 급하게 나타나는 것은 일반 급성방광염과 비슷하나 출혈의 정도와 통증이 훨씬 심하다. cyclophosphamide나 Ifosfamide를 이용한 항암제치료(chemotherapy), 방사선치료(radiation), 그리고 특히 항암치료나 골수이식, 신장이식 등 면역기능이 감소된 소아에서는 바이러스감염(virus infection)이 주 된 원인이며 세균방광염에서와는 달리 일반요배양검사에서 세균은 없다. 건강한 아이에서의 일과성인 출혈성방광염은 증상완화제 투여로도 자연히 회복된다. 그러나 출혈의 원인이나 정도에 따라서는 출혈이 멈추지 않고 중한 경과를 보일 수 있어 주의가 필요하다.

일과성방광출혈에서 혈액응고로 인한 요폐가 생기면 방광에 요도카테터를 유치하고 생리적식염수로 세척을 하면서 혈액의 응고를 방지하며 자연 지혈을 기다려 본다. 그러나 광범위한 염증성 방광내출혈로 지혈이 필요한 경우에는 22Fr 굵은 방광세척용 요도카테터를 통해 1% alum (K-alum-phosphate 50gm in 5L of sterile water)을 5mL/min 속도로 세척하거나, 방사선방광염과 같이 혈관이 확장되고 약해진 경우에도 Holmium laser로 지혈해주면 효과가 좋다.

급성부고환염(急性副睾丸炎, acute epididymitis)

갑자기 음낭이 심하게 아프면서 벌겋게 부어오르고 고열을 동반하는 급성질환이다.

원인

연령과 질환에 따라 다르다.

1) 성경험이 있는 35세 이하 청소년에서는 성매개 세균인 클라미디아(chlamydia trachomatis)나 임질균(N. gonorrhea) 등의 단독 또는 혼합 감염이 많다.
2) 유아와 소아, 성인에서는 대장균, 녹농균 등에 의한 감염이 많다.
3) 무균뇨가 부고환으로 역류하여 생기거나 바이러스 등에 의한 감염도 의심되고 있다.
4) 손상이나 mycoplasma, 바이러스 등의 감염 후 오는 염증반응으로 생길 수 있다.

감염경로

요도를 통한 세균의 상행감염이 많다. 일반요배양검사에서 세균이 없이 생기는 경우도 있어 무균뇨의 역류나 혈액을 통한 감염도 배제할 수 는 없다.

진단

1) 증상과 신체검사; 고열이 있으면서 음낭이 부어오르고 통증이 심하다. 초기에는 특히 부고환이 커지고 통증과 압통이 심하다. 그러나 시간이 경과하여 고환까지 염증이 전파되면 고환도 함께 커지면서 부고환과 구분이 안 되고 전체가 벌겋게 붓는다.
2) 검사소견; 일반세균에 의한 상행감염인 경우 혈액검사에서 염증세포 (백혈구)가 증가하고 일반요검사, 요배양검사에서 염증세포와 세균이 나온다. 성매개감염인 경우에는 요도분비물이나 요도점막세포검사에서 ureaplasma urealyticum, chlamydia trachomatis, Neisseria gonorrhea 등 성매개균들을 확인할 수 있다.
3) 영상의학검사; 고환스캔(testis scan)이나 Doppler초음파검사로 염증소견을 확인한다.

치료

항생제 투여; 원인균에 적합한 항생제를 투여한다. 고열과 통증 등 증상이 심하면 입원하여 광범위 항생제주사와 증상치료를 함께 하는 것이 좋다. 성매개세균감염 중 비임균감염은 Tetracycline, Erythromycin, Doxycycline을 투여하고 임균감염은 Ampicilline을 경구투여하거나, 2~3세대 세파로스포린을 주사하기도 한다. 성 상대자도 함께 치료한다.

보조요법; 심신을 안정시키고 음낭을 올려주고 급성기에는 냉습포, 안정기에는 온습포를 해준다. 진통·소염제가 도움이 되며, 통증이 심하면 1% Lidocaine (20ml)을 음낭상부 정삭에 주사한다.

외과적 치료; 농포가 형성되어 있으면 이를 절개하여 배농시켜주는 것이 좋으며 만성적으로 재발하는 경우에는 부고환을 절제하기도 한다.

감별진단

고환꼬임(torsion of the testis or testicular appendix); 가장 급하고 중요한 감별질환이다. 급성부고환염은 염증질환으로 약물치료를 하면 되나, 고환꼬임은 혈관이 꼬이면서 피가 통하지 못해 고환이 괴사되는 질환으로 3~4시간이 지나기 전에 꼬인 것을 풀어주어야 하는 응급질환이다. 따라서 신체검사나 영상의학검사로 신속하게 감별하여야 하며, 감별이 애매한 경우에는 수술을 해서라도 확인하고 적절하게 치료해주어야 한다.

전립선염(前立腺炎, prostatitis)

전립선염은 전립선에 염증이 생기는 질환으로 세균감염에 의한 급성세균전립선염과 만성세균전립선염, 그리고 비세균전립선염 등이 있다. 그러나 아직 병태생리가 명확하게 규명이 되지 못한 부분도 있고 원인과 검사결과가 뚜렷하게 확인되지 않는 경우도 많아 분류법도 정해진 것이 없는 상태이다.

전립선염은 50세 이하 남성에서 가장 흔하고 우리나라의 경우 개원비뇨기과 환자의 15~25% 정도로 매우 흔한 질환이다.

전립선염 중 원인균이 확인되는 경우는 10%정도이며 요도를 통한 상행감염이 가장 많다. 정도의 차이는 있으나 빈뇨, 요절박, 잔뇨감, 배뇨통 등의 배뇨증상과 회음부통증이 있으며 급성전립선염이 심하면 고열과 요폐가 생길 수 있다. 급성세균전립선염을 제외하고는 원인규명과 치료가 용이하지 않으나 이로 인한 합병증이 중하지 않아 실제 임상에서는 검사소견도 참고하지만 임상적인 증상을 중심으로 치료하게 된다.

1. 급성세균전립선염(急性細菌前立腺炎, acute bacterial prostatitis)

요도감염이나 감염된 소변이 전립선으로 역류하여 생기는 급성감염성 염증질환이다.

원인균

대장균이 80%로 가장 많고 녹농균, 쎄라시아, 크렙시에라, 프로테우스 등이 10~15%, 장내세균이 5~10%를 차지한다.

증상

전신증상으로 고열, 오한, 관절통, 근육통, 엉치통증, 직장통, 회음부통증이 있을 수 있으며 국소증상으로 배뇨통, 빈뇨, 배뇨장애, 요폐 같은 배뇨증상이 있다.

진단

일반소변검사와 요배양검사, 혈액검사, 전립선액검사에서 염증과 세균감염소견이 있고, 전립선을 촉진하면 전립선이 붓고 열감과 압통이 있다. 전립선에 농양이 형성되면 작은 물주머니처럼 쿨렁쿨렁하는 느낌으로 만져진다. 다만 급성기에는 전립선을 직접 마사지하거나 시술을 하는 등 자극을 주면 패혈증의 위험이 있으며 극히 조심하여야 한다.

치료

그람음성균(G(-) bacteria)에 대한 항생제와 소염진통제, 배뇨증상 완화제를 투여하며 안정가료를 한다. Trimethoprim-sulfamethoxazole과 fluoroquinolone이 전립선조직에 침투가 잘되어 4~6주간 투약한다. 급성기에는 고열과 배뇨증상이 심하고 패혈증의 위험이 있어 입원하여 주사와 수액요법을 하는 것이 안전하며 ampicillin과 aminoglycoside가 그람음성균과 장내세균에 효과적이다. 급성전립선염으로 급성요폐가 온 경우에는 조심스럽게 요도카테터를 유치할 수 있으나 기본적으로 요도를 통한 도뇨관의 삽입이나 기구사용은 금기사항으로 치골상부도뇨관을 유치하여 해결해 주는 것이 좋다.

2. 만성비세균전립선염(慢性非細菌前立腺炎, chronic nonbacterial prostatitis), 만성골반통증후군(chronic pelvic pain syndrome)

전립선액검사에서 염증세포는 있으나 일반배양검사에서 자라는 세균은 없다. 고열이나 요폐 등의 심한 증상은 없으나 장기간의 불편한 배뇨증상과 통증이 오래 지속되고 심하면 심신이 쇄약해지고 안정이나 집중을 못하는 등 정신적인 문제로 발전하는 경우도 있다.

원인

아직 밝혀진 원인은 없으나 자가면역질환, 전립선관 내로의 소변역류, 바이러스감염, 방광경부나 전립선요도의 기능이상, 골반근육통 등의 기질적 이상과 스트레스나 정신쇄약, 우울증 등 정신질환도 원인으로 알려져 있다. 따라서 이의 진단을 위해서는 비뇨기계의 원인들을 찾는 것도 중요하나 주위 다른 장기의 동반질환에 대해서도 확인하는 것이 좋다.

증상

회음부통증, 성기통증, 고환통, 하복부통증, 배뇨통, 사정통 등이 있으며 골반과 회음부 통증이 특징적이다.

감별진단

하부요로결석, 방광염, 요도염, 부고환염, 신경인성방광, 성인에서는 방광암이나 전립선암, 항문과 직장의 염증, 치루, 고삽부탈장 등도 찾아보아야 한다.

치료

일반검사에서 세균감염은 없으나 숨겨져 있을지 모르는 감염을 예상하여 항생제를 투여하기도 한다. 배뇨증상이나 통증의 완화를 위해 알파차단제, 소염진통제, 항코린제, 항우울제 등을 투여한다. 기타 보조치료로 생체되먹임치료, 전기자극치료, 자기장치료, 규칙적 성생활, 전립선마사지, 온좌욕, 회음부근육마사지 등으로 도움을 얻을 수 있다. 이의 치료에 있어 특별히 강조할 것은 합병증이 있거나 심각한 질환이 아니라는 것을 환자에 설명하고 안심시키는 것이 중요하며 전립선에 자극이 되는 술이나 음료, 흡연, 스트레스 등은 피하도록 하는 것이 좋다.

요로패혈증(尿路敗血症, urosepsis)

미생물이 혈액으로 침투하여 혈액감염이 된 상태를 세균혈증(細菌血症, bacteremia)이라 하고, 이들이 혈액에서 증식되고 심한 전신적인 염증반응을 일으켰을 때 이를 패혈증(敗血症, sepsis)이라 한다. 이는 국소적인 감염현상이 혈액을 통해 전신적인 염증반응으로 진행되고 멀리 있는 다른 조직이나 장기까지 손상을 주면서 체온, 혈압, 맥박, 호흡, 혈중 백혈구의 수 등 신체생명징후에 심각한 변화를 초래하는 하나의 임상증후군(clinical syndrome)이다. 2016년 International Surviving Sepsis Campaign group에서 발표한 패혈증과 패혈성쇼크의 치료지침에서 패혈증은 감염에 대한 조절되지 않는 반응으로 유발되는 치명적인 장기부전(organ failure)으로 감염성원인에 의한 전신성염증반응증후군(systemic inflammatory response syndrome, SIRS)이라 하였다. 그리고 패혈성쇼크(septic shock)는 높은 사망위험을 동반하는 순환계와 세포성대사의 장애를 갖고 있는 패혈증의 한 아류(subset)로서, 적절한 수분공급에도 저혈압상태가 지속되는 것을 의미하며 비반응성 패혈성쇼크는 수분공급 및 혈압상승제 사용에도 불구하고 1시간 이상 쇼크상태가 지속되는 상태로 규정하였다.

패혈증으로 진행되어 혈압이 떨어지고 신장이나 폐 등에 손상과 기능저하가 오고, 파종성혈관내응고(disseminated intravascular coagulation, DIC) 등이 합병되면 사망에 이를 수도 있는 매우 위중한 질환으로 사망율이 20~42%에 이른다.

진단기준

패혈증의 진단기준은 체온이 38℃ 이상이거나 36℃ 이하, 맥박수가 90회/분 이상, 호흡수가 20회/분 이상 또는 동맥혈 이산화탄소분압이 32mmHg 이하, 백혈구수 12,000/mm^3 이상 또는 4,000개/mm^3 이하, 미성숙백혈구 10% 이상 소견들 중 두 가지 이상이 해당되는 경우로 정의하고 있다.

원인균

패혈증은 전체적으로 그람양성균이나 진균에 의해 호발하며 호흡기감염에 의한 것이 50%로 가장 많고 복부감염과 요로감염에 의한 것이 각각 24%, 5%이다.

그러나 요로패혈증은 주로 그람음성균이 원인이며 대장균이 50%로 가장 흔하고, 이 외에 클랩시에라(Klebsiella), 프로테우스(Proteus), 장구균(Enterococci) 등이 있다. 일반적인 요로감염에서는 잘 발생하지 않으나 요로감염이 있는 상태에서 비뇨기계 시술이나 수술을 하는 경우, 요폐 등의 합병증이 동반되는 경우에 병발될 수 있다. 특히 장기간 입원중인 만성질환자, 장기간 도뇨관 유치 환자나 기타 유발요인을 동반하고 있는 환자에서 병원성요로감염으로 인한 패혈증 빈도가 높다.

유발인자는 요로폐색질환으로 요석, 종양, 기형, 협착, 요폐가 있으며 주위 장기로 부터의 직접감염, 고령과 당뇨병 등의 만성질환자, 그리고 항암치료 중인 환자, 장기이식환자, 면역결핍증환자 같은 면역기능이 약해진 환자들이다. 요로내시경검사나 요역동학검사 등의 시술이나 수술로 촉발될 수 있다.

증상

일반적으로 감염 원발병소의 염증과 관련된 증상이 있으며 패혈증 증상으로는 고열, 오한, 저혈압이다. 그러나 이런 전형적인 증상은 그람음성균혈증 환자의 30%에서만 나타나며, 환자의 상태에 따라서는 일부 증상만 나타나거나 발열기가 지나면 오히려 체온이 감소하는 경우도 있어 진단에 주의하여야 한다.

또한 패혈증에서는 고열, 대사장애, 신경장애, 혈액응고장애와 동시에 심혈관계, 호흡기계, 신장, 간의 장애 등 전신적으로 여러 장기에 합병증이 병발하며, 상태가 심해질수록 회복의 가능성이 낮아지기 때문에 초기에 발견하고 적극적으로 치료를 잘 하여야 한다.

진단

신속하면서도 세밀한 문진과 신체검사를 통하여 현재의 증상과 징후를 정확하게 파악하고 패혈증과 관련될만한 질환이나, 투약, 시술이나 수술, 면역질환 등 과거병력에 대하여도 세밀하게 조사하여야 한다. 환자의 의식이 불명한 경우에도 가족이나 주위 동료들을 통해서라도 정확한 정보를 얻는 것이 중요하다.

혈압, 맥박, 체온, 호흡수 등 신체생명징후와 시간 당 소변배출량을 지속적으로 측정한다. 일반요검사, 요배양검사, 혈액배양검사로 원인균과 감수성검사를 하는데 혈액배양검사는 서로 다른 부위의 말초혈액을 채취하여 2회 이상 시행한다. 필요에 따라서는 객담, 뇌척수액, 농양 등에서도 세균배양검사를 한다.

모든 배양검사에서 검체는 투약하기 전에 받아야 한다. 이 외에도 일반혈액검사, 일반화학검사, 출혈경향검사, 심전도도 시행한다. 영상의학검사로는 흉부사진촬영술, 복부초음파검사나 컴퓨터단층촬영술 등으로 원인병소의 상태, 동반병소, 그리고 장기들의 기능과 상태도 확인하여야 하며. 필요한 경우에는 같은 검사를 정기적으로 반복하면서 그 경과를 면밀하게 관찰하여야 한다.

패혈증의 36%에서는 체온이 정상이고, 40%에서는 호흡수가 정상이며, 10%에서는 맥박수가 정상이고, 33%에서는 백혈구수도 정상이다. 혈액배양검사에서도 양성으로 나오는 확률은 17%에 불과하며 심한 패혈증에서 25%, 쇼크가 동반되는 경우에도 69%에서 양성으로 나온다. 또한 패혈증의 진행과정에 따라 나타나는 증상이나 징후가 다를 수 있으며, 어느 특정 소견만으로 진단하기 어려울 수 있기 때문에 자칫 간과하지 않도록 주의하여야 한다.

치료

먼저 원활한 수액공급과 혈액의 채취 및 중심혈압기록 등을 위한 혈관통로(IV route)를 확보하여야 한다. 수액공급으로 혈관 내 혈액량과 혈압을 정상으로 유지하되 부종이 오지 않게 수액의 종류와 양도 적절히 선택하여야 하며, 상황에 따라 혈압상승제나 이뇨제를 적절히 사용하고 수분과 전해질도 조절해주어야 한다.

처음에 1~2시간에 걸쳐 1~2L의 생리식염수나 링거액을 주사하거나, 첫 3시간 내에 정질액(crystalloid solution)을 30mL/kg를 주사하고 혈압의 추이를 본다. 혈압이 안정되지 않으면 일반적으로 Dopamine은 1μg/kg/min을 주사한다. 중심정맥압(central venous pressure, CVP)은 8~12mmHg, 평균혈압은 65~90mmHg, 수축기혈압은 90mmHg 이상 유지한다. 시간별로 지속적으로 소변양을 확인하여야 하며 이뇨제(furosemide)는 필요에 따라 2, 5, 10mg/kg로 증량하면서 투여한다. 호흡기로 정상적인 호흡을 유지하고 산소를 공급하여 중심정맥산소포화도가 70% 이상 되도록 혈내산소분압을 유지시켜준다.

항생제는 배양검사와 감수성검사의 결과에 따라 선택하는데 검사결과가 나오기 전에는 그람양성・음성세균에 효과적인 광범위 항생제를 최대용량으로 2가지 이상 병용한다. 항생제의 투여 속도는 매우 중요하다. 즉 패혈증이 인식되면 1시간 이내에 주사하여야 하며 항생제 투여 속도가 늦을수록 매 시간마다 사망률이 상당히 증가된다. 동시에 감염유발인자와 원발병소를 치료하고 요폐나 결석, 카테터, 농포 등을 해결한다. 파종혈관내응고병증(DIC), 급성신부전, 체내 pH와 전해질균형도 정상으로 유지해 주고 해열제, 스트레스완화제, 제산제, 소염제, 기타 증상 완화제도 적절하게 투여한다. 혈중 혈색소는 8g/dL 이상, 헤마토크릿은 30% 이상 유지시켜주며 동맥혈의 pH가 7.2 미만이면 중탄산염(bicarbonate)을 투여하여 대사산증을 교정해 주어야 한다.

요로생식기결핵(尿路生殖器結核, tuberculosis of the urogenital tract)

약물치료와 기술적인 돌파작전의 유용성에도 불구하고 최근 30년은 저항균의 출현과 인류의 이동, AIDS창궐로 인한 결핵의 재연을 증언하고 있으며, 세계의 공공의료에 있어, 특히 저개발국가에서는 심각한 도전이 되고 있다.

빈도

세계 인구의 30%가 Mycobacterium tuberculosis의 보균자(carrier)이다. 폐결핵 환자의 2~20%에서 요로생식기결핵이 생기는데, 개발국에서는 2~10%인데 비해 개발도상국에서는 15~20%에서 요로결핵이 생긴다. 폐외결핵은 결핵의 10%에서 있으며 요로생식기결핵이 폐외결핵의 30~40%를 차지한다. 이들은 혈행성으로 요로생식기결핵을 유발하며, 60%가 20~40세에 생기고 남성에서 우세하게 많다.

우리나라의 자료를 보면 폐결핵은 지속적로 감소하고 있으나 요로생식기결핵과 폐외결핵은 10년 전에 비해 오히려 2배 이상 증가하였다. 2010년에는 폐외결핵이 21%인 10,109명이었고 이 중 요로생식기결핵은 0.4%인 209명으로 상대적으로 적었으나 아직 우리나라는 결핵이 풍토병으로 있어 관심을 가져야 한다.

여성에서의 생식기결핵은 입원여성 중 0.002~0.56%, 불임여성 중 0.2~21%에서 있으며 연령은 20~40세 가임여성에 월등히 많다. 90~100%에서 나팔관 감염이며, 자궁은 주로 내막에 50~70%에서 감염된다. 임상소견은 불임이 40~76%, 골반이나 복부 통증이 50~55%, 생리장애가 20~25%이다.

원인균 및 발병

원인균은 결핵균(mycobacterium tuberculosis)이며 혈행성으로 가장 먼저 감염이 되는 비뇨생식기는 신장과 전립선, 부고환, 그리고 여성의 나팔관이다. 요로결핵의 1/3에서 폐병변이 있으며 대부분은 비활동성인 것으로 알려져 있는데, 영양실조, 당뇨나 HIV 감염, 암의 발생과 이의 치료를 위한 항암제, 스테로이드, 면역억제제 등 약물의 사용으로 면역기능이 감소되면 이들이 재활성화되면서 병을 일으킬 수 있다,

진단

요로생식기결핵환자의 10.4%에서는 진단이 세균이나 조직학적인 확인없이 추정적이고 암시적인 임상소견, 검사실소견 그리고 영상소견들을 바탕으로 이루어진다. 일반요검사에서 농뇨, 혈뇨, 산성뇨가 있고, 일반요배양검사에서 세균이 없는 전형적인 소견들은 환자의 93%에서 요로생식기결핵을 암시하는 소견들일 수 있다.

증상

부검에서 신결핵이 있던 환자의 단지 50%에서 증상이 있었으며 18%만이 임상적으로 진단을 받은 것으로 알려졌다. 폐결핵은 50%에서 감염 후 활동성질환과 증상의 발현까지 2년이 안 걸리나 요로결핵은 10~15년 이상이 걸릴 정도로 늦게 진행한다. 결핵균에 의한 세균혈증과 폐감염 이후 임상적인 요로생식기결핵의 발생까지의 잠복기간은 면역상태 등에 따라 다르겠지만 1년에서 46년으로 평균 22년 걸린다고 한다.

비뇨기증상은 vocal cord 역할을 하는 방광이 침범되어야 증상이 나타나는데 빈뇨, 야간뇨, 요절박 등 저장장애 증상이 50.5%로 가장 흔하고 혈뇨가 35.6%, 하부요통이 34.4%에서 있다. 48.9%에서 음낭에 종괴나 부고환경결, 피부루가 생긴다. 이 외에도 만성피곤, 일반항생제에 반응하지 않는 농뇨, 혈뇨, 미열 등이 있으며. 심해지면 요절박, 요관협착에 의한 측복통 등이 올 수 있다.

이렇듯이 요로생식기결핵은 심한 병소가 생기기 전에는 진단이 되지 못하며, 이들 환자의 7.4%가 말기신부전으로 진행한다.

검사

일반요검사; 농뇨, 혼탁뇨, 산성뇨, 단백뇨, 혈뇨가 주된 소견이다. 50%에서 현미경혈뇨가 있으며 20%에서는 농뇨가 없다.

요세균배양검사; 일반세균은 없으나 20%에서 2차 감염으로 대장균 등이 나올 수 있다.

요결핵균검사; 요침사항산균염색검사(AFB stain)인 Ziehl-Neelsen´s acid-fast staining technique와 배양검사(Lowenstein-Jensen medium)로 확진한다. 요침사항산균염색검사는 신속하기는 하나 민감도가 낮다. 배양검사가 표준검사(gold standard)로서 민감도는 10.7~90%로 다양하다. 아침소변으로 3~6회 시행하며 결과가 나오는데 6~8주가 걸린다. 환자의 20~40%에서 요배양검사에서 병원균이 나온다.

중합효소연쇄반응법(PCR); 항산균염색검사나 결핵균배양검사에 비해 민감도가 높으며 이상적인 검사방법(ideal diagnostic tool)이 되었다. 세균의 수가 적어도 진단이 가능하며 24~48시간이면 결과가 나올 수 있다. 배양검사에 비해서는 민감도가 95.6%, 특이도가 98.1%이며 세균학적, 조직학적, 임상-영상의학적 진단에 비해서는 민감도가 94.3%, 특이도가 85.7% 이다. 그럼에도 배양검사를 통한 방법 외에 이의 진단을 뒷받침하는 다른 증거는 없다.

tuberculin test; 광범위한 BCG 예방주사가 실시되지 않은 나라에서는 의미가 있을 수 있으며 요로생식기결핵 환자의 85~95%에서 양성으로 나온다.

영상의학검사; 91.4%의 민감도를 갖는다. 일반복부촬영(KUB), 배설성요로촬영술, 역행성요로촬영술, 복부CT에서 점상의 석회화 병변, 신유두(renal papilla)의 파괴, 누두(infundibulum)나 요관의 협착, 신배나 신우 확장, 다발성 요관협착, 염주나 파이프 모양의 요관, 수축방광, 심하면 석회화되고 기능이 없는 자가적출신(autonephrectomized kidney)이나 불현신(non-visualization of the kidney) 소견들이 있다. (그림 11-1)

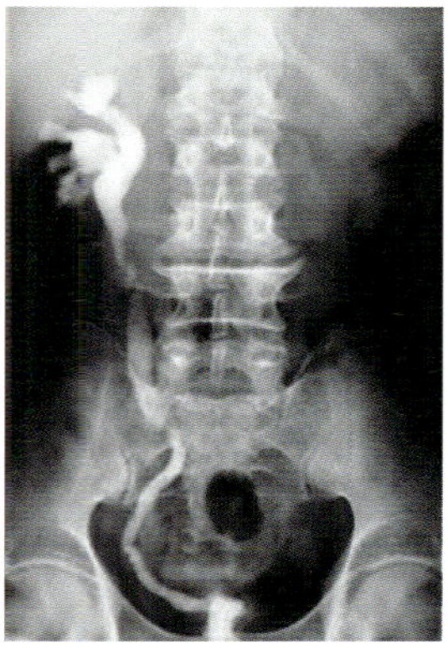

그림 11-1 요로결핵, 좌측 무기능, 우측 역류, 수축방광, 요관협착

방광내시경; 점막에는 구상출혈이 있고 쉽게 출혈하며 심하면 방광용적이 감소하는 수축방광(contracted bladder)이 된다.

치료

소변에서 결핵균의 확인이 가장 확실한 진단법이나, 결핵균의 배양에는 2달여 시간이 필요하고 기타 결핵균 검사도 완전한 방법이 없기 때문에 증상이나 검사결과 특히 영상의학검사에서 특징적인 소견이 확인되면 항결핵제 투여를 시작하고 경과를 볼 수 있다. 빈뇨, 배뇨통, 요절박 등의 증상완화를 위한 약도 투여한다.

1) 항결핵화학요법

항결핵약에는 살균제(bactericidal drug)와 정균제(bacteriostatic drug)가 있으며 살균제에는 isoniazid (INH), rifampin (RFP), pyrazinamide (PZA), streptomycin (SM)이 있고 정균제에는 ethambutol (EMB)과 ethionamide가 있다. 이 외에도 Pyridoxine과 Norfloxacin이 쓰인다.

단일 약제, 2 약제, 3 약제로 치료했을 때 각각 80%, 25%, 10%의 재발율을 보인다. 최근에는 4가지 치료제복용법으로 Isoniazid, Rifampicin, Pyrazinamide, Ethambutol 또는 streptomycin를 투여하며 2주면 소변에서 균이 없어질 수 있다.

6개월 단기 치료법; 집중치료기인 초기 2개월은 4제 (INH, RFP, PZA, EMB)를 투여하고 그 후 4개월은 INH와 RFP을 투여한다. 신경 부작용 예방위해 Pyridoxine 25~50mg을 매일 병용투여 한다. 치료 중 약제내성이나 부작용이 있으면 약을 바꾸어 9개월이나 12개월 요법으로 바꾸거나, 또는 norfloxacin으로 대체하기도 한다.

2) 시술 · 수술

요로결핵은 장기간의 약물치료가 필요하고 병이 진행되어 조직의 섬유화변화가 생긴 후에는 결핵균이 치료되더라도 폐색은 회복되지 않아서 수술이나 시술이 필요한 경우가 있다. 수술은 약물투여 후 감염력이 없어지는 적어도 4~6주 후에 하여야 한다. 자가적출된 무기능신장은 제거해야 한다는 의견과 균이 나오지 않는 한 남겨두어도 문제가 없다는 의견들이 있으나 약제의 침투가 안 되어 균이 병소 내 살아있고 장기간의 약물투여로 인한 대측의 신손상 염려가 있으며, 기회가 되면 균이 재활성화될 수 있다는 이유로 조기에 제거하는 것을 권하고 있다. 치료 후 8~9주에 다시 균이 나왔다는 보고도 있는 반면 22년간의 관찰에서 합병증이 없었다며 통증, 감염, 출혈 등이 없으면 신보존을 권하는 보고도 있다. 고혈압이나 신장암 기타 광범위 신병변이 있는 경우에는 신적출을 한다. 결핵으로 93.7%에서 요관협착이 발생하는데, 다발성으로 광범위하게 생길 수 있으며 요로생식기결핵을 가장 암시하는 소견이며 결핵에 있어 신부전의 주원인이다. 요관협착이나 폐색이 있으면 도뇨관을 삽입하여 소변의 흐름을 회복시켜주고 이것만으로 안 되는 경우에는 좁아진 요관을 절제하고 정상요관끼리 연결해주어야 한다. 수축방광(contracted bladder)은 요로생식기결핵의 8.9% (개발국에서 4.0%, 개발도상국에서 13.6%)에서 발생한다. 심하면 방광의 용적(volume)을 늘려주는 방광확대성형술(bladder augmentation)이 필요할 수도 있다.

성매개질환(性媒介疾患, sexually transmitted diseases, STD)

과거에는 단순한 성병(venereal disease)이라 하여 임질, 비임균요도염, 무른궤양, 고샅부육아종, 매독 5가지만을 일컬었으나, 현재는 성매개감염이라 하여 후천성면역결핍증(AIDS), 인간유두종바이러스, 헤르페스, 간염까지 포함하고 있다.

모든 감염질환은 각각의 잠복기가 있다. 균이 몸속에 들어왔다고 바로 질병으로 나타나는 것이 아니고. 조직이나 장기에 침투하여 적절한 환경에서 증식되고 강해져 일정 수준이 되어야 비로서 질병을 유발하게 된다. 따라서 잠복기 중에 시행한 검사에서 음성이라 하여 감염이 없다고 할 수 없으며 질환마다 이를 고려하여 진단하고 치료하여야 한다.

요도염(尿道炎, urethritis)

성관계를 통해 감염된 세균에 의해 요도에 생긴 염증질환으로 크게 임균요도염(gonococcal urethritis, GU)와 비임균요도염(nongonococcal urethritis, NGU)이 있다.

원인균

임균요도염의 원인균은 임균(Neisseria gonorrhea)이며, 비임균요도염의 원인균은 클라미디아(chlamydia trachomatis), 우레아플라스마(ureaplsma urealyticum) 등이다. Chlamydia trachomatis는 세포내 기생체(intracellular parasite)로서 NGU의 가장 흔한 원인균으로 23~55%를 차지한다.

증상

요도에서 분비물이 나오고, 배뇨통, 요도가려움증이 있다. 임균요도염은 잠복기가 2~14일로 증상발현이 빠르며 분비물이 많고 누렇고 진한 것이 특징이다. 1회 노출로 감염될 확률은 남자에서는 10%, 여성에서는 40%이다. 비임균요도염은 잠복기가 3일~3주로 길며. 요도분비물이 적고 점액성이며, 투명하다. (그림 11-2. A, B)

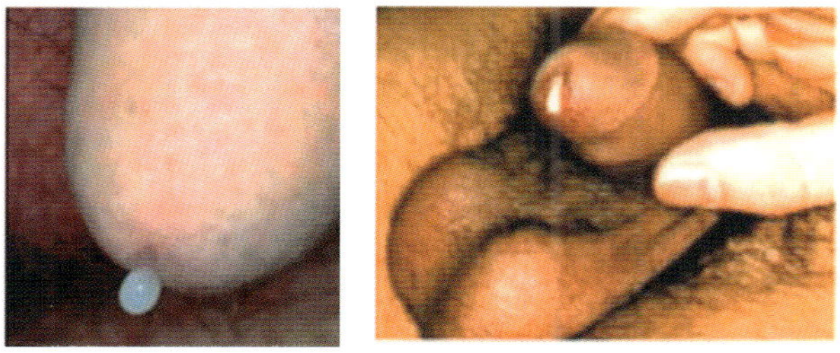

(A) (B)

그림 11-2 요도염. (A) 비임균요도염, (B) 임균요도염

검사소견

소변을 받을 때에는 아침 첫 소변이나 적어도 2~4시간 이상 소변을 참았다가 처음 나오는 소변을 조금 받는다. 일반요검사에서 다핵백혈구가 있다.

임균은 요도분비물과 소변의 그람염색에서 세포내 비운동성의 그람음성쌍구균(diplococci)으로 보이며 배양검사, DNA 교잡법(DNA hybridization technique), 효소면역분석법(enzyme immunoassay), 면역형광법(immunofluorescent technique)으로 가검물에서 항원검사를 한다. (그림 11-3)

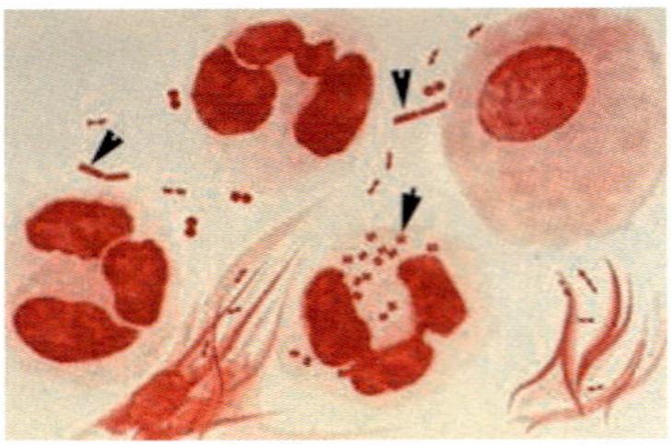

그림 11-3 그람도말염색에서 임균 모습 (세포내 쌍구균)

비임균요도염은 검사에서 임균이 없음을 확인하는 것으로 진단을 한다. 균검사가 쉽지 않으며 여러 원인균에 의한 복합감염이 더 많다. 요도의 가검물이나 상피세포를 도말하여 검사한다. 점막분비물이나 소변으로 하는 nucleic acid amplification test (NAAT), PCR assay는 배양검사나 항원검사에 비해 검출률이 배가 되었으나 항생제감수성검사를 할 수 없는 단점이 있다. 이외에 비증폭핵산교잡법(unamplified nucleic acid hybridization test), 효소면역분석법(enzyme immunoassay), 직접형광항체법(direct fluorescent antibody test) 그리고 배양검사를 한다.

치료

치료 중에는 재감염의 방지를 위해 성관계는 금하며 성 상대자도 함께 치료하여야 한다. 재발하거나 치료에 반응이 없는 경우에는 내시경으로 요도내부의 농포 등 구조적인 문제를 찾아보는 것이 좋다.

임균요도염의 일차 선택약은 페니시린(penicillin-G), 테트라사이클린(tetracycline)이며, 페니실린가수분해효소를 생산하는 임균(penicillinase producing Neisseria Gonorrhea)에는 스펙티노마이신(spectinomycin)을 투여하고 이들에 저항이 있는 균에는 세프트리악손주사(ceftriaxone)나 에리스로마이신(erythromycin), 독시사이클린(doxycycline)을 투여한다. 비임균요도염에는 azithromycin, doxycycline, erythromycin, tetracycline, ofloxacin을 투여한다.

매독(syphilis)

원인균

스피로헤타(Spirochaeta)인 매독균(Treponema pallidum)이다. 점막피부병변(mucocutaneous lesion)이 있어야 성관계로 점염될 수 있으며 잠복기는 10~90일이다.

종류

일차감염(primary infection); 균이 들어온 부위에 궤양(ulcer)이나 기저부가 깨끗하고 통증이 없는 굳은궤양(chancre)이 하나 나타난다. 균 침입 후 3주에 나타나서 4~6주 지속된다.

이차 매독(secondary manifestation); 궤양 생기고 4~10주에 시작하여 첫 감염 후 23개월까지 지속될 수 있다. 발진(rash), 점막피부병변(mucocutaneous lesion), 선병증(adenopathy)이 몸통이나 팔에 나타나고 전신적인 무통성의 임프선병변이 생긴다. 수일에서 수주 후에는 일차발진과 말단동맥염, 궤사, 농포가 생긴다. 점차 분포가 넓어지며 주로 손바닥과 발바닥에 생긴다. 치료하지 않으면 1/3은 삼차매독으로 진행한다.

삼차감염(tertiary infection); 심장, 신경계, 눈, 청각 등에 장애가 오고 고무종성 병소(gummatous lesion)가 나타난다.

잠복매독(latent syphilis); 임상증거는 없으나 혈청검사에서 양성이다.

증상

성 접촉 후 2~5주경에 균이 침범한 외성기 주변에 반점(macule), 구진(papule), 농포(pustule)를 거쳐 매독 초기의 굳은궤양(hard chancre)로 진행한다. 이는 경계가 또렷하고 바닥이 깨끗하고 평평하며 통증이 없는 것이 무른궤양과 다른 점이다. (그림 11-4)

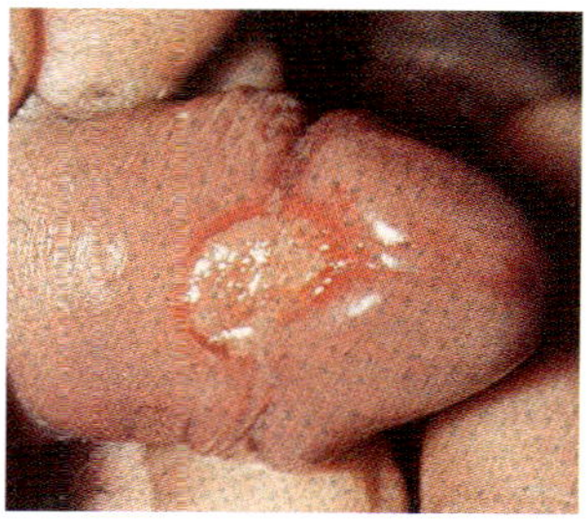

그림 11-4 매독성 굳은궤양

검사

초기매독의 확진은 아직 항체가 생성되지 않았을 수도 있어 병소삼출액으로 암시야현미경검사(dark field microscopy)를 하거나 형광항체검사(direct immunofluorescent antobody test)를 한다. 이 외에 흔히 하는 검사로는 혈청을 이용한 비트레포네마검사(nontreponemal)로 Venereal Disease Research Laboratory (VDRL)와 Rapid plasma reagin test (RPR)가 있다. 트레포네마검사(treponemal)에는 fluorescent treponemal antibody absorption test (FTA-ABS)와 microhemagglutination assay for antibocy to T. pallidum (MHA-TP)법이 있다. 비트레포네마검사는 질환의 활성도와 관계가 되며 정량분석으로서 titer가 4배 이상 변화하면 의미있는 변화로 본다. 트레포네마 양성검사는 대부분 평생 양성으로 남는데 이는 질환의 활성도와는 관계가 없다. 따라서 트레포네마검사와 비트레포네마검사를 함께 하는 것이 좋다. VDRL은 궤양이 출현한 지 2주 정도 지나야 양성반응을 보이며 FTA-ABS방법은 궤양출현 시 양성반응을 보인다. 각 검사의 민감도는 일차감염에서는 RPR이 78%, VDRL이 86%이고, 이차감염에서는 모두 100%이며 삼차감염에서는 95% 이상이다.

치료

primary, secondary, early latent syphilis는 벤자진페니실린지(benzathine penicillin G) 240만 단위를 1회 근육주사 한다. 통증이 심해 120만 단위씩 양측 둔부에 1회 근육주사 한다.

페니실린에 과민한 환자에게는 Doxycycline 100mg, 2회 14일, 테트라사이클린 500mg을 하루 4회씩 14일 복용하기도 하는데 위장장애로 충분한 양을 복용하기 어려우며 그 효과도 주사만은 못하다.

late latent, tertiary, 기간을 알 수 없는 latent syphilis는 벤자진페니실린지(benzathine penicillin G) 240만 단위를 주 1회 총 3회 근육주사하며 doxycycline은 4주 복용한다.

신경매독과 눈매독은 수성크리스탈린페니실린 G 3~4백만 단위를 매 4시간마다 10~14일 동안 정맥주사한다. 또는 수성프로케인페니실린지(procaine penicillin G)는 240만 단위를 매일 1회 10~14일 근육주사 하되 probenecid 500mg을 하루 4회 10~14일간 함께 복용한다. CDC는 late syphilis 치료에 준하는 치료기간을 맞추기 위해 신경매독 치료 후 수성프로케인페니실린지 240만 단위 근주를 주 1회씩 3주 추가할 것을 권한다.

치료 후에는 VDRL과 RPR을 정기적 (초기 1~3개월)으로 검사하여 질병의 활성도와 예후를 판정하는데 수치가 떨어지거나 음전되어야 한다. 4배 이상 떨어지면 치료된 것으로 보고 반대로 4배 이상 증가하면 불충분한 치료나 재감염을 의미한다. 치료 후 1년에는 음전되는데 일부에서는 그대로 유지되면서 음전되지 않는 경우도 있다. 그러나 FTA-ABS에서는 평생 양성을 보인다. 드물게는 임신, 자가면역질환 등에서 위양성이 나타날 수 있다.

무른궤양(soft chancre, chancroid)

원인균은 연성하감균(Haemophilus ducreyi)으로 수일 (1~21일)의 잠복기를 갖는다.

증상

외음부 궤양과 구진으로 시작하여 매독의 굳은궤양과 대비되는 통증이 있고, 경계가 불분명하고 표면이 깨끗하지 않은 무른궤양으로 진행한다.

치료

에리스로마이신 500mg을 하루 4회씩 10일 이상 투여하거나 세프트리악손(ceftriaxon)을 병용 주사하기도 한다.

단순포진(Herpes simplex) type 1, type 2

Type 1은 입술 안면 눈에 생기며 type 2는 음부에 주로 생긴다. 생식기감염에서는 type 2가 85~90%이고 type 1이 10~15%이다. 잠복기는 보통 4일 (1~26일)로 짧다. 성접촉 후 2~10일 후부터 홍반성병변과 수포가 생기고 이것이 터지면서 궤양으로 진행한다. 대개는 일정 기간이 지나 자연 치유된다. 임상소견이 나타나고 3개월 까지도 무증상의 바이러스가 나오기 때문에 전염될 위험이 있다. (그림 11-5. A, B)

아사이클로(acyclovir)를 복용한다. 연고의 국소도포는 효과없다.

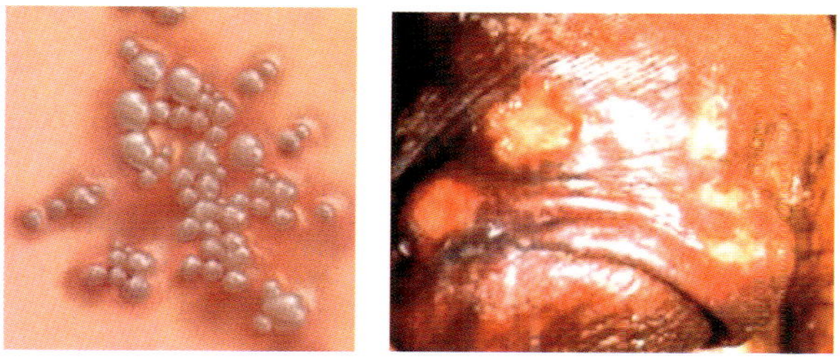

(A) (B)

그림 11-5 헬페스감염. (A) 물집이 생긴 초기 모습, (B) 물집이 터진 모습

인간유두종바이러스(Human papilloma virus, HPV)

뾰족콘딜로마(condyloma acuminata)라는 사마귀모양의 혹을 만든다. 직접 피부접촉으로 생기며 작은 상처를 통해 전염된다. 성접촉 2~3개월 후 작은 사마귀모양으로 시작되며 성관계 시 손상받기 쉬운 음부에 잘 생긴다. 심하면 요도 속과 항문에도 생긴다. (그림 11-6)

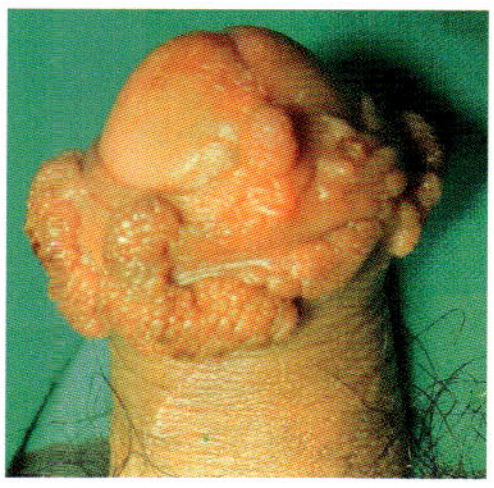

그림 11-6 뾰족콘딜로마

치료

10~25% 포도필린용액(podophyllin)을 병소에 1회 바르고 1~4시간 후에 완전히 씻어낸다. 필요하면 1주마다 반복한다. 1회 치료 시 0.5mL 이상 사용하거나 $10cm^2$ 이상 넓은

면적에는 사용해서는 안 되며 상처나 임신부는 사용금기이다. 22%의 치료율이 있다. Trichloroacetic acid (TCA)나 bichloroacetic acid (BCA)는 면봉으로 1~2주 간격으로 병소에만 바른다. 화끈거리는 느낌이 있을 수 있는데 2~5분 내에 없어져야 한다. 반응하지 않고 남아있는 것은 베이킹소다로 없애주어야 하며 각화된 피부나 큰 병소에 사용은 권장되지 않는다. TCA는 흡수되지 않기 때문에 임신 중에도 사용이 가능하다. 이외에 병소를 얼려서 제거하는 냉동요법(cryotherapy), 전기나 레이저를 이용한 소작(electro-or laser cauterization), 그리고 외과적 절제(excision) 방법이 있다.

합병증

여러 아형 중 16형, 18형, 31형은 자궁암을 일으키는 것으로 알려져 있는데 이 중 일부는 백신이 개발되어 예방적으로 주사를 맞고 있다,

후천성면역결핍증(Acquired Immune deficiency syndrome, AIDS)

현대의 흑사병이라고 하는 에이즈는 1981년 처음 보고된 이래 높은 치사율을 보이고 있으며 특히 위생이 안 좋고 어린 나이에 일찍부터 성관계를 하는 아프리카 지역에 만연되어 있다. 최근 국제기구의 적극적인 예방교육과 행정적 지원을 포함하여 효과적인 약물과 치료법의 개발, 그리고 초기부터 집중적인 병합치료를 하면서 치유율이 많이 높아졌으며, 여전히 예방이나 환자 관리사업에 많은 투자가 이루어지고 있다.

2013년 케냐에서 입원 중 사망한 5~17세 아이들을 대상으로 조사한 것을 보면 나이와 성에 따라 다양하였는데 전체로 입원환자사망율(in-hospital mortality rate)은 3.5%였다. 이 중 60%가 전염병(communicable diseases)를 앓았고 41.3%가 비전염질환(non-communicable diseases)를 앓았는데 사망 원인 중 가장 많았던 질환 중의 하나가 HIV/AIDS였다.

원인균

레트로바이러스(retrovirus) 중 렌티바이러스(lentivirus)인 RNA 바이러스이다. 감염 후 증상발현까지 잠복기간이 상당히 길어 "slow"를 뜻하는 라틴어 "lente"에서 유래 된 lentivirus라는 이름을 얻었다. 잠복기는 수년까지 매우 다양하다. 모두 같은 RNA virus이지만 기본적으로 retrovirus의 유전자산물은 핵막을 통과하지 못하며 핵분열로 핵막이 소실되어 genome이 노출었을 때에만 genome으로 삽입이 가능한데 반하여 Lentivirus는 핵막을 통과할 수가 있으며 분열세포, 비분열세포(non-dividing), 분화가 끝난 모든 세포에 감염이 될 수 있다. 이들은 다른 세포의 genome에 삽입되어 잠복하고 있다가

특정 환경이 되면 발현되어 증식하게 된다.

감염경로

성관계, 수혈, 혈액제제주사, 주사침, 임신 등을 통하여 감염된다.

증상

만성적 체중감소, 발열, 전신쇄약, Kaposi육종, 아구창(鵝口瘡, oral candidiasis, thrush), 폐포자충증폐염(pneumocystis pneumonia), 수막염, 고환염, 세균뇨, 폐외결핵(extrapulmonary tuberculosis) 등으로 나타날 수 있다.

진단, 검사소견

혈청 내 항원 항체 검사; 선별검사인 항체검사에서 항체는 95%에서 6개월 이내 양성 반응 보인다, 확정검사로는 형광검사법, RIPA(radioimmune precipitin assay), Western blotting이 있다.

치료

면역체계를 완전히 회복할 수 있는 방법은 없으나 여러 신약들이 개발되고 예방 및 조기에 병합치료를 적극적으로 하면서 사망률을 상당히 줄이고 있다.

예후

철저한 성교육을 통한 감염방지와 조기발견, 그리고 새로운 약제의 개발과 적극적인 치료로 예후가 많이 호전되고 있으며 가장 효과적이고 시급한 것은 유행지역에서 올바른 성교육을 포함하는 예방교육과 행정적인 뒷받침이다.

2015년 WHO에서 oral tenofovir-based preexposure prophylaxis (PrEP)에 대한 지침을 마련하였는데. 이미 유럽과 밀레이지아 등에서 HIV 감염예방에 좋은 결과를 보고하였으며 세계적으로 잘 정착이 되고 활용된다면 HIV 감염예방에 지대한 역할을 할 것으로 기대되고 있다.

참고문헌

대한비뇨기과학회. 감염 및 염증성 질환. In: 대한비뇨기과학회. 비뇨기과학. 5th ed. 2014,168-243.

Abrahamsson K, Hansson S, Larsson P, Jodal U. Antibiotic treatment for 5days is effective in children with acuter cystitis. ACTA Paediatr 2002;91:55-8.

Aliyu MH, Aliyu SH, Salihu HM. Female genital tuberculosis: a global review. Int J Fertil Womens Med 2004;49:123-136.

ARISE Investigators; ANZICS Clinical Trials Group, Peake SL, Delaney A, Bailey M, Bellomo R, Cameron PA, Cooper DJ, Higgins AM, Holdgate A, Howe BD, Webb SA, Williams P. Goal-directed resuscitation for patients with early septic shock. N Engl J Med 2014;371(16):1496-1506.

Baeten J, McCormack S. Welcome to the preexposure prophylaxis revolution. Curr Opin HIV AIDS 2016;11(1):1-2.

Baker DA. Diagnosis and treatment of viral STDs in women. Int J Fertil Womens Med 1997;42(2):107-14.

Bourne A, Cassolato M, Thuan Wei CK, Wang B, Pang J, Lim SH, Azwa I, Yee I, Mburu G. Willingness to use pre-exposure prophylaxis (PrEP) for HIV prevention among men who have sex with men (MSM) in Malaysia: findings from a qualitative study. J Int AIDS Soc 2017;20(1):1-7.

Brown P, Ki M, Foxman B. Acute pyelonephritis among adults: cost of illness and considerations for the economic evaluation of therapy. Pharmacoeconomics 2005;23(11):1123-42.

Carl P, Stark L. Indications for surgical management of genitourinary tuberculosis. World J Surg 1997;21:505-510.

Christensen WI. Genitourinary tuberculosis: review of 102 cases. Medicine (Baltimore) 1974;53:377-390.

Cockrell AS, Kafri T. Gene delivery by lentivirus vectors. Mol Biotechnol. 2007;36(3):184-204.

Ferrer R, Martin-Loeches I, Phillips G, Osborn TM, Townsend S, Dellinger RP, Artigas A, Schorr C, Levy MM. Empiric antibiotic treatment reduces mortality in severe sepsis and septic shock from the first hour: results from a guideline-based performance improvement program. Crit Care Med 2014;42(8):1749-1755.

Figueiredo AA, Lucon AM, Gomes CM, Srougi M. Urogenital tuberculosis: patient classification in seven different groups according to clinical and radiological presentation. Int Braz J Urol 2008;34:422-432; discussion, 432.

Figueiredo AA, Lucon AM, Junior RF, Srougi M. Epidemiology of urogenital tuberculosis worldwide. Int J Urol 2008;15:827-832.

Figueiredo AA, Lucon AM, Srougi M. Urogenital tuberculosis. Microbiol Spectrum 2017;5(1):1-16.

Fink R, Gilmartin H, Richard A, Capezuti E, Boltz M, Wald H. Indwelling urinary catheter management and catheter-associated urinary tract infection prevention practices in Nurses Improving Care for Healthsystem Elders hospitals. Am J Infect Control 2012;40:715-720.

Frenkl TL, Potts JM. Sexually transmitted infection. In: Wein AJ, Kavoussi LR, Novick AC, Partin AW, Peters CA. (ed). Campbell-Walsh Urology. 10th ed. Philadelphia: WB Saunders Company,

2012,402–416.

Ghoneim IA, Rabets JC, Mawhorter SD. Tuberculosis,and other opportunistic infections of the genitourinary system. In: Wein AJ, Kavoussi LR, Novick AC, Partin AW, Peters CA. (ed), Campbell-Walsh Urology, 10th ed. Philadelphia: WB Saunders Company, 2012.468–492.

Gokalp A, Gultekin EY, Ozdamar S. Genito-urinary tuberculosis: a review of 83 cases. Br J Clin Pract 1990;44:599–600.

Gow JG. Genitourinary tuberculosis. In: Walsh PC, Retik AB, Vaughan ED, Wein AJ (ed), Campbell-Walsh Urology, 7th ed. Philadelphia: WB Saunders Company, 1998.807–836.

Gupta K, Hooton TM, Naber KG, Wullt B, Colgan R, Miller LG, Moran GJ, Nicolle LE, Raz R, Schaeffer AJ, Soper DE. International Clinical Practice Guidelines for the Treatment of Acute Uncomplicated Cystitis and Pyelonephritis in Women: A 2010 Update by the Infectious Diseases Society of America and the European Society for Microbiology and Infectious Diseases Clin Infect Dis 2011;52:e103–e120.

Gupta K, Scholes D, Stamm WE. Increasing prevalence of antimicrobial resistance among uropathogens causing acute uncomplicated cystitis in women. JAMA 1999;281:736–8.

Hart G. Diagnostic Decision: Syphilis Tests in Diagnostic and Therapeutic Decision Making. Ann Intern Med 1986;104(3):368–376.

Hayami H, Takahashi S, Ishikawa K, Yasuda M, Yamamoto S, Uehara S, et al. Nationwide surveillance of bacterial pathogens from patients with acute uncomplicated cystitis conducted by the Japanese surveillance committee during 2009 and 2010: antimicrobial susceptibility of Escherichia coli and Staphylococcus saprophyticus. J Infect Chemother 2013;19:393–403.

Hemal AK, Gupta NP, Rajeev TP, Kumar R, Dar L, Seth P. Polymerase chain reaction in clinically suspected genitourinary tuberculosis: comparison with intravenous urography, bladder biopsy, and urine acid fast bacilli culture. Urology 2000;56:570–574.

Hooton TM, Roberts PL, Cox ME, Stapleton AE. Voided midstream urine culture and acute cystitis in premenopausal women. N Engl J Med 2013;369:1883–1891.
https://en.wikipedia.org/wiki/Lentivirus

Johnson PC, Farnie MA. Testing for syphilis. Dermatol Clin 1994 12(1):9–17.

Kanel KT, Kroboth FJ, Schwentker FN, Lecky JW. The intravenous pyelogram in acute pyelonephritis. Arch Intern Med 1988;148(10):2144–8.

Krieger JN. Sexually transmitted diseasest. In: McAninch JW and Lue TF. Smith and Tanagho's General Urology, 18th ed. New York: McGraw Hill, 2013,238–248.

Kumar A, Roberts D, Wood KE, Light B, Parrillo JE, Sharma S, Suppes R, Feinstein D, Zanotti S, Taiberg L, Gurka D, Kumar A, Cheang M. Duration of hypotension before initiation of effective antimicrobial therapy is the critical determinant of survival in human septic shock. Crit Care Med 2006;34(6):1589–1596.

Langenberg AG, Corey L, Ashley RL, Leong WP, Straus SE. A prospective study of new infections with herpes simplex virus type 1 and type 2. Chiron HSV Vaccine Study Group. N Engl J Med 1999;341(19):1432–8.

Lee NG, Marchalik D, Lipsky A, Rushton HG, Pohl HG, Song X. Risk Factors for Catheter Associated Urinary Tract Infections in a Pediatric Institution. J Urol 2016;195:1306-11.

Leite OHM. Tuberculosis. Probl Gen Surg 2001;18:69-78.

Levy MM, Dellinger RP, Townsend SR, Linde-Zwirble WT, Marshall JC, Bion J, Schorr C, Artigas A, Ramsay G, Beale R, Parker MM, Gerlach H, Reinhart K, Silva E, Harvey M, Regan S, Angus DC; Surviving Sepsis Campaign. The Surviving Sepsis Campaign: results of an international guideline-based performance improvement program targeting severe sepsis. Crit Care Med 2010:38(2):367-374.

Levy MM, Rhodes A, Phillips GS, Townsend SR, Schorr CA, Beale R, Osborn T, Lemeshow S, Chiche JD, Artigas A, Dellinger RP. Surviving Sepsis Campaign: association between performance metrics and outcomes in a 7.5-year study. Crit Care Med 2015;43(1):3-12.

Matsumoto T, Hamasuna R, Ishikawa K, Takahashi S, Yasuda M, Hayami H, Tanaka K, Kiyota H, Muratani T, Monden K, Arakawa S, Yamamoto S. Nationwide survey of antibacterial activity against clinical isolates from urinary tract infections in Japan (2008). Int J Antimicrob Agents 2011;37:210-218.

Meddings JA, Reichert H, Rogers MA, Saint S, Stephansky J, McMahon LF. Jr. Effect of nonpayment for hospital-acquired, catheter-associated urinary tract infection: a statewide analysis. Ann Intern Med 2012;157:305-312.

Medlar EM, Spain DM, Holliday RW. Post-mortem compared with clinical diagnosis of genito-urinary tuberculosis in adult males. J Urol 1949;61:1078-1088.

Meštrović T. "What is Lentivirus?". News-Medical.net. Retrieved 2015-11-30.

Mondal SK, Dutta TK. A ten year clinicopathological study of female genital tuberculosis and impact on fertility. JNMA J Nepal Med Assoc 2009.;48:52-57.

Mouncey PR, Osborn TM, Power GS, Harrison DA, Sadique MZ, Grieve RD, Jahan R, Harvey SE, Bell D, Bion JF, Coats TJ, Singer M, Young JD, Rowan KM; ProMISe Trial Investigators. Trial of early, goal-directed resuscitation for septic shock. N Engl J Med 2015;372(14):1301-1311.

Moussa OM, Eraky I, El-Far MA, Osman HG, Ghoneim MA. Rapid diagnosis of genitourinary tuberculosis by polymerase chain reaction and non-radioactive DNA hybridization. J Urol 2000;164:584-588.

Naber KG. Short term therapy of acute uncomplicated cystitis. Curr Opin Urol 1999;9:57-64.

Nguyen HT. Bacterial infections of the genitourinary tract. In: McAninch JW, Lue TF. Smith and Tanagho's General Urology. 18th ed. New York: McGraw Hill, 2013,197-222.

Orskov I, Orskov F, Birch-Andersen A, Kanamori M, Svanborg-Edén C. O,K,H and fimbrial antigens in Escherichia coli serotypes associated with pyelonephritis and cystitis. Scand J Infec Dis Suppl 1982;33:18-25.

Osano BO, Were F, Mathews S. Mortality among 5-17 year old children in Kenya. Pan Afr Med J 2017;27:121.

ProCESS Investigators, Yealy DM, Kellum JA, Huang DT, Barnato AE, Weissfeld LA, Pike F, Terndrup T, Wang HE, Hou PC, LoVecchio F, Filbin MR, Shapiro NI, Angus DC. A randomized trial of protocol-based care for early septic shock. N Engl J Mec 2014:370(18):1683-1693.

Psihramis KE, Donahoe PK. Primary genitourinary tuberculosis: rapid progression and tissue destruction during treatment. J Urol 1986;135:1033-1036.

Rauschkolb EN, Sandler CM, Patel S, Childs TL. Computed tomography of renal inflammatory disease. J Comput Assist Tomogr 1982;6(3):502-6.

Rebmann T, Greene LR. Preventing catheter-associated urinary tract infections: an executive summary of the Association for Professionals in Infection Control and Epidemiology, Inc, Elimination Guide. Am J Infect Control 2010;38:644-646.

Rhodes A, Evans LE, Alhazzani W, Levy MM, Antonelli M, Ferrer R, Kumar A, Sevransky JE, Sprung CL, Nunnally ME, Rochwerg B, Rubenfeld GD, Angus DC, Annane D, Beale RJ, Bellinghan GJ, Bernard GR, Chiche JD, Coopersmith C, De Backer DP, French CJ, Fujishima S, Gerlach H, Hidalgo JL, Hollenberg SM, Jones AE, Karnad DR, Kleinpell RM, Koh Y, Lisboa TC, Machado FR, Marini JJ, Marshall JC, Mazuski JE, McIntyre LA, McLean AS, Mehta S, Moreno RP, Myburgh J, Navalesi P, Nishida O, Osborn TM, Perner A, Plunkett CM, Ranieri M, Schorr CA, Seckel MA, Seymour CW, Shieh L, Shukri KA, Simpson SQ, Singer M, Thompson BT, Townsend SR, Van der Poll T, Vincent JL, Wiersinga WJ, Zimmerman JL, Dellinger RP. Surviving Sepsis Campaign: International Guidelines for Management of Sepsis and Septic Shock: 2016. Intensive Care Med 2017;43:304-377.

Rigsby CM, Rosenfield AT, Glickman MG, Hodson J. Hemorrhagic focal bacterial nephritis: findings on gray-scale sonography and CT. AJR Am J Roentgenol 1986;146(6):1173-7.

Sadahira T, Wada K, Araki M, Ishii A, Takamoto A, Kobayashi Y, Watanabe M, Watanabe T, Nasu Y, Kumon H. Efficacy and safety of 3 day versus 7 day cefditoren pivoxil regimens for acute uncomplicated cystitis: multicentre, randomized, open-label trial. J Antimicrob Chemother 2017;72:529-534.

Schaeffer AJ, Schaeffer EM. Infection of the urinary tract. In: Wein AJ, Kavoussi LR, Novick AC, Partin AW, Peters CA. Campbell's Urology 10th ed. Philadelphia:WB Saunders, 2012,257-326.

Seymour CW, Liu VX, Iwashyna TJ, Brunkhorst FM, Rea TD, Scherag A, Rubenfeld G, Kahn JM, Shankar-Hari M, Singer M, Deutschman CS, Escobar GJ, Angus DC. Assessment of clinical criteria for sepsis: for the Third International Consensus Definitions for Sepsis and Septic Shock (Sepsis-3). JAMA 2016;315(8):762-74.

Simon HB, Weinstein AJ, Pasternak MS, Swartz MN, Kunz LJ. Genitourinary tuberculosis. Clinical features in a general hospital population. Am J Med 1977;63:410-420.

Stamm WE, Counts GW, Running KR, Fihn S, Turck M, Holmes KK. Diagnosis of coliform infection in acutely dysuric women. N Engl J Med 198;307(8):463-8.

Tanagho EA, Kane CJ. Specifid infections of the genitourinary tract. In: McAninch JW and Lue TF. Smith and Tanagho's General Urology, 18th ed. New York: McGraw Hill, 2013,223-237.

Wagenlehner FM, Naber KG. Hospital-acquired urinary tract infections. J Hosp Infec 2000;46:171-81.

12장
요로결석(尿路結石, urinary stone, calculus)

요로결석은 가장 흔한 비뇨기과질환 중의 하나이며 돌발적으로 심한 옆구리 통증을 유발하는 대표적 응급질환이다. 개복수술을 주로 하던 과거에는 비뇨기과 입원환자의 1/4 정도로 많았으며 수술하는 질환 중에서도 단연 가장 많았다. 그러다 1980년대 결석의 치료에 충격파쇄석기가 도입되고 그 이후 내시경수술이 일반화되면서 아주 특별한 경우를 제외하고는 거의 모든 결석을 개복수술 없이 치료하고 있다.

다만 소아들은 통증이나 치료과정 자체에 대한 순응도가 낮고 협조가 어려우며, 검사나 시술마다 마취를 하여야 하는 등 어려운 문제들이 있는데 다행하게도 그 발생빈도가 3% 미만으로 드물고, 성인에 비해 쇄석과 배출이 잘 되는 편이다. (그림 12-1)

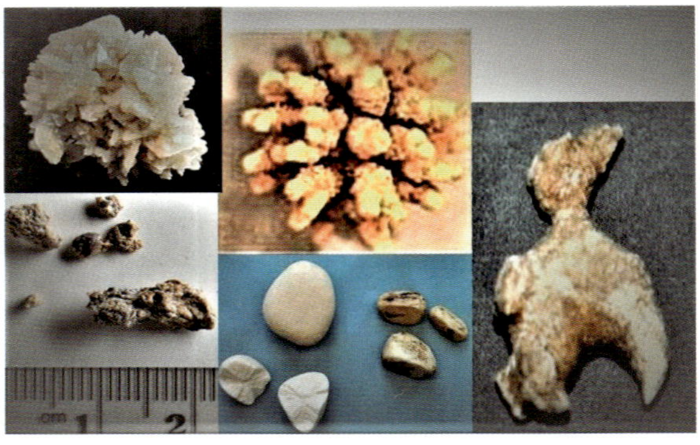

그림 12-1 다양한 결석의 모양

빈도

성인에서 요로결석의 빈도는 3~12%이며. 전체 인구의 8.8~12%가 일생 동안 요로결석을 경험하고 이들 중 50%에서 재발한다. 20~30대의 청・장년에서 잘 생기며, 여자보다 남자에서 2~3배 많고, 더운 열대지역, 땀을 많이 흘리고, 가만히 앉아서 일하는 사람들에서 많이 발생하는 것으로 알려져 있다.

세계적으로 소아요로결석의 빈도는 0.5~5%로 다양하게 보고되고 있으며 전체 요석환자의 1%를 차지하고 있다. 그러나 최근 25년 동안 소아신석의 발생경향에 대한 조사에서는 년 4~10%까지 증가되어 온 것으로 보고되었다.

요로결석은 어떻게 생기나?

결론부터 말하면 아직 완전하게 밝혀지지 않았으며 특히 환자마다 구체적인 원인을 확인하기는 어렵다. 소변에 있는 미세한 결석의 결정들이 뭉쳐지고 자라서 생기는 것은 분명하나 실제 소변에서 결석성분의 양을 조사해 보면 항상 비정상적으로 많은 것도 아니며, 작은 결정상태에서 소변을 따라 체외로 나가지 않고 신장에 남아있으면서 커지는 이유도 밝혀지지 않았다. 어느 특정된 하나의 원인보다는 환자의 연령, 성별, 음식의 종류, 수분섭취량, 호르몬, 유전형질, 직업, 운동의 정도 등 다양한 몸의 상태(체질)와 지역이나 기후, 요로감염, 요로기형, 요로폐색 같은 동반된 요로계의 질환 등 많은 인자들이 상호작용하여 생기는 것으로 이해하고 있다. 그러나 1년 동안에 결석이 지속적으로 새로 생기거나, 빠르게 커지거나, 지속적으로 소변으로 배출되는 환자인 활동성 결석형성자(active stone former)에서는 결석의 직접적인 원인질환이 있을 가능성이 높으며 이에 대한 조사와 치료 등 특별한 관리가 필요하다.

요로결석의 발생을 조장하는 후천적 질환들로는 소변의 폐색이나 저류를 유발하는 요로폐색질환과 요로감염이며, 이 외에 요로에 노출된 이물(foreign bodies) 등이 있다. 특히 비만환자의 증가와 저칼슘음식, 고단백음식, 비타민 C 섭취 등으로 인한 혈중과 요중 옥살산의 증가가 세계적으로 결석환자가 늘고 있는 것과 깊은 관계가 있는 것으로 알려지고 있다. 비만환자에서 신결석이 많은 이유에 대해서는 낮은 소변의 pH, 고옥살산요증(hyperoxaluria), 그리고 고칼슘요증(hypercalciuria) 같은 대사성 위험인자들(metabolic risk factors)에 의한 것으로써 실제 비만치료목적으로 위우회수술(gastric bypass surgery) 예정 환자들을 조사한 결과 97.8%가 최소 1개의 결석형성 위험인자를 가지고 있었으며 80%는 3개 이상의 위험인자들을 가지고 있었다.

결석의 형성에 관한 가설

1. 과포화-결정화설(supersaturation-crystallization theory); 소변의 양이 적어 결석의 성분이 과도하게 농축되어 있는 과포화상태에서는 그 자체로 결석성분이 자연적으로 핵화(nucleation)되고 결정(crystal)을 만들고, 이들이 응집(aggregation)되고 성장(growing)하여 결석을 만든다.
2. 억제물질 결핍설(inhibitor absence theory): 소변에는 결석형성을 억제하는 물질들이 있는데 이들이 결핍되어 생긴다.
   1) 응집억제 저분자물질; 피로인산염(pyrophosphate), 구연산(citrate), 마그네슘(Mg)
   2) 응집억제 고분자물질; glycoaminoglycan, Tamm-Horsfall glycoprotein, uropontin, nephrocalcin, urinary prothrombin fragment, uronic-acid-rich protein
3. 기질핵화설(matrix nucleation theory); 소변에는 결석의 작은 결정들이 잘 들러붙는 기질(matrix)이 있어서 결석의 형성을 도와준다.

원인

1. 고칼슘뇨증(hypercalciuria); 칼슘이 24시간 소변에서 여자는 250mg/day (6.24mmol/day) 이상, 남자는 300mg/day (7.49mmol/day) 이상 나오는 상태로 성인 신석증환자의 30~60%에서 있다. 그러나 고칼슘요증 결석환자의 90%이상이 원인을 찾기 어려운 특발성고칼슘요증(idiopathic hypercalciuria) 환자이다.
   1) 흡수고칼슘뇨증(absorptive hypercalciuria); 특발성고칼슘뇨증 환자의 거의 모두에서 장에서 칼슘의 과다 흡수로 생긴다.
   2) 신장고칼슘뇨증(renal leak hypercalciuria); 특발성고칼슘뇨증 환자의 2~3%에서는 신장에서 칼슘의 일방적인 누출(renal calcium leak)로 생긴다.
   3) 뼈흡수고칼슘뇨증(parathyroid hormone independent resorptive hypercalciuria); 5%에서는 환자의 뼈에서 칼슘이 녹아 나와 생긴다.
2. 고요산뇨증(hyperuricosuria); 14.2~20%을 차지하며 통풍이나 골수증식병환자에서 잘 생긴다.
3. 고옥살산뇨증(hyperoxaluria); 이의 원인에는 유전병인 원발고옥살산뇨증과 장의 흡수장애에 의한 고옥살산뇨증, 그리고 과다섭취에 의한 고옥살산뇨증이 있다. 이의 빈도가 1982~2000년에는 결석환자의 24.8%였던 것이 2001~2013년에는 45.1%로 증가되었는데 이는 비만환자의 증가와 저칼슘음식, 고단백음식, 비타민 C 섭취 등에 따른 고옥살산뇨증의 증가와 깊은 관계가 있는 것으로 알려지고 있다.

4. 저구연산뇨증(hypocitraturia); 요중 결석형성억제물질인 구연산이 결핍되어 생긴다. 결석환자의 20~40%에서 있다.
5. 소변양의 감소(low urine volume); 소변을 과포화상태로 만들어 결석형성을 조장한다.
6. 소변의 pH; pH가 지속적으로 낮은 산성뇨에서 요산석(uric acid stone)과 시스틴석(cystine stone)이 잘 생기고 알카리성뇨에서는 마그네슘, 암모니움, 인산, 탄산염을 주성분으로 하는 감염석(infection stone, struvite stone)이 잘 생긴다.

소아에서는 결석환아의 84%까지에서 대사이상이 확인되고 있으며 이 중 고칼슘요증(hypercalciuria)이 50~62%로 가장 많고, 고옥살산요증(hyperoxaluria)이 20%, 고요산요증(hyperuricosuria)이 8%, 시스틴요증(cystinuria)이 7%이다. 이외에 소아에서 결석의 형성과 관련이 있을 것으로 추정되는 인자들로는 요로감염이 31.3%이며, 39.3%에서는 특발성으로 원인을 알지 못 한다.

요석의 종류

요로결석은 소변이 있는 곳이면 어디에서나 생길 수 있는데 요석이 발생된 위치와 발견된 위치가 같으면 원발성요석, 서로 다르면 속발성요석이라 한다. 대부분의 요로결석은 신장에서 생기나 신장에 있을 때에는 증상이 없고 결석이 내려오다 요관에 걸리면서 통증이 생기고 이 때 병원에 오기 때문에 진단 당시에는 요관결석이 가장 많다. (그림 12-2)

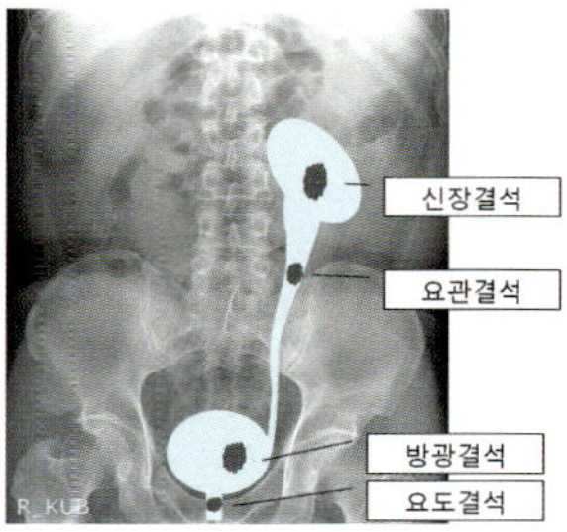

그림 12-2 결석의 종류 (위치에 따라)

결석의 위치에 따라 신석(腎石, renal stone), 요관석(尿管石, ureter stone), 방광석(膀胱石, bladder stone), 요도석(尿道石, urethral stone)이 있으며 요석의 성분에 따라서는 칼슘석, 수산석, 인산석, 요산석, 감염석, 기질석, 혼합석 등이 있다. 단일성분으로는 칼슘이 가장 많으나, 결석으로는 혼합석으로 칼슘수산석이 가장 많다.

1) 칼슘석(calcium stone); 요로결석의 75%가 칼슘을 기본으로 하는 결석이며, 이들의 71%가 옥살산칼슘석으로 가장 흔하고 나머지가 인산칼슘석이다.
2) 순수 요산석(pure uric acid stone); 요로결석의 5~10%이며 요산석 중에는 순수요산석이 75~80%이고 나머지는 옥살산칼슘석과 혼합된 혼합석이다.
3) 감염석(infection stone, struvite stone); 요로결석의 10~15%이며 소변에 있는 요소를 분

해하는 요소분해효소(urease)를 분비하는 프로테우스, 크렙시엘라, 녹농균, 포도상구균 등에 감염되면 소변이 알카리성뇨가 되고 마그네슘, 암모니움, 인산, 탄산염을 주성분으로 하는 결석이 생긴다.

4) 씨스틴석(cystine stone); 요로결석의 1% 이하이다.
5) indinavir, xantine, triamterene을 포함하는 결석; 1%이하에서 생긴다.
6) 기질석(matrix stone); 매우 드물다. 일반결석에서 기질의 무게는 2.5%인데 비해 기질석에서는 65% 정도를 차지한다. 기질의 성분은 64%가 단백질이고 9%가 당(free sugar)이며 5%가 glucosamines, 10%가 물(water), 12%가 무기질(inorganic ash)이다. 결석을 수술한 병력이 있는 환자, 특히 프러테우스(proteus milabilis), 대장균(E-coli)에 의한 재발성요로감염, 그리고 혈액투석 중인 단백뇨가 위험인자이다.

진단

특징적인 심한 옆구리 통증, 구역, 구토 등의 증상과 일반요검사, 조영제를 사용하지 않는 복부전산화단층촬영(non-enhanced CT)으로 진단은 용이하다. 단순복부촬영술(KUB), 경정맥성요로촬영술(IVU), 복부초음파검사(US)도 도움은 될 수 있으나 방사선투과성결석이 많고 결국에는 CT로 감별하여야 하는 경우가 많다.

증상: 신장이나 요관결석에서 가장 특징적인 증상은 갑작스런 옆구리 산통(colic pain)이며 혈뇨, 구토, 오심 등이 동반될 수 있고 신체검사에서 늑골척추각압통(CVA tenderness)이 있다. 방광결석에서는 빈뇨와 배뇨통 등의 방광자극증상이나 혈뇨가 있을 수 있으며 소변이 나오다 갑자기 끊기는 요단절은 방광석의 특유한 증상이다. 요도결석으로 요도에 결석이 걸리면 배뇨통, 세뇨, 혈뇨가 있고 심하면 요폐로 소변을 못 본다.

검사실검사; 일반요검사에서 혈뇨, 결석결정(crystal), 염증세포, 세균, 소변의 pH, 결석 형성촉진인자와 억제인자들을 확인할 수 있다.

영상의학검사; 조영제주사 없이 하는 전산화단층촬영(non-enhanced CT), 일명 stone CT가 표준영상검사(gold standard imaging modality)로서 가장 정확하고 금식이나 사전준비없이 촬영하고 결과도 바로 알 수 있다.

결석의 크기를 기준하면 일반영상검사는 5.2mm 결석을 찾을 수 있었고 CT는 보다 작은 3.7mm결석도 찾을 수 있었다. CT에서 보이는 결석 중에서 KUB는 50%, 초음파검사는 60% (신석의 90%, 요관석의 25~38%), 배설성요로촬영술(excretory urography)은 87%의 결석을 찾을 수 있었다. 소아에서도 요관결석에 대해 97%의 민감도와 96%의 특이도를 갖는 noncontrast CT가 신석증에 대해서도 표준영상검사(the imaging modality of choice)로 인정되고 있다.

내시경검사; 이 검사는 통증이나 요로감염의 위험을 동반하는 침습적인 검사로서 진단을 위해 하기도 하지만 감별진단이나 동시에 치료를 목적으로 하기도 한다. (그림 12-3. A, B), (12-4. A~D), (12-5. A~D)

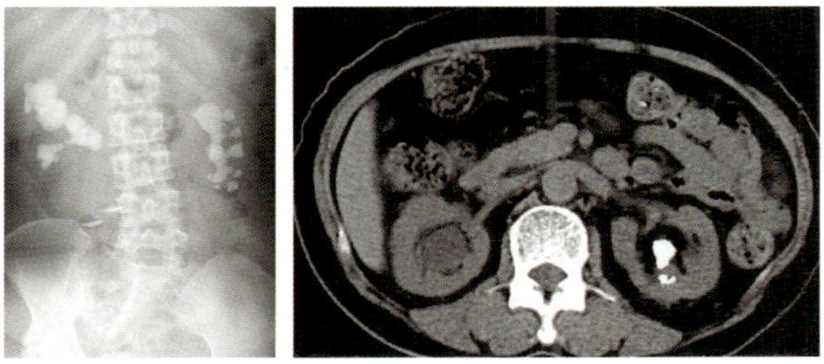

(A) (B)

그림 12-3 신장결석. (A) 사슴뿔석(양측) (KUB) (B) 신결석(좌측), 수신증(우측) (CT)

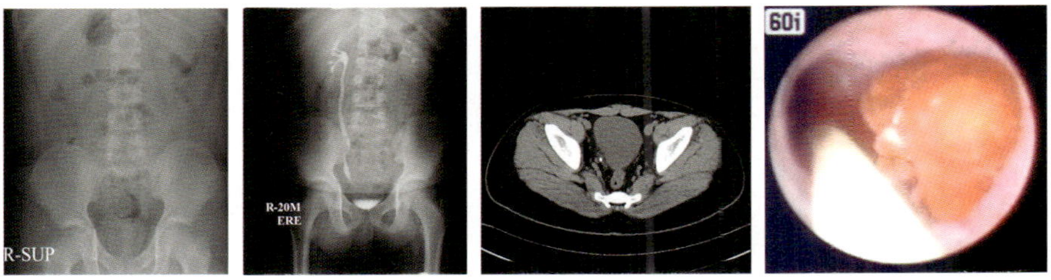

(A) (B) (C) (D)

그림 12-4 요관결석(하부요관, 우측). (A) KUB, (B) IVU, (C) CT, (D) 요관내시경 소견

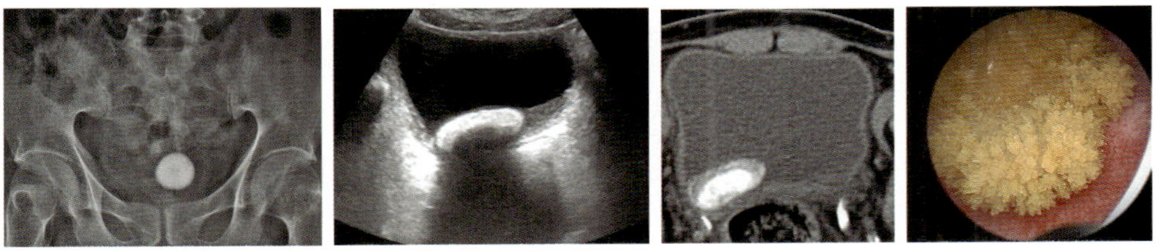

(A) (B) (C) (D)

그림 12-5 방광결석. (A) KUB, (B) 초음파검사(poster or acoustic shadow), (C) CT, (D) 방광내시경 소견

치료

결석의 치료방법은 결석의 원인과 종류, 크기, 위치, 그리고 요로감염이나 요로의 해부학적 이상 등 동반질환에 따라 결정된다. 결석이 작으면 자연배출을 기다려 본다. 그러나 작아도 통증이 심하고 진통제에도 조절이 안 되는 결석, 크거나 해부학적 이상이 있어 자연배출이 어려운 결석은 제거해주는 것이 좋다. 충격파쇄석술이나 내시경수술을 단독으로 하던지 이들을 병용하면 개복수술 없이도 거의 모든 결석을 치료할 수 있다. 개복수술은 동반되어 있는 다른 질환도 함께 치료하여야 하는 특수한 경우에 드물게 한다. 소아에서는 하부신석의 경우 53.6%가 자연배출되었고, 25%는 커지지도 않고 증상도 없었으며, 결국은 21.4%에서만 시술을 하였는데 시술 당시 결석의 크기는 7~8mm였다.

1) 보존요법; 결석이 4mm 이하로 작으면 90%가 소변에 섞여 자연 배출되므로 물을 많이 섭취하고 진통제나 요관확장제를 복용하면서 결석이 자연히 나오기를 기다린다. 최근 배뇨장애 시 소변의 배출을 촉진하기 위해 사용하는 알파차단제인 tamsulosin이 결석의 배출시간을 줄이고 통증을 완화시키는 것으로 알려지면서, 아직 논란이 있기는 하나, 함께 사용하고 있다.

2) 요석의 파쇄 및 제거

(1) 충격파쇄석술(shock wave lithotripsy, SWL); 충격파쇄석술은 충격파 발생장치에서 충격파를 발생시키고 이를 결석에 집중시켜 결석을 분쇄하는 장치로 성인에서는 마취 없이 외래에서 간편하게 치료할 수 있다. 대부분의 상부요로결석이 치료대상이며 일반적으로 2cm이하의 신장석과 상부요관석, 일부 하부요관석의 치료에 효과적이다. (그림 12-6)

외래에서 특별한 준비나 고통 없이 20분 정도의 짧은 시간에 하고 평상업무로 복귀할 수 있는 장점이 있으나, 결석의 크기와 성분, 단단한 정도, 위치에 따라 여러 번 반복하여야 하거나 실패하는 경우도 있고 드물게는 충격에 의한 출혈, 통증, 고열 등의 합병증이 있을 수 있다.

소아에서 충격파쇄석술은 충격파쇄석기도 많이 개량되기는 하였지만 성인과는 달리 경한 통증과 분위기나 시술 자체에 대한 두려움이 있고 치료하는 동안 한 자세를 유지하여야 하

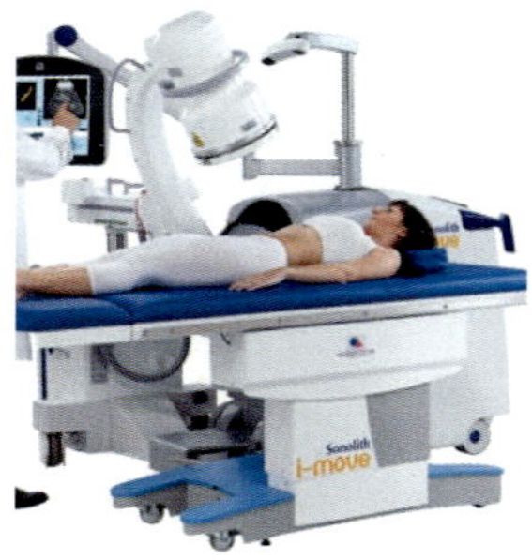

그림 12-6
체외충격파쇄석술

는 등 소아들의 협조가 필요하고 충격파의 강도 조절이나 합병증 발생 시 적절한 처치가 어려운 문제들이 있어 마취통증의학과전문의에 의한 수면유도제 주사 등으로 깊이 재운 상태에서 시행한다. 특히 방사선으르 결석을 찾는 방식에서는 생식기에 보호장구를 대주고, 충격파가 폐에 쏘이지 않게 하는 등 주의가 필요하며 쇄석기의 기종에 따라서는 체격이 기계에 맞지 않을 수도 있다. 소아에서 SWL에 의한 신석의 치료율(stone free rate)은 70~96%로 높은 편이다.

(2) 내시경적 결석제거술(endoscopic lithotripsy); 내시경을 요도를 통하여 방광이나 요관, 또는 신장에 넣어 결석을 보면서 직접 꺼내던지 큰 것은 레이저나 초음파 등으로 결석을 작게 분쇄하여 꺼내는 방법이다. 결석이 크거나 상부요로에 있으면 마취가 필요하나 하부요로의 작은 결석은 진통제 주사만으로도 충분히 가능하다. 몸에 상처나 흉터 없이 대부분 1회 시술로 결석을 제거할 수 있고, 수술 후 통증도 적어 마취에 따라 당일이나 다음 날이면 퇴원할 수 있다. (그림 12-7, 8)

(3) 경피신결석제거술(percutaneous nephrolithotripsy, PNL); 신장의 결석이 2cm 이상 크거나 충격파쇄석술에 반응이 적고 요관으로 배출이 어려운 경우에 한다. 옆구리에 신루를 만들어 내시경을 넣고 결석을 직접 보면서 분쇄하여 제거한다.

크고 단단한 결석을 치료하는 데에 효과적이며, 하나의 작은 상처로 시술하며 회복이 빠르고 경과가 좋다. 그러나 최소 3~4일 입원과 전신마취가 필요하고 여러 개의 결석이 산재되어 신배에 박혀있는 경우에는 결석의 완전제거가 안 될 수도 있으며 혈관의 손상으로 과다출혈의 위험도 있다. 합병증 발생율이 25%에 이르고 이 중 5%가 Clavien grade 3 이상의 매우 심각한 질환을 초래할 수 있기는 하나, 역시 크고 복합적인 상부요로결석의 일차치료로 권장되고 있으며 숙련된 상태에서 잘하면 결과가 좋기 때문에 모든 결석관련 수술의 약 5%를 차지하고 있으며 점차 시술이 증가하고 있다. (그림 12-9)

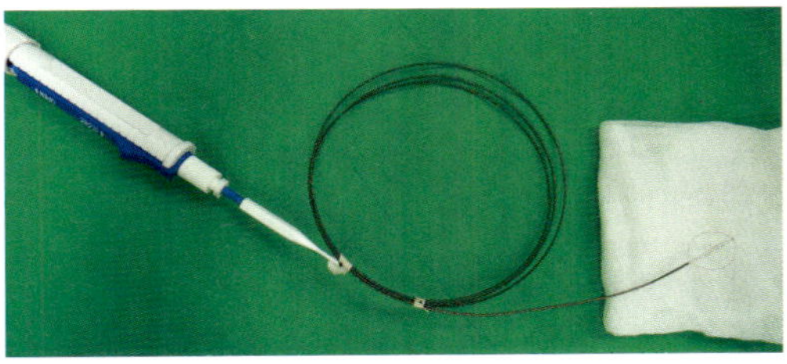

그림 12-7 결석포획기(stone basket)

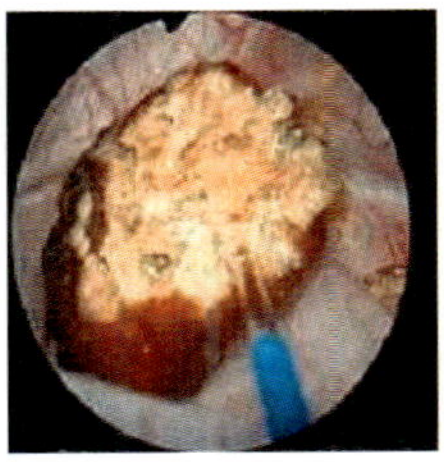

그림 12-8 레이저쇄석술

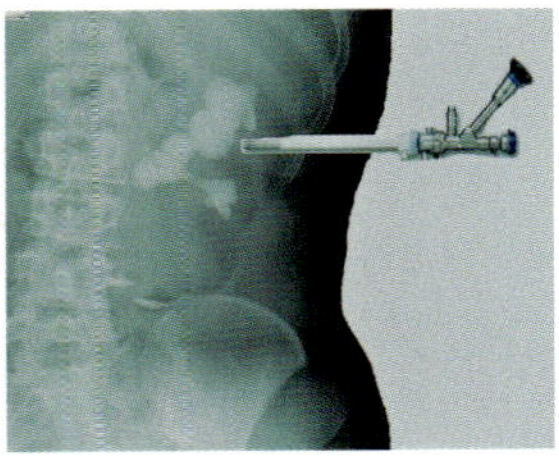

그림 12-9 경피신결석제거술 (PNL)

(4) 복강경수술(laparoscopic surgery); 복부에 3~4개의 작은 구멍을 뚫어 복강경을 넣고 화면을 보면서 돌을 꺼내는 방법으로 전신마취가 필요하다. 상처가 작고 회복이 빠르며 정상생활로의 복귀가 빠르다. 다만 복강 내 유착이 있거나 조절이 안 되는 출혈이 있을 경우에는 도중에 개복수술로 전환하여야 하는 경우도 있으며 특히 장이나 혈관 손상에 주의하여야 한다.

(5) 개복수술(open surgery); 옆구리에 10~20cm의 절개창을 내고 신장과 요관을 노출시킨 후 결석을 제거하는 방법이다. 결석을 부수지 않고도 한 번에 제거할 수 있는 장점은 있으나 상처와 흉터가 크며 수술 후 통증이 심하고 1주일 정도 입원하여야 하며 퇴원 후에도 정상생활로 회복이 늦는 등의 단점이 있다. 그러나 요로의 해부학적 기형이나 요로폐색이 있어 내시경이나 충격파쇄석술의 적용 자체가 어렵거나 분쇄된 결석이 빠져 나오지 못하거나, 결석의 크기나 위치, 성분, 그리고 동반된 다른 문제 등에 따라 개복수술이 필요할 수 있다.

결석의 제거를 위한 수술부위에 따라 여러 수술방법이 있다.

신장석; 신우절개결석제거술(腎盂切開結石除去術, pyelolithotomy)
신절개결석제거술(腎切開結石除去術, nephrolithotomy)
신부분절제술(腎部分切除術, partial nephrectomy)
신절제술(腎切除術, nephrectomy)

요관석; 요관절개결석제거술(尿管切開結石除去術, ureterolithotomy)

방광석; 방광절개결석제거술(膀胱切開結石除去術, vesicolithotomy)

요도석; 요도절개결석제거술(尿道切開結石除去術, urethrolithotomy)

3) 식이 및 약물요법

결석의 원인을 아는 경우에는 원인을 없애주거나 소변 내의 환경을 바꾸어 결석이 생기고 커지는 것을 억제해 주는데, 이런 경우는 드물어 결석의 치료를 위한 특별한 식이요법이나 약물요법이 자주 이용되지는 않는다. 특히 식사가 원인으로 밝혀진 경우가 아니면 칼슘의 제한은 도움이 되지 않으며 칼슘의 지나친 제한은 오히려 칼슘 외의 다른 성분의 결석을 조장하기 때문에 추천되지 않고 있다.

일반적으로 수분섭취로 소변 양을 늘려서 소변 내 결석결정의 포화도를 낮추고 결정이 소변으로 자연 배출되도록 하는 것이 좋다. 흔히 맥주 마시는 것에 대해 묻는 사람들이 있는데 맥주 자체에도 결석의 성분들이 조금은 있으며 이뇨작용으로 일시적으로는 결석의 배출에 도움이 될 수는 있겠으나 이뇨시기가 지나면 오히려 탈수상태가 되기 때문에 굳이 맥주를 권하지는 않는다.

참고문헌

Abdel-Gawad M, Kadasne RD, Elsobky E, Ali-El-Dein B, Monga M. A Prospective Comparative Study of Color Doppler Ultrasound with Twinkling and Noncontrast Computerized Tomography for the Evaluation of Acute Renal Colic. J Urol 2016;196(3):757-62.

Ahmad NA, Ather MH, Rees J. Unenhanced helical computed tomography in the evaluation of acute flank pain. Int J Urol 2003;10:287-292.

Allen TD, Spence HM. Matrix stones. J Urol 1966;95:284-90.

Boyce WH, King JS, Jr. Crystal-matrix interrelations in calculi. J Urol 1959;81:351-65.

Dos Santos J, Lopes RI, Veloso AO, Harvey E, Farhat WA, Papanikolaou F. Outcome Analysis of Asymptomatic Lower Pole Stones in Children. J Urol 2016;195:1289-9.

Duffey BG, Pedro RN, Kriedberg C, Weiland D, Melquist J, Ikramuddin S, Kellogg T, Makhlouf AA, Monga M. Lithogenic risk factors in the morbidly obese population. J Urol 2008;179:1401-6.

Dwyer ME, Krambeck AE, Bergstralh EJ, Milliner DS, Lieske JC, Rule AD. Temporal trends in incidence of kidney stones among children: a 25-year population based study. J Urol 2012;188:247-252.

Faerber GJ. Pediatric urolithiasis. Curr Opin Urol 2001;11:385-389.

Ghani KR, Sammon JD, Bhojani N, Karakiewicz PI, Sun M, Sukumar S, Littleton R, Peabody JO, Menon M, Trinh Quoc-Dien. Trends in percutaneous nephrolithotomy use and outcomes in the United States. J Urol 2013;190:558-564.

Hall PM. Nephrolithiasis: treatment, causes, and prevention. Cleve Clin J Med 2009;76:583-91.

Johnson CD, Wilson DM, O'Fallon WM, Malek RS, Kurland LT. Renal stone epidemiology: a 25-year review in Rochester, Minnesota. Kidney Int 1979;16:624-631.

Karabacak OR, Ipek B, Ozturk U, Demirel F, Saltas H, Altug U. Metabolic evaluation in stone disease metabolic differences between the pediatric and adult patients with stone disease. Urology 2010;76:238-241.

Lahyani M, Rhannam Y, Slaoui A, Touzani A, Karmouni T, Elkhader K, Koutani A, Andaloussi AA. Bilateral kidney matrix stones: a rare case. Pan Afr Med J 2016;25:102.

Lumerman J, Gershbaum MD, Hines J, Nardi P, Beuchert P, Katz DS. Unenhanced helical computed tomography for the evaluation of suspected renal colic in the adolescent population: a pilot study. Urology 2001;57:342-346.

Maalouf NM, Tondapu P, Guth ES, Livingston EH, Sakhaee K. Hypocitraturia and hyperoxaluria after Roux-en-Y gastric bypass surgery. J Urol 2010r;183(3):1026-30.

Naseri M, Varasteh AR, Alamdaran SA. Metabolic factors associated with urinary calculi in children. Iran J Kidney Dis 2010;4:32-8.

Oberlin DT, Flum AS, Bachrach L, Matulewicz RS, Flury SC. Contemporary surgical trends in the management of upper tract calculi. J Urol 2015;193:880-884.

Oner S, Oto A, Tekgul S, Koroglu M, Hascicek M, Sahin A, Akhan O. Comparison of spiral CT and

US in the evaluation of pediatric urolithiasis. JBR-BTR 2004;87:219–223.

Pak CYC. Citrate and renal calculi: an update. Miner Electrolyte Metab 1994;20:371–7.

Pak CY, Britton F, Peterson R, Ward D, Northcutt C, Breslau NA, McGuire J, Sakhaee K, Bush S, Nicar M, Norman DA, Peters P. Ambulatory evaluation of nephrolithiasis. Classification, clinical presentation and diagnostic criteria. Am J Med 1980;69:19–30.

Palmer JS, Donaher ER, O'Riordan MA, Dell KM. Diagnosis of pediatric urolithiasis: role of ultrasound and computed tomography. J Urol 2005;174:1413–1416.

Preminger GM, Assimos DG, Lingeman JE, Nakada SY, Pearle MS. Chapter 1: AUA guideline on management of staghorn calculi: diagnosis and treatment recommendations. J Urol 2005;173:1991–2000.

Robertson WG, Peacock M. Calcium oxalate crystalluria and inhibitors of crystallization in recurrent renal stoneformers. Clin Sci 1972;43:499–506.

Romero V, Akpinar H, Assimos DG. Kidney stones: a global picture of prevalence, incidence, and associated risk factors. Rev Urol 2010;12(2–3):e86–96.

Scales CD, Jr, Smith AC, Hanley JM, Saigal CS. Urologic Diseases in America Project. Prevalence of kidney stones in the United States. Eur Urol 2012;62:160–165.

Seitz C, Desai M, Häcker A, Hakenberg OW, Liatsikose E, Nagele U, Tolley D. Incidence, prevention, and management of complications following percutaneous nephrolitholapaxy. Eur Urol 2012;61:146–158.

Seitz C, Tanovic E, Kikic Z, Memarsadeghi M, Fajkovic H. Rapid extracorporeal shock wave lithotripsy for proximal ureteral calculi in colic versus noncolic patients. Eur Urol 2007;52:1223–1227.

Shadman A, Bastani B. Kidney Calculi: Pathophysiology and as a Systemic Disorder. Iran J Kidney Dis 2017;11(3):180–191.

Shahat A, Elderwy A, Safwat AS, Abdelkawi IF, Reda A, Abdelsalam Y, Sayed M, Hammouda H. Is Tamsulosin effective after Shock Wave Lithotripsy for Pediatric Renal Stones? A Randomized, Controlled Study. J Urol 2016;195:1284–8.

Shoag J, Tasian GE, Goldfarb DS, Eisner BH. The new epidemiology of nephrolithiasis. Adv Chronic Kidney Dis 2015;22(4):273–8.

Sierakowski R, Finlayson B, Landes RR, Finlayson CD, Sierakowski N. The frequency of urolithiasis in hospital discharge diagnoses in the US Invest Urol 1978:15:438–441.

Smith RC, Levine J, Dalrymple NC, Barish M, Rosenfield AT. Acute flank pain: a modern approach to diagnosis and management. Semin Ultrasound CT MR 1999;20:108–135.

Smith RC, Verga M, McCarthy S, Rosenfield AT. Diagnosis of acute flank pain: value of unenhanced helical CT. AJR Am J Roentgenol 1996;166:97–101.

Spivacow FR, Del Valle EE, Lores E, Rey PG. Kidney stones: Composition, frequency and relation to metabolic diagnosis. Medicina (B Aires) 2016;76(6):343–348.

Spivacow FR, Negri AL, del Valle EE, Calviño I, Fradinger E, Zanchetta JR. Metabolic risk factors in children with kidney stone disease. Pediatr Nephrol 2008;23:1129–33.

Spradling K, Vernez SL, Khoyliar C, Morgan JB, Okhunov Z, Preminger GM, Lipkin ME, Landman J, Youssef RF. Prevalence of Hyperoxaluria in Urinary Stone Formers: Chronological and Geographical Trends and a Literature Review. J Endourol 2016;30(4):469–75.

Springhart WP, Preminger PM. Advanced imaging in stone management. Curr Opin Urol 2004;14:95–98.

Straub M, Gschwend J, Zorn C. Pediatric urolithiasis: the current surgical management. Pediatr Nephrol 2010;25(7):1239–1244.

Tanaka ST, Pope JC. Pediatric stone disease. Curr Urol Rep 2009;10:138–143.

Tasian GE, Copelovitch L. Evaluation and medical management of kidney stones in children. J Urol 2014;192:1329–1336.

Teichman JM. Clinical practice: acute renal colic from ureteral calculus. N Engl J Med 2004;350:684–693.

Thomas BJ. Management of stones in childhood. Curr Opin Urol 2010;20:159–162.

Tiselius HG, Ackermann D, Alken P, Buck C, Conort P, Gallucci M. Working Party on Lithiasis, European Association of Urology. Guidelines on urolithiasis. Eur Urol 2001;40(4):362–71.

Worcester EM, Coe FL. New insights into the pathogenesis of idiopathic hypercalciuria. Semin Nephrol 2008;28:120–32.

Zaytoun OM, Yakoubi R, Zahran ARM, Fouda K, Marzouk E, Gaafar S, Fareed K. Tamsulosin and doxazosin as adjunctive therapy following shock-wave lithotripsy of renal calculi: randomized controlled trial. Urol Res 2012;40:327–332.

Zhu Y, Duijvesz D, Rovers MM. Lock TM. α-Blockers to assist stone clearance after extracorporeal shock wave lithotripsy: a meta-analysis. BJU Int 2009;106:256–261.

13장
요로폐색질환(尿路閉塞疾患, obstructive disease of the urinary tract), 후천성

신장에서 요도에 이르는 요로에 협착(狹窄, stenosis)이나 폐색(閉塞, obstruction)을 일으키고 소변의 흐름을 방해하여 상부요로에 요폐(尿閉, urinary retention)나 요정체(尿停滯, stasis)를 유발하고 요로를 확장시키는 질환인 요로폐색은 요로감염, 요로결석과 함께 악순환(惡循環, vicious cycle)을 이루며 합병증을 유발하고 결국은 신장기능에 손상을 주는 것이 문제이다. 따라서, 요로폐색으로 인한 불편한 증상을 없애고 궁극적으로는 요로에 비가역적 영구손상이 오기 전에 폐색을 없애주고 신기능을 보존해 주어야 한다. 선천성 폐색질환은 「소아질환」편에서 설명하였다.

원인과 분류

직접 폐색을 유발하는 요로의 내 · 외적인 질환. 요로의 수축력 상실, 하부요로폐색에 의한 방광내압 상승과 방광요관역류로 인해 상부요로에 폐색이 올 수 있다.

폐색의 실체에 따라 기계적폐색 없이 생기는 기능적폐색과 해부학적 실체적 폐색이나 기능적폐색의 결과로 생기는 기계적폐색이 있다.

1) 기능적폐색

(1) 요관의 연동운동장애(disturbance of the peristaltic movement); 선천성거대요관증(congenital megaureter), 요관이 주변의 염증, 종양, 섬유화로 주위조직에 유착되거나 고정된 경우, 요관의 심한 염증 등

(2) 방광요관역류(vesicoureteral reflux)

(3) 배뇨근조임근협동장애(detrusor-sphincter dyssynergia, DSD)

2) 기계적폐색

(1) 내인성폐색(intrinsic obstruction); 요로 내부에 있는 선천성·염증성 협착, 결석, 종양, 손상으로 인한 요로의 협착이나 폐색

(2) 외인성폐색(extrinsic obstruction); 요로 외부의 질환인 이행혈관(aberrant vessel), 하대정맥후요관(retrocaval ureter), 후복막종양(retroperitoneal tumor), 후복막섬유증(retroperitoneal fibrosis) 등에 의한 외부적 압박에 의한 요도의 폐색이나 협착

원인질환의 발생시기에 따라 선천성폐색과 후천성폐색이 있다.

1) 선천성폐색(congenital obstruction); 소아의 신우요관이음부협착, 요관방광이음부협착, 이행혈관, 요관류, 이소요관(ectopic ureter), 하대정맥후요관(retrocaval ureter), 후부요도판막, 이분척추증(spina bifida)이나 척수수막류(meningomyelocele) 같은 선천성신경장애

2) 후천성폐색(acquired obstruction); 염증, 손상, 결석, 종양, 전립선비대증, 방광요관역류, 신경인성방광, 후복막강섬유증이나 종양, 임신 등

이외에도 질환의 위치에 따라서 신장에서 방광 사이의 상부요로폐색과 방광에서 요도 사이의 하부요로폐색이 있고, 폐색의 정도에 따라 완전폐색과 불완전폐색이 있으며, 폐색의 기간에 따라서는 급성폐색과 만성폐색이 있다.

1. 신장: 수신증(水腎症, hydronephrosis)

요로폐색으로 신우와 신배에 소변이 고이면 압력이 높아지고 확장되면서 수신증이 생긴다. 수신증이나 이로 인한 신기능의 장애는 폐색의 정도, 기간, 위치와 관련이 크다. 폐색의 위치가 신장에 가까울수록, 신장내신우(intrarenal pelvis)일수록 압력이 직접 신실질에 크게 미치고 신손상도 더 심하다. 신우근육도 보상기(compensatory phase)에는 비대되나 이 시기가 지나 보상실패기(decompensatory phase)가 되면 늘어지고 수축력을 잃게 된다. 침샘같은 여타 샘조직(gland)은 막히면 분비를 멈추고 퇴화되는데 반해, 신장은 완전폐색에서도 소변을 지속적으로 만들기 때문에 수신증은 점차 심해지는 특징이 있다. (그림 13-1)

신우의 높아진 압력에 의해 신우와 신배가 확장되고, 신배의 오목한 유두부와 뾰족하고 날카로운 모양의 천장(fornix)이 둥글고 볼록하게 팽대해지는 모양이 되면서, 신조

직은 허혈성 위축이 되고 신요세관(renal tubule)도 확장된다.

정상 신우내압력은 거의 $0cmH_2O$에 가까우나 폐색으로 사구체여과압인 $6\sim12cmH_2O$에 이르면 일시 소변의 분비가 줄어든다. 그러나 신우에 정체된 소변은 신우-임프관, 신우-세관, 신우-간질, 신우-정맥 역류현상을 통해 신실질로 흡수되면서 신우내압이 감소되고 이로 인해 다시 소변이 분비되고 평형을 이루며 순환한다. 이런 과정이 반복되면서 점차 시간이 지나면 이 평형이 깨어지고 수신증은 진행된다. 점차 신혈류가 감소되고, 사구체여과율과 신요세관의 요농축 기능 등 신기능도 감소한다. 한 쪽 신장에만 수신증이 오면 정상 신장이 이를 보상하기 때문에 전체적인 신기능은 유지된다.

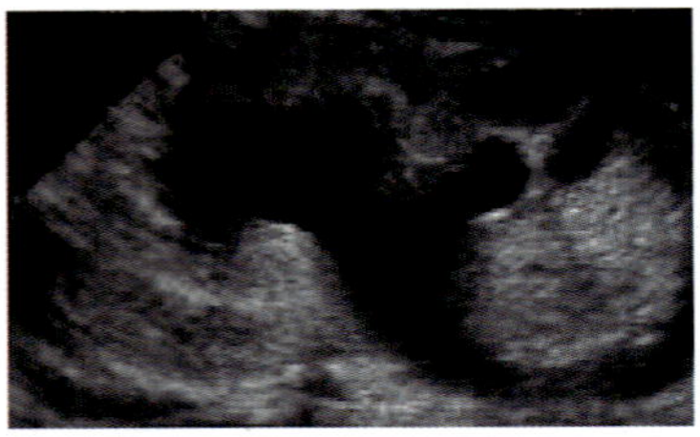

그림 13-1 수신증, 신우와 신배가 확장되어 있다. (복부초음파검사)

2. 요관: 수뇨관증(水尿管症, hydroureter)

하부요로폐색으로 방광내압이 올라가더라도 폐색초기에는 방광의 압력이 항역류기전에 의해 요관으로 직접 전달되지 못 한다. 그러나 폐색이 지속되면서 방광에 육주현상이 생기고 요관방광이음부의 저항이 커지면서 요관의 보상작용으로 하부요관의 압력도 높아진다. 이런 상태가 더 지속되어 일단 방광요관역류가 생기면 방광의 압력이 직접 요관으로 전달되면서 요관압이 증가하고 요관은 확장된다. 더 진행하여 보상실패기(decompensatory phase)가 되면 요관은 수축력을 잃고 더욱 길고 넓게 확장되고 꾸불꾸불해지면서 수신증도 심해진다.

3. 방광

방광하부폐색(infravesical obstruction)이 장기간 지속되면 이 폐색을 극복하고 소변을 내보내기위한 보상작용이 일어나는데 이 시기를 보상기(compensatory stage)라 한다. 방광근육은 비대되어 마치 밧줄로 엮은 그물 모양의 육주형성(trabeculation)이 나타나고, 방광의 두께는 2~3배까지 두꺼워진다. 배뇨초기의 방광의 압력도 정상으로는 $30cmH_2O(20\sim40cmH_2O)$ 정도이던 것이 2~4배인 $50\sim100cmH_2O$까지 높아진다. 요관구사이능선(interureteric ridge)도 비대되고 요관방광이음부에 저항이 커지면서 소변의 흐름도 방해되고 수신증이 생긴다.

배뇨근의 육주형성과 방광내압의 상승과 더불어 육주사이의 방광벽은 오히려 얇아지고 점막은 주머니모양을 만들면서 근육층을 통과하여 바깥쪽으로 밀려나간다. 방광점막층이 방광근육층의 일부를 밀고 나가면 작은주머니(cellule)라 하고 전체 근육층을 통과하면 큰주머니(saccule), 그리고 근육층을 완전히 지나 방광 주위로 밀려나가면 게실(diverticulum)이라 한다. 게실에는 근육층이 없어 수축력이 없기 때문에 방광이 수축을 하여도 안에 있는 소변을 내보내지 못한다. 보상기가 지나도록 폐색이 해결되지 않으면 보상실패기(decompensation stage)로 들어가는데 비대되었던 방광근육은 점차 길게 늘어나고 퇴화되면서 얇아지고 수축력을 잃고 무긴장방광(atonic bladder)이 된다. 방광은 심하게 확장되면서 배뇨를 못하고 잔뇨가 다량 남게 된다.

진단

환자의 증상, 신체검사, 검사실검사와 영상검사로 진단은 용이하다.

증상; 요로폐색의 원인과 위치, 그 정도에 따라 다양하다. 폐색이 만성적으로 천천히 진행되는 경우에는 통증이나 고열 등의 급성증상이 없어 본인도 모르게 악화될 수 있다. 그러나 급성폐색에서는 소변정체로 인한 통증과 배뇨장애증상이 나타난다. 상부요로폐색에서는 측복통, 고열, 욕지기, 구토 등이 있을 수 있으며 방광하부폐색에서는 방광의 팽창으로 인한 하복부통증이나, 배뇨와 관련하여 요주저, 세뇨, 빈뇨, 배뇨통, 요실금, 요절박 등 배뇨장애증상이 있을 수 있다. 양측 요관이 막히면 소변의 양이 감소되거나 없을 수 있고, 하부요로폐색이 심하면 방광에 소변은 차 있으나 배출을 못 하게 되고, 더 진행하면 요복수(urinary ascites)나 요독증(uremia)이 올 수 있다.

신체검사; 옆구리나 하복부에서 종물, 압통, 늑골척추각압통(costovertebral angle tenderness)이 있을 수 있으며 음경과 요도구, 직장손가락검사로 전립선의 크기와 항문의 긴장도, 그리고 여성에서 요도의 위치나 협착, 방광이나 자궁탈 등도 확인하여야 한다.

일반혈액검사, 혈액화학검사, 일반요검사, 요배양검사; 감염이나 염증, 신장의 기능, 단백뇨, 체내 전해질상태 등을 확인한다.

영상의학검사; 요로계의 해부학적, 기능적 이상을 확인한다. 의심되는 병변의 위치나 종류, 환자의 신기능, 조영제에 대한 과민반응 등을 고려하여 적절한 검사를 한다. (그림 13-2)

배설성요로촬영술(excretory urography, IVU)

역행성요로촬영술(retrograde urography), 선행성요로촬영술(antegrade urography)

배뇨방광촬영술(voiding cystourethrography, VCUG)

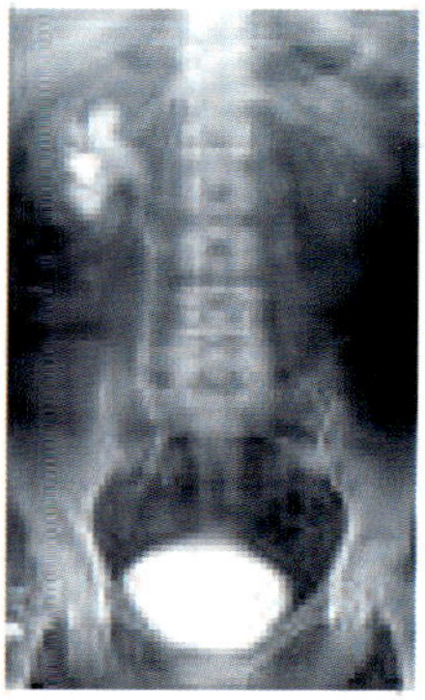

그림 13-2
요로폐색에 의한
방광요관역류
(배뇨방광요도촬영술)

역행성요도촬영술(retrograde urethrogram)

복부초음파검사(abdominal ultrasound)

복부컴퓨터단층촬영술(abdominal CT)

동위원소 신기능도(radionuclide renogram)

비뇨의학검사;

요도 · 방광경검사(urethro · cystoscopy); 요도로 내시경을 넣어 요도와 방광의 내부를 확인한다.

요류검사(uroflowmetry); 방광에 소변이 충분히 찬 상태에서 소변을 보게 하여 배뇨량(mL), 최고요속(Qmax, mL/sec), 그리고 잔뇨(mL)를 측정한다.

요역동학검사(urodynamic study); 방광과 요도의 압력, 외요도조임근의 압력과 기능, 배뇨상태를 확인하고 비디오요역동학검사(video-urodynamics)로 배뇨 시 방광경부의 열리는 상태를 확인한다.

신우관류시험(pelvis perfusion test, Whitaker test); 경피적 신루를 통해 일정 속도로 물을 넣으면서 신우 내의 압력을 측정하여 요관부위의 폐색을 확인하는 검사이다. 동위원소를 이용하는 이뇨신촬영술(diuretic renogram)과 비슷한 검사로 정확한 이점은 있으나 침습적이고 대체 가능한 검사가 있어 일상적으로 시행하지는 않는다.

치료

통증이나 고열 등의 급성증상이 없다고 하여 방치할 것이 아니고 관련 검사로 폐색의 위치, 정도, 동반된 합병증 등 전반적인 상태를 정확하게 확인하고 적절한 치료를 하여야 한다.

1) 약물치료

염증, 요로감염, 증상완화를 위한 약물을 투여한다.

2) 외과적 치료

(1) 원인치료; 내시경, 복강경, 로봇수술, 개복수술 중 환자에 가장 적절한 방법으로 결석이나 종양, 전립선비대증, 요도협착 등 폐색의 원인을 없애고 좁아지거나 막힌 요로는 정상으로 복원시켜주어야 한다. 방광요관역류는 주사제를 사용한 항역류시술이나 외과적 수술(antireflux surgery)을 한다.

(2) 요로전환술(urinary diversion); 환자의 상태가 근본적인 수술을 받을 수 없거나 정상적인 요로의 복원이 어려운 경우에는 일시적이든 영구적이든 정상요로를 우회하는 방법으로 소변을 배출시켜 주어야 한다.

① 상부요로폐색; 신루설치술(nephrostomy), 요관루설치술(ureterostomy)
요관스텐트유치(ureteral stent)

② 방광하부폐색; 청결간헐도뇨(clean interrmittent catheterization, CIC)
요도카테터유치(urethral Foley catheter)
방광루설치술(cystostomy, vesicostomy)

③ 방광이 없는 경우; 피부요관회장연결술(cutaneous uretercileostomy, Briker's operation)

(3) 신절제술(nephrectomy); 신기능이 없으면 반대측 신장의 상태를 보아 절제하기도 한다.

참고문헌

대한비뇨기과학회. 폐색성요로질환. In: 대한비뇨기과학회. 비뇨기과학, 5th ed. 2014:137-144.

Schaeffer AJ, Schaeffer EM. Infections of the urinary tract. In: Wein AJ, Kavoussi LR, Novick AC, Partin AW, Peters CA. Campbell-Walsh Urology, 10th ed. Philadelphia: WB Saunders, 2012,257-326.

Tanagho EA, Lue TF. Urinary obstruction and stasis. In: McArinch JW and Lue TF. Smith and Tanagho's General Urology, 18th ed. New York: McGraw Hill, 2013.170-181.

14장 방광요관역류(膀胱尿管逆流, vesicoureteral reflux), 후천성

방광의 소변은 요도로만 배출되고 요관으로 역류가 되어서는 안 되는데 역류를 막아주는 항역류기전이 손상되어 소변이 방광에서 요관으로 거꾸로 역류되는 현상을 방광요관역류(vesicoureteral reflux, VUR)라 한다. 방광요관역류의 발생시기에 따라 선천성과 후천성 역류가 있다. 이로 인하여 요로감염과 수신증, 불편한 배뇨증상들이 생길 수 있으며 궁극적으로는 신기능의 손상과 고혈압 같은 중한 합병증을 유발할 수 있다. 선천성원인은 「소아질환」편에서 기술하였고 여기서는 후천성역류에 대하여 설명한다.

원인 (후천성)

출생 후 생기는 후천성 방광요관역류는 방광에 있는 항역류기전의 미성숙과 해부학적 이상으로 생기는 선천성 방광요관역류와는 달리 심한 요관방광이음부의 부종, 만성적인 방광내압의 상승과 배뇨근의 육주형성, 요관구에서 전립선에 이르는 방광내 수술로 항역류기전이 손상되어 생긴다. (그림 14-1~3)

1) 방광염; 심한 방광염으로 요관방광이음부에 부종이 생기면 형태에 변화가 생긴다.
2) 만성적 방광내압상승과 배뇨근의 육주형성(trabeculation); 전립선비대증이나 요도협착, 후부요도판막 등 방광출구폐색질환, 배뇨중추 질환에 의한 신경인성방광(neurogenic bladder), 배뇨근조임근협동장애, 그리고 기능적배뇨장애를 보이는 비신경인성 · 신경인성방광(nonneurogenic · neurogenic bladder) 등으로 생길 수 있다.

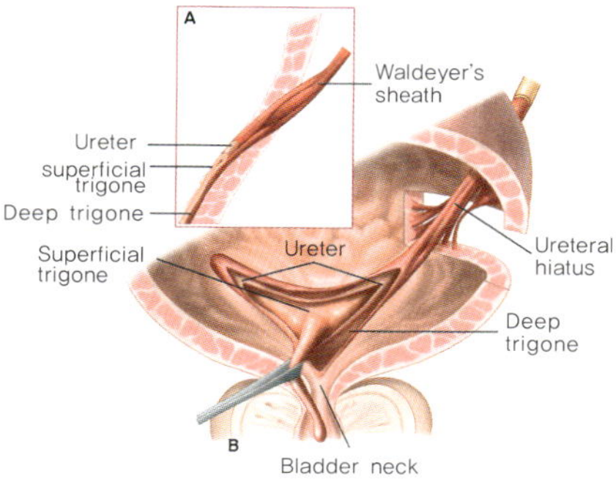

그림 14-1 방광요관역류억제기능에 관계되는 요관방광이음부, 삼각부, 방광경의 해부학적 구조

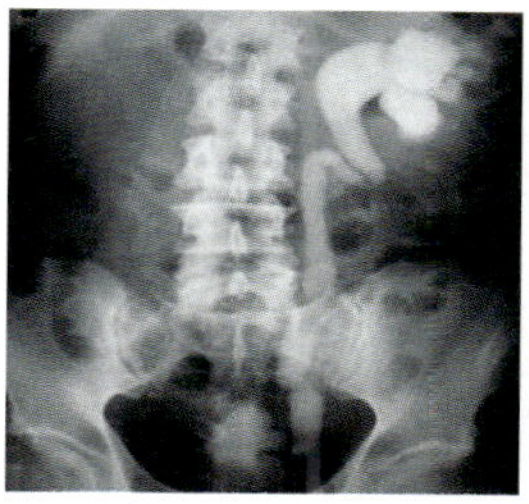

그림 14-2 만성염증에 의한 수축방광(contracted bladder)에서 생긴 방광요관역류(좌측)

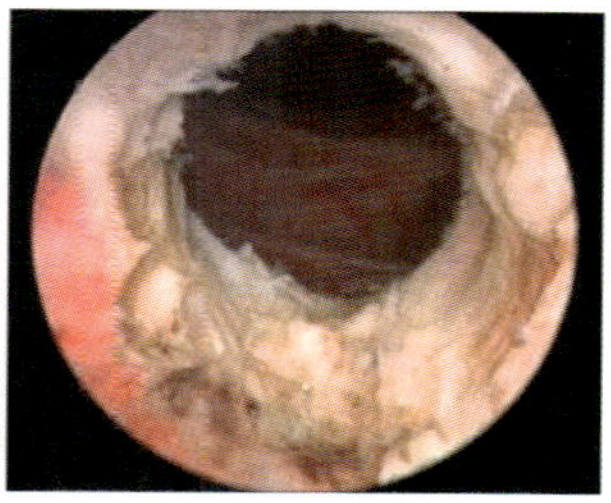

그림 14-3 방광경(bladder neck)과 전립선요도 수술로 요관방광이음부를 지탱해주는 장력이 손상되면서 방광요관역류가 생긴다.

3) 임신; 임신 중 프로스타그란딘과 프로게스테론의 증가는 요관의 수축력감소와 팽창을 유발하고, 방광삼각부의 장력을 약화시킨다.
4) 의인성 원인; 전립선절제술, 방광경부절제술, 요관구절개술 등이 있다. 정상에서는 요관구에서 전립선요도부위까지 연결되어 이들 간에 긴장을 유지해주고 역류를 방지해주는 구조물이 있는데 수술로 이들이 절단되면서 요관구를 밑으로 당기고 지지해주는 장력이 약해져서 역류가 생긴다.

증상

대개는 방광요관역류 자체에 의한 증상 보다는 요로감염증상과 배뇨증상으로 나타난다. 소아에서는 고열, 옆구리통증, 기면(lethargy), 식욕부진, 욕지기, 구토, 성장장애 증상이 있으며 성인에서는 고열과 요통 등의 요로감염증상과 빈뇨, 야간뇨, 절박뇨, 배뇨통, 배뇨장애, 잔뇨감 등의 하부요로증상이 있다.

진단

배뇨방광요도촬영술(VCUG)로 소변의 역류와 그 정도(등급)를 확인한다. 그러나 VCUG를 포함하는 침습적검사는 요로감염 조절 후 안전하게 하여야 한다.

검사실검사; 일반요검사, 요배양검사, 일반혈액검사, 혈액화학검사로 감염이나 신기능 등을 확인한다.

방광내시경검사; 요도와 방광의 내부, 특히 요관구와 그 주변의 해부학적인 이상을 확인한다.

요류검사(uroflowmetry); 방광의 용적, 요속과 잔뇨 등 배뇨상태를 확인한다.

요역동학검사, 비디오요역동학검사; 방광의 용적, 순응도, 수축력, 요류검사, 배뇨근 요도조임근협동성, 요도압 등 방광과 요도의 기능을 구체적으로 확인한다.

영상의학검사; 배뇨방광요도촬영술이 가장 중요한 진단검사이다. 그러나 30% 전후에서 위음성이 있으며 처음검사에서 음성이더라도 2~3회 더 시행하는 주기성배뇨방광요도촬영술(cyclic VCUG)을 하여 놓치는 일이 없어야 한다. 배설성요로촬영술은 전체 요로를 보는데 도움은 되나 꼭 필요한 검사는 아니다. 그러나 다음의 소견들이 있다면 방광요관역류를 의심해 보아야 한다. 즉 부분적으로라도 확장된 요관이 보인다. 요관 전체에 조영제가 차 있다. 수신요관증이 있다. 신장의 위축이 있다. 일부 신실질이 얇아져 있거나 신배의 변형이 있다면 배뇨방광요도촬영술로 확인하는 것이 좋다. 특히 소아에서는 일측에 수신증이 있을 때에는 초음파검사로 방광에 인접된 하부요관의 확장(dilation of the retrovesical ureter)을 보는 것도 도움이 되며 특히 경과 관찰 시 역류정도의 변화를 확인하는데 도움이 된다. 요관과 신우의 확장 정도가 방광의 충만 정도에 따라 수시로 달라진다면 이도 역류 가능성을 암시하는 소견이다. 신실질에 손상이 오면 신실질이 얇아지고 에코음영이 증가된다. 핵의학검사인 신장스캔(dimercaptosuccinic acid renal scan, DMSA)은 근위곡요세관세포에서 흡수되는 약물의 정도로 신기능을 조사하는 검사로서 신반흔이 있으면 동위원소의 흡착이 감소된다. 그러나 급성염증으로 인한 근위곡요세관의 기능저하 시에도 흡수가 감소될 수 있는데, 6개월 후에도 흡수결손이 있다면 흉터로 볼 수 있다.

분류

가장 경한 1단계에서 가장 심한 5단계까지 있다.

Grade I; 요관이 확장없이 일부만 역류

Grade II; 요관의 확장없이 신배까지 역류

Grade III; 요관에서 신배까지 역류되면서 경하게 확장

Grade IV; 요관에서 신배까지 역류되면서 심하게 확장

Grade V; 요관에서 신배까지 심하게 확장되고, 요관길이가 길어지면서 굽어진다.

치료

급성염증에 의한 일시적인 역류는 약물치료를 한다. 방광에 요정체가 심한 경우에는 청결간헐도뇨(CIC)를 하거나 요도카테터를 유치하여 배뇨를 시켜준다. 원인질환이 있으면 이를 치료하여 요로폐색을 완화하고 방광의 기능도 회복시켜준다.

일시적인 약물이나 간헐적도뇨로 해결이 안 되는 경우에는 방광근육내 점막하요관의 길이를 길게 해서 방광요관이음부의 손상된 항역류기능을 근본적으로 회복시키는 항역류수술(antireflux surgery)을 하여야 한다

내시경적 점막하주사요법(endoscopic submucosal injection); 역류정도가 심하지 않고, 방광게실 등 구조적인 이상이 동반된 경우 등 개복수술의 적응증이 아닌 환자에서 우선 시행해 볼 수 있는 간편한 치료방법이다.

항역류수술(antireflux surgery); 방광경과 복강경을 이용한 내시경항역류수술(endoscopic antireflux surgery)과 개복수술(open antireflux surgery)이 있다.

수술 시 접근 방식에 따라 방광을 기준으로 다음의 3가지 방법이 있다.

(1) 방광내수술법(intravesical procedure); Politano-Leadbetter, Glenn-Anderson, Cohen, Gil-Vernet

(2) 방광외수술법(extravesical procedure); Lich-Gregoir, Detrusorrhaphy

(3) 방광내외동시수술법(combined); Paquin

점막하요관의 길이를 늘이는 방법에 따라 기존의 요관구(hiatus)를 기준으로 다음의 방법들이 있다.

(1) 요관구상부수술(suprahiatal repair); 요관구 상부에서 방광내 요관의 길이를 늘려준다. Politano-Leadbetter, Paquin

(2) 요관구하부수술(infrahiatal repair); 요관구를 밑으로 옮겨 요관의 길이를 늘려준다. Glenn-Anderson, Hutch

(3) 요관구상 · 하부동시수술(combined suprahiatal and infrahiatal repair);

(4) Transtrigonal repair; 요관구를 반대측 삼각부로 옮겨 요관의 길이를 늘려준다. Cohen

합병증

초기에는 반복되는 요로감염이나 배뇨증상으로 시작되나 시간이 경과하면서 비가역적인 요로에 손상이 오면 결국 역류신장병증(reflux nephropathy)에 의한 신부전으로 진행할 수 있다. 성인 말기신부전환자(end-stage renal disease, ESRD)들의 기저질환들 중 적어도 10%가 역류신장병증(reflux nephropathy)이다.

참고문헌

Agarwal A, Kumar A, Srivastava A. High-grade vesicoureteral reflux in renal recipient: simultaneous ipsilateral nephroureterectomy with engraftment. Transplant Proc 2003;35:317-318.

Bailey RR. The relationship of vesico-ureteric reflux to urinary tract infection and chronic pyelonephritis-reflux nephropathy. Clin Nephrol 1973;1:132-141.

International Reflux Study Committee. Medical versus surgical treatment of primary vesicoureteral reflux: report of the International Reflux Study Committee. Pediatrics 1981;67:392-400.

Kara E, Sakaci T, Ahbap E, Sahutoglu T, Koc Y, Basturk T, Sevinc M, Akgol C, Kayalar AO, Ucar ZA, Unsal A, Seyahi N. Posttransplant Urinary Tract Infection Rates and Graft Outcome in Kidney Transplantation for End-Stage Renal Disease Due to Reflux Nephropathy Versus Chronic Glomerulonephritis. Transplant Proc 2016;48(6):2065-71.

Zhang Y, Bailey RR. A long term follow-up of adults with reflux nephropathy. N Z Med J 1995;108:142-144.

15장
손상(損傷, trauma)

원인

교통사고, 보행자사고, 추락사고, 타박상, 심한 운동, 의료시술이나 수술, 그리고 칼이나 총기 사고로 발생하고 있다. 인명을 중시하고 안전에 대한 사회인식과 예방조치로 일반사고에 의한 손상은 많이 감소하고 있으나, 내시경을 이용하는 수술의 빈도가 많아지면서 이들에 의한 손상이 상대적으로 늘고 있다. 특히 소아에서의 사고는 차량이나 건널목 보행사고가 가장 많고, 1세 이후 소아에서 손상이 사망과 신체장애의 주된 원인이 되고 있다. 비뇨생식기 손상 중에는 신손상이 60% 정도로 가장 빈도가 높다.

진단

손상에 있어 예후를 결정하는 가장 중요한 것은 손상된 장기의 종류와 손상의 정도이며 이를 판단하는데 있어 손상의 기전, 즉 어느 부위를, 어느 정도로 심하게, 어떠한 상태에서, 무엇에 의해, 어떠한 방법으로 다쳤는가 하는 것이 매우 중요하다.

증상과 신체검사; 우선 혈압, 맥박, 호흡, 체온 등 신체 생명징후(vital sign)를 확인하여야 한다. 특히 비뇨기계손상과 관련하여서는 배뇨상태, 혈뇨, 출혈, 통증 등의 양상과 모든 외상의 위치와 모양, 깊이 등 그 정도를 면밀히 확인하여야 한다. 혈뇨가 없다고 손상이 없는 것은 아니다. 동반된 다른 장기의 복합손상에 대해서도 상세히 조사하여야 한다.

영상의학검사; 조영제증강복부CT가 주검사이며 손상부위나 필요에 따라 역행성요도 · 방광촬영술, 혈관촬영술, 가슴CT, 골반CT, 뇌촬영술 등 추가적인 검사로 비뇨기계는 물론 동반된 다른 장기의 손상에 대해서도 정확하게 조사를 하여야 한다.

치료

손상의 치료는 손상된 장기의 종류, 손상의 범위와 정도에 따라 결정되며, 치료의 기본은 생명을 구하는 것에 더하여 장기를 최대로 보존하고 고유기능을 회복시키는 것이다. 신체생명징후에 이상이 없고, 동반된 다른 손상이 없다면 가능한 개복을 하지 않고 보존치료를 한다. 출혈이 심하면 서둘러 출혈을 막아주어야 하는데 개복을 하면 신절제로 이어질 확률이 높으며, 혈관조영술로 혈관의 손상부위를 확인하고 동시에 출혈을 막아주는 색전술(embolization)이 더 효과적일 수 있다.

칼이나 총탄류에 의한 자상이나 관통상, 그리고 다른 장기의 손상이 동반된 복합손상에서는 개복하여 모든 손상부위를 확인하고 철저하게 치료해 주어야 한다.

1. 신손상(腎損傷, renal injury)

성인에서의 신장은 늑골과 복강내장기에 의해 보호를 받고 있어 손상이 쉽지는 않다. 그러나 소아에서는 신주위의 지방조직이 적고, 흉곽을 이루는 복부근육과 뼈의 발육이 미약하며, 신장이 복부의 크기에 비해 상대적으로 크고, 소아 신장이 태아성분엽(fetal lobulation)을 갖고 있어 손상에 취약하다.

원인과 빈도

신손상은 둔상이나 관통상(blunt or penetrating abdominal injuries) 환자의 8~10%에서 발생하며 물리적인 충돌에 의한 비관통손상인 둔상이 80~90%이다. 중한 다기관 손상은 관통상환자의 80%, 둔상환자의 75%에서 발생한다. 신손상만 있는 경우에는 98%가 경한(minor) 손상이다.

증상 및 징후

혈뇨; 신장의 집합계 손상이 동반되지 않고 신실질이나 혈관손상만 있는 경우에는 혈뇨가 없을 수도 있으나 대부분은 소변에 육안적 또는 현미경적혈뇨가 있다.

통증; 손상 자체에 의한 통증과 혈종이나 요누출로 생긴 소변종(urinoma)으로 인한 통증이나 압통이 있다.

장폐색증상; 손상과 관련하여 신경반사작용이나 복막자극증상(peritoneal irritation

symptoms)으로 복부팽만, 오심, 구토 장마비 같은 증상들이 동반될 수 있다.

저혈압; 출혈로 혈압이 급히 떨어지고 심하면 쇼크(shock)에 빠질 수 있다.

진단

조영제증강복부CT; 신혈관의 다양한 형태의 손상과 동반된 다발성 장기손상을 확인하는 초기 주검사이다.

혈관촬영술(angiography); 신동맥손상이 의심되거나 출혈이 심해 수술할 상황이 아닌 경우에 혈관손상의 정도와 위치의 파악을 위한 주검사(gold standard)이며 동시에 색전술로 손상된 혈관을 막아줄 수 있는 이점이 있다.

경정맥성요로촬영술(IVU), DIP (Drip infusion pyelogram); 요관의 폐색이나 손상, 요누출을 확인하는데 도움이 될 수 있다.

이중초음파촬영술(duplex ultrasound); 신장혈류와 혈류의 속도를 확인할 수 있다.

손상등급(grade of injury)

신실질과 집합계(collecting system), 그리고 신혈관의 손상의 양상과 정도에 따라 등급을 나눈다. 이는 신손상의 치료방법의 선택과 예후판정의 기준이 된다. (표 15-1, 그림 15-1, 15-2. A, B)

표 15-1. 신손상의 등급(AAST)

Grade	Injury
1	Renal contusion; non-expanding subcapsular hematoma
2	Laceration < 1 cm in depth sparing the renal medulla and collecting system; non-expanding retroperitoneal hematoma
3	Laceration > 1 cm sparing the collecting system
4	Laceration > 1 cm involving the collecting system; renal vessel injury with hemorrhage
5	Shattered kidney or avulsed renal vessels

Buckley JC, McAninch JW. J Trauma 2011;70:35.

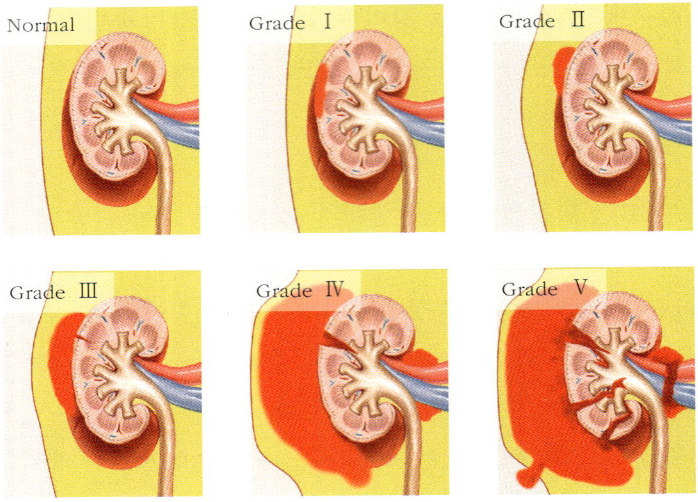

그림 15-1 신손상의 등급 (AAST grading system)

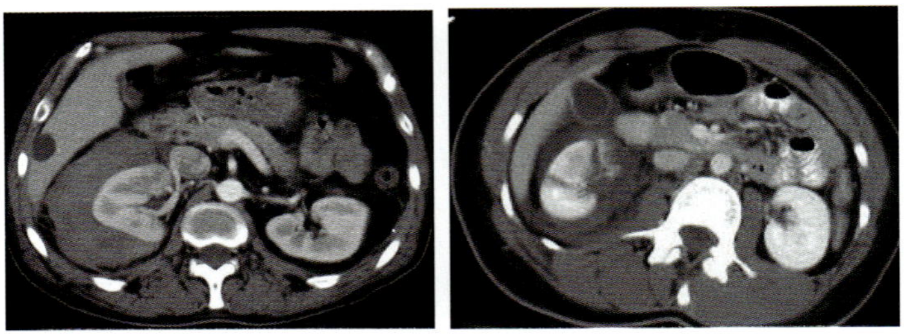

(A) (B)

그림 15-2 신손상. (우측) (A) 신주위혈종 (CT), (B) 파열된 신장(shattered kidney) (CT)

치료

보존적 치료; 손상이 심하지 않고 신체생명징후도 안정되고 동반손상이 없어 자연적인 치유가 기대되는 경우에는 수분공급, 약물투여, 수혈 등으로 치료하며 관찰을 한다.

경피적혈관색전술(經皮的血管塞栓術, vascular embolization), 혈전제거술(血栓除去術, removal of thrombus); 혈관을 통해 카테터를 넣고 혈관영상을 보면서 손상을 확인하고 출혈되는 손상부위를 코일이나 젤폼(gelfoam) 등 색전(embolus)을 넣어 막아주거나 혈전으로 막힌 혈관에서는 혈전을 제거할 수 있다. IV, V등급 신손상의 88.3%에서는 여타 조치와 더불어 동맥색전술로 각기 78%, 83%에서 신절제를 피할 수 있었다.

외과적 수술; 혈압이 급히 떨어지거나 생명징후에 위험이 있으나 손상에 대한 정확한 검사 자체가 어렵고 회복기미가 없는 경우에 손상의 확인과 치료를 위한 시험개복수술을 하기도 한다. 소변누출로 인한 소변종(urinoma)은 심하지 않으면 요관에 스텐트(stent)를 유치하기도 한다. 요누출이 심하고 증상이 있고 합병증이 염려되는 정도라면 수술로 교정해주는 것이 좋다. 신실질이나 신혈관의 손상이 심하고 회복의 가능성이 적은 경우에는 신절제가 필요할 수도 있다.

2. 요관손상(尿管損傷, ureteral injury)

요관손상은 요로손상의 1% 이하를 차지한다.

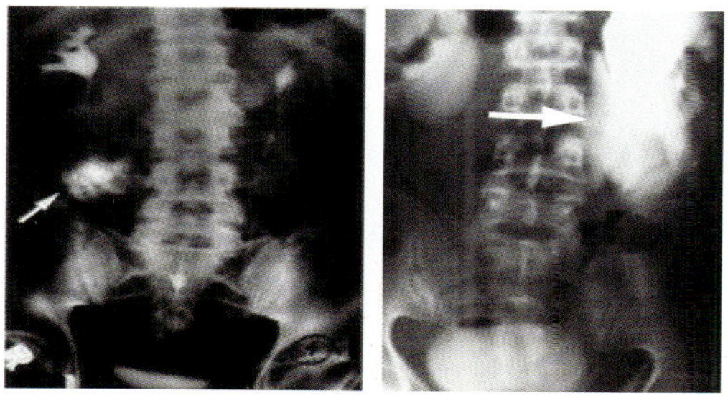

(A) (B)

그림 15-3. 요관손상. (A) 상부요관손상 (우측)
(B) 신우요관이음부파열에 의한 소변종(urinoma) (좌측)

원인

요관손상은 총이나 칼 등에 의한 손상이 많았으나 최근에는 내시경수술이 많아지면서 요관·신장내시경수술, 복강경수술 중 생기는 손상의 빈도가 상대적으로 증가하는 경향이다. 요관손상의 원인에는 둔상과 의인성 손상을 포함하는 관통상이 있는데 이중 관통상(penetrating injury)이 가장 흔하고 둔상(blunt injury)은 요관손상의 4% 정도이다. 관통상 중에는 총상이 91%로 대부분이고 자상이 5%이며, 시술이나 수술과 관련하여 발생하는 의인성손상(iatrogenic injury) 중에는 산부인과 수술이 52~82%로 가장 많고, 장수술이 9% 요관경이 2~6%를 차지한다. 의인성손상은 일부가 수술 중 발견되며 많은 경우에서 시간이 경과 된 후에 통증, 패혈증, 신기능감소, 요관폐색이나 협착, 요관루, 소변종(urinoma)으로 알게 된다.

진단

CT urography; 요관손상의 진단을 위한 최선검사(first choice)이다. 조영제 정맥주사 이후 신장이나 요관에 조영제가 출현하는 시간이 조금 씩 차이가 있어 다음의 3상(phases)을 거치는 시간을 참고하면 신장조영사진을 촬영하고 판독하는데 도움이 될 것이다.

1) 혈관기(vascular angiographic/corticomedullary phase); 조영제 주사 후 25~40초

2) 신장기(nephrographic parenchymal phase); 조영제 주사 후 75~90초

3) 배설기(urographic excretory phase); 조영제 주사 후 3~5분

배설성요로촬영술(excretory urography); 손상된 요관의 위치와 정도, 소변종의 양상 등을 보는데 도움이 될 수 있다. (그림 15-3. A, B)

Direct Urography; AGP와 RGP는 자주 이용되지는 않으나 환자의 신기능이나 조영제에 대한 과민반응, 기존의 영상검사로 정확한 정보를 얻을 수 없는 상태에서 요관손상에 대한 좀 더 명확한 평가와 치료목적의 처치에 있어 중요한 역할을 하기도 한다.

요관손상의 등급(grade)

요관의 결손과 혈관의 손상정도에 따라 5등급으로 분류한다. (표 15-2)

표 15-2. 요관손상의 등급(AAST)

Grade	Type of injury	Description of injury
I	Hematoma	Contusion or hematoma without devascularization
II	Laceration	<50% partial transection of ureteral circumference
III	Laceration	≥50% partial transection
IV	Laceration	Complete transection with <2 cm devascularization
V	Laceration	Avulsion with >2 cm of devascularization

Advance one grade for bilateral injury, up to grade III
Moore EE, et al. J Trauma Inj Infect Crit Care 1992;33:337. Best CD, et al. J Urol 2005;173:1202.

치료

요누출이 심하지 않거나 요관폐색이 있는 경우에는 도뇨관을 요관에 유치할 수도 있다. 그러나 손상의 범위가 크고 요누출이 심하면 일차로 교정수술을 하는 것이 좋다. 요관손상이 오래 경과되어 바로 수술이 어려운 경우에는 일시적인 요로전환술을 하고 상처부위 조직이 정상으로 회복된 후 근본적인 교정수술을 하는 것이 결과가 좋을 수 있다.

3. 방광손상(膀胱損傷, bladder injury)

방광의 손상은 주로 둔상(blunt trauma)과 관통상(penetrating trauma)에 의해 생기며,

흔하지는 않으나 자칫 모르고 지나치거나 진단이 늦고 치료가 잘 못되어 심각한 합병증이 오는 경우가 있어 진단에 주의하여야 한다.

빈도

전체 손상환자의 10%에서 비뇨생식기계손상이 생기는데 이 중 둔상환자의 0.9%와 관통상환자의 0.6%에서 방광손상이 있다.

원인

방광손상의 원인은 둔상이 65~86%이고 관통상이 14~35%이며, 관통상의 원인은 총상이 87.3%로 단연 많다.

분류

방광파열은 복막내파열(intraperitoneal rupture)과 복막외파열(extraperitoneal rupture)로 나뉜다. 전자는 방광이 충만한 상태에서 외부의 충격으로 방광이 복강으로 파열된 것이며, 후자는 골반강내에서 골절된 골반뼈의 예리한 조각에 방광이 찢기거나 당겨지는 힘에 의해 손상되는 것이다. 방광이나 방광 주위에서 수술 중에 방광이 손상을 받기도 한다. 복막내파열이 60%로 많고 복막외파열이 22%, 방광둔상이 14%, 방광경박리(bladder neck avulsion)가 2.4%이다.

증상

손상과 출혈 자체에 의한 하복부통증, 복부팽만, 혈뇨 등이 있으며 복강내 손상에서는 소변에 의한 복막염증상이 나타날 수 있다. 방광의 손상으로 방광에 소변이 없거나 방광경부손상이나 요도파열이 동반된 경우에는 소변을 보지 못 할 수도 있고 골반뼈골절 등 동반된 손상에 의한 증상이 있을 수 있다.

진단

방광의 손상만을 본다면 단순방광촬영술(cystogram), 배설성[정맥성]요로촬영술, 역행성요도촬영술로도 진단이 가능하나 대부분 상부요로와 타 장기의 동반손상도 확인하여야 하기 때문에 컴퓨터단층촬영술(CT)을 한다. CT-방광촬영술이 가장 진단적 가치가 크며 단순촬영(plain film)과 동시에 하면 95%의 민감도와 100%의 특이도를 보인다. 특히 최근에는 요도로 조영제를 주입하는 역행성CT-방광촬영술(retrograde CT-cystogram)

이 100%의 민감도를 보이고 타 장기의 손상도 확인할 수 있으며, 수술 전 짧은 시간에 적은 비용으로 할 수 있다는 장점이 있어 방광파열의 주검사로 인정되고 있다. 방광손상이 작을 경우에는 조영제의 누출이 안보일 수도 있어 카테터로 방광에 300cc 정도의 조영제를 채워서 주의 깊게 검사하여야 한다.

복막내파열에서는 조영제가 장의 외부를 따라 고이는 특징적인 소견이 있으며 복막외파열에서는 방광 밖으로 골반내에 조영제의 누출이 있다. 요도가 정상인 경우에는 방광내시경으로 직접 손상부위와 그 정도를 확인할 수도 있다. (그림 15-4. A~C)

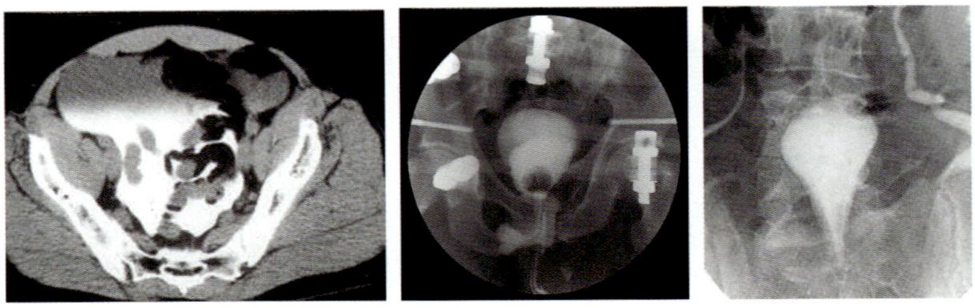

(A) (B) (C)

그림 15-4 방광손상. (A) 복막내방광파열 (CT), (B) 복막외방광파열과 전립선요도손상 (방광요도촬영술), (C) 복막외방광파열로 인한 골반강내 혈종으로 방광이 밀려있다. (tear drop bladder)

치료

방광벽이 완전히 통과되지 않은 작고 단순한 손상이거나 작은 복막외파열인 경우에는 방광에 요도카테터를 유치하는 것만으로도 치료될 수 있다. 복막내손상은 손상부위를 복원해주고 복강 내 다른 장기의 손상 여부도 필히 확인하여야 한다. 혈관의 손상으로 출혈이 심한 경우에는 혈관색전술로 혈관을 막아줄 수 있다.

1980년대까지도 골반상협부(pelvic brim) 골절과 방광의 복박외파열 시 골절부위가 소변에 오염되는 것 때문에 내고정을 꺼려하여 보존적치료나 외부고정으로 치료하여 왔었는데 최근에는 기술과 장비의 발달로 개복정복내고정(open reduction and internal fixation)을 적극적으로 시행하면서 방광파열도 동시에 수술을 하는 경향으로 바뀌어 가고 있고 복막내파열 단독 손상인 경우도 복강경수술로 파열된 방광을 봉합하고 있다.

치료 후 방광카테터를 뽑기 전에 시행하는 방광촬영술은 손상의 정도나 위치 등을 고려하여 생략할 수도 있으나 일반적으로 수술 후 상처가 치유되는 7~10일에 한다. 이 때 검사에서 조영제의 누출이 있으면 수술 후 21일에 재검사를 하는데 이 때면 거의 모든 상처가 치유된다.

사망률(mortality rate)

방광파열에서는 방광자체의 문제보다는 동반된 질환들을 조기에 발견하지 못하고 적절하게 치료하지 못하여 결국 심각한 결과를 초래할 수 있으며 10~22%에서 발생한다.

4. 요도손상(尿道損傷, urethral injury)

원인

교통사고, 추락사고, 둔상 등 외부 충격에 의한 손상과 경요도내시경이나 수술, 요도카테터 시술 등에 의한 손상, 심한 염증에 의한 손상이 있다. 구부요도(bulbous urethra)를 포함하는 전부요도손상은 일반적으로 기마손상(straddle injury)을 포함하는 둔상에 의해 생기며 후부요도손상보다 더 흔하다.

음경에 직접 충격으로 생긴 요도손상은 주로 외요도조임근의 원위부에 생기고, 골반골절에 의한 손상은 전립선막양부요도(prostatomembranous urethra)에 생기는 것으로 알려져 왔다. 그러나 최근에 구부요도와 막양부요도가 떨어지면서 막양부구부(membranobulbar)가 손상을 입고 외요도조임근 즉 전립선요도에 부착되어 있는 막양부요도는 정상이라는 보고가 있었다.

내시경시술에 의한 손상은 시술이나 수술 부위에 생기는데 기구에 의한 직접손상과 드물게는 수술기구에 의한 자극이나 마찰, 전기화상으로 생길 수 있다.

입원환자의 25%가 입원 중 요도카테터시술을 받는데 이 중 0.3%에서 카테터삽입과정에서 요도손상을 받는다고 한다. 일반적으로 카테터삽입 문제로 비뇨기과에 진료의뢰되는 경우에는 이미 평균 3.2회의 실패한 카테터삽입시도가 있었으며 결과적으로는 이로 인해 침습적 시술을 하거나, 패혈증, 수혈, 심한 혈뇨, 요도협착 등의 합병증이 있었다.

직접 요도에 손상을 주는 것은 거짓통로(false way)를 만들거나, 요도내에서 풍선을 팽창시키거나 풍선이 팽창된 상태에서 카테터를 억지로 제거하여 생기는 것인데 요도풍선의 압력이 방광압에 비해 1.9배 크기 때문에 이로 인해 손상이 올 수 있다. 카테터삽입과 관련한 요도손상은 예방하는 것이 가장 중요한데 예방을 위한 비결은 없으며 현재로는 올바른 카테터삽입방법에 대한 교육이 가장 중요하다.

증상

요도가 부분적으로 손상된 불완전 파열(incomplete rupture)에서는 배뇨는 온전하지는 않아도 가능하며, 출혈이나 혈뇨가 있을 수 있다. 그러나 방광경부나 후부요도가 완전파열되고 끊어지면 요도가 분리되면서 배뇨가 전혀 불가능하고 배뇨와 관계없이 요도에서 출혈이 있을 수 있다.

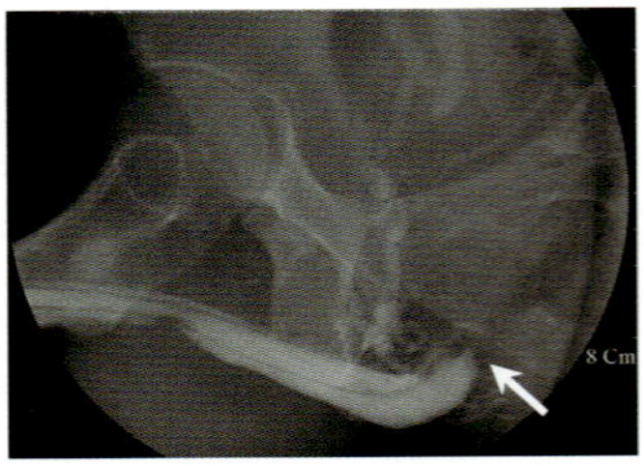

그림 15-5 요도(막양부)손상. 완전파열 (역행성요도촬영술)

진단

환자의 병력과 손상의 기전, 신체검사소견, 배뇨상태, 요도출혈, 혈뇨 등의 증상, 역행성요도방광촬영술, 치골상부방광루를 통한 방광요도촬영술, 컴퓨터단층촬영술로 진단할 수 있다. (그림 15-5)

치료

구부요도파열의 성공적인 치료의 비결(key)은 요도의 연속성을 유지시켜주는 것이다. 구부요도손상의 치료방법에는 일차로 요도카테터를 삽입하거나 봉합수술을 하는 방법과 일차수술이 어려운 경우에는 치골상부방광루설치술 후 일정기간이 지나서 근본적인 교정수술을 하는 방법이 있다.

요도의 부분파열; 요도의 연속성이 유지되기 때문에 요도에 요도카테터를 유치하여 손상부위가 회복되도록 기다린다. 손상정도에 따라 수일에서 1~2주 경과 후 요도카테터를 제거한다. 요도카테터 삽입이 부분파열을 완전파열로 악화시킨다는 염려도 있으나 조심해서 하면 실제 그런 위험은 적은 것으로 알려져 있다.

요도의 완전파열; 요도카테터의 삽입이 안 될 수도 있으며 무리하게 넣으려하면 오히려 손상을 가중시킬 우려가 있다. 요도나 방광루 양쪽을 통해 내시경을 보면서 카테터를 삽입하면 보다 용이하게 할 수 있다. 복잡한 완전파열에서는 내시경을 이용하는 요도재조정(realignment)이나 근본적인 개복요도성형수술이 권해지고 있다. 요도카테터는 4주 유치하며 요도카테터 제거 전에 카테터 주위 요도촬영을 하거나 요도경검사를 하기도 한다. 추적 요류검사는 1년간은 매월 시행한다.

요도손상이 심하거나 출혈이 있어 요도 내 카테터의 유치가 불가능한 경우; 일차로 치골상부방광루를 설치하고, 3개월 이상 지나서 손상부위의 혈종이 흡수되고 조직이 정상으로 회복된 후 내시경수술이나 개복수술로 손상된 요도를 복원시켜준다.

손상된 요도는 상처의 치유과정에서 섬유조직이 과도하게 생기면서 협착이 자주 재발하고 이로 인해 재수술의 빈도가 높은 편이다. 최근에는 레이저를 이용한 요도확장수술로 예후가 많이 좋아졌다. 수주~수개월 후 개복수술을 할 수도 있다. (그림 15-6. A~C)

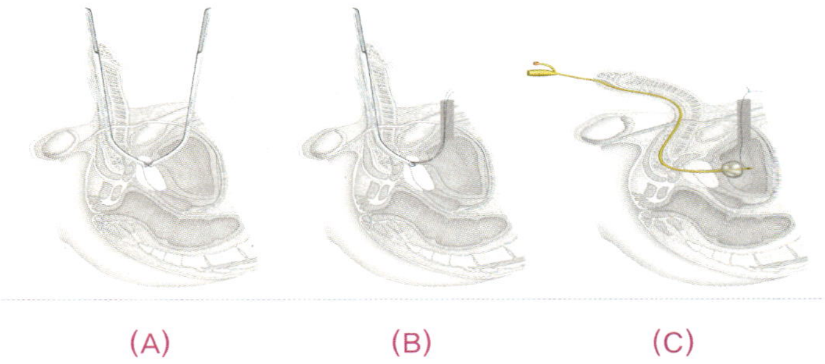

그림 15-6 요도재정렬모식도. (A) 요도와 치골상부방광루로 동시에 요도싸운드 등을 이용하여 단절되고 어긋나 있는 요도를 맞춘다. (B) 도뇨카테터와 실을 이용하여 요도를 통해 폴리카테터를 삽입한다. (C) 폴리카테터가 요도를 통해 방광에 유치되어 있다.

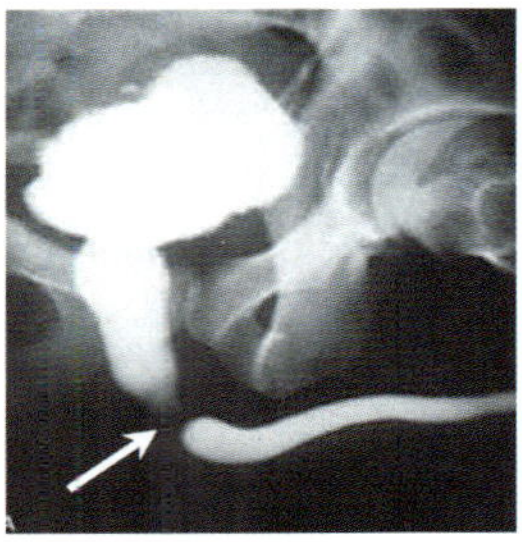

그림 15-7 요도손상으로 생긴 요도협착

합병증

요도협착이 가장 주된 합병증으로 요도재조정(realignment) 후에는 12.6~54%에서 발생한 것으로 다양하게 보고되고 있다. 그러나 모두 요도확장이나 내요도절개로 해결되었으며 개복수술은 없었다. (그림 15-7)

참고문헌

Best CD, Petrone P, Buscarini M, Demiray C, Kuncir E, Kimbrell B, Asensio JA. Traumatic ureteral injuries: a single institution experience validating the American Association for the Surgery of Trauma-Organ Injury Scale grading scale. J Urol 2005;173:1202–1205.

Beyer C, Zakaluzny S, Humphries M, Shatz D. Multidisciplinary Management of Blunt Renal Artery Injury with Endovascular Therapy in the Setting of Polytrauma: A Case Report and Review of the Literature. Annals of Vascular Surgery 2017;38:318.e11–318.e16.

Bhargava P, Dighe MK, Lee JH, Wang C. Multimodality imaging of ureteric disease. Radiol Clin N Am 2012;50:271–299.

Brandes S, Coburn M, Armenakas N, McAninch J. Diagnosis and management of ureteric injury: an evidence- based analysis. BJU Int 2004;94:277–289.

Bruce LM, Croce MA, Santaniello JM, Miller PR, Lyden SP, Fabian TC. Blunt renal artery injury: incidence, diagnosis, and management. Am Surg 2002;67:550–554.

Buckley JC, McAninch JW. Revision of current American Association for the Surgery of Trauma renal injury grading system. J Trauma 2011;70:35–37.

Carroll PR, McAninch JW, Klosterman P, Greenblatt M. Renovascular trauma: risk assessment, surgical management, and outcome. J Trauma 1990;30:547–552.

Champion HR. A revision of the trauma score. J Trauma 1989;29(5):623–629.

Chapple C, Barbagli G, Jordan G, Mundy AR, Rodrigues-Netto N, Pansadoro V and McAninch JW. Consensus statement on urethral trauma. BJU Int 2004;93:1195–202.

Corriere JN Jr, Sandler CM. Diagnosis and management of bladder injuries. Urol Clin North Am 2006;33(1):67–71.

Davis NF, Quinlan MR, Bhatt NR, Browne C, MacCraith E, Manecksha E, Walsh MT, Thornhill JA, Mulvin D. Incidence, Cost, Complications and Clinical Outcomes of Iatrogenic Urethral Catheterization Injuries: A Prospective Multi-Institutional Study. J Urol 2016;196:1473–1477.

Han C, Li J, Lin X, Yu Z, Zhu X, Xu W, Li W. A new technique for immediate endoscopic realignment of post-traumatic bulbar urethral rupture. Int J Clin Exp Med 2015;8(8):13653–13656.

Hernandez J, Morey AF. Anterior urethral injury. World J Urol 1999;17:96–100.

Howes N, Walker T, Allorto N, Oosthuizen G, Clarke D. Laparotomy for blunt abdominal trauma in a civilian trauma service. S Afr J Surg 2012;50:30–32.

Joshi PM, Desai DJ, Shah D, Joshi D, Kulkarni SB. Injury in Pelvic Fracture Urethral Injury Is Membranobulbar: Fact or Myth. Urology 2017;102:e9–e10.

Kashefi C, Messer K, Barden R, Sexton C, Parsons JK. Incidence and prevention of iatrogenic urethral injuries. J Urol 2008;179:2254–2258.

Knudson MM, Harrison PB. Hoyt DB. Shatz DV. Zietlow SP. Bergstein JM. Mario LA. McAninch JW. Outcome after major renovascular injuries: a Western trauma association multicenter report. J Trauma 2000;49:1116–1122.

Kommu SS, Illahi I, Mumtaz F. Patterns of urethral injury and immediate management. Curr Opin Urol 2007;17:383–9.

Ku JA, Kim ME, Jeon YS, Lee NK, Park YH. Management of bulbous urethral disruption by blunt external trauma: the sooner, the better? Urology 2002;60:579–583.

Lynch TH, Martinez-Pineiro L, Plas E, Serafetinidesd E, Tü rkerie L, Santuccif RA, Hohenfellner M. EAU guidelines on urological trauma. Eur Urol 2005;47(1):1–15.

Madani AH, Dezhabad V. Early endoscopically guided catheterization as primary treatment for realignment of ruptured anterior urethra. BJU Int 2002;90(Suppl. 2):49.

Maheshwari PN, Shah HN. Immediate endoscopic management of complete iatrogenic anterior urethral injuries: A case series with long-term results. BMC Urology 2005;5:13(–18).

Mathieson S, Williams KL, Dubrowski A. Pediatric Motor Vehicle-Pedestrian Accident: a Simulation Scenario for Emergency Medicine Trainees. Cureus 2017;9(2):e1052.

Matlock KA, Tyroch AH, Kronfol ZN, McLean SF, Pirela-Cruz MA. Blunt traumatic bladder rupture: a 10-year perspective. Am Surg 2013;79:589–593.

Matta JM, Saucedo T. Internal fixation of pelvic ring fractures. Clin Orthop Relat Res 1989;242:83–97.

Mears DC, Fu FH. Modern concepts of external skeletal fixation of the pelvis. Clin Orthop Relat Res 1980;151:65–72.

Moore EE, Cogbill TH, Jurkovich GJ, McAninch JW, Champion HR, Gennarelli TA, Malangoni MA, Shackford SR, Trafton PG. Organ injury scaling. III: chest wall, abdominal vascular, ureter, bladder, and urethra. J Trauma Inj Infect Crit Care 1992;33:337–339.

Morey AF, Duckett CP, McAninch JW. Failed anterior urethroplasty: guidelines for reconstruction. J Urol 1997;158:1383–1387.

Morey AF, Iverson AJ, Swan A, Harmon WJ, Spore SS, Bhayani S, Brandes SB. Bladder rupture after blunt trauma: guidelines for diagnostic imaging. J Trauma 2001;51(4):683–686.

National centre for health statistics: Health, United States, 2007: chartbook on trends in the health of Americans. US Department of Health and Human Services, Hyattsville, MD; 2007.

Olapade–Olaopa EO, Atalabi OM, Adekanye AO, Adebayo SA, Onawola KA. Early endoscopic realignment of traumatic anterior and posterior urethral disruptions under caudal anaesthesia – a 5–year review. Int J Clin Pract 2010;64(1):6–12.

Park CS, Park SW, Kim JM and Lee JZ. 5 year follow–up results of endoscopic primary realignment in urethral injury. Korean J Urol 2007;48:1165–1170.

Pereira BM, de Campos CC, Calderan TR, Reis LO, Fraga GP. Bladder injuries after external trauma: 20 years experience report in a population–based cross–sectional view. World J Urol 2013;31:913–917.

Quagliano PV, Delair SM, Malhotra AK. Diagnosis of blunt bladder injury: A prospective comparative study of computed tomography cystography and conventional retrograde cystography. J Trauma 2006;61:410–421.

Reis LO, Barreiro GC, D'Ancona CA Netto NR. Arteriovesical fistula as a complication of a gunshot wound to the pelvis: treatment dilemma. Int J Urol 2007;14(6):569–570.

Reis LO, Kim FJ, Moore EE, Hirano ES, Fraga GP, Nascimento B, Rizoli S. Update in the classification and treatment of complex renal injuries. Rev Col Bras Cir 2013;40:347–50.

Routt ML, Simonian PT, Defalco AJ, Miller J, Clarke T. Internal fixation in pelvic fractures and primary repairs of associated genitourinary disruptions: a team approach. J Trauma 1996;40:784–90.

Sangthong B, Demetriades D, Martin M, Salim A, Brown C, Inaba K, Rhee P, Chan L. Management and hospital outcomes of blunt renal artery injuries: analysis of 517 patients from the National Trauma Data Bank. J Am Coll Surg 2006;203:612–617.

Santucci R, Bartley J. Urologic trauma guidelines: a 21st century update. Nat Rev Urol 2010;7:510–519.

Shenfeld OZ, Gnessin E. Management of urogenital trauma: state of the art. Curr Opin Urol 2011;21(6):449–454.

Sheth S, Fishman EK. Multi–detector row CT of the kidneys and urinary tract: techniques and applications in the diagnosis of benign diseases. Radiographics 2004;22:609–631.

Shewakramani S, Reed K. Genitourinary trauma. Emerg Med Clin North Am 2011;29:501–518.

Shlamovitz GZ, McCullough L. Blind urethral catheterization intrauma patients suffering from lower urinary tract injuries. J Trauma 2007;62:330–335.

Simhan J. Reducing iatrogenic urethral trauma. J Urol 2015;194:871–872.

Srinivasa RN, Akbar SA, Jafri SZ Howells GA. Genitourinary trauma: a pictorial essay. Emerg Radiol 2009;16(1):21–33.

St. Lezin MA, Stoller ML. Surgical ureteral injuries. Urology 1991;38:497–506.

Tezval H, Tezval M, von Klot C, Herrmann TR, Dresing K, Jonas U, Burchardt M. Urinary tract injuries in patients with multiple trauma. World J Urol 2007;25(2):177–184.

Udekwu P, Gurkin B, Oller D. The use of computed tomography in blunt abdominal injuries. Am Surg 1996;62:56–59.

Urry RJ, Clarke DL, Bruce JL, Laing GL. The incidence, spectrum and outcomes of traumatic bladder injuries within the Pietermaritzburg Metropolitan Trauma Service. Injury 2016;47(5):1057–63.

Wirth GJ, Peter R, Poletti PA, Iselin CE. Advances in the management of blunt traumatic bladder rupture: experience with 36 cases. BJU Int 2010;106:1344–1349.

Wolin EA, Hartman DS, Olson JR. Nephrographic and pyelographic analysis of CT urography: differential diagnosis. Am J Roentgenol 2013;200:1197–1203.

Wu AK, Blaschko SD, Garcia M, McAninch JW, Aaronson DS. Safer urethral catheters: how study of catheter balloon pressure and force can guide design. BJU Int 2012;109:1110–1114.

Ying-Hao S, Chuan-Liang X, Xu G, Guo-Qiang L, Jian-Guo H. Urethroscopic realignment of ruptured bulbar urethra. J Urol 2000;164:1543–1545.

16장
기타 종양(腫瘍, tumor), 암(癌, cancer)

종양(tumor)의 한 의미는 염증의 주요징후(cardinal sign) 중의 하나인 종창(swelling)이고 또 다른 의미는 세포의 조절되지 않는 증식으로 생기는 종괴(mass)인 신생물(neoplasia)이다. 신생물로서의 종양은 크게 양성종양(良性腫瘍, benign tumor)과 악성종양(惡性腫瘍, malignant tumor)으로 나뉘며 악성종양을 암(癌, cancer) 또는 악성신생물(惡性新生物, malignant neoplasm)이라고도 한다.

종양은 조절되지 않는 세포의 증식에 의한 조직의 지속적인 성장이라 한다면 양성종양은 세포의 증식속도가 늦고 막에 싸여 있으며 국소적으로 커져서 주위의 다른 조직이나 장기를 압박할 수는 있으나 침윤하거나 다른 곳으로 전이하지 않으며 치료가 잘 되고 재발하지 않아 예후가 좋은데 반하여 악성종양은 세포의 증식속도가 빠르고 주위 조직을 침범하고 원격전이를 하며, 정상조직을 사멸시킬 뿐 아니라 치료에도 반응이 적거나 재발을 잘 하고 결국에는 생명체를 죽이는 예후가 매우 나쁜 종양이다.

악성종양에는 상피세포(epithelial cell)에서 생기는 암종(癌腫, carcinoma)과 비상피세포(nonepithelial cell)인 실질(parenchyme)에서 생기는 육종(肉腫, sarcoma)이 있다. 일반적으로 암이라 하면 대부분이 암종이고, 육종은 흔하지는 않으나 악성종양중에서도 치유방법이 없는 매우 예후가 나쁜 종양이다. 비뇨생식계에서 생기는 고형의 종양에는 악성종양인 암종이 많다.

비뇨생식기계의 양성종양에는 부신의 선종, 콩팥에 생기는 낭종(cyst)이나 혈관근지방종(angiomyolipoma), 방광의 평활근종(leiomyoma), 전립선의 비대증과 낭종, 부고환 낭종, 정액낭, 유피낭(dermoid cyst), 용종(polyp) 등이 있다. 임상에서 흔히 접하는 낭종(cyst)은 신장 뿐 아니라 간, 폐, 난소 등에도 많이 생기는 질환으로 단순낭종 자체는 치료가 필요한 것은 아니다. 그러나 크기가 크거나 결석 같은 합병증이 있거나 증상이 있으면 치료가 필요할 수도 있으며 특히 낭종의 내부에 출혈이나 칸막이(septation)들이 있고 이들이 두꺼워지고 악성종양이 의심되는 경우에는 필히 악성종양의 치료원칙에 준하여 절제하고 조직검사를 하여야 한다.

비뇨생식기계의 악성종양은 신장암, 요로상피암, 전립선암, 음경암, 음낭암, 고환암 등 모든 장기에 생길 수 있다. 그러나 소아에서는 종양 자체가 드물며 특히 신세포암, 요로상피암, 전립선암, 음경암, 육종은 거의 없고, 신장암의 일종인 Wilms종양과 고환암이 드물게 생기는데 이들은 다행히도 조기에 발견하여 잘 치료하면 완치가 가능하고 전이가 된 경우에도 수술과 항암제에 반응이 좋아 예후가 좋은 편이라 더욱 적극적인 치료가 필요한 질환들이다.

암의 진단 및 치료에서 기본 원칙

모든 악성종양질환에서 가장 중요한 것은 종양을 구성하는 세포의 종류와 분화의 정도 (악성도), 그리고 종양세포의 전이여부이고, 이들은 조직생검(biopsy)과 병기결정(staging)을 거쳐 확인되며 이들의 결과에 따라 구체적으로 치료가 시작되고 예후도 예측이 가능해진다.

1. 조직생검(組織生檢, biopsy)

지방종이나 유피낭종, 이행상피세포암 같이 특징적인 육안적소견이나 내시경소견, 신체검사소견으로 진단이 가능한 종양도 있으나, 모든 종양은 조직검사로 종양세포의 종류와 분화정도를 확인하는 것이 가장 중요하다. 조직검사는 경우에 따라서 수술 전에 먼저 일부 조직을 떼어서 하거나 종양을 먼저 절제하고 그 조직으로 하기도 한다.

동결조직생검(frozen biopsy); 급하게 악성종양 여부만을 확인하기 위해 간편하게 하는 검사로 수술 중에 자주 한다, 30분 정도면 결과를 알 수 있으나 상세한 정보는 알기 어렵다.

영구조직검사(permanent biopsy); 다양한 염색과 처리과정을 거치는 완전한 조직검사로 동결조직검사보다 더 세밀한 정보를 얻을 수 있다. 결과가 나오는데 1주 정도 걸린다.

2. 병기결정(病期決定, staging)

일단 조직검사에서 악성종양으로 확진되면 다음으로 중요한 것이 병기, 즉 전이여부와 그 범위이다. 종양표지자(tumor marker), 가슴사진, CT, PET-CT, MRI, 뼈스캔 등 필요한 추가적인 검사로 암의 병기(stage)를 확인하여야 한다.

병기는 일반적으로 TNM제도를 이용하는데 종양의 크기나 브피, 장기 주위로 퍼지거나 원격전이 양상에 따라 세부적으로 결정이 된다.

T (Tumor); 암세포가 원발장기 안에 국한되었는지, 주위로 침습된 정도가 기준

N (Lymph node); 원발장기의 주변에 있는 인접 임프절에 전이 여부와 정도가 기준

M (Distant metastasis); 원발장기를 벗어나 멀리 다른 장기로 전이 여부가 기준

3. 치료방침(therapeutic regimen) 결정

모든 암의 치료는 암의 종류와 악성도, 병기에 따라 정해진 표준치료방침(regimen)이 있으며 환자의 건강상태(performance status)와 기대수명, 동반질환, 정신상태, 경제적 여건, 그리고 환자와 보호자의 의견도 고려하여 구체적인 치료계획을 정하게 된다.

4. 치료(treatment)

대표적인 치료방법에는 근본절제수술, 방사선치료, 양성자(proton)치료, 약물치료가 있고 이 외에 저침습적인 치료들이 있으며 필요에 따라서는 이들을 함께 하는 병합요법들이 있다. 어떤 치료를 먼저 할 것이고 각 치료마다 치료와 추적관찰에 관한 구체적인 계획이 미리 결정되어야 한다. 치료약물에 대해서도 약의 종류, 용량, 투여방법, 투여주기와 기간은 물론 치료 후 예측되는 합병증에 대한 대책과 추적관찰에 대한 계획까지 모두 포함하여 구체적으로 미리 결정하여야 한다.

1) 근본절제수술

암의 치료는 종양이 전이되기 전에 몸에서 완전하게 제거해즈는 것이 가장 효과적이고 확실한 방법이며 그런 의미에서 조기에 종양의 근본절제수술이 가장 중요한 치료이다. 암이란 일단 원래의 병소를 벗어나 주위조직이나 타 장기로 전이가 되면 특정 암을 제외하고는 치유율도 매우 낮고 추가적인 치료과정과 이의 합병증으로 인한 어려움이 많기 때문에 조기 발견과 적극적인 치료가 중요하다.

2) 냉동절제술(cryoablation), 고주파절제술(radiofrequency ablation), 정밀초음파고열치료, 고온치료, 혈관색전술

종양의 종류나 크기, 위치, 근본절제수술의 가능 여부, 마취 가능성 등 환자의 상태에 따라 선택적으로 사용되는 저침습적인 치료방법들이다. 종양에 바늘을 넣고 냉동시키거나 열을 가해 종양세포를 사멸시키거나, 종양으로 들어가는 혈관으로 항암제를 직접 투여하던지 혈관을 막아서 허혈성괴사를 조장하여 치료하는 방법들이다.

3) 방사선치료

종양의 종류에 따라 특히 방사선에 예민하여 효과가 좋은 암이 있다. 뼈전이에 의한 통증의 치료에도 이용한다.

4) 약물치료

항암치료, 호르몬치료, 면역치료, 타겟치료 등이 있다.

수술후보조요법(手術後補助療法, adjuvant therapy)

표준암절제수술 후 주변으로 원발암의 국소진행이 있는 경우에 추가로 항암화학제나 방사선치료 또는 이들을 병용하여 치료한다.

수술전항암치료(手術前抗癌治療, neoadjuvant anticancer therapy)

원발암이 크거나 주위로 전이가 되어 완벽한 수술적 절제가 불가능할 경우에는 항암화학치료와 방사선치료 등으로 먼저 치료하여 원발암의 크기와 전이범위를 축소시킨 후 근본절제수술을 한다.

치료결과 판정

종양에 대한 치료효과를 평가하는데 잔존하는 종양의 크기변화를 기준으로 한다. 완전반응(complete remission), 부분반응(partial remission), 안정(stable disease), 진행(progression)으로 구분하며 완전반응과 부분반응을 모두 반응이 있다고 평가한다. 그러나 크기가 작아지고 반응이 있다고 하여 이것이 곧 완치나 생존율의 증가를 의미하는 것은 아니다.

부신종양(副腎腫瘍)

부신의 선종(adenoma)은 양성종양이며, 흔히 '부신질환을 목표로 하지 않은 영상검사에서 우연히 발견된 무증상의 부신종양'으로서 우연종(偶然腫, Incidental tumor)으로 불리기도 한다.

발생빈도

임상적으로 뚜렷하지 않고 부검에서 발견된 부신종물은 2% (1.0~8.7%) 정도이며 나이에 따라 증가한다. 영상검사결과로는 소아에서는 극히 드물고, 50세에 3%, 그 이후에서는 10%였다. 최근에는 영상의학검사가 발달되고 일반화되면서 전체적으로 증가하고 있으며 CT로 우연히 발견되는 빈도는 4~10%이다.

종양의 분류

부신은 해부학적인 위치에 따라 조직이 다르고 분비하는 호르몬이 다르다. 따라서 기능성종양이 생기면 해당하는 호르몬의 과잉분비와 이로 인한 증상이 나타난다. (표 16-1)

표 16-1. 부신의 해부학적 구조와 질환

해부학적 위치		호르몬	질환
피질皮質cortex	사구층 zona glomerulus	aldosterone	Primary aldosteronism
	다발층 zona fasciculata	cortisol	Cushing's syndrome
	그물층 zona reticularis	여성호르몬, 남성호르몬 DHEA	Adrenogenital syndrome
수질髓質medulla	크롬친화성세포 chromaffin cell	Epinephrine Nor-epinephrine dopamine	Pheochromocytoma, Neuroblastoma

종양의 대부분은 크기가 3cm 이하로 작고 기능이 없다. 무기능선종이 75%로 가장 많고 기능종이 14.5%, 그리고 부신피질암이 8.5%이다. 소아나 40세 이하 청년, 임산부에서는 악성경향이 있어 철저한 검사가 필요하다.

크기를 기준으로 악성일 확률은 4cm 이하에서는 2%이하이나 6cm 이상에서는 25%이다. 4cm 이하의 양성종양은 수술은 하지 않는 경향이나 크기에 의한 절대적인 기준은 없다.

검사실검사

소변과 혈액검사로 기능성 종양인지 악성종양인지를 감별할 필요가 있다. 부신피질암은 호르몬기능이 활발하며 이들의 소변 내 대사물질의 검사는 양성질환과 감별하는데 90%의 민감도와 특이도를 갖는다.

혈청 metanephrine과 24시간요 중 catecholamine/metanephrine으로 pheochromocytoma를 감별한다. 혈청 norepinephrine과 epinephrine, 요 중 vanylmandellic acid와 homovanillic acid, 혈청과 24시간요 중 cortisol을 검사한다.

Dexamethasone inhibition test; Dexamethasone 1mg 주사 후 밤 동안 cortisol 과잉분비를 조사한다.

50nmol/L (1.8ug/dL) 이하; cortisol의 자율적 분비(autonomous secretion)는 아니다.

51~138nmol/L (1.9~5.0ug/dL); cortisol의 자율적 분비 가능성(possible secretion) 있다.

138nmol/L (5.0ug/dL) 이상; cortisol의 자율적 분비(autonomous secretion)이다.

혈청 renin, aldosterone, aldosterone/renin ratio 검사로 고혈압이나 원인 모르는 저칼륨혈증환자에서 일차 알도스테론증(primary aldosteronism)을 배제할 수 있다. 임상소견이나 영상검사에서 부신피질암이 의심되는 환자에서는 성호르몬과 스테로이드 전구물질(steroid precursor)인 혈청 DHEAS, 17-OH progesterone, 요17-KS를 검사한다.

영상의학검사

CT와 MRI는 양성질환을 확인하는데 좋으며, PET CT는 악성질환을 확인하는데 유용하다. 비조영증강 CT(non contrast CT)는 균일질의 지방이 풍부한(lipid rich) 양성종양을 확인하는데 좋다. 균일질의 4cm 이하 종물로 Hounsfield Unit가 10이하인 양성종양이라면 더 이상의 영상검사는 추천되지 않는다. (그림 16-1)

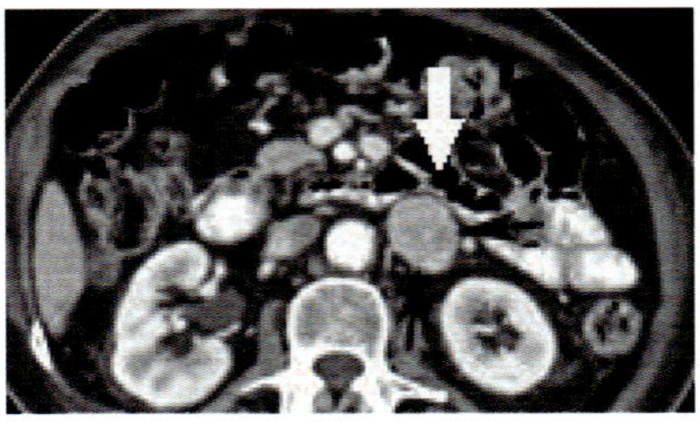

그림 16-1 부신종양 (좌측)

MRI는 소아, 청년, 임신부, 40세 이하에서는 악성경향이 있어 철저한 검사가 필요한데 이들에서는 CT보다 MRI검사가 추천된다.

PET CT는 부신 이외의 악성종양 병력이 있는 환자에서 원발종양의 확인에도 도움이 된다.

치료(treatment)

종양의 크기, 성장속도, 환자의 임상소견, 영상검사소견, 생화학검사결과 등에 따라 치료방법이 결정된다.

무증상, 무기능, 단측 종양이면서 영상검사에서 뚜렷한 양성종양이라면 수술은 안한다. 그러나 특히 종양이 크면 악성질환을 배제하기 위해 흔히 부신절제수술을 한다. 미국에서는 부신적출술이 매년 증가하고 있는데 2006년 개복수술이나 복강경수술로 시행

된 부신적출술 결과 83%가 양성질환이었다

수술적응증은 임상적으로 기능성이고 단측인 부신종양과 기능성이고 6cm 이상 크거나 악성의 우려 있는 종양이다. 영상의학검사에서 악성이 의심되고 크기가 6cm로 작고 국소전이가 없으면 복강경수술을 권하고, 국소전이소견이 있거나 크기가 6cm 이상이면 복강경수술 중 파열의 위험을 고려하여 개복수술을 권한다.

추적검사

크기가 4cm 미만이고 영상검사에서 다른 이상소견이 없고, 무기능종양은 3개월 후 다시 추적검사를 한다. 3개월 후에도 이상이 없으면 다음은 1년 후에 검사한다. 4cm 이하의 양성종양은 더 이상 추적 영상검사는 권유되지 않는다. 영상검사에서 악성도가 애매하고 부신절제를 안하는 경우에는 6~12개월 후에 non contrast CT나 MRI시행하여 성장속도를 보는데, 종양의 최대 지름이 최소 5mm 증가하고 20% 이상 커지면 절제수술을 권한다. 이 이하로 커진 경우에는 다시 6~12개월 후 재검사를 한다. 동시에 발견된 양측의 우연종은 수술과 추적검사에서 단측 종양에 준하여 한다.

신종양(腎腫瘍, renal tumor)

1. 양성종양

1) 혈관근지방종(血管筋脂肪腫, angiomyolipoma AML)

양성종양이지만 신실질의 괴사, 출혈, 혈관의 증식과 모양 등이 신장암과 매우 흡사하여, 과거에는 신장암 진단으로 신절제수술 후 조직검사에서 확인이 가능했던 종양이다. 최근에는 CT나 초음파검사에서 종양내부의 지방조직을 확인함으로써 진단이 가능해져 불필요한 신절제를 피할 수 있게 되었다. (그림 16-2)

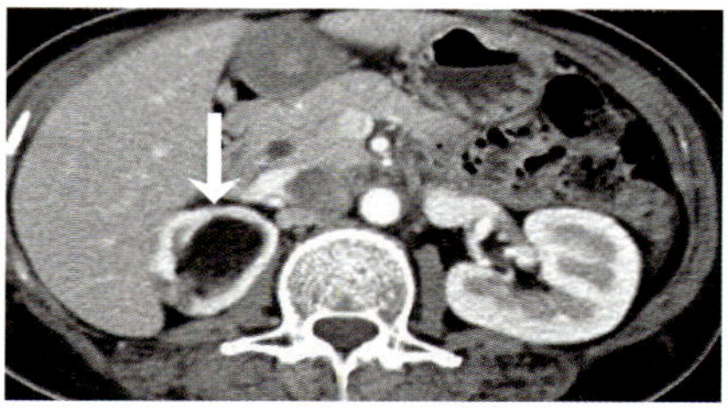

그림 16-2
혈관근지방종(angiomyolipoma). (우측)

빈도

신장 AML은 가장 흔한 신장의 양성종양으로 전체적인 빈도는 0.13% (여성의 0.22%, 남성의 0.1%)이며 여자에서 2배 많다. 환자의 80%는 결절성경화증(tuberous sclerosis, TS)과 관계없이 특발성(sporadic)으로 생기며 나머지 20%는 이와 동반되어 생긴다. 결절성경화증환자에서는 55~90%에서 신장 AML이 동반되는데 이들은 양측성이며 다발성이고 안면피지선종, 지능박약 등이 동반된다.

치료

종양의 크기나 합병증에 따라 적극적 관찰(active surveillance), 색전술(embolization), 종양절제술(ablation)부터 신절제술이나 신부분절제술을 하며 최근에는 타겟치료로 mTOR억제제투여(mammalian target of rampamycin inhibitor)가 시도되고 있다.

2) 기타 양성종양

이외에 신낭종(renal cyst), 신선종(renal adenoma), 신호산과립세포종(renal oncocytoma), 신섬유종(renal fibroma), 혈관주위세포종(hemangiopericytoma) 등이 있다. 고형종물로 악성종양과 감별이 안 되는 경우에는 이에 준하여 수술을 하게 된다. (그림 16-3)

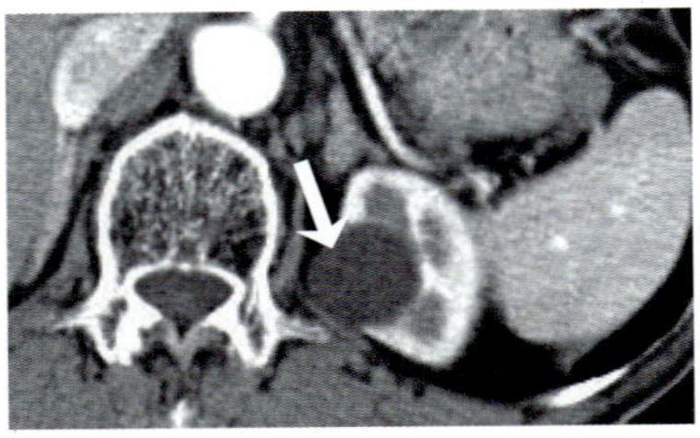

그림 16-3 신낭종(renal cyst)

2. 악성종양, 신장암(cancer of the kidney)

원발성 신종양은 대부분이 악성이고 일측성이다. 이들의 90~95%는 신실질종양이고 나머지 5~10%는 요로상피암인 신우종양이다. 남성에서 여성보다 1.5배 많으며 40대 이후에 생기기 시작하여 60대에 가장 많다.

1) 신세포암(renal cell carcinoma)

성인의 전체 악성종양의 2~3%이며, 비뇨기암 중에서 가장 치명적인 암 중의 하나이다. 전체 악성신종양의 85%를 차지하며 90%가 60세 이 후 남자에 호발하고 여자보다 2배 많다.

원인

흡연, 비만, 고혈압이 위험인자로 알려져 있고 바이러스와 다양한 화학물질도 원인으로 알려지고는 있으나 확인되지는 않았다. 유전자이상질환 중에서 신장암을 동반하는 질환으로 폰히펠-린다우병(von Hippel-Lindau disease), 유전유두상신세포암종(hereditary papillary renal cell cancer) 등이 있다.

증상

옆구리의 통증, 종물, 혈뇨가 3대 증상인데 세 증상이 동시에 있는 경우는 10% 정도이다. 30%에서는 종양 내 괴사로 인한 출혈로 심한 통증 있다. 약 1/3에서 구토, 복부팽만 같은 소화기증상, 체중감소, 부종양증후군(paraneoplastic syndrome)이 있다. 그러나 증상이 없이 정기검사나 다른 질환검사 중에 우연히 발견이 되기도 하는데 특정 증상이 없더라도 의심이 되거나 특히 성인에서 무통성육안적전혈뇨가 있으면 필히 전문적인 검사를 받아야 한다.

진단

일반요검사(urinalysis), 복부 초음파검사, 컴퓨터단층촬영술로 진단은 비교적 용이하다. 배설성요로촬영술, 역행성신우촬영술은 신우의 요로상피암 감별에 도움이 될 수 있다. 신동맥촬영술은 혈관색전술을 고려하는 경우에 하며 하대정맥촬영술은 하대정맥의 혈전확인에 도움이 되나 MRI로 대신할 수 있다. 흉부사진, 흉부 CT로 원격전이를 확인한다. (그림 16-4. A~C)

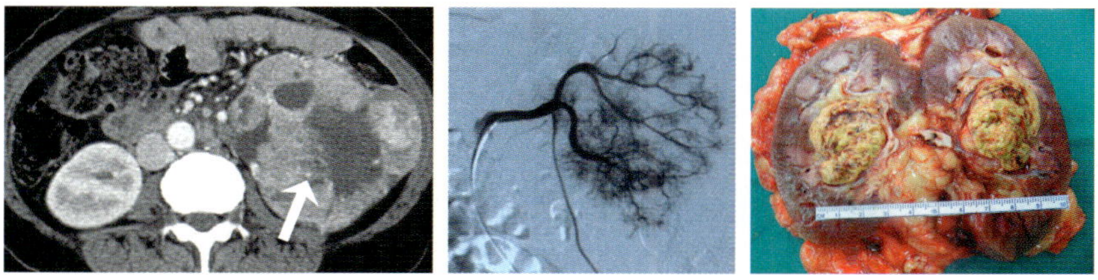

(A) (B) (C)

그림 16-4 신장암. (A) 좌측 신장암 (CT), (B) 분포가 불규칙하고 꼬불꼬불한 신생혈관들이 과하게 증식되어 있다.(신동맥촬영술), (C) 육안적 조직소견

악성도(grade)

암에 있어 병기만큼 중요한 것이 암세포의 악성도이다. 같은 종류의 암 중에서도 악성도가 높을수록 진행이 빠르고 전이가 잘되며, 예후가 나쁘다. 세포핵의 크기와 모양, 핵소체의 모양에 따라 4등급으로 나누는 Fuhrman 등급제가 일반적으로 이용되고 있다.

병기결정(staging)

병기는 TNM 병기제도를 이용한다. T (tumor)는 종양의 크기와 주위 신피막이나 Gerota근막, 부신이나 주위 장기의 침범 정도, N (node)은 주우 임파절 전이, M (metastasis)은 신장을 벗어나 폐나 원격전이 정도로 결정된다.

치료

암세포의 종류, 악성도, 병기, 그리고 일측성・양측성에 따라 치료방법이 다르다.

신절제술(radical nephrectomy); 치료의 기본은 암을 완전히 제거하는 광범위신전절제술이다. 특히 신세포암은 항암제나 방사선에 반응도가 매우 낮아 조기에 완전하게 제거해주는 것이 최선이다.

부분신절제술(partial nephrectomy); 최근에는 종양만 절제하는 부분신절제술(partial nephrectomy)이 종양의 크기, 위치, 수술의사의 숙련도에 따라 표준치료로 광범위하게 적용되고 있다. 과거에는 단신(single kidney), 신부전(renal failure), 양측 신세포암 등의 특수 경우에만 하였으나 최근에는 대측 신장이 정상라도 4cm 이하의 종양은 일반적으로 부분신절제를 한다.

부분신절제술의 5년생존율(cancer specific 5-year survival)도 89~96%로 좋고, 결과적으로는 작은 종양의 10%는 양성종양이며, 신절제 시 남아있는 단신의 hyperfiltration으로 인한 신기능감소의 위험 등을 고려하면 술기만 갖추어 진다면 종양의 크기나 위치에 관계없이 시행될 수 있을 것이다.

냉동절제술(cryoablation), **고주파절제술**(radiofrequency ablation); 3cm 이하로 작고, 신실질 밖으로 돌출된 경우, 마취나 수술이 불가능할 때 암덩이만 절제하는 방법이다.

약물치료; 전이가 있는 경우에는 약물치료를 하는데 약물치료 후 전이가 없어지면 이차로 절제수술을 할 수 있다. 수술 후에 조직검사에서 주위로의 전이가 확인되는 경우에도 추가적으로 항암치료를 한다. 약물치료에는 항암제치료, 면역치료, 타겟치료 등이 있으나 효과는 좋지 않다.

예후

5년 생존율은 70%로, 병기 T1-2 (1기, 2기)에서는 70~100%, T3 (3기)에서는 50~60%, 그리고 전이 (4기)가 있으면 16~32%이다.

2) Wilms종양(Wilms' tumor), 신아세포종(nephroblastoma)

역학

Wilms종양은 5세 이하, 특히 2세 전후의 소아에서 가장 많이 발생하며 진단 시 평균 연령은 3년 1개월이다. 15세 이하의 어린이 백만 명 당 7.5 명꼴로 아주 흔한 병은 아니지만 소아의 복부종물로는 2번째로 흔하고 고형복부종물 중에서는 가장 많다. 이들 나

이에 생기는 대부분의 신장암으로 소아에서 가장 흔한 신장악성질환이다. 전체 소아종양의 10%, 악성종양의 5%로 모든 소아의 악성질환 중 3위를 차지한다. 환아의 4~7%에서 동시성양측성으로 생기며 이는 단측성에 비해 더 어린 시기에 생긴다. 이들 중 적어도 10%는 unfavorable histology를 가지며 22% 정도까지에서 유전자증후군이나 과도성장증후군, 비뇨생식기계이상을 동반하고 있다. 전체적인 4년 생존율은 favorable histology에서는 81%이고, anaplastic histology에서는 55%이며 전체적인 5년 생존율도 85% 정도이다. 최근에는 악성 종양이면서도 치료율이 90%에 이른다.

원인

아직 완전하게 밝혀지지는 않았으나 이의 15~20%는 유전적 소인을 갖으며 가족력이 있고 양측성이다. 따라서 이는 유전자변이로 동반되어 생기는 일단의 증상과 징후, 또는 상태들로 된 유전자증후군으로 이해하고 있다. 대부분 염색체 11번과 관계되는 일단의 'overgrowth' syndrome과 관련되어 있다.

Wilms종양과 관계되는 유전자증후군과 상태들은 다음과 같다.

WAGR (Wilms종양, 무홍채증(aniridia), 비뇨생식기기형(genitourinary malformations), 정신지체(mental retardation)증후군) (WT1); 염색체 11p13의 이상

Denys-Drash syndrome (WT1); 비뇨생식기 이상

Frasier syndrome; 비뇨생식기 이상

Beckwith-Wiedemann병; 몸의 한 쪽이 비정상으로 크게 성장, 거대 혀, 출생 시 제대탈, 비뇨생식기 기형 (11p15.5 or WT2)

Wilms종양의 가족력 1~2%

무홍채증(Aniridia)

반측비후증(Isolated hemihyperplasia)

요로생식기기형; 잠복고환(cryptorchidism), 요도하열(hypospacias)

진단

Wilms종양이나 기타 소아신장암의 대표적인 증상은 복부종물과 혈뇨이나, 대개 뚜렷한 증상이 없는 복부종물로 부모나 의사들에 의해 우연히 발견되기도 한다. 폐나 간에 전이가 되면 기침, 각혈, 호흡곤란, 복통 증상이 있을 수 있다. 종양의 출혈 시 심한 통증(30%)이 동반될 수 있으며 혈뇨 (1/4), 고혈압 (25~70%), 무홍채증 (1%), 반측비후증 (3%), 그리고 4.4%에서 요도하열, 정류고환, 콩팥기형 같은 비뇨생식기 기형이 동반된다. 일반혈

액검사(CBC), 일반요검사(urinalysis), 요중 VMA와 HVA 검사 등을 하고 표준영상검사로 복부CT를 하며 필요에 따라 복부초음파검사, 배설성요로촬영술, 신동맥촬영술 및 하대정맥촬영술, 흉부CT 등을 한다. (그림 16-5)

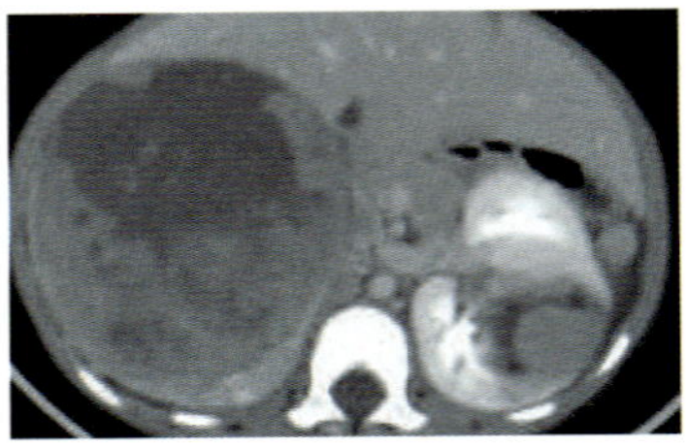

그림 16-5 Wilms종양(Wilms' tumor)(양측)

치료

암세포의 종류, 악성도, 병기 (전이 정도), 그리고 일측성·양측성에 따라 치료방법이 결정된다. 치료의 기본은 수술하여 암을 완전히 제거하는 것이며 병기에 따라 추가로 항암제를 투여하거나 방사선치료를 한다. 양측성이거나 원격전이가 있는 경우에는, 암세포의 유출과 관련하여 아직 이견이 있기는 하지만, 사전 조직검사로 확인한 후 수술전항암치료(neoadjuvant chemotherapy)를 먼저하고 호전된 후 신원보존절제수술(nephron-sparing surgery)이나 근본적인 광범위 신절제술(complete tumor nephrectomy)로 가능한 모든 종양을 절제하고, 수술 후 잔존암이 있다면 보조항암요법(adjuvant chemotherapy)과 또는 방사선치료를 한다.

수술전항암치료(neoadjuvant chemotherapy)는 종양이 중요 장기나 혈관에 근접되어 있거나, 너무 크거나, 양측성이거나, 간 인접 혈관에 혈전이 있거나, 폐전이로 호흡에 문제가 있어 자체로 종양을 완전히 제거하기가 어려운 경우에 조직검사로 먼저 확인하고 시행하는 항암치료로 크기를 줄인 뒤 수술을 하거나 방사선치료를 추가한다.

진행된 III기, IV기와 조기의 unfavorable histology 치료에는 방사선치료가 보강된다. 신장이식이 필요하다면 치료가 완료되고 암의 징후 없이 1~2년 지난 후에 한다.

병기에 따른 치료 선택

제 I기 (Stage I)

1) favorable histology: 임프절절제와 신절제 이후에 병합항암요법, 또는 신절제(A clinical trial of nephrectomy only).
2) anaplastic histology: 임프절절제와 신절제, 이후에 병합항암요법과 옆구리부위에 방사선치료(either side of the body between the ribs and hipbone).

제 II기 (Stage II)

1) favorable histology: 임프절절제와 신절제, 이후에 병합항암요법
2) anaplastic hitology: 임프절절제와 신절제, 이 후 복부에 방사선치료와 병합항암요법

제 III기 (Stage III)

1) favorable histology: 임프절절제와 신절제, 이 후 복부에 방사선치료와 병합항암요법
2) anaplastic histology: 임프절절제와 신절제, 이 후 복부에 방사선치료와 병합항암요법, 또는 병합항암요법 이후 임프절절제와 신절제하고 이후 복부에 방사선치료

제 IV기 (Stage IV)

1) favorable histology: 임프절절제와 신절제 이 후 복부에 방사선치료와 병합항암요법, 다른 전위부위가 있으면 그 부위에 방사선치료
2) anaplastic histology: 임프절절제와 신절제 이 후 복부에 방사선치료와 병합항암요법, 다른 전위부위가 있으면 그 부위에 방사선치료. 항암치료 후 임프절절제와 신절제를 했다면 복부 방사선치료를 하고, 다른 전이 부위가 있으면 그 부위에 방사선치료를 한다.

제 V기 (Stage V); 양측 종양이거나 양측 종양 가능성이 큰 경우

1) 병합항암요법 후 4~8주에 영상검사하여 추가치료 여부 결정 (부분신절제, 생검, 항암치료 지속, and/or 방사선치료).

예후

최근에는 악성종양이면서도 조기에 잘 치료하면 거의 90%이상에서 치유가 가능하다. 예후가 좋은 종양으로 종양 5년 생존율이 93%, 10년 생존율이 92%까지 보고되고 있다. 단측 종양에서 장기무병생존율(long-term disease-free survival rate)은 90%에 이르며 전이된 경우에는 70% 정도이다. 동시성과 이시성 양측 종양도 최고 우수한 센타에서는 완치율이 80% 정도로 높다.

요로상피암(urothelial cancer), 이행세포암(transitional cell carcinoma)

과거에는 장기에 따라 신우암, 요관암, 방광암으로 구분하였으나 이들의 상피세포가 같은 요로상피인 이행상피세포이고 발생학적인 기원과 병태생리가 같아 요로상피암(urothelial cancer)으로 함께 다루고 있다. 요로상피종양의 거의 대부분은 방광암이며 신우암과 요관암의 비율은 51:3:1이다

신우종양과 요관종양을 상부요로종양(上部尿路腫瘍, upper urinary tract tumor)이라 하고 방광종양(bladder tumor)를 하부요로종양(下部尿路腫瘍, lower urinary tract tumor)이라 한다. 방광암은 '6장 전립선암, 방광암'에서 설명하였고 여기서는 상부요로종양에 대하여 설명한다.

상부요로종양(upper urinary tract tumor)

상부요로종양은 전체 요로상피종양의 5~10% 정도이며 여성보다 남성에서 2배 많다. 환자들의 평균나이는 73세이다. 상부요로종양의 1.6~6%는 양측성이며, 80%에서 이의 진단을 전후하여 방광암이 진단되었다. 70%가 하부요관에 생기고 5%만이 상부요관에 생긴다. 단측 상부요로종양에서 방광종양의 발생빈도는 13~47%이고, 비동시적(asynchronous)으로 대측에서 생기는 상부요로종양의 발생빈도는 0.8~5.8%이다. 역으로 방광암환자에서 상부요로상피암이 생기는 빈도는 10개월~13년 동안 관찰한 결과에서 1.7~2%이하로 낮았다.

종류

1) 요로상피암; 상부요로종양의 90%이상이며, 진단초기에는 국소암이고, 절반에서 다발성이다.
2) 평편세포암(squamous cell carcinoma); 상부요로종양의 8%로 주로 신우에 생기며 신사슴뿔석, 장기간의 요로감염, 폐색 등과 관련하여 생긴다. 진단 당시 주위조직으로 침범하는 경우가 많고 예후가 나쁘다.
3) 선암(adencarcinoma); 상부요로종양의 1% 미만으로 드물며, 결석, 만성염증, 폐색 등과 관련하여 생기며 예후가 나쁘다.

감별진단; 섬유상피용종(fibroepithelial polyp)은 양성종양으로 절반이상이 상부요관에 생긴다. 요관의 폐색과 혈뇨, 측복통이 주증상이다. 요관내시경을 통한 육안적소견이나 조직검사로 확인한다.

증상

3대 주증상은 혈뇨가 70~90%, 옆구리통증이 8~50%, 옆구리 종물이 10~20%이며 5~10%에서 배뇨자극증상이 있고, 10~15%에서는 증상없이 다른 질환검사 중에 우연히 발견된다.

진단

일반요검사와 요배양검사, 요세포검사; 혈뇨와 요로감염, 소변 내의 암세포를 확인한다.

영상의학검사: 복부CT로 요로 내의 종물과 동시에 주위로의 전이도 확인한다. 배설성요로촬영술(IVU)과 복부초음파검사(US)도 도움은 되나 진단적 가치는 적다. 역행성신우촬영술(RGP)은 CT에서도 명확하지 않고, 신기능이 나쁘거나 조영제에 과민반응이 있어 조영제를 사용하는 CT를 찍을 수 없는 경우에 한다.

병기결정(staging); 국소전이와 원격전이 여부를 확인하기 위해 흉부의 단순촬영(chest PA)이나 CT, 복부CT, 동위원소뼈스캔(whole body nuclear scan), PET-CT검사를 한다. (그림 16-6)

요관내시경검사; 종양을 직접 눈으로 확인할 수 있고, 동시에 병소에서 조직검사를 하고 소변을 받아 암세포검사를 할 수 있는 장점이 있다.

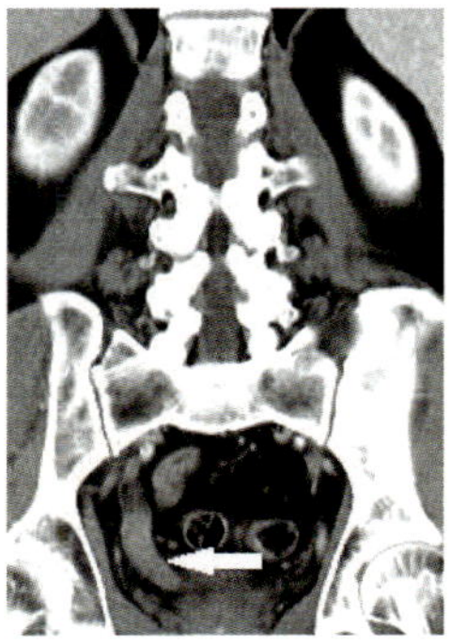

그림 16-6 양측요관암(C⁻). 요관종양으로 상부요로에 확장이 있다.

치료

근본적인 신요관절제술(nephroureterectomy)과 방광소매절제술(bladder cuff resection); 대표적인 수술방법으로 신장과 방광의 일부를 포함해서 전체 요관을 함께 절제한다. 이를 완전하게 하지 않고 하부요관을 남겨 놓으면 이곳에서 30~90%의 암의 재발이 보고되고 있다.

요관신장내시경절제술; 신우나 요관에 생긴 요로상피암종도 종양이 작은 초기암이거나, 신장이 하나인 환자, 양측신장에 동시에 생긴 환자, 신기능이 나빠 신장을 보존하려는 환자에서는 숙련된 수술의사가 있을 경우에 내시경으로 종양만 절제할 수도 있다.

요관요관연결술, 요관방광연결술; 하부요관의 작은 암에 한하여 안전거리를 두고 종양만 절제하기도 한다.

항암치료; 암이 요관의 주위조직을 침범하거나 원격전이가 있다면 방광암에 준하여 치료한다.

추적검사 및 예후

방광암을 포함하는 요로상피암은 다발성으로 재발을 잘하는 특성이 있어 정기적인 추적검사를 철저하게 하여야 한다. 요세포검사, 방광내시경검사, 영상의학검사를 한다. 일단 전이가 생기면 항암치료를 하더라도 완치를 기대하기 어렵다.

고환 종양(睪丸腫瘍, testis cancer)

고환종양의 치료에 있어 눈부신 발전이 있었으며 모든 환자에서의 완치율이 95%에 이른다. 성기능을 보존하는 정교한 수술법, 단·장기적 치료독성의 최소화, 그리고 몇 가지 항암치료제에 대해 미국 FDA의 허가를 얻는 등의 업적도 있었다.

고환종양은 전체 종양의 1~2%로 흔한 병은 아니나 대부분이 악성종양이다. 10세 이전의 소아와 20~40세의 청장년층의 두 연령 군에서 많이 생긴다. 전체 고환종양의 약

7~10%는 잠복고환의 병력이 있는 남자에서 생기며, 이 경우의 종양은 주로 정상피종(seminoma)이다. 5~10%는 대측 정상고환에서 생긴다. 특히, 복강 내의 잠복고환은 고환암의 발생율이 높은데 고샅고환에서는 80명 중 1명에서 발생하나 복강내 고환에서는 20명 중 1명에서 생긴다.

1~2%는 양측성이며, 이들 중 약 50%는 단측, 또는 양측성 잠복고환이 있던 환자에서 생긴다. 15세 이전에 고환을 음낭에 내려주면 암 발생율이 감소한다.

분류

종양을 구성하는 세포의 종류에 따라 병태생리와 치료방법 및 예후가 다르다. 크게 생식세포종(germ cell tumor)과 비생식세포종(non-germ cell tumor)으로 나눈다. 생식세포종이 모든 원발성 고환종양의 90~95%이다. 생식세포종은 다시 정상피종과 비정상피종으로 나뉜다. 정상피종(seminoma)이 30~40%차지하며 비정상피종(non-seminoma)인 태생암이 20%, 기형종 5% (미숙형; 20~30%, 성숙형; 5~10%), 융모암이 0.3%이다. 40%는 이들이 혼합된 혼합종양(mixed type)이며 모든 고환종양 중 25%까지가 teratocarcinoma이고 6%가 정상피종을 포함하는 혼합생식세포종이다. 비생식세포종에는 Sertoli세포종, Leydig세포종, 성선모세포종이 있다.

전체적으로 고환의 생식세포종은 드문 질환이나 미국의 경우 15~44세 남자의 악성종양으로는 가장 흔한 질환이다. 2016년 WHO는 기존의 분류법을 변경하여 생식세포종을 조직학적으로 정상피종(seminomas), 비정상피종(nonseminomas), 그리고 정모세포성종양(spermatocytic tumors)으로 분류하였다. 정상피종과 비정상피종이 98~99%이며 각기 35세와 25세가 최고 발병 시기이다. 2016년 이전에 정모세포성정상피종(spermatocytic seminomas)로 분류되었던 정모세포성종양은 고환생식세포종의 1~2%이며 55세에 최고 발생빈도를 보인다.

진단

증상: 통증 없이 고환이 커지는 무통성고환비대가 주 증상이다. 종양에서 분비하는 호르몬이나 암이 전이된 부위에서 생기는 국소증상들로 요통, 기침, 객담, 호흡장애, 유방의 통증, 여성형유방 등이 있을 수 있다.

혈액검사; 혈중 alpha fetoprotein, beta hCG는 고환암표지자로 암의 종류에 따라 다양하게 나타나며 진단에도 도움이 되지만 치료 후 재발이나 치료경과를 확인하는데 유용하다.

영상의학검사; 흉부단순사진, 음낭초음파검사, 복부CT, MRI, 배설성요로촬영술(IVU)

등으로 진단하고 전이를 확인한다. (그림 16-7. A, B)

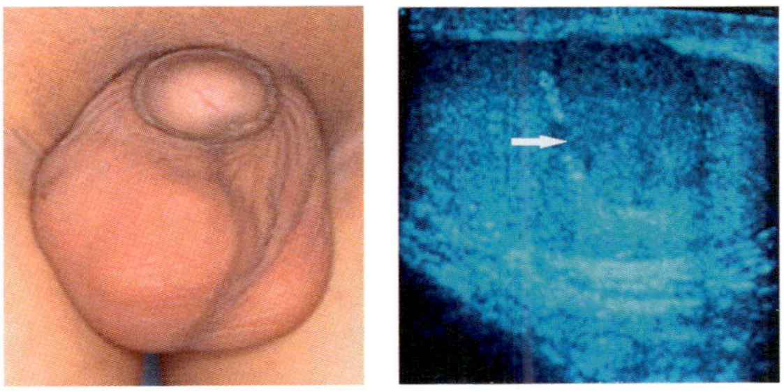

(A) (B)

그림 16-7 고환종양. (A) 음낭의 종물 (우측) (B) 초음파검사

치료

고환암은 암세포의 종류에 따라 치료방법과 예후가 전혀 다른 특징을 가지고 있다. 고환절제 후 조직검사 결과와 병기에 따라 구체적인 치료방침을 결정하여야 한다. (표 16-2, 3)

고환절제; 암이 고환에 국한되고 전이가 없는 경우에는 고환절제만 한다.

방사선치료, 항암제치료; 전이가 된 경우에는 단독 또는 이들의 병합치료를 한다. 특히 정상피종은 방사선에 매우 민감하며 치료가 잘 된다.

후복막강림프절절제; 특히 비정상피종에서 임프절전이를 확인하고 동시에 전이된 국소암을 절제하는 목적으로 한다.

비생식세포종양은 대부분 양성으로 근본절제만으로 치료가 가능하며 예후는 좋다.

표 16-2. 정상피종의 기준치료법(Standard Treatment of Seminoma)

Stage	Treatment Options	5-Year OS (%)
I	Surveillance or 20 Gy radiation or carboplatin × 1-2	> 99
II	30-36 Gy radiation preferred for nonbulky disease (< 3 cm) BEP × 3 or EP × 4 preferred for bulky disease (> 3 cm)	> 95
III	EP × 4 or BEP × 3	> 90

Abbreviations: BEP, bleomycin, etoposide, and cisplatin; EP, etoposide and cisplatin; OS, overall survival.

표 16-3. 비정상피종성 생식세포종의 기준치료법(Standard Treatment of Nonseminomatous Germ Cell Tumors)

Stage	Treatment Options	5-Year OS (%)
I	Surveillance or RPLND or BEP × 1	> 99
II	RPLND preferred for nonbulky disease (< 3 cm) BEP × 3 or EP × 4 preferred for bulky disease (> 3 cm)	98
III: Good risk	BEP × 3 or EP × 4	> 90
III: Intermediate*/ poor risk	four cycles of 3-drug therapy	50~80

Abbreviations: BEP, bleomycin, etoposide, and cisplatin; EP, etoposide and cisplatin; OS, overall survival; PFS, progression-free survival; RPLND, retroperitoneal lymph-node dissection.

*The addition of paclitaxel to BEP improves PFS but not OS in intermediate risk patients; some patients can be treated with BEP × 3 or BEP × 3 followed by EP × 1.

예후

고환종양은 조기에 발견하여 치료만 잘하면 완치가 가능한 암이다. 전이가 된 경우에도 방사선치료나 복합항암치료, 후복막강임프절절제술에 반응이 좋은 편이다. 따라서, 초기치료부터 완치될 때까지 적극적인 치료를 하여야 한다.

비정상피종에서도 30개월 생존율이 1976년까지 65%였던 것이 최근에는 국소종양은 91%이고 원격전이가 된 경우에도 56%이다. 단, 융모암은 조기에 혈행성전이를 하며 치료에 반응이 적고 예후가 매우 나쁘다.

음경암(cancer of the penis)

음경암의 대부분은 원발성 편평세포암이며 매우 드물지만 흑색종(melanoma)이나 Kaposi육종 및 다른 악성종양이 산재성으로 전이되기도 한다. 음경의 편평세포암(squamous cell carcinoma)은 드문 질환이며, 국소암인 경우에는 예후가 좋으나, 진단 시 40%가 이미 국소진행되거나 전이된 상태로 예후가 나쁘다.

음경암은 미국 남성암의 1%미만에서 생기며, 아프리카와 남아메리카에서는 모든 악성질환의 10~20%를 차지한다. 50~70세에 많다.

원인

가장 관련이 있을 하나의 요인이라면 불결한 위생이다. 신생아포경수술을 하는 나라에서는 음경암이 없는 것을 보아 포경(phimosis), 만성염증, 귀두지(smegma), 외상, 바이러스감염 등이 음경암을 유발하거나 촉진하는 것으로 인정되고 있으며, 특히 모든 음경암의 31~66%가 HPV 관련종양인 것을 미루어 포경 및 인간유두종바이러스(human pailloma virus) 감염과 연관이 되는 것으로 알려지고 있다. 문헌마다 다소 차이는 있으나 HPV DNA가 음경암 환자의 절반에서 발견이 되며 그 중 대부분이 HPV 16 형이고 다음이 HPV 18형이다. 실제 음경암환자의 1/3~1/4에서 HPV DNA나 HPV activity marker를 고려할 때 HPV와 관련되었다.

병인

편평세포암이 98%이며 이 외에 흑색종, 기저막(basement membrane)세포암, Paget disease, 카포지육종 등이 있다. 편평세포암은 주로 귀두 및 포피의 내면에서 돌출된 붉고 단단한 반점이나 궤양으로 시작된다.

병인은 크게 인간유두상바이러스감염관련군(HPV related group)과 비관련군(HPV non-related group)으로 나뉜다. 후자는 음경의 염증, 포경, lichen sclerosus나 lichen planus 같은 음경의 상태와 관련이 되는 군이고 전자는 인간유두바이러스, 특히 HPV 16과 HPV 18의 감염으로 정상 점막에 변화를 일으켜 종양이 생기는 군이다. 전암병소로 음경상피내신생물(penile intraepithelial neoplasia, PeIN)도 Non-HPV related (differentiated) PeIN과 HPV-related (undiffernetiated) PeIN으로 나뉜다.

전이 및 병기

음경암은 색전(embolus)으로 림프선을 통하여 전이되며 표재 및 심부고샅임프절로 전이된다. 국소적으로 고샅임프절(inguinal lymph nodes), 골반임프절(pelvic nodes), 그리고 내장(viscera)으로 전이된다. 10% 미만에서 원격전이가 있으며 주로 폐, 간 및 뼈로 전이한다.

병기결정(staging)은 TNM 병기분류법 (American Joint Committee, AJCC 2010)으로 한다.

임상소견

귀두나 포피에 경결, 궤양, 균상의 종양이 있으며 일반 약물치료로 호전되지 않으면 생검하여 확인하여야 한다.

음경암환자의 50(28~64)% 이상에서 진단 시 고샅임프절이 촉지되는데, 이들 중 47~85%에서 전이이며, 나머지는 염증에 의한 림프절염증성비대이다. 이 경우 고샅임프절에 전이가 있다면 골반임프절 전이 위험도는 22~56%이다. 임상적으로 고샅임프관염이 없더라도 약 25%에서 현미경적 전이가 있다. (그림 16-8. A, B)

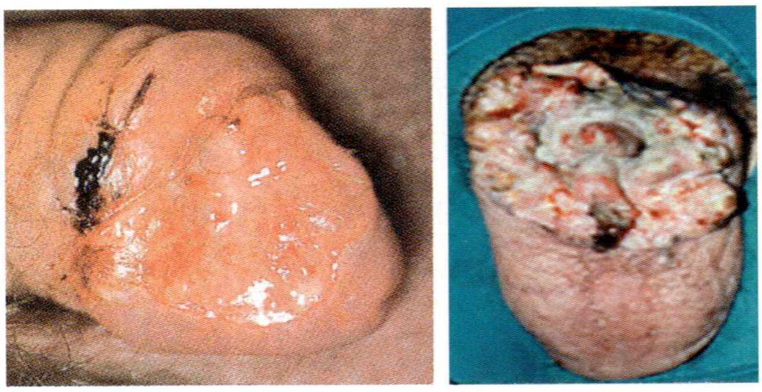

(A) (B)

그림 16-8 음경암. (A) 귀두부 궤양, (B) 음경암으로 전체 음경이 괴사되어 소실되었다.

진단

증상과 신체검사로 육안적 진단이 가능할 수도 있으나 조직생검으로 확진을 하여야 한다. HPV 검사로는 중합효소연쇄반응검사(polymerase chain reaction)가 최선표준검사(gold standard test)이고 면역조직화학검사(immunohistochemistry)도 도움이 된다. 컴퓨터단층촬영술(CT), 가슴사진, 동위원소검사 등으로 골반 및 후복막림프절과 원격전이를 확인한다. (그림 16-9)

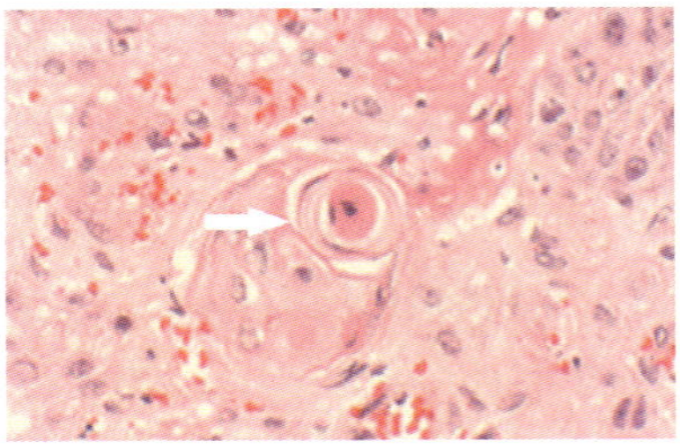

그림 16-9 음경암의 현미경소견. 편평세포암종 (arrow, epithelial / keratinous pearls)

치료

병기에 따르되, 가능한 한 서서 배뇨를 할 수 있도록 음경의 길이를 최대한 보존하여야 한다. 포피나 음경의 일부에 국한된 국소질환은 포피환상절제나 음경부분절제를 하며 임파절에 전이가 있으면 전이정도에 따라 고샅(서혜)임프절절제술, 장골임프절절제술, 상부 임프절절제술을 한다.

예후

5년 생존율은 음경에 국한된 병기 I, II에서는 65~90%, 장골임프절(illiac lymph node) 전이가 없는 고샅임프절 전이에서는 30~50%, 장골림프절 전이가 있으면 20% 미만이고 원격전이가 있으면 암 자체보다는 동반되는 소모성질환으로 모두 사망한다.

참고문헌

대한비뇨기과학회. 비뇨생식기종양. In: 대한비뇨기과학회. 비뇨기과학, 5th ed. 일조각. 2014,322–398.

Alemany L, Cubilla A, Halec G, Kasamatsu E, Quirós B, Masferrer E, Tous S, Lloveras B, Hernández-Suarez G, Lonsdale R, Tinoco L, Alejo M, Alvarado-Cabrero I, Laco J, Guimerá N, Poblet E, Lombardi LE, Bergeron C, Clavero O, Shin HR, Ferrera A, Felix A, Germar J, Mandys V, Clavel C, Tzardi M, Pons LE, Wain V, Cruz E, Molina C, Mota JD, Jach R, Velasco J, Carrilho C, López-Revilla R, Goodman MT, Quint WG, Castellsagué X, Bravo I, Pawlita M, Muñoz N, Bosch FX, de Sanjosé S; HPV VVAP study group. Role of Human Papillomavirus in Penile Carcinomas Worldwide. Eur Urol 2016;69(5):953–61.

Aragon-Ching JB, Pagliaro LC. New Developments and Challenges in Rare Genitourinary Tumors: Non-Urothelial Bladder Cancers and Squamous Cell Cancers of the Penis. Am Soc Clin Oncol Educ Book 2017;37:330–336.

Arlt W, Biehl M, Taylor AE, Hahner S, Libe R, Hughes BA, Schneider P, Smith DJ, Stiekema H, Krone N, Porfiri E, Opocher G, Bertherat J, Mantero F, Allolio B, Terzolo M, Nightingale P, Shackleton CH, Bertagna X, Fassnacht M, Stewart PM. Urine steroid metabolomics as a biomarker tool for detecting malignancy in adrenal tumors. J Clin endocrinol metab 2011;96:3775–84.

Athanazio DA, Trpkov K. What is new in Genitourinary Pathology? Recent developments and highlights of the new 2016 World Health Organization classification of tumors of the urinary system and male genital organs. Applied Cancer Res 2016;36:1.

Barzon L, Sonino N, Fallo F, Palu G, Boscaro M. Prevalence and natural history of adrenal incidentalomas. Eur J Endocrinol 2003;149:273–285.

Bittner JG 4th, Brunt LM. Evaluation and management of adrenal incidentaloma. J surg oncol 2012;106:557–64.

Bovio S, Cataldi A, Reimondo G, Sperone P, Novello S, Berruti A, Borasio P, Fava C, Dogliotti L, Scagliotti GV, Angeli A, Terzolo M. Prevalence of adrenal incidentaloma in a contemporary computerized tomography series. J Endocrinol Invest 2006;29:298–02.

Campbell SC, Lane BR. Neoplasm of the upper urinary tract. In: Wein AJ, Kavousssi LR, Novick AC, Partin AW, Peter CA, editors. Campbell-Walsh Urology, 10th ed. Philadelphia: WB Saunders, 2012.1413–1474.

Chaux A, Cubilla AL. Advances in the pathology of penile carcinomas. Hum Pathol 2012;43:771–789.

Curatolo P, Bombardieri R, Jozwiak S. Tuberous sclerosis. Lancet 2008;372:657–68.

Djajadiningrat RS, Jordanova ES, Kroon BK, van Werkhoven E, de Jong J, Pronk DT, Snijders PJ, Horenblas S, Heideman DA. Human papillomavirus prevalence in invasive penile cancer and association with clinical outcome. J Urol 2015;193:526–531.

Dome JS, Cotton CA, Perlman EJ, Breslow NE, Kalapurakal JA, Ritchey ML, Grundy PE, Malogolowkin M, Beckwith JB, Shamberger RC, Haase GM, Coppes MJ, Coccia P, Kletzel M, Weetman RM, Donaldson M, Macklis RM, Green DM. Treatment of anaplastic histology Wilms' tumor: results from the fifth National Wilms' Tumor Study. J Clin Oncol 2006;24(15):2352–2358.

Dome JS, Perlman EJ, Graf N. Risk stratification for Wilms tumor: current approach and future directions. Am Soc Clin Oncol Educ Book 2014:215–223.

Ehrlich PF. Bilateral Wilms' tumor: the need to improve outcomes. Expert Rev Anticancer Ther 2009;9(7):963–973.

Fassnacht M, Arlt W, Bancos I, Dralle H, Newell-Price J, Sahdev A, Tabarin A, Terzolo M, Tsagarakis S, Dekkers OM. Management of adrenal incidentalomas: European Society of Endocrinology Clinical Practice Guideline in collaboration with the European Network for the Study of Adrenal Tumors. Eur J Endocrinol 2016;175(2):G1–G34.

Fergany AF, Hafez KS, Novick AC. Long-term results of nephron sparing surgery for localized renal cell carcinoma: 10-year followup. J Urol 2000;163:442–445.

Flum AS, Hamoui N, Said MA, Yang XJ, Casalino DD, McGuire BB, Perry KT, Nadler RB. Update on the Diagnosis and Management of Renal Angiomyolipoma. J Urol 2016;195:834–46.

Franz DN. Everolimus: an mTOR inhibitor for the treatment of tuberous sclerosis. Expert Rev Anticancer Ther 2011;11:1181–92.

Fujioka T, Obara W; Committee for Establishment of the Clinical Practice Guideline for the Management of Renal Cell Carcinoma and the Japanese Urological Association. Evidence-based clinical practice guideline for renal cell carcinoma: the Japanese Urological Association 2011 update. Int J Urol 2012;19:496–503.

Ghazarian AA, Kelly SP, Altekruse SF, Rosenberg PS, McGlynn KA. Future of Testicular Germ Cell Tumor Incidence in the United States: Forecast Through 2026. Cancer 2017;123:2320–2328.

Ghazarian AA, Trabert B, Devesa SS, McGlynn KA. Recent trends in the incidence of testicular germ cell tumors in the United States. Andrology 2015;3:13–18.

Godzinski J. The current status of treatment of Wilms' tumor as per the SIOP trials. J Indian Assoc Pediatr Surg 2015;20:16–20.

Grumbach MM, Biller BM, Braunstein GD, Campbell KK, Carney JA, Godley PA, Harris EL, Lee JK, Oertel YC, Posner MC, Schlechte JA, Wieand HS. Management of the clinically inapparent adrenal mass ("incidentaloma"). Ann Intern Med 2003;138:424–29.

Hafez KS, Fergany AF, Novick AC. Nephron sparing surgery for localized renal cell carcinoma: impact of tumor size on patient survival, tumor recurrence and TNM staging. J Urol 1999;162:1930–1933.

Hamilton TE, Green DM, Perlman EJ, Argani P, Grundy P, Ritchey ML, Shamberger RC. Bilateral Wilms' tumor with anaplasia: lessons from the National Wilms' Tumor Study. J Pediatr Surg 2006;41(10):1641–1644.

Hammarstedt L, Muth A, Wangberg B, Bjorneld L, Sigurjonsdottir HA, Gotherstrom G, Almqvist E, Widell H, Carlsson S, Ander S, Hellström M; Adrenal Study Group of Western Sweden. Adrenal lesion frequency: A prospective, cross-sectional CT study in a defined region, including systematic re-evaluation. Acta radiologica 2010;51:1149–56.

Hanna N, Einhorn LH. Testicular cancer: a reflection on 50 years of discovery. J Clin Oncol

2014;32(28):3085–92.

Hatch TR, Hefty TR, Barry JM. Time-related recurrence rates in patients with upper tract transitional cell carcinoma. J Urol 1988;140:40–41.

Hinata N, Fujisawa M. Current status of robotic partial nephrectomy in Japan. Investig Clin Urol 2016;57(Suppl 2):S121–129.

Holmang S, Johansson SL. Synchronous bilateral ureteral and renal pelvic carcinomas: incidence, etiology, treatment and outcome. Cancer 2004;101:741–7.

Holmang S, Lele SM, Johansson SL. Squamous cell carcinoma of the renal pelvis and ureter: incidence, symptoms, treatment and outcome. J Urol 2007;178:51–6.

Kaatsch P, Spix C. (2014) German Childhood Cancer Registry Report 2013/14 (1980~2013). Institute of Medical Biostatistics, Epidemiology and Informatics (IMBEI) at the University Medical Center of the Johannes Gutenberg University Mainz.

Kang CH, Yu TJ, Hsieh HH, Yang JW, Shu K, Huang CC, Chiang PH, Shiue YL. The development of bladder tumors and contralateral upper urinary tract tumors after primary transitional cell carcinoma of the upper urinary tract. Cancer 2003;98:1620–1626.

Kang M, Jeong CW, Kwak C, Kim HH, Ku JH. The Characteristics of Recurrent Upper Tract Urothelial Carcinoma after Radical Nephroureterectomy without Bladder Cuff Excision. Yonsei Med J 2015;56(2):375–381.

Kloos RT, Gross MD, Francis IR, Korobkin M, Shapiro B. Incidentally discovered adrenal masses. Endocr Rev 1995;16:460–84.

Ko R, Chew BH, Hickling DR, Razvi H, Luke PP, Chin JL, Izawa JI, Pautler SE. Transitional-cell carcinoma recurrence rate after nephroureterectomy in patients who undergo open excision of bladder cuff v transurethral incision of the ureteral orifice. J Endourol 2007;21:730–4.

Konety BR, Vaena DA, William RD. Renal parenchymal neoplasms. In: McAninch JW and Lue TF. Smith and Tanagho's General Urology, 18th ed. New York: McGraw Hill, 2013,330–349.

Konety BR, Carroll PR. Urothelial carcinoma: Cancers of the bladder, ureter, renal pelvis. In: McAninch JW and Lue TF. Smith and Tanagho's General Urology, 18th ed. New York: McGraw Hill, 2013,310–329.

Krogh J, Kvist E, Rye B. Transitional cell carcinoma of the upper urinary tract prognosis variables and post-operative recurrences. Br J Urol 1991;67:32–36.

Lee CT, Katz J, Shi W, Thaler HT, Reuter VE, Russo P. Surgical management of renal tumors 4 cm. or lessin a contemporary cohort. J Urol 2000;163:730–736.

Lerner SE, Hawkins CA, Blute ML, Grabner A, Wollan PC, Eickholt JT, Zincke H. Disease outcome in patients with low stage renal cell carcinoma treated with nephron sparing or radical surgery. J Urol 1996;155:1868–1873.

Lipworth L, Tarone RE, Lund L, McLaughlin JK. Epidemiologic characteristics and risk factors for renal cellcancer. Clin Epidemiol 2009;1:33–43.

Lipworth L, Tarone RE, McLaughlin JK. The epidemiology of renal cell carcinoma. J Urol 2006;176:2353–58.

Ljungberg B, Bensalah K, Canfield S, Dabestani S, Hofmann F, Hora M, Kuczyk MA, Lam T, Marconi L, Merseburger AS, Mulders P, Powles T, Staehler M, Volpe A, Bex A. EAU guidelines on renal cell carcinoma: 2014 update. Eur Urol 2015;67:913–924.

Mansmann G, Lau J, Balk E, Rothberg M, Miyachi Y & Bornstein SR. The clinically inapparent adrenal mass: update in diagnosis and management. Endocr Rev 2004;25:309–40.

McCarron JP, Mills C, Vaughn ED Jr. Tumors of the renal pelvis and ureter: current concepts and management. Semin Urol 1983;1:75–81.

Millar AJW, Cox S, Davidson A. Management of bilateral Wilms tumours. Pediatr Surg Int 2017;33:737–745.

Miralles-Guri C, Bruni L, Cubilla AL, Castellsague´ X, Bosch FX, de Sanjose´ S. Human papillomavirus prevalence and type distribution in penile carcinoma. J Clin Pathol 2009;62:870–8.

Moch H, Humphrey PA, Ulbright TM, Reuter VE. Chapter 5 Tumours of the penis. In: WHO Classification of tumours of the urinary system and male genital organs. Lyon: IARC; 2016.259–85.

Motzer RJ, Jonasch E, Agarwal N, Beard C, Bhayani S, Bolger GB, Chang SS, Choueiri TK, Costello BA, Derweesh IH, Gupta S, Hancock SL, Kim JJ, Kuzel TM, Lam ET, Lau C, Levine EG, Lin DW, Michaelson MD, Olencki T, Pili R, Plimack ER, Rampersaud EN, Redman BG, Ryan CJ, Sheinfeld J, Shuch B, Sircar K, Somer B, Wilder RB, Dwyer M, Kumar R. Kidney cancer, version 3.2015. J Natl Compr Canc Netw 2015;13:151–159.

Mufti GR, Gove JRW, Badenoch DF, Fowler CG, Tiptaft RC, England HR, Paris AM, Singh M, Hall MH, Blandy JP. Transitional cell carcinoma of the renal pelvis and ureter. Br J Urol 1989;63:135–140.

Murphy MM, Witkowski ER, Ng SC, McDade TP, Hill JS, Larkin AC, Whalen GF, Litwin DE, Tseng JF. Trends in adrenalectomy: a recent national review. Surg Endosc 2010;24:2518–26.

Nelson CP, Sanda MG. Contemporary diagnosis and management of renal angiomyolipoma. J Urol 2002;168:1315–25.

Neu MA, Russo A, Wingerter A, Alt F, Theruvath J, El Malki K, Kron B, Dittrich M, Lotz J, Stein R, Beetz R, Faber J. Prospective analysis of long-term renal function in survivors of childhood Wilms tumor. Pediatr Nephrol 2017;32(10):1915–1925.

Oldbring J, Glifberg I, Mikulowski P, Hellsten S. Carcinoma of the renal pelvis and ureter following bladder carcinoma: frequency, risk factors and clinicopathological findings. J Urol 1989;141(6):1311–3.

Oesterling JE, Fishman EK, Goldman SM, Marshall FF. The management of renal angiomyolipoma. J Urol 1986;135:1121–4.

Pantuck AJ, Zisman A, Belldegrun AS. The changing natural history of renal cell carcinoma. J Urol 2001;166:1611–1623.

Patard JJ, Shvarts O, Lam JS, Pantuck AJ, Kim HL, Ficarra V, Cindolo L, Han KR, De La Taille A, Tostain J, Artibani W, Abbou CC, Lobel B, Chopin DK, Figlin RA, Mulders PF, Belldegrun AS. Safety and efficacy of partial nephrectomy for all T1 tumors based on an international multicenter experience. J Urol 2004;171:2181–2185.

PDQ Pediatric Treatment Editorial Board. Wilms Tumor and Other Childhood Kidney Tumors Treatment (PDQ®): Patient Version. PDQ Cancer Information Summaries [Internet]. Bethesda (MD): National Cancer Institute (US); 2002-. 2016 Dec 19.

Pettersson A, Richiardi L, Nordenskjold A, Kaijser M, Akre O. Age at surgery for undescended testis and risk of testicular cancer. N Engl J Med 2007;356(18):1835–41.

Presti JC, Jr. Genital Tumors. In: McAninch JW and Lue TF. Smith and Tanagho's General Urology, 18th ed. New York: McGraw Hill, 2013,380–392.

Raffensperger J. Max Wilms and his tumor. J Pediatr Surg 2015;50(2):356–359.

Raman JD, Messer J, Sielatycki JA, Hollenbeak CS. Incidence and survival of patients with carcinoma of the ureter and renal pelvis in the USA, 1973~2005. BJU Int 2011;107:1059–64.

Ravi P, Pagliaro LC. Multimodal Therapy in the Management of Advanced Penile Cancer. Urol Clin North Am 2016;43(4):469–479.

Rini BI, Campbell SC, Escudier B. Renal cell carcinoma. Lancet 2009;373:1119–1132.

Rudin C, Pritchard J, Fernando ON, Duffy PG, Trompeter RS. Renal transplantation in the management of bilateral Wilms' tumour (BWT) and of Denys-Drash syndrome (DDS). Nephrol Dial Transplant 1998;13(6):1506–1510.

Siegel RL, Miller KD, Jemal A. Cancer statistics, 2016. CA Cancer J Clin 2016;66:7–30.

Srirangam SJ, van Cleynenbreugel B, van Poppel H. Laparoscopic nephroureterectomy: the distal ureteral dilemma. Adv Urol 2009:Article ID 316807,9pages.

Terzolo M, Stigliano A, Chiodini I, Loli P, Furlani L, Arnaldi G, Reimondo G, Pia A, Toscano V, Zini M, Borretta G, Papini E, Garofalo P, Allolio B, Dupas B, Mantero F, Tabarin A; Italian Association of Clinical Endocrinologists. AME position statement on adrenal incidentaloma. Eur j Endocrinol 2011;164:851–70.

Ulbright TM, Amin MB, Blazer B. Germ cell tumours. In: Moch H, Humphrey PA, Ulbright TM, Reuter VE, eds. WHO Classification of Tumours of the Urinary System and Male Genital Organs, Volume 8. 4th ed. Lyon, France: IARC Press, 2016:189–226.

Weirich A, Ludwig R, Graf N, Abel U, Leuschner I, Vujanic GM, Mehls C, Boos J, Beck J, Royer-Pokora B, Voute PA. Survival in nephroblastoma treated according to the trial and study SIOP-9/GPOH with respect to relapse and morbidity. Ann Oncol 2004;15(5):808–820.

Williams CB, Mitchell JP. Carcinoma of the ureter-a review of 54 cases. Br J Urol 1973;45(4):377–87.

Williamson SR, Delahunt B, Magi-Galluzzi C, Algaba F, Egevad L, Ulbright TM, Tickoo SK, Srigley JR, Epstein JI, Berney DM; Members of the ISUP Testicular Tumour Panel. The World Health Organization 2016 classification of testicular germ cell tumours: a review and update from the International Society of Urological Pathology Testis Consultation Panel. Histopathology 2017;70(3):335–346.

17장
음낭과 고환질환(陰囊睾丸疾患, diseases of the scrotum and testis)

음낭수종(陰囊水腫, hydrocele), 후천성(acquired type)

성인에서 생기는 음낭수종은 음낭이나 고환 자체의 염증, 종양 등의 질환으로 고환을 둘러싸고 있는 두 겹의 고환초막(tunica vaginalis), 즉 장측고환초막(tunica vaginalis visceralis)과 벽측고환초막(tunica vaginalis parietalis) 사이에 장액성 삼출액이 비정상적으로 많이 고여 생기는 후천적 질환으로, 선천적으로 고샅관(inguinal canal)이 막히지 않고 열려있어 복수가 내려와 생기는 소아에서의 교통성음낭수종과는 발생기전과 치료방법이 전혀 다르다. 소아형 음낭수종은 「소아질환」편에서 설명하였다.

종류

1) 소아형; 선천성(congenital), 교통성(communicating)

   고샅관이 닫히지 않고 열려있어 이를 통하여 복수가 내려와 음낭에 고여 있는 것이다.

2) 성인형; 후천성(acquired), 비교통성(non-communicating)

   고샅관은 정상적으로 닫혀있으나 고환을 싸고 있는 두 고환초막(tunica vaginalis) 사이에 삼출액의 양이 비정상적으로 많아져 생긴다.

빈도

가장 흔한 양성 음낭종창으로 성인 남성의 1%에서 생긴다.

원인

정상적으로 고환을 싸고 있는 두 개의 고환초막 사이에는 약간의 체액이 항시 분비되고 흡수되며 순환하면서 고환을 보호하고 있는데 고환종양, 고환부고환염, 손상 등의 원인으로 분비가 증가되거나, 어떤 원인으로 흡수가 감소되는 등 순환과정에서 분비와 흡수 간의 불균형으로 삼출액이 증가되어 생긴다.

진단

음낭이 혹처럼 커져있으나 만져보면 말랑말랑하고 통증이 없으며 내부에 물이 고여있어서 불을 비추어 보면 발갛게 잘 통과(transillumination)한다. 음낭수종의 크기는 비교적 일정하게 유지되며, 삼출액의 양에 따라 조금씩 커지기도 한다. 음낭초음파검사로 진단은 용이하며 원인질환이나 탈장 등 동반질환도 확인할 수 있다. 그러나 실제로 원인질환이 확인되는 경우는 드물다. (그림 17-1, 2)

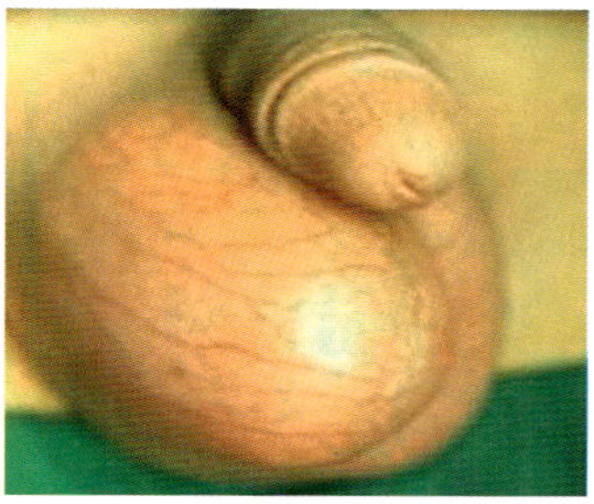

그림 17-1 음낭수종 (우측)

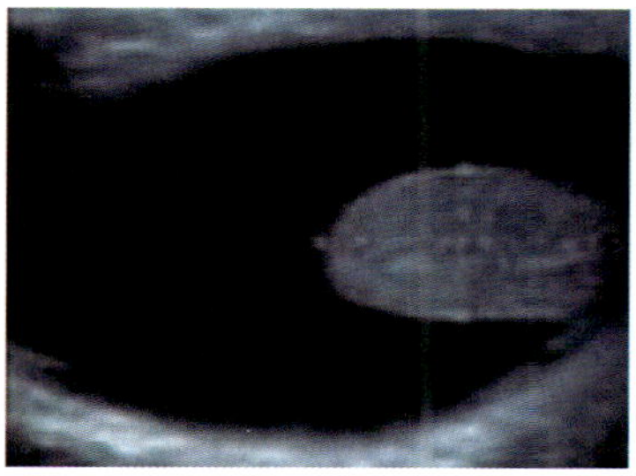

그림 17-2 음낭수종 (초음파검사)

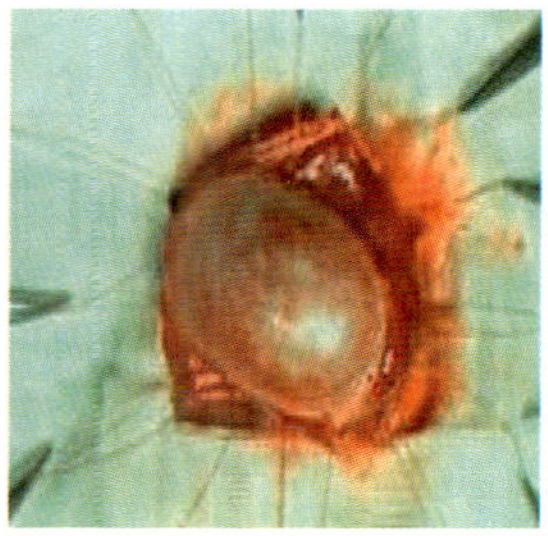

그림 17-3
음낭수종절제술
(Lorc's operation)

치료

1) 관찰; 크기가 작고 증상이 없고 치료를 요하는 동반질환도 없다면 관찰한다.
2) 원인질환의 치료; 원인질환이 있다면 우선적으로 그 질환을 치료해주면서 경과를 본다.
3) 침흡인(needle aspiration); 주사기로 물을 뽑으면 일시적으로 크기가 작아지면서 호전되어 보일 수 있으나 원인이 해결된 것이 아니기 때문에 대부분 재발한다. 악성질환 등 원인규명이 필요하다면 주사기로 체액을 뽑아 검사할 수 있다. 다만, 소아에서는

시술 중 복강 내로 균이 감염될 위험이 있고 치료효과는 없어 금기이다.

4) 수술; 대부분의 환자에서 원인질환이 확인되지 않기 때문에 삼출액의 분비를 줄이는 효과적인 방법은 알 수가 없고 흡수를 촉진하면서 다시 고이지 못 하도록 수술을 한다.

Lord's operation with plication of tunica vaginalis parietalis : 음낭에 작은 피부절개를 통해 벽측고환초막(tunica vaginalis parietalis)을 주름(plication)을 잡아 고환 주위로 꿰매준다. 그렇게 하여 물이 다시 고일 수 있는 공간 자체를 없애고 장측고환초막이 직접 음낭벽의 피하조직과 접하게 하여 임프관을 통한 물의 흡수를 촉진시켜 다시 물이 고이지 않게 한다. (그림 17-3)

Jaboulay법: 벽측고환초막을 고환 뒤로 외번시켜(eversion) 마주 꿰매준다.

Jaboulay법과 Lord법의 병행수술로 좋은 결과를 얻었다.

합병증

Lord수술 후 출혈 등 합병증은 드물며 재발율은 1.3~7%이다.

덩굴정맥류(varicocele)

고환에서 정맥피가 나오는 정맥혈관다발인 덩굴정맥얼기(pampiniform plexus)에 혈류가 정체되면서 혈관이 확장되는 혈관질환으로. 심하면 육안으로도 보이며 음낭에 둔한 통증이 있을 수 있고 정자의 질을 떨어뜨려 불임의 원인이 되기도 한다.

빈도

덩굴정맥류는 10세 이하에서는 드물고 성인과 젊은 남자의 20%에서 있으며, 아불임남성(subfertile men)의 35%, 불임환자의 40%, 2차 불임환자의 69~81%에서 발견된다.

90%가 좌측에 생기며, 양측에 생기는 것은 건강한 남성에서 10% 미만으로 드므나 아불임남성에서는 20%에서 촉지된다.

원인

유전자질환이라는 견해도 있다. 관계되는 정맥혈관은 78%가 내정계정맥(Internal spermatic vein)이고 22%가 외정계정맥(external spermatic vein), 그리고 정관(ductus deferens)과 음낭정맥(scrotal vein)이 7% 정도이다. 주요 원인으로 다음의 인자들이 있다. (그림 17-4)

1) 내정계정맥의 판막의 불완전한 작동으로 인한 정맥혈의 역류현상
2) 우측에 비해 좌측내정계정맥이 신정맥에 직각으로 유입하는데서 생기는 높은 정맥압
3) 신장암의 혈전에 의한 신정맥의 폐색으로 인한 고환정맥혈의 유입장애

증상

고샅부나 음낭에 둔한 통증을 느끼거나 덩어리가 있다. 불임검사 중에 우연히 발견되기도 한다. 음낭 상부에 실타래나 지렁이가 엉켜있는 모양의 덩어리가 있고 배에 힘을 주면 더 심해진다(Bag of worm). 크기에 따라 손으로 만져지거나 심하면 육안으로도 보인다. (그림 17-5)

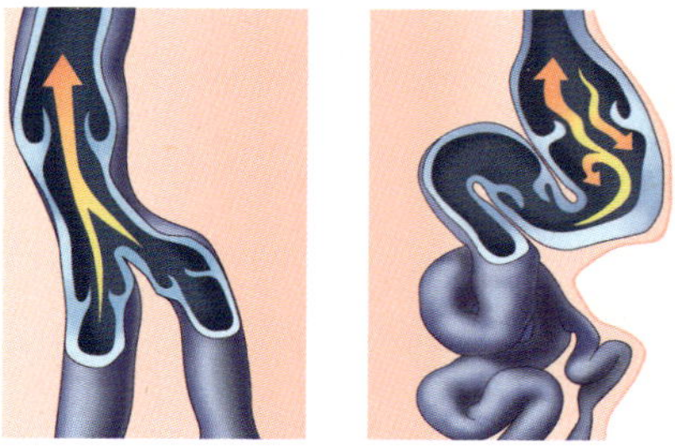

그림 17-4 덩굴정맥류의 발생 기전. 혈관 판막의 손상

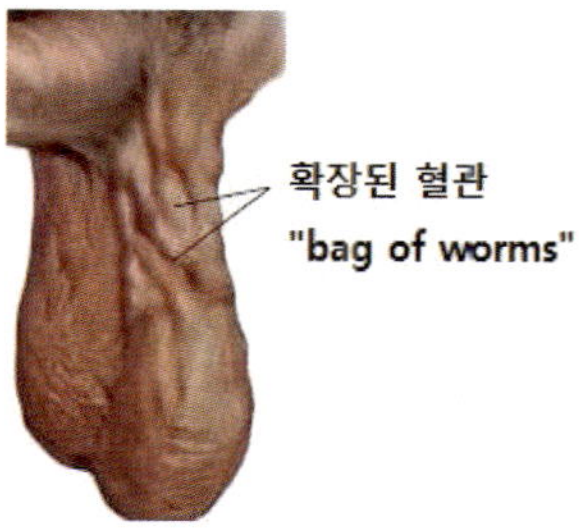

그림 17-5 덩굴정맥류 Grade III

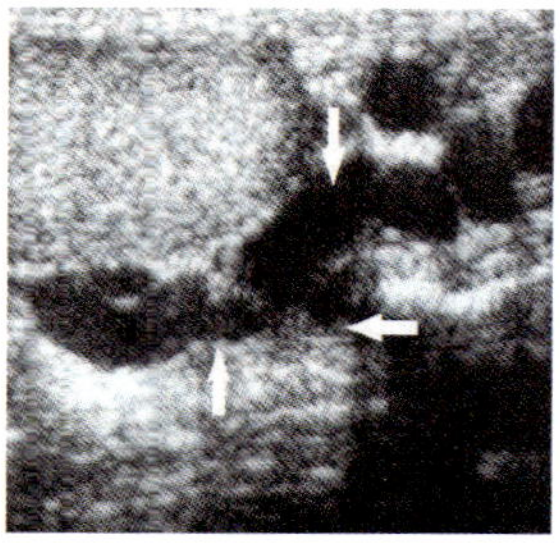

그림 17-6 초음파소견

검사실검사; 정액검사에서 특징적인 'stress pattern'을 보인다. 환자의 65~75%, 불임환자의 30%에서 정자의 숫자와 운동성, 형태에서 특징적인 이상소견을 보인다. 이는 혈액의 저류로 인한 음낭 내 온도 상승, 정맥압 상승, 독성물질 축적, 저산소증, 호르몬장애, 자가면역, oxidative stress, 그리고 세포자멸사(apoptcsis) 같은 나쁜 환경에 고환이 노출되어 생기는 것으로 알려져 있다. 그러나 덩굴정맥류가 있으면서 정상 정자로 임신하는 경우가 있고 같은 정도의 덩굴정맥류환자에서 수술 후에도 호전이 없는 환자가 있는 것을 보면 또 다른 유전적인 요인도 있을 것으로 여겨진다. LHRH자극검사로 LHRH를 투여하면 고환에 이상이 있으면 LH가 과민하게 반응하여 높아진다.

영상의학검사; 음낭도플러초음파검사로 정맥혈관의 확장정도를 확인하고, 덩굴정맥류가 빠르게 커지거나 심한 경우에는 복부초음파검사를 하여 복강 내 질환이나 특히 신장의 악성질환도 확인한다. (그림 17-6)

분류

1등급 (Grade I); 작다. 아랫배에 힘을 주어야 만져진다.

2등급 (Grade II); 중등도, 아랫배에 힘을 주지 않아도 만져진다.

3등급 (Grade III); 크다. 아랫배에 힘을 주지 않아도 육안으로 보인다.

치료

사춘기 환아에서의 수술적응증에 대하여는 아직 논란이 있으나 최근 사춘기 덩굴정맥류환아의 정액검사에서 이상 소견을 보이는 비율이 높게 관찰되면서 고환에 이상을 초래한다는 사실은 인정되고 있다. 따라서 양측 고환크기의 차이 정도나 고환의 경도(consistency)도 수술적응증으로 고려되고 있으며 어른에 비해 빈도는 낮으나 고환에 장애를 초래할 수 있어 치료를 해준다. 수술로 정자에 대한 손상을 줄이고 정액의 지표(parameter)들을 호전시킨다.

1) 외과적 수술; 개복수술이나 복강경수술로 정삭의 확장된 정맥들을 결찰하고 정맥을 부분적으로 잘라내어 다시 재발할 수 있는 가능성도 차단한다.
   (1) Retroperitoneal approach; 재발율은 10%이다.
   "Palomo approach"와 같은 의미로 고샅 상부(suprainguinal level)에서 내정계정맥과 동맥(Int spermatic vein and artery)을 함께 묶어준다. 다른 방법에 비해 음낭수종의 발생율이 높다(29%).
   (2) Inguinal approach; modified Palomo법으로 정관이 정계혈관에서 분리되는 직상부인 내고샅륜(internal inguinal ring) 높이에서 정계정맥을 묶어준다. 재발율은 16%이다.
   (3) 복강경절제(laparoscopic ligation); 복강경수술로 후복막강 상부요관 높이에서 내정계정맥이나 정삭정맥을 묶는다. 개복수술(open Palomo approach)과 성적에 의미있는 차이는 없다.
2) 경피적절제(percutaneous ablation); 혈관을 통하여 풍선카테터, 경화용액, 정맥색전(embolization)을 이용하여 혈관을 막아준다. 0.2%부터 많게는 6~12%에서 재발한다. 2차 치료로 권장되기도 한다,

예후

덩굴정맥류환자의 80%에서 임신이 가능하다. 수술한 환자에서는 수술 후 70%에서 정액소견이 호전되며 40~50%에서 임신이 가능하다.

급성음낭증(急性陰囊症, acute scrotum)

갑자기 음낭이 아프고, 붉게 부어오르는 질환으로 열이 동반되기도 한다. 원인질환은 고환꼬임과 급성부고환염, 고환손상 등인데 증상이 심하고 급하게 생기기 때문에 응급실로 가는 경우가 많다. 이들 중 급성부고환염은 증상은 심하나 약물로 치료하는 질환

인데 반하여 고환꼬임은 정삭이 꼬이면서 혈류가 차단되고 일정 시간이 지나면 고환이 괴사되기 때문에 급히 수술을 하여야 하는 응급질환으르 이들을 신속하게 감별하는 것이 매우 중요하다.

감별진단에 가장 좋은 방법은 고환스캔과 색도플러초음파검사이다. 이 중 고환주사는 야간이나 동위원소가 미리 준비되어 있지 않으면 할 수 없고, 염증반응의 진행된 정도에 따라 검사결과의 판독이 애매할 수도 있어, 항시 사전준비 없이도 간편하고 신속하게 할 수 있는 색도플러초음파검사를 주로 한다. 이들 검사는 모두 민감도(sensitivity) 64~91%, 특이도(specificity) 97~100%의 정확도를 갖는다.

1. 급성부고환염(急性副睾丸炎, acute epididymitis)

갑자기 음낭이 심하게 아프면서 벌겋게 부어오르고 고열을 동반하는 급성감염질환으로 약물과 대증요법으로 치료한다. 고환꼬임과 감별하여야 하는 대표적인 질환이다.

원인

세균에 의한 감염질환으로 연령에 따라 원인균이 다를 수 있다.

1) 성경험이 있는 35세 이하 청소년에서는 성매개 세균인 크라미디아 (Chlamydia trachomatis)나 임균 (N. gonorrhea) 등의 단독 또는 혼합 감염이 많다.
2) 유아와 소아, 성인에서는 대장균, 녹농균 등에 의한 감염이 많다.
3) 무균뇨의 역류에 의한 염증, 기타 바이러스 등에 의한 감염도 의심되고 있다.
4) 손상이나 mycoplasma, 바이러스 등의 감염 후 오는 염증반응으로 생길 수 있다.

감염경로

요도를 통한 세균의 상행감염이 많으며 소변에 세균이 없이 생기는 경우도 있어 무균뇨의 역류나 혈액을 통한 감염도 배제할 수는 없다.

진단

1) 증상과 신체검사

급성부고환염은 부고환의 염증질환이기 때문에 비교적 서서히 시작되며 음낭이 부어오르고 통증이 심하며 고열을 동반한다. 초기에는 촉진검사에서 부고환이 붓고 압통이 심하나 이에 비해 고환 자체는 비교적 정상으로 느껴지기도 한다. 그러나 시간이 경과되면서 고환까지 염증이 전파되면 부고환과 고환이 구분이 되지 않고 하나로 크게 붓고, 통증과 압통이 심하며, 음낭피부도 전체가 벌겋게 된다. 음낭을 손으로 받쳐 들어 올리면 통증이 경감되는 경향이 있다. (Prehn's sign 양성)

2) 검사소견

일반세균에 의한 상행감염인 경우 혈액검사에서 염증세포 (백혈구)가 증가하고 일반 요검사, 요배양검사에서 염증세포와 세균이 나온다. 요도 분비물이나 요도점막세포검사에서 우레아프라즈마(ureaplasma urealyticum), 크라미디아(Chlamydia trachomatis), 임균(Neisseria gonorrhea) 등 성매개세균을 확인할 수 있다.

3) 영상의학검사

고환스캔(testis scan), 색도플러초음파검사(Doppler ultrasonogram)에서 급성부고환염에서는 염증반응으로 혈류가 증가되면서 부고환에 동위원소가 진하게 침착되고, 색도플러초음파검사에서도 혈류가 증가되는 소견을 보인다. 그러나 시간이 지나면서 염증반응이 음낭전체로 확산되면 고환과 부고환은 물론 음낭피부와 주위조직의 심한 염증소견이 중첩되면서 부고환과 고환의 국소 소견들이 감춰져 진단이 어려울 수 있다. (그림 17-7. A, B)

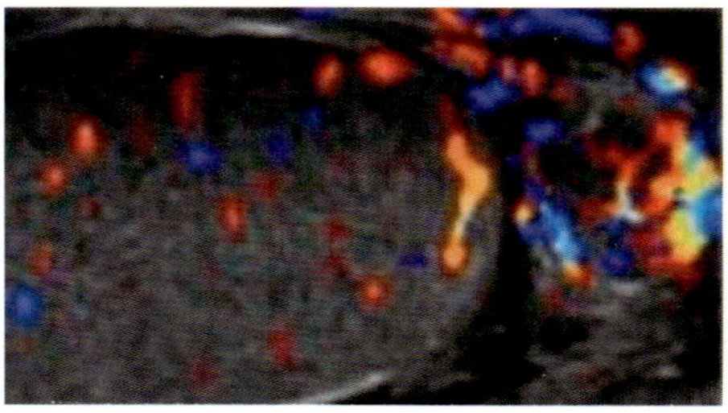

(A)

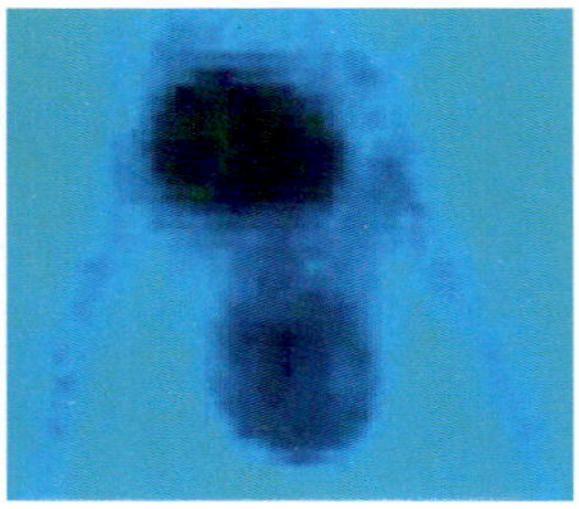

(B)

그림 17-7 급성부고환염(우측). (A) Doppler US, (B) 고환스캔

치료

항생제를 기본으로 하고 해열제, 소염제 등 증상 치료제를 병행 투여하고 초기에는 냉찜질과 음낭을 받쳐주는 등 물리치료도 같이 해준다.

항생제는 원인균에 따라 적절히 선택을 하여야 하는데 성매개세균감염에서는 Tetracycline, Erythromycin, Doxycycline을 투여한다. 특히 임균감염에서는 Ampicilline을 경구투여하거나, 2~3세대 세파로스포린을 주사하기도 한다. 이 경우에는 성 상대자도 함께 치료를 하여야 한다.

보조요법으로 심신을 안정시켜주고 진통·소염제가 도움이 되며, 통증이 심하면 1%

Lidocaine (20ml)을 음낭 상부에서 정삭에 주사하여 통증을 완화해준다. 음낭을 받쳐서 올려주고 급성기에는 냉습포, 안정기에는 온습포를 해준다.

농포가 있는 경우에는 이를 절개하여 배농시키고, 만성적으로 재발하는 경우에 출산 계획이 없다면 부고환을 절제하기도 한다.

감별진단

응급치료가 필요한 고환꼬임과 가장 먼저 감별하여야 한다. 증상, 신체검사소견, 그리고 고환스캔(testis scan)이나 색도플러초음파검사(Doppler ultrasonogram)로 감별은 용이하다. 그러나 시간이 경과되면서 급성감염이나 괴사로 인한 염증반응이 전체 음낭으로 진행되면 구분이 어려울 수도 있다. 결과적으로 감별이 어려우면 시험개복수술을 해서라도 확인하고 적절하게 치료해 주어야 한다.

고환수꼬임(torsion of the testicular appendix)은 1주 정도 지나면 자연히 치유되는 질환이다. 고환수는 흔적기관으로 뚜렷한 기능이 없기 때문에 꼬임으로 괴사되더라도 시간이 지나면서 흡수되어 없어지기 때문에 굳이 치료가 필요하지는 않다.

2. 고환꼬임(睾丸捻轉, testis torsion)

고환과 고환정삭이 갑자기 회전하면서 고환으로 가는 혈관과 신경이 꼬이고 혈류가 차단되어 고환과 부고환에 허혈성 괴사가 오는 응급질환이다. 꼬인 후 4~6시간이 지나면 고환이 괴사되기 때문에 즉시 꼬인 혈관을 풀어서 혈액이 통하게 해 주어야 한다. 급성음낭증의 25%를 차지하며 10대에서 75%가 발생한다.

종류

고환초막내꼬임(intravaginal torsion); 고환 무게가 증가하는 사춘기 이후 12~16세에 더 생긴다.

고환초막외꼬임(extravaginal torsion); 신생아, 잠복고환에서 잘 생긴다.

진단

증상, 신체검사 소견; 주로 수면 중에 갑자기 일어난다. 정삭과 함께 혈관이 꼬이면서 음낭에서 갑작스런 심한 통증과 압통이 있다. 처음에는 고열은 없다. 고환과 부고환이 함께 꼬이고 허혈성괴사와 염증성 부종이 동시에 오기 때문에 촉진 시 서로 구분이 안 되며 음낭을 손으로 받쳐 올리면 통증이 오히려 심해진다. (Prehn's 징후 음성) 위·장에 분포하는 신경과도 연계되어 있어 오심, 구토, 하복부 통증 증상이 동반될 수 있다. 특징적인 소견으로 고환거근반사(cremasteric reflex)가 소실된다.

발병초기에는 고환스캔(testis scan)에서는 부고환과 고환 부위에 혈류가 차단되어 동위원소가 침착되지 않은 원모양의 특징적 소견(cold area)이 나타나는데 이를 halo sign이라 한다. 색도플러초음파검사에서도 고환과 부고환에서 혈류가 감지되지 않는다. 그러나 시간이 지나면서 염증반응이 음낭전체로 확산되고 음낭피부와 주위조직의 염증소견이 강하게 중첩되면 내부의 특징적인 소견들이 가려져서 정확한 감별이 어려울 수 있다는 것도 염두에 두어야 한다. (그림 17-8. A~D)

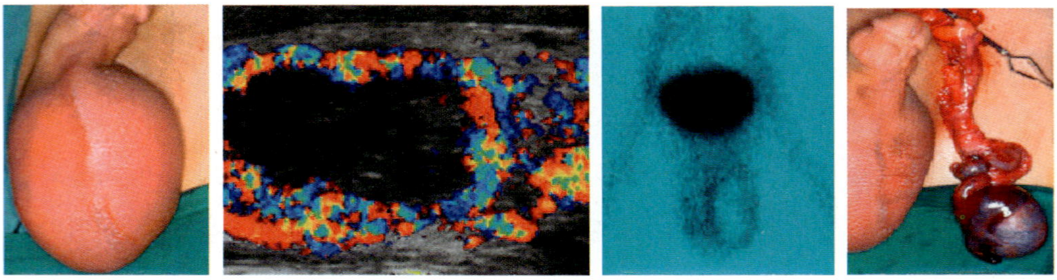

(A) (B) (C) (D)

그림 17-8 고환꼬임(좌측). (A) 육안적 소견, (B) Doppler US, (C) 고환스캔(halo sign), (D) 수술 소견; 정삭이 내측으로 꼬이면서 고환이 검게 괴사되었다.

치료

대부분 고환이 안쪽 (다리에서 볼 때 우측은 시계방향, 좌측은 시계 반대 방향)으로 꼬이기 때문에 각각 바깥 방향으로 손으로 돌려주거나 수술로 꼬인 정삭을 풀어준다. 손으로 꼬임을 풀어준 경우에도 다시 꼬일 수 있고, 반대측 정상고환도 나중에 꼬일 가능성이 있기 때문에 결과적으로는 양측 고환을 모두 주위 조직에 고정시켜 주는 고환고정수술을 해주어야 한다. 수술은 가능한 조기에 하는 것이 좋으며 임계시간(critical time)인 4~8시간 내에 수술하여야 영구손상이나 위축(atrophy)을 예방할 수 있으며 24시간이 지나면 고환을 보존하기 어렵다.

이미 괴사된 고환조직은 자가면역반응을 유발하며 불임 등 정상 임신에 나쁜 영향을 미칠 수 있어 고환을 절제한다. 그러나 이는 검사결과에 근거한 논리며, 최근 환자들에서 실제 임신율을 조사한 바로는 과거 고환꼬임이 있었던 부부에서 불임의 원인이 남자에 있긴 하였으나 실제 임신율에 있어서는 일반 집단에서의 결과와 다르지 않았다는 이론도 있다.

고환꼬임과 관련한 전체적인 고환절제율은 32~41%에 이른다. 고환절제술을 하는 경우 인공고환삽입은 상처가 회복된 후에 하거나, 염증이 심하거나 감염의 위험이 없다면 고환절제 시 동시에 하여도 경과는 좋다.

참고문헌

Afsarlar CE, Elizondo R, Yilmaz E, Cakmakci E, Ballow DJ, Demir E, Guney G, Koh CJ. Ultrasonographic findings in the epididymis of pediatric patients with testicular torsion. J Pediatr Urol 2017;13(4):393.e1–393.e6.

Agarwal A, Sharma RK, Desai NR, Prabakaran S, Tavares A, Sabanegh E. Role of oxidative stress in pathogenesis of varicocele and infertility. Urology 2009;73(3):461–9.

Anderson JB, Williamson RC. Fertility after torsion of the spermatic cord. Br J Urol 1990;65:225–30.

Anderson MJ, Dunn JK, Lipshultz LI, Cobum M. Semen quality and endocrine parameters after acute testicular torsion. J Urol 1992;147:1545–50.

Benoff S, Goodwin LO, Millan C, Hurley IR, Pergolizzi RG, Marmar JL. Deletions in L-type calcium channel alpha1 subunit testicular transcripts correlate with testicular cadmium and apoptosis in infertile men with varicoceles. Fertil Steril 2005;83(3):622–34.

Benoff S, Marmar JL, Hurley IR. Molecular and other predictors for infertility in patients with varicoceles. Front Biosci (Landmark Ed) 2009;14:3641–72.

Bombiński P, Warchoł S, Brzewski M, Majkowska Z, Dudek-Warchoł T, Żerańska M, Panek M, Drop M. Ultrasonography of Extravaginal Testicular Torsion in Neonates. Pol J Radiol 2016;81:469–472.

Bush NC, Bagrodia A. Initial results for combined orchiectomy and prosthesis exchange for unsalvageable testicular torsion in adolescents: description of intravaginal prosthesis placement at orchiectomy. J Urol 2012;188(4 Suppl):1424–8.

Choi WS, Kim SW. Current issues in varicocele management: a review. World J Mens Health 2013;31(1):12–20.

Cost NG, Bush NC, Barber TD, Huang R, Baker LA. Pediatric testicular torsion: demographics of national orchiopexy versus orchiectomy rates. J Urol 2011;185:2459–2463.

Dias AC Filho, Alves JR, Buson H Filho, Oliveira PG. The Amount of spermatic cord rotation magnifies the timerelated orchidectomy risk in intravaginal testicular torsion. Int Braz J Urol 2016;42(6):1210–1219.

Fretz PC, Sandlow JI. Varicocele: current concepts in pathophysiology, diagnosis, and treatment. Urol Clin North Am 2002;29:921–37.

Gearhart JG. Pediatric Urology. Saunders 2010;42:555–567.

Gielchinsky I, Suraqui E, Hidas G, Zuaiter M, Landau EH, Simon A, Duvdevani M, Gofrit ON, Pode D, Rosenberg S. Pregnancy Rates after Testicular Torsion. J Urol 2016;196(3):352–855.

Gorelick JI, Goldstein M. Loss of fertility in men with varicocele. Fertil Steril 1993;59(3):613–6.

Gunther P, Rubben I. The acute scrotum in childhood and adolescence. Dtsch Arztebl Int 2012;109:449–57.

Haas JA, Carrion HM, Sharkey J, Politano VA. Operative treatment of hydrocele. Another look at Lord's procedure. Urology 1978;12(5):578–9.

Hadziselimovic F, Geneto R, Emmons LR. Increased apoptosis in the contralateral testes of patients with testicular torsion as a factor for infertility. J Urol 1998;160:1158–60.

Kapoor S. Testicular torsion: a race against time. Int J Clin Pract 2008;62:821–827.

Kolbel EI. Torsion of the testis. J Urol 1974;111:521–2.

Krarup T. The testes after torsion. Br J Urol 1978;50:43–6.

Lemini R, Guanà R, Tommasoni N, Mussa A, Di Rosa G, Schleef J. Predictivity of Clinical Findings and Doppler Ultrasound in Pediatric Acute Scrotum. Urol J 2016;;13(4):2779–83.

Lloyd DA, Rintala RJ. Inguinal hernia and hydrocele. In: O'Neill JA Jr, Rowe MI, Grosfeld JC et al (eds) Pediatric surgery. Mosby, St. Louis, 1998,1071–1086.

LORD PH. A BLOODLESS OPERATION FOR THE RADICAL CURE OF IDIOPATHIC HYDROCELE. Br J Surg 1964;51:914–6.

Marmar JL. The emergence of specialized procedures for the acquisition, processing, and cryopreservation of epididymal and testicular sperm in connection with intracytoplasmic sperm injection. J Androl 1998;19(5):517–26.

Meacham RB, Townsend RR, Rademacher D, Drose JA. The incidence of varicoceles in the general population when evaluated by physical examination, gray scale sonography and color Doppler sonography. J Urol 1994;151:1535–1538.

Mihmanli I, Kantarci F, Kulaksizoglu H, Gurses B, Ogut G, Unluer E, Uysal O, Altug A. Testicular size and vascular resistance before and after hydrocelectomy. AJR Am J Roentgenol 2004;183:1379–85.

Nguyen HT. Bacterial infection of the genitourinary tract. In: McAninch JW and Lue TF. Smith and Tanagho's General Urology, 18th ed. New York: McGraw Hill, 2013.197–222.

Nitta S, Sakka S, Endo T, Komine M, Sakata A, Tsutsumi M, Kawai K, Nishiyama H. Metachronous Bilateral Testicular Tumors with Frequently Recurrent Hydrocele : A Case Report. Hinyokika Kiyo 2017;63(3):115–118.

Pulido L, Iwasiuk G, Sparkuhl M, Bui D, Springs H. Persistent Mullerian Duct Syndrome Presenting in an Incarcerated Recurrent Inguinal Hernia with Hydrocele. Urol Case Rep 2017;16;12:47–48.

Rohondia OP, Kowli SS. Everted plication–a modified technique in hydrocoele surgery. J Postgrad Med 1993;39(2):77–8.

Saber A. New minimally access hydrocelectomy. Urology 2011;77:487–90.

Saber A. Minimally access versus conventional hydrocelectomy: a randomized trial. Int Braz J Urol 2015;41:750–6.

Santana VP, Furtado CLM, Molina CAF, Nobre YTDA, Ferriani RA, dos Reis RM. A randomized clinical trial study of the effects of varicocelectomy on sperm clinical analysis and DNA fragmentation: a preliminary data. Gynecol Obstet Res Open J 2015 2(1):29–34.

Santana VP, Miranda–Furtado CL, de Oliveira–Gennaro FG, Dos Reis RM. Genetics and epigenetics of varicocele pathophysiology: an overview. J Assist Reprod Genet 2017;34:839–847.

Singh R, Hamada AJ, Bukavina L, Agarwal A. Physical deformities relevant to male infertility. Nat Rev Urol 2012;9:156–74.

Smith DR. Disorders of the testis, scrotum, & spermatic cord. In: Smith DR, editors. General Urology. 11th ed. California: LANGE Medical Publication,1984,560–568.

Snell RS. Clinical Anatomy for Medical Students, 2nd Asian ed. Tokyo: Medical Sciences Int Ltd, 1981,144–145.

Spaziani E, Di Filippo A, Francioni P, Fiorini F, Di Costanzo R, Ciaschi V, Spaziani M, De Cesare A, Picchio M. Bilateral hydrocele. Uncommon clinical presentation of primary testicular lymphoma in the elderly. Clin Ter 2017;168(2):e136–e139.

Tavalaee M, Abbasi H, Deemeh MR, Fotohi F, Sadoughi Gilani MA, Nasr Esfahani MH. Semen parameters and chromatin packaging in microsurgical varicocelectomy patients. Int J Fertil Steril 2012;6(3):165–74.

Tekgul S, Riedmiller H, Gerharz E, Hoebeke P, Kocvara R, Nijman RJ, Radmayr C, Stein R. Guidelines on Paediatric Urology. ESPU/ EAU 2011.

Thomas G, Richards FO Jr, Eigege A, Dakum NK, Azzuwut MP, Sarki J, Gortor I, Abimiku J, Ogah G, Jindau MY, Jiya JY, Miri ES. A pilot program of mass surgery weeks for treatment of hydrocele due to lymphatic filariasis in central Nigeria. Am J Trop Med Hyg 2009;80:447–51.

Visser AJ. Heyns CF. Testicular function after torsion of the spermatic cord. BJU Int 2003;92:200–203.

Walsh TJ, Smith JF. Male infertility. In: McAninch JW, Lue TF. Smith's & Tanagho's General Urology. 18th ed. New York: McGraw Hill, 2013.687–719.

Weidner W, Pilatz A, Altinkilic B. Andrology: varicocele: an update. Urologe A. 2010;49(Suppl 1):163–5.

Williamson RC, Thomas WE. Sympathetic orchidopathia. Ann R Coll Surg Engl 1984;66:264–6.

Zhao LC, Lautz TB, Meeks JJ, Maizels M. Pediatric testicular torsion epidemiology using a national deta base : incidence, risk of orchiectomy and possible measures toward improving the quality of care. J Urol 2011;186:2009–13.

Zini A, Azhar R, Baazeem A, Gabriel MS. Effect of microsurgical varicocelectomy on human sperm chromatin and DNA integrity: a prospective trial. Int J Androl 2011;34(1):14–9.

18장
음경질환(陰莖疾患, diseases of the penis)

Peyronie병(Peyronie's disease)

Peyronie병은 음경해면체를 싸고 있는 백막(tunica albuginea)에 단단한 섬유성 플라크(plaque)가 생기고 이 부분은 신축성이 없어 음경이 가늘어지고 병변이 있는 쪽으로 굽는 질환으로 1743년 Peyronie에 의해 명명되었다. 50세 전후에 많으며 40~60세 남성의 3~9%에서 있다. 발기가 되면 음경굽이가 더욱 뚜렷하게 나타나는데 심하면 통증이 있고 음경의 질 삽입이 어려울 수도 있으며, 부분적으로 발기장애를 초래하기도 한다. (그림 18-1. A, B)

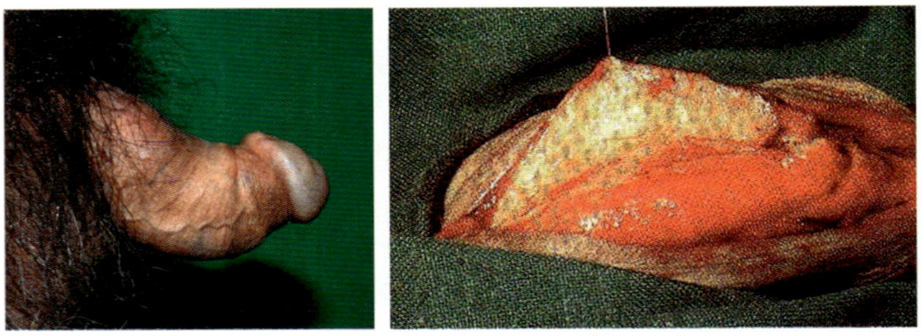

(A) (B)

그림 18-1 Peyronie병. (A) 음경이 위로 굽었다. (B) 백막에 생긴 섬유성 플라크

원인

지속적인 성행위나 물리적 자극에 의한 작은 물리적 외상이 반복적으로 백막에 가해지면서 작은 출혈이 축적되고 경결이 생기는 것으로 알려지고 있다.

치료

환자가 암이나 종양이 아니라는 것을 확신하고 안심하도록 하는 것이 중요하며 음경에 잦은 물리적 자극을 피하도록 한다. 적절한 내과적 치료는 없으며 음경의 통증이나 굽이(curvature)가 심하지 않고 성기능에 지장이 없으면 치료없이 관찰한다. 통증이나 음경굽이가 심하고 성기능에 장애가 되면 단단한 플라크를 제거하거나 정상 쪽의 해면체 백막을 당겨 꿰매서 길이를 짧게 하여 전체 음경을 곧게 펴 주는 수술을 하기도 한다.

1) 자연경과

증상발현 후 최소 12개월 동안 관찰한 결과 음경굽이는 12% 환자에서 평균각도가 42°였던 것이 평균 12°호전되었고 40%에서는 변화가 없었으며, 48%에서는 평균 22° 더 심해졌다. 처음 통증을 호소했던 모든 환자들에서 통증이 호전되었으며 89%에서는 완전 소실되었다. 이완기 음경길이가 12.2cm에서 11.4cm로 줄었으나 통계적 의의는 없었다.

2) 약물복용, 병변 내 국소주사

비침습적 치료방법이 있으나 치료효과는 좋지 않다.

병변 내 국소주사로 2013년 12월 미국 FDA (Food and Drug Administration)가 처음으로 약물치료제로 Xiaflex® (collagenase clostridium histolyticum)을 승인하였다. 박테리아 C. histolyticum에서 추출된 콜라겐분해효소인 collagenase clostridium histolyticum (CCH)은 콜라겐을 가수분해하는 단백분해효소(proteinase)이다. CCH 주사치료로 환자의 57%가 수술을 하지 않게 되었고, 52%가 음경의 질 내 삽입이 회복되었으며 전체적으로 88%의 환자가 주관적인 호전이 있었다고 하였다. 합병증으로는 10%에서만 음경에 혈종이 있었다는 등 긍정적 평가가 많으나 아직 확정된 성적은 아니다.

3) 외과적 수술

백막주름잡기(plication of the tunica albuginea); 병소 반대측의 정상백막을 주름잡아 당겨 꿰매서 굽어진 음경을 곧게 펴주는 방법이다. 음경의 길이가 1cm 정도 짧아지는 효과가 있어 음경의 길이가 긴 환자에 적합하다.

프라크절제술(excision of the plaque), 조직이식(graft); 프라크를 절제하여 유연성을 회복시켜주고 결손된 부위는 진피(dermis)나 tunica vaginalis, temporalis fascia, 포피(foreskin), silastic material, Gore-Tex, Dacron 등으로 덮어준다.

프라크절개(incision of the plaque)와 대측 백막주름잡기; 프라크가 비교적 얇거나 작은 경우에는 완전히 절제하기보다는 일부를 절단하여 유연성을 높여준다.

음경보형물 삽입과 음경재건술; 모든 가능한 치료에 효과가 없는 발기부전이나 복합장애가 동반되어 있는 경우에 마지막 방법으로 생각하고 신중하게 결정하여야 한다.

결론적으로, 음경굽이를 교정하기 위해 전통적으로 수술을 하였는데 이 역시 음경길이가 짧아지거나 감각이 감소되고 발기부전의 악화나 음경굽이의 재발 같은 부작용이 상당수에서 있어 아직 효과가 입증된 최적표준수술법(gold standard)은 없다고 하겠다.

예후

보존적 치료환자를 12개월 이상 추적관찰한 결과 67%가 변화가 없었고, 21%는 악화되었다는 최근의 보고처럼 Peyronie병은 기본적으로 호전되지 않고 결과적으로는 점차 악화되는 질환으로 인식되고 있다.

감돈포경(嵌頓包莖, paraphimosis)

포피에 반흔성 협착이 있는 상태에서 포피가 귀두의 뒤로 당겨졌다가 원래의 위치로 복원되지 못한 상태로 협착부위의 압박으로 원위부 포피와 음경귀두에 혈류장애가 생기면서 붓고 심해지면 협착부위 피부가 괴사되기도 한다.

포경수술을 하지 않은 진성포경상태의 음경에서 생길 수 있으며 대부분은 음경의 검사나 시술 과정에서 발생하거나 아이들이 음경을 만지며 노는 중에 우연하게 포피가 귀두 뒤로 넘어가면서 생긴다.

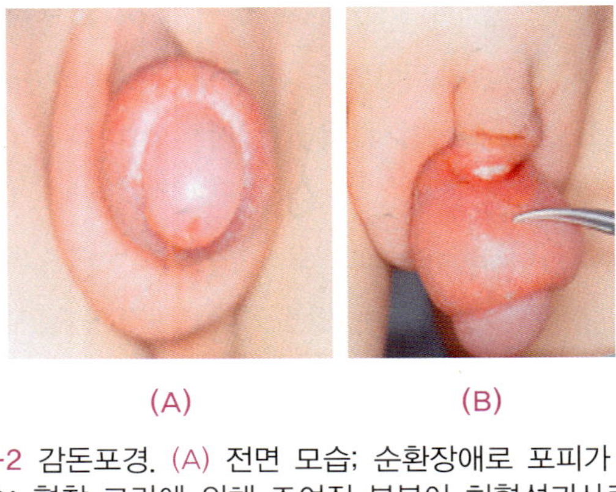

(A) (B)

그림 18-2 감돈포경. (A) 전면 모습; 순환장애로 포피가 부어있다.
(B) 측면 모습; 협착 고리에 의해 조여진 부분이 허혈성괴사로 손상되었다.

증상

초기에는 별다른 증상이 없을 수도 있으나 시간이 지나면서 포피와 귀두부가 부어오르고 통증이 생기며 소아의 경우 배뇨장애나 요도폐색이 올 수 있다. (그림 18-2. A, B)

치료

1) 용수환원(manual reduction)

환자를 안심시키고, 부어오른 부위를 거즈(gauze)나 랩(wrap)으로 싸거나, 얼음 팩을 대거나, 또는 손으로 서서히 압박하여 포피의 부종을 뺀 상태에서 손으로 포피를 당겨 원래 상태로 복원시켜준다. 18G나 21G 바늘로 찔러서 부종을 빼거나, 통증이 심하면 국소마취 상태에서 한다.

2) 외과적수술

포피의 배부절개(dorsal slit)로 반흔성협착을 절단하면 감돈상태는 쉽게 완화되나 2차적인 피부 봉합이 필요하다. 근본적으로는 포경수술(circumcision)을 해주는 것이 가장 완전하다.

귀두포피염(龜頭包皮炎, balanoposthitis)

귀두 표면과 포피에 생기는 염증질환으로 귀두가 포피로 싸여 있는 상태에서 세균의 감염으로 잘 생긴다. 귀두 표면에 염증이 생기는 것을 귀두염(龜頭炎, balanitis), 포피에 생기는 것을 포피염(包皮炎, posthitis), 함께 있으면 귀두포피염(龜頭包皮炎, balanoposthitis)이라 한다.

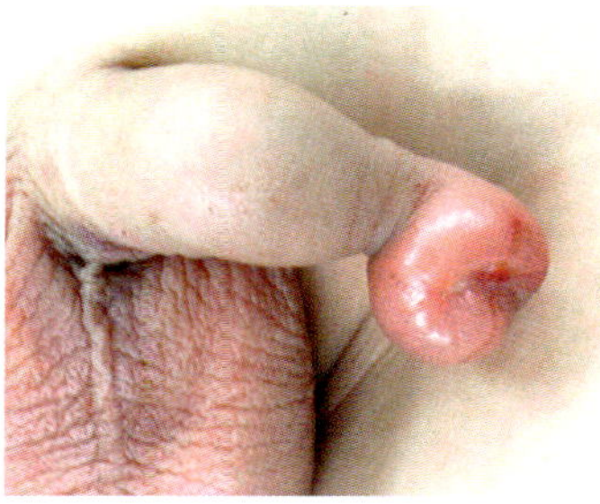

그림 18-3 귀두포피염으로 포피가 부어있다.

귀두와 포피 사이에 소변이나 피부 분비물 등이 쌓이고 습한상태가 지속되면 병원균의 감염과 번식에 좋은 상태가 되는데, 특히 귀두를 싸고 있는 피부에 섬유화된 밴드모양의 포피륜(preputial ring)이 있어 포피가 귀두 뒤로 넘어가지 않는 진성포경상태에서는 청결을 유지하기 어렵고 염증이 잘 생긴다. (그림 18-3)

치료

환부를 깨끗이 하고 항생제연고를 발라주거나 심하면 항생제를 복용시킨다. 2~3일이면 치유된다. 일단 염증에 의한 농포가 터지고 농이 배출되면 그 자체로도 치유가 될 수 있으며, 귀두와 포피 내면을 연한 비누와 따뜻한 물로 씻어 청결하고 건조하게만 해주어도 좋아질 수 있다.

포피와 귀두의 유착이 심하거나 진성포경으로 청결 유지가 어렵고 특히 요로감염이 자주 생기는 경우에는 외과적인 처치나 포경수술이 필요할 수도 있다. 처음부터 유착된 조직을 무리하게 분리하거나 농을 짜내려고 하는 것은 오히려 환부와 증상을 악화시킬 수 있으며, 심해지면 귀두와 포피에 염증에 의한 추가적인 유착이 강화되고 요도구협착이나 전체적인 형태의 변형도 올 수 있다.

참고문헌

Arena F, Peracchia G, di Stefano C, Barbieri A, Cortellini P. Peyronie's disease-incision and dorsal vein grafting combined with contralateral plication in straightening the penis. Scand J Urol Nephrol 1999;33:181-5.

Berookhim BM, Choi J, Alex B, Mulhall JP. Deformity stabilization and improvement in men with untreated Peyronie's disease. BJU Int 2014;113:133-136.

Choe JM. Paraphimosis: current treatment options. Am Fam Physician 2000;62:2623-6.

Chung E, Ralph D, Kagioglu A, Garaffa G, Shamsodini A, Bivalacqua T, Glina S, Hakim L, Sadeghi-Nejad H, Broderick G. Evidence-Based Management Guidelines on Peyronie's Disease. J Sex Med 2016;13:905-23.

El-Sakka AI, Hassoba HM, Pillarisetty RJ, Dahiya R, Lue TF. Peyronie's disease is associated with an increase in transforming growth factor-beta protein expression. J Urol 1997;158:1391-1394.

Gaspar S, Santos Dias J, Martins F, Lopes T. Recent surgical advances in Peyronie's Disease. Acta Med Port 2016;29(2):131-8.

Gelbard M, Goldstein I, Hellstrom WJ, McMahon CG, Smith T, Tursi J, Jones N, Kaufman GJ Carson III CC. Clinical efficacy, safety and tolerability of collagenase clostridium histolyticum for the treatment of Peyronie disease in 2 large double-blind, randomized, placebo controlled phase 3 studies. J Urol 2013;190:199-207.

Levine LA, Larsen SM. Surgical correction of persistent Peyronie's disease following collagenase Clostridium histolyticum treatment. J Sex Med 2015;12:259-264.

Mandl I, Maclennan JD, Howes EL, DeBellis RH, Sohler A. Isolation and characterization of proteinase and collagenase from Cl. histolyticum. J Clin Invest 1953;32:1323-1329.

Mulhall JP, Creech SD, Boorjian SA, Ghaly S, Kim ED, Moty A, Davis R, Hellstrom W. Subjective and objective analysis of the prevalence of Peyronie's disease in a population of men presenting for prostate cancer screening. J Urol 2004;171:2350-2353.

Mulhall J, Schiff J, Guhring P. An analysis of the natural history of Peyronie's disease. J Urol 2006;175:2115-2118.

Nehra A, Alterowitz R, Culkin DJ, Faraday MM, Hakim LS, Heidelbaugh JJ, Khera M, Kirkby E, McVary KT, Miner MM, Nelson CJ, Peyronie's disease: AUA guideline. J Urol 2015;194:745-753.

Prescribing information. Chesterbrook, PA: Auxilium Pharmaceuticals, Inc, 2013

Schwarzer U, Sommer F, Klotz T, Braun M, Reifenrath B, Engelmann U. The prevalence of Peyronie's disease: results of a large survey. BJU Int 2001;88:727-730.

Skoglund RW, Jr, Chapman WH. Reduction of paraphimosis. J Urol 1970;104:137.

Tal R, Hall MS, Alex B, Choi J, Mulhall JP. Peyronie's disease in teenagers. J Sex Med 2012;9:302-8.

Tan RB, Sangkum P, Mitchell GC, Hellstrom WJ. Update on medical management of Peyronie's disease. Curr Urol Rep 2014;15:415.

Taylor FL, Levine LA. Peyronie's Disease. Urol Clin N Am 2007;34:517-34.

Williams JL, Thomas GG. The Natural History of Peyronie's Disease. Proc roy Soc Med 1968;61:42-3.

Zaid UB, Alwaal A, Zhang X, Lue TF. Surgical management of Peyronie's disease. Curr Urol Rep 2014;15:446.

Ziegelmann MJ, Viers BR, McAlvany KL, Bailey GC, Savage JB, Trost LW. Restoration of Penile Function and Patient Satisfaction with Intralesional Collagenase Clostridium Histolyticum Injection for Peyronie's Disease. J Urol 2016;195:1051-6.

19장
요도질환(尿道疾患, diseases of the urethra), 후천적

요도협착(尿道狹窄, urethral stricture), 요도구협착(尿道口狹窄, meatal stenosis)

요도는 심한 염증을 앓거나 손상을 받으면 요도나 요도구에 협착이 자주 발생한다.

원인

요도협착은 교통사고, 추락사고, 골반골절, 타박상, 경요도내시경검사나 수술, 요도카테터 삽입으로 인한 요도손상과 장기간의 요도카테터 유치, 심한 요도염 등으로 생긴다. 요도구협착은 선천적으로 요도하열환자에서 동반되거나 후천적으로 포경수술을 한 환아에서 소변의 접촉에 의한 염증으로 발생하기도 하며 포경수술 후 0.9~20.4%에서 합병증으로 심한 요도구협착이 생긴다.

증상

세뇨, 빈뇨, 배뇨통, 혈뇨, 요도출혈, 배뇨장애가 있으며 특히 요도구협착에서는 요선이 가늘면서 세게 여러 방향으로 휘어지기도 한다. 협착의 정도가 심하고 장기화 될수록 요폐, 요로감염, 방광요관역류, 수신증, 신부전이 올 수 있다,

검사

요류검사(uroflowmetry), 역행성요도촬영술, 요도내시경검사로 협착의 위치와 정도를 확인할 수 있다. (그림 19-1. A~C)

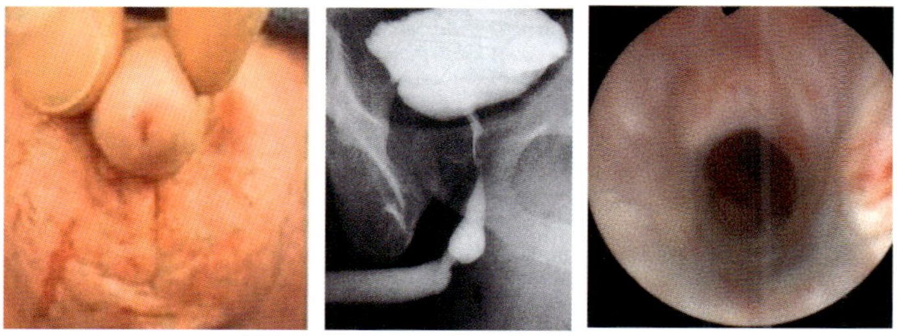

(A) (B) (C)

그림 19-1 (A) 요도구협착, (B) 요도협착(RGU), (C) 요도협착의 요도내시경 소견

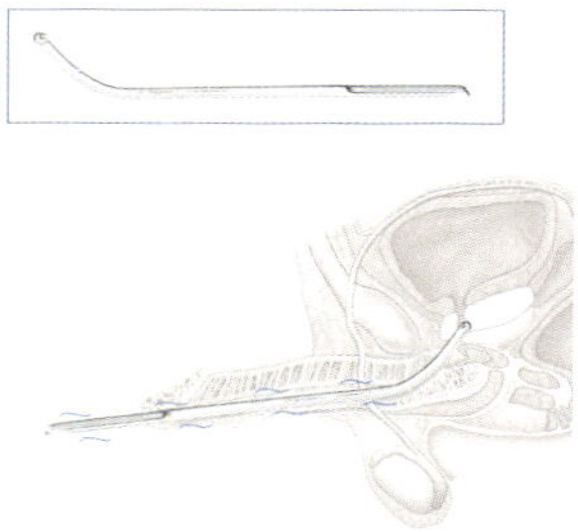

그림 19-2 요도 싸운드

치료

협착의 정도와 위치, 협착부위의 길이 등에 따라 치료방법과 예후가 다를 수 있다. 치료에 앞서 협착이 생기기 전에 요도의 염증을 치료하고 요도도뇨관으로 인한 합병증을 예방하는 것이 중요하다.

요도확장(urethral dilation); 협착의 길이가 짧고 심하지 않으면 요도사운드(sound)로 충분히 넓어질 때까지 주기적으로 요도를 확장한다. (그림 19-2)

내요도절개(internal urethrotomy); 단순한 확장으로 해결이 안 되는 경우에는 내시경으로 레이저나 칼을 이용하여 좁은 협착부위를 넓혀주고 섬유화된 조직을 제거해준다. (그림 19-3. A~C)

요도성형술(urethroplasty); 협착부위의 섬유조직이 두껍고 길면 이를 잘라내고 정상요도끼리 다시 이어주는 근본성형수술을 하거나, 구강점막 등을 이용하여 이식수술을 하기도 한다.

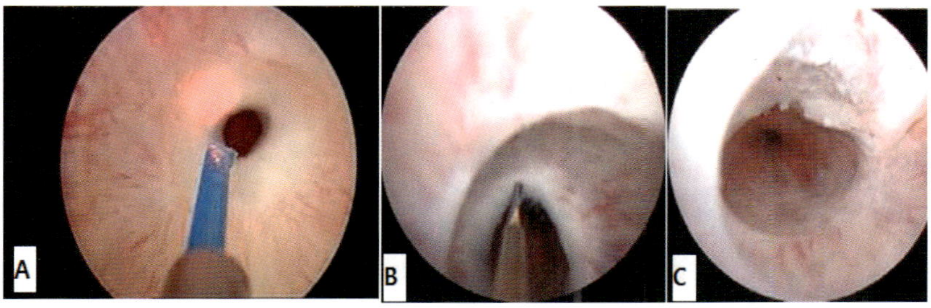

그림 19-3 내요도절개술. (A) 레이저, (B) 칼(cold knife), (C) 확장된 요도

여성의 요도질환

요도점막탈출(尿道粘膜脫出, urethral prolapse)

원위부 요도점막이 전체로 요도구 밖으로 탈출되어 생긴다. (그림 19-4)

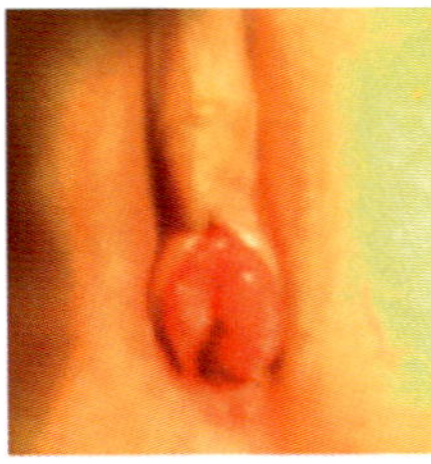

그림 19-4
요도점막탈출

원인

선천적으로 요도점막이 과잉으로 많거나, 후천적으로 에스트로겐의 부족으로 인한 요도평활근의 부착력약화, 만성적 변비나 기침에 의한 복압상승 등으로 생길 수 있다.

증상

배뇨통이나 배뇨장애 등 배뇨증상이 있으며 병소의 통증과 궤양, 요도출혈이 있을 수 있다.

치료

돌출된 요도를 적절하게 환상절제하고 세밀하게 봉합해 준다.

요도카룬클(urethral caruncle)

요도구에 생긴 붉은 고기덩이(flesh) 모양의 양성 종물이다. 혈액순환이 원활하지 못하고 정체되면서 심해지는 경향이 있다. 50세 폐경 이후 여성에서 외요도구(urethral meatus)의 6시 방향, 후엽에 주로 생긴다. (그림 19-5)

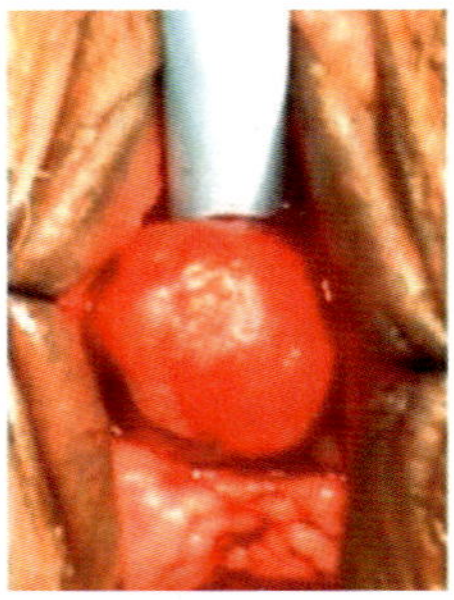

그림 19-5
요도카룬클

증상

배뇨통, 성교통, 궤양이 생기면 통증과 출혈이 있을 수 있다.

치료

무거운 것을 들거나 장시간 쪼그려 앉아 일하는 등 골반에 무거운 압박을 피하고 더운물로 좌욕하여 혈액순환을 촉진해 준다. 임신하면 심해지는 경향이 있다. 출혈이나 궤양, 통증이 있거나, 악성종양과 감별이 필요하면 수술로 제거하고 조직검사를 한다.

요도탈과 요도카룬클로 수술 받은 환자들에서 에스트로겐 결핍 요에 가장 흔한 동반 질환은 만성기침 (31%)과 변비 (23%)였으며. 가장 흔한 증상은 질출혈 69%, 혈뇨 31%, 통증 27%, 그리고 배뇨장애 27%였다.

요도게실(urethral diverticulum)

여성의 요도게실은 주로 요도 주위의 샘이 막히고 염증이 반복되면서 꽈리모양으로 커지는 것으로 알려져 있으며 주로 요도의 복측 중앙, 요도에서 2~3cm 위치인 중부나 원위부 요도에 생긴다. 여성에서 유병율은 0.6~5%이며 대부분이 30~50대에서 생긴다. 반복적이고 지속되는 염증으로 통증이나 배뇨통, 성교통, 요도분비물이 있고 커진 낭종에 의한 요도폐색증상이 있다. 질의 전정(vestibule)이나 전벽(anterior wall)에서 요도 주위로 보이거나 만져질 수 있다. 낭종을 누르면 요도로 농이 나오고 1.5~10%에서 게실 속에 결석이 생긴다. (그림 19-6. A, B)

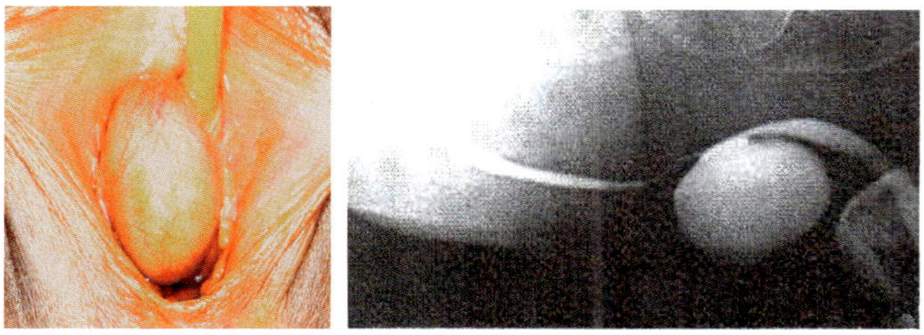

(A) (B)

그림 19-6 (A) 요도게실, (B) 요도게실(역행성요도촬영술)

요도게실의 치료는 단순하지 않으며 조심하여야 한다. 작고 증상이 없으면 두고 보거나 약물치료를 할 수 있다. 수술을 하여야 하는 경우에는 특히 요도와 통하는 통로가 있기 때문에 게실을 완전히 절제하고 요누출이 안 생기게 잘 봉합하여야 한다. 요실금이 동반된 경우에는 이에 대한 수술도 함께 할 수 있다.

수술 후 합병증으로는 요실금이 15%, 요도질루 8%, 요도협착 5%, 요도게실의 재발이 10%에서 생기는데 합병증의 발생 위험인자는 복구수술의 지연, 4cm 이상 큰 경우, 게실의 복잡한 형태 등이다. 따라서 합병증을 예방하기 위해서는 섬세한 술기와 충분한 지혈, 감염예방, 혈관손상을 최소화하고 질전벽 피판(flap)을 이용하든지 여러 층으로 봉합하는 등 세심한 수술이 필요하다.

여성의 요도 주위에서 생기는 낭종 질환

요도주위의 양성종양은 수술환자의 3~4%에서 있었고 질전벽에 생기는 양성종양은 약 1%에서 있었다. 이들은 태생기 때의 조직이 퇴화되지 않고 남아있거나 정상적인 샘(gland)의 폐색과 염증으로 생기는 낭종 병변들이다. 감별진단으로는 요도카룬클(caruncle), 요도탈출(urethral prolapse), 이소성요관류(ectopic ureterocele), 요도 주위 낭종(periurethral cyst)인 스케네관낭종(Skene's duct cyst)과 요도게실(urethral diverticulum), 그리고 발생학적으로 생기는 질벽의 낭종으로 뮐러낭종(Müllerian cyst)과 가르트너낭종(Gartner's duct cyst) 등이 있다.

1) 뮐러낭종(Müllerian cyst): 뮐러 상피조직이 남아 생긴다. 질의 전외측에 위치한다.
2) 가르트너낭종(Gartner's cyst): 중신관(mesonephric (Wolffian) duct)의 잔존기관으로 질의 전외측에 위치한다.
3) 스케네관낭종(Skene's duct cyst): 스케네샘(Skene's gland)은 남자의 전립선과 상동기관이며 정상으로 요도원위부 하부에 있다. 스케네관낭종은 선천성이나 후천성으로 생기며 30~40대에 가장 흔히 생긴다.
4) 바르톨린샘낭종(Bartholin's gland cyst): 정상적으로 질 외측, 질정의 4시, 8시 방향에 있는 바르톨린샘은 남성의 구부요도샘(bulbourethral gland)과 상동기관이며 성적자극으로 사정에 앞서 점액을 미리 분비하여 윤활작용과 항균작용을 한다. 샘이 막히고 커지면 낭종이 된다. (그림 19-7)

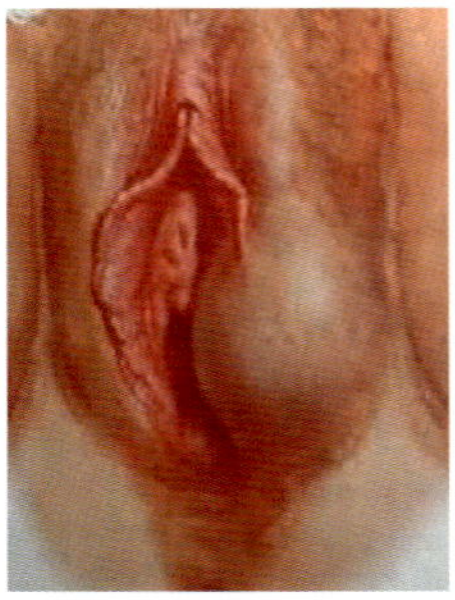

그림 19-7
바르톨린샘낭종

증상

증상으로는 통증, 배뇨통, 성교통, 요도분비물, 종괴에 의한 요도나 질의 폐색증상이 있다.

치료

종괴가 작고 증상이 없으면 치료가 필요하지 않을 수도 있다. 감염과 염증이 심하면 항생제로 먼저 치료하고 해결이 안 되거나 재발하는 등 임상적으로 문제가 되면 낭종을 절제한다. 다만 바르톨린샘낭종은 분비기능을 유지하기 위해 전적출보다는 조대술(marsupialization)이 좋을 수 있다.

참고문헌

Beatrice J, Strebel RT. Giant calculi in urethral diverticula. CMAJ 2008;178:994.

Blaivas JG, Flisser AJ, Bleustein CB, Panagopoulos G. Periurethral masses: etiology and diagnosis in a large series of women. Obstet Gynecol 2004;103:842-847.

Cope AG, Laughlin-Tommaso SK, Famuyide AO, Gebhart JB, Hopkins MR, Breitkopf DM. Clinical Manifestations and Outcomes in Surgically Managed Gartner Duct Cysts.J Minim Invasive Gynecol 2017;24(3):473-477.

Fletcher SG, Lemack GE. Benign masses of the female periurethral tissues and anterior vaginal wall. Curr Urol Rep 2008;9:389-396.

Greiman A, Rittenberg L, Freilich D, Rames R, El-Zawahry A, Koski M, Rovner E. Outcomes of treatment of stress urinary incontinence associated with female urethral diverticula: A selective approach. Neurourol Urodyn 2018;37:478-484.

Hall ME, Oyesanya T, Cameron AP. Results of surgical excision of urethral prolapse in symptomatic patients. Neurourol Urodyn 2017;36(8):2049-2055.

Heller DS. Benign Tumors and Tumor-like Lesions of the Vulva.Clin Obstet Gynecol 2015;58(3):526-35.

Hillyer S, Mooppan U, Kim H, Gulmi F. Diagnosis and treatment of urethral prolapse in children: experience with 34 cases. Urology 2009;73:1008-1011.

Joudi M, Fathi M, Hiradfar M. Incidence of asymptomatic meatal stenosis in children following neonatal circumcision. J Pediatr Urol 2011;7(5):526-8.

Karapanos L, Porres D, Pfister D, Akbarov I, Heidenreich A, Zugor V. Female urethral diverticulum with calculus formation imitating stress incontinence. Aktuelle Urol 2017;48(6):576-579.

Ko KJ, Suh YS, Kim TH, Lee HS, Cho WJ, Han DH, Lee KS. Surgical Outcomes of Primary and Recurrent Female Urethral Diverticula. Urology 2017;105:181-185.

Lin HC, Wu W, JandHuang CH. A ring-shaped stone in a female urethral diverticulum: case report and review of literature. Int Urogynecol J Pelvic Floor Dysfunct 2008;19:1309-1310.

Linshaw MA. Circumcision and obstructive renal disease. Pediatrics 1977 59:790.

Lo TS, Jaili SB, Ibrahim R. A complicated urethrovaginal fistula following an inappropriate urethral diverticulum management. Taiwan J Obstet Gynecol 2017;56(4):534-537.

Mahmoudi H. Evaluation of meatal stenosis following neonatal circumcision. Urol J 2005;2:86-8.

Park HS, Kim JW, Moon DG, Oh MM. Urethral diverticular stones first misdiagnosed as bladder stones on simple X-ray. Urolithiasis 2014;42(4):371-2.

Porpiglia F, Destefanis P, Fiori C, Fontana D. Preoperative risk factors for surgery female urethral diverticula. Our experience. Urol Int 2002;69:7-11.

Pradhan S, Tobon H. Vaginal cysts: a clinicopathological study of 41 cases. Int J Gynecol Pathol 1986;5:35-46.

Rios SS, Pereira LC, Santos CB, Chen AC, Chen JR, de Fátima B Vogt M. Conservative treatment and follow-up of vaginal Gartner's duct cysts: a case series. J Med Case Rep 2016;10(1):147.

Schreiner L, Nygaard CC, Anschau F. Urethral prolapse in premenopausal, healthy adult woman. Int Urogynecol J 2013;24:353–354.

Shah SR, Biggs GY, Rosenblum N, Nitti VW. Surgical management of Skene's gland abscess/infection: a contemporary series. Int Urogynecol J 2013;23:159–64.

Tsivian M, Tsivian A, Shreiber L, Sidi AA, Koren R. Female urethral diverticulum a pathological insight. Int Urogynecol J Pelvic Floor Dysfunct 2009;20:957–960.

Weiss HA, Larke N, Halperin D, Schenker I. Complications of circumcision in male neonates, infants and children: a systematic review. BMC urology 2010;10:2.

Wiswell TE, Geschke DW. Risks from circumcision during the first month of life compared with those for uncircumcised boys. Pediatrics 1989;83:1011–5.

Yegane RA, Kheirollahi AR, Salehi NA, Bashashati M, Khoshdel JA, Ahmadi M. Late complications of circumcision in Iran. Pediatr surg int 2006;22:442–5.

20장
포경(包莖, phimosis)과 포경수술(包莖手術, circumcision)

포경이란 무엇인가?

본래의 포경 (진성포경)은 귀두를 싸고 있는 포피에 2차적인 원인으로 섬유화된 수축환(收縮環, stenotic ring)이 생기고 좁아지면서 포피가 귀두위로 넘어가지 않는 상태를 말하며, 귀두포피에 잦은 염증이나 손상, 또는 불완전한 포경수술의 후유증으로 생기는 포피질환으로서 단순히 포피가 긴 과잉포피(redundant prepuce)나 신생아에서 보이는 생리적포경(physiologic phimosis)과는 구분하여야 한다. (그림 20-1~3)

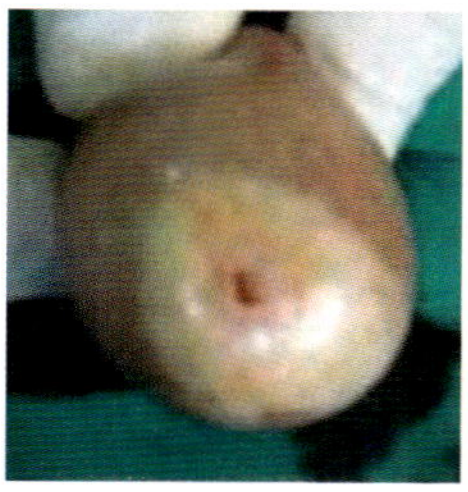

그림 20-1 진성포경

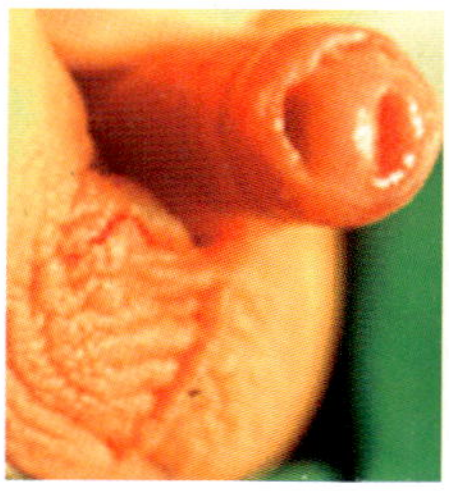

그림 20-2 생리적 포경과 포피의 유착

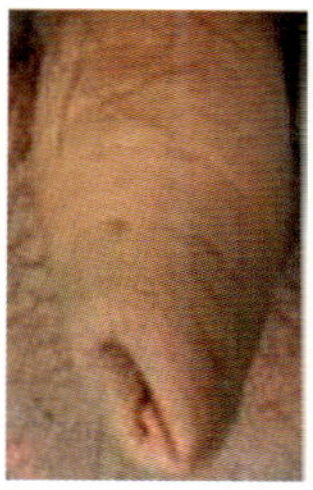

그림 20-3 과잉포피

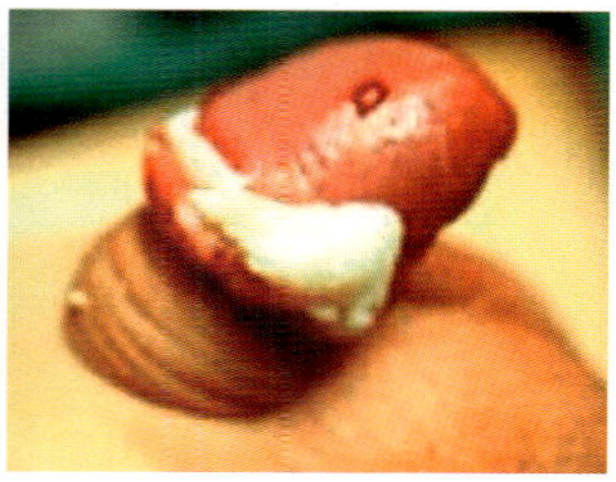

그림 20-4 귀두지 (smegma)

포피의 발생과 분리

포피는 태생 3개월에 귀두의 기저부에서 발생하여 5개월이 되면 완성되는데 포피의 내측 상피와 귀두의 상피는 중층편평상피이며 서로 유착되어 있다. 태생 후반기가 되면, 아마도 남성호르몬의 영향으로 상피는 각화되어 탈락하고 변성되어 흰 치즈 모양의 귀두지(smegma)가 되는데 이로 인해 귀두와 포피사이에 틈(cleft)이 생기고 이 틈들이 서로 합쳐지고 커지면서 포피와 귀두의 상피는 서로 분리되고 귀두지는 포피의 끝부위로 이동하여 배출된다. 즉, 신생아에서 귀두와 포피가 붙어 있는 것은 병적인 유착이 아니고 나이가 들면 저절로 분리되는 정상적인 상태이다. (그림 20-4)

신생아 때에는 남아의 4%에서만 포피가 뒤로 넘어가며, 거의 반수에서는 요도입구조차 보이지 않는다. 포피와 귀두가 완전히 분리되는 것은 6개월에 20%이고 6세에서도 37%에 불과하며 17세가 되어야 거의 모든 아이에서 유착이 완전히 분리되고 포피가 귀두 뒤로 넘어간다. 따라서, 이러한 생리적인 유착을 무리하게 떼어주는 것은 오히려 출혈, 통증, 2차적인 유착을 유발할 수 있으며, 이로 인해 포경은 오히려 더 단단한 진성 포경이 될 수 있다.

암과 요로감염과의 관계

포경이 음경암이나 자궁경부암을 유발시킨다는 학설이 있으나, 위생이 나쁜 상태에서 발병률이 높은 것으로 보아 사회경제적 상황과 위생적 요인들이 더 문제가 되는 것으로, 적절한 위생으로도 거의 예방이 될 수 있으며 포경수술과 직접적인 관계는 없는 것으로 알려져 있다.

요로감염이 포경수술을 한 아이들보다 하지 않은 아이에서 20배정도 많고, 신생아기에 가장 많으며, 여아보다 남아에서 빈도가 더 높은 것은 포경 내부에 세균집락이 많기 때문이다.

포경의 치료

포경을 치료하는 목적은 귀두를 노출시키는데 있으며 이는 요로감염, HIV 감염, 성매개감염, 그리고 음경암을 예방하는 처치이기도 하다.

1) 국소 스테로이드 도포; 1990년대 초부터 포경의 치료방법으로 이용되어 왔으며 50%에서 100%에 가까운 성공률이 보고되고 있다. 그러나 이에는 잦은 포피의 견축(retraction)과 위생관리가 동반되어야 한다. 스테로이드의 항염작용과 보습작용으로 포피의 유

연성이 좋아지면서 포피의 견축이 촉진되는 것으로 알려지고 있으나 아직 작용기전이 밝혀지지 않았으며 성공적인 치료에 대한 뚜렷한 정의가 없고, 약 용량도 정해진 것이 없으며 시간이 경과하면서 재발하기도 한다. 그러나 수술에 비해서는 안전하고 비용이 적게 들며 수술로 인한 정신적인 외상(trauma)과 실질적인 수술 관련 합병증들을 피할 수 있는 장점도 있어 수술 전에 고려해보아야 할 유용한 치료방법이라는 주장도 있다.

2) 포경수술(circumcision); 포경의 표준치료법이다.

포경수술의 역사와 이해

포경수술이 약 6000년 전 신석기시대에도 있었다는 증거가 이집트에서 발견된 것을 보면 인류역사에 있어 매우 오래되었고, 현재에도 종교적, 비종교적인 이유들로 많이 시행되고 있는 수술이다. 세계적으로는 남성 3명중 1명이 포경수술을 하였다.

우리나라에서도 신생아나 소아에서의 포경수술이 실제 많은 수에서 시술되고 있고 부모들도 이를 선호하는 경향이 있으나 이에 대한 올바른 인식은 부족하다고 판단되며, 학계에서도 특히 신생아의 포경수술에 대하여는 아직 찬반의 논쟁이 있는 상태이다.

포피가 성욕을 자극하고 장기간 음경이 직접 소변에 노출되어 생길 수 있는 염증을 예방해주는 등의 유익한 기능도 있으며, 포경수술의 심각한 합병증이 많은 것은 아니나 있을 수 있다는 점 등 포경과 포경수술에 대한 올바른 이해가 선행되어야 할 것이다.

포경수술의 적응증

포경으로 귀두포피염이나 요로감염이 빈발하고, 배뇨장애가 있는 경우에는 수술이 권장된다. 그러나 신생아에서의 요로감염의 빈도 자체가 전체 신생아의 0.4%로 적기 때문에 이의 예방을 위해 모든 아이들에서 포경수술을 한다는 것도 정당화될 수는 없다는 이론도 있다. 특별히 요도상열이나 요도하열, 거대요도, 함몰음경 등의 기형이 있는 경우에는 교정수술을 할 때 포피를 이용하여야 하기 때문에 이런 질환이 있는 환아에서 포피를 잘라내는 포경수술은 절대금기이다.

포경수술의 방법: 기구를 이용하는 방법과 전통적인 환상절제수술방법이 있다.

1) 수술의 원칙

(1) 무균상태에서 한다. 감염이 되면 상처가 아무는데 문제가 생긴다.

(2) 포피 길이를 적절히 절제하라. 포피가 너무 길거나 짧지 않게 한다.

(3) 지혈을 완전하게 하라. 철저한 지혈을 하되 지나친 전기소작은 상처의 치유에 좋지 않다.

(4) 미용효과도 고려하라. 음경이 휘거나 돌아가지 않게 하고 피부색도 고려하여야 한다.

2) 마취

전신마취; 영아는 물론 신생아에서도 필히 마취하에 수술을 하여야 한다.

국소마취;

(1) 0.5% bupivacaine (Marcaine) 2ml로 치골직하부 배측 신경맥관속(dorsal neurovascular bundle) 마취

(2) Lidocaine으로 국소마취 (1:100,000 epinephrine 병용)

(3) 산성크림에 4%-lidocaine 섞어 피부에 국소도포

3) 수술기구 및 방법

(1) 배면절개(dorsal slit)

(2) Plastibell ring, 5~10일간 부착 후 제거 (그림 20-5)

(3) 압박겸자(clamp); Gomco clamp, Mogen clamp

(4) 포피환상절제술(circumcision of the foreskin) (그림 20-6, 7)

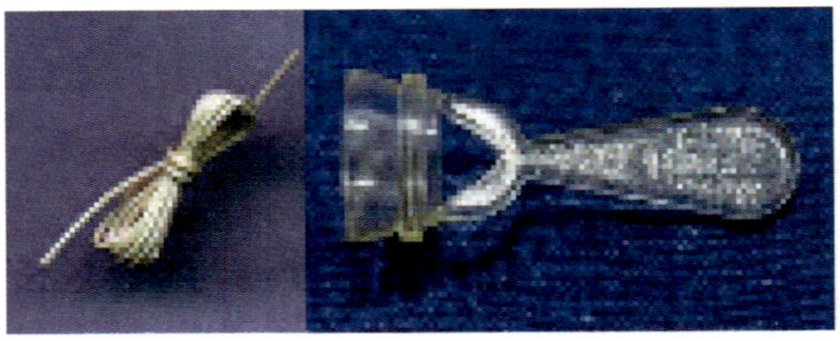

그림 20-5 포경수술기구 Plastibell

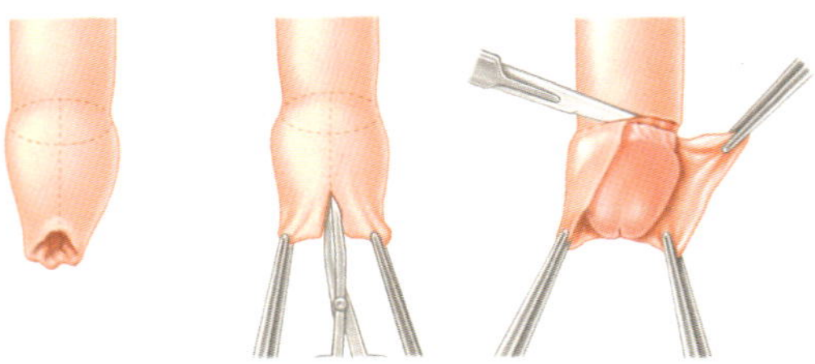

그림 20-6 포피환상절제술(circumcision)

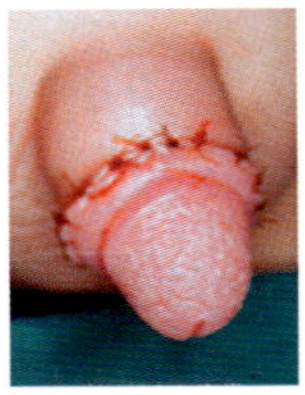

그림 20-7 포경수술 후 모습

포경수술의 합병증

약 1.5~5%에서 많게는 38%까지 보고되었으며, 수술 중이나 수술 후 합병증으로는 통증, 출혈, 부종, 창상감염, 요도구염, 부적절한 포피 절제였으며 대부분은 치유되었다. 후기합병증으로는 요도구협착, 숨은음경, 봉입낭(inclusion cyst), 이차적인 삭대(cordee), 피부요도누공, 진성포경, 임프종, 창상감염, 피부다리(skin bridge), 요폐, 요도구궤양, 음경피부감각장애, 성기능장애, 사망 등이 있다. 출혈이 0.1~35%, 요도구염이 8~31%, 심한 요도구협착이 0.9~20.4%, 재수술이 9.5%에서 있었다. 수술 방법에 따라 귀두에 손상이 생기는 경우도 있어 특히 신생아나 음경의 모양이 정상이 아닌 경우에는 조심하여야 한다.

참고문헌

Abdulwahab-Ahmed A, Mungadi IA. Techniques of Male Circumcision. J Surg Tech Case Rep 2013;5(1):1-7.

American Academy of Pediatrics Task Force on Circumcision: Report of the task Force on Circumcision. Pediatrics 1989;84:388-91.

American Academy of Pediatrics Task Force on Circumcision: Circumcision policy statement. Pediatrics 1999;103:686-93.

Bailey RC, Moses S, Parker CB, Agot K, Maclean I, Krieger JN, Williams CF, Campbell RT, Ndinya-Achola JO. Male circumcision for HIV prevention in young men in Kisumu, Kenya: a randomised controlled trial. Lancet 2007;24;369(9562):643-56.

Baskin LS, Canning DA, Snyder HM, Duckett J. Treating complications of circumcision. Pediatr Emerg Care 1996;12:62-8.

Blandy JP. Circumcision-A continuing controversy. AUA Up-date 1995;XIV:70-75.

Duckett JW. Urologic surgery in neonates and young infants: The neonatal circumcision debate. Philadelphia: WB Saunders, 1988;291-9.

Dunsmuir WD, Gordon EM. The history of circumcision. BJU int 1999;83 (suppl 1):1-12.

Gairdner D. The fate of the foreskin. Br Med J 1949;2:1433-7.

Joudi M, Fathi M, Hiradfar M. Incidence of asymptomatic meatal stenosis in children following neonatal circumcision. J Pediatr Urol 2011;7(5):526-8.

Kikiros CS, Beasley SW, Woodward AA. The response of phimosis to local steroid application. Petiatr Surg Int 1993;8:329-332.

Kim KK. Preputial condition and urinary tract infection. JKMS 1996;11(4):332-4.

Kuehhas FE, Miernik A, Sevcenco S, Tosev G, Weibl P, Schoenthaler M, Lassmann J. Predictive power of objectivation of phimosis grade on outcomes of topical 0.1% betamethasone treatment of phimosis. Urology 2012 ;80(2):412–6.

Mahmoudi H. Evaluation of meatal stenosis following neonatal circumcision. Urol J 2005;2:86–8.

Saeedi P, Ahmadnia H, Akhavan Rezayat A. Evaluation of the Effect of Meatal Stenosis on the Urinary Tract by using Ultrasonography. Urol J 2017;14(3):3071–3074.

Tarnaud C, Lissouba P, Cutler E, Puren A, Taljaard D, Auvert B. Association of low-risk human papillomavirus infection with male circumcision in young men: results from a longitudinal study conducted in Orange Farm (South Africa). Infect Dis Obstet Gynecol 2011;2011:1–7.

Tobian AA, Kigozi G, Redd AD, Serwadda D, Kong X, Oliver A, Nalugoda F, Quinn TC, Gray RH, Wawer MJ. Male circumcision and herpes simplex virus type 2 infection in female partners: a randomized trial in Rakai, Uganda. J Infect Dis 2012;205(3):486–90.

Weiss HA, Larke N, Halperin D, Schenker I. Complications of circumcision in male neonates, infants and children: a systematic review. BMC urology 2010;10:2(13 pages).

Williams N, Kapila L. Complications of circumcision. Br J Surg 1993;80:1231–6.

Yegane RA, Kheirollahi AR, Salehi NA, Bashashati M, Khoshdel JA, Ahmadi M. Late complications of circumcision in Iran. Pediatr surg int 2006;22:442–5.

21장
혈뇨(血尿, hematuria)와 요도출혈(尿道出血, urethrorrhagia)

혈뇨란 소변에 혈액이 있는 것으로 이의 원인질환은 매우 많으며 각 질환의 중증도(severity)도 임상적으로 의미가 크지 않은 무증상의 경미한 현미경적혈뇨나 원인불명의 혈뇨(essential hematuria)부터 염증이나 경미한 손상에 의한 일과성혈뇨, 그리고 악성종양이나 심각한 손상에 의한 혈뇨에 이르기까지 다양하다. 일반적으로 소아나 청년층에서 중한 질환은 드물다. 그러나 성인에서 증상이 없는 무통성의 육안적전혈뇨(painless total gross hematuria)는 방광이나 상부요로의 악성종양을 암시하는 소견으로 정밀검사를 하여야 한다.

혈뇨는 붉은 색소를 내는 음식이나 약물복용, 대사질환의 산물, 소변의 농축으로 나타나는 단순한 적색뇨(red urine)나 농축뇨(concentrated urine), 또는 요도구염에 의한 요도구출혈(urethrorrhagia)과 감별하여야 한다. (그림 21-1, 그림 21-2)

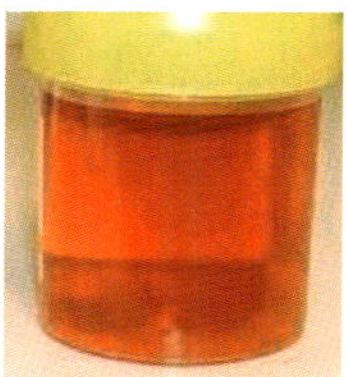

그림 21-1
적색뇨일까?
혈뇨일까?

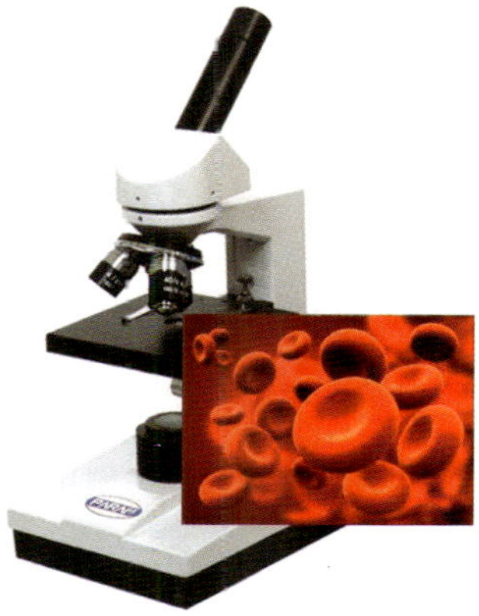

그림 21-2 혈뇨는 현미경검사에서 소변 내 적혈구가 있다

적색뇨(赤色尿, red urine)

옅은 핑크빛에서 진한 갈색까지 다양하게 보이며 소변의 현미경검사에서 적혈구(RBC)가 없다. 원인으로는 붉은 색소가 있는 음식이나 과자류 섭취, 결핵약 복용, 대사질환의 산물인 hemoglobinuria, porphyria, myoglobinuria, alkaptonuria, 요산(urate), 세라시아(serratia marcescens) 감염에 의한 red diaper syndrome, 탈수에 의한 소변의 농축 등이 있다.

혈뇨(血尿, hematuria)

신장에서 요도에 이르는 요로계에서 출혈이 있음을 의미하며 일반요검사에서 현미경으로 적혈구(RBC)가 확인되어야 한다.

1. **육안적혈뇨**(gross hematuria); 육안으로 확인이 가능한 혈뇨로 통증의 동반여부와 배뇨 중 혈뇨의 발생시점에 따라 원인질환의 종류와 위치를 아는데 도움이 된다. 통증이나 혈뇨가 소변보기 시작할 때 있는지, 소변보고 난 끝에 있는지, 처음부터 끝까지 있는지에 따라 병변은 각각 요도, 방광경부나 전립선요도, 그리고 방광이나 신장 등 상부요로에 있다.

2. **현미경적혈뇨**(microscopic hematuria); 소변에 육안으로는 보이지 않으나 고배율 광학현미경 시야에서 적혈구(RBC)가 3개 이상 보이면 현미경적혈뇨라 하는데, 이런 경우에는 일반소변검사를 2~3주에 걸쳐 3회 반복하여 2회에서 혈뇨가 있으면 혈뇨로 진단하고 이에 대한 정밀검사를 한다.

혈뇨의 원인질환

혈뇨의 원인질환에는 요로계 자체질환과 전신질환이 있다. 중증도면에서도 치료가 필요 없는 원인불명혈뇨부터 신부전으로 진행하는 사구체질환, 그리고 악성종양과 같이 치명적인 질환에 이르기까지 다양하다. 가장 흔한 3대 질환은 신장염, 요로감염, 요로손상이다.

소아에서는 0.5~1%에서 무증상의 혈뇨가 있다. 육안적혈뇨의 원인은 응급실환아에서는 요로감염이 26%로 가장 많았으며 요로감염 의심환자 (23%)까지 포함하면 거의 절반에서 요로감염이 원인이었다. 상기도감염 유행시기에는 연쇄구균감염후사구체신염(poststreptococcal glomerulonephritis, PSGN)이 많아지는 경향이 있다.

미국 성인에서는 많게는 40.9%에서 무증상현미경혈뇨가 있다. 성인 특히 50대 이후 남자에서 무증상의 혈뇨가 있으면 신장이나 방광의 악성종양에 대한 검사를 하여야 한다.

요로생식계 이상

1. 연쇄구균감염후사구체신염(Acute Post-streptococcal glomerulonephritis, PSGN)

PSGN은 전 세계적으로 소아에서 가장 흔한 사구체신염(glomerulonephritis)이며 이들의 대부분인 97%가 농가진(impetigo) 같은 농피증(pyoderma)이 흔한 개발도상국에서 발생하고 있다. 개발국에서는 그 빈도는 낮으나 미국에서도 아직 가장 흔한 소아 사구체신염이다.

호발연령은 특징적으로 3~12세 소아에 많으며 2세 이하나 18세 이후에는 드물다. 원인균은 -용혈연쇄구균(-hemolytic streptococcus)이며 혈청형(serotype)이 일차로 급성 인두염을 일으키는 균과 농가진 같은 농피증을 일으키는 균으로 분류되는데 인두염환자에서는 5~10%, 피부감염에서는 25%에서 PSGN이 발병한다. 잠복기는 감염에서 신염까지 인두염으로는 1~2주, 피부감염으로는 2~6주 걸린다. 환자의 90%에서 C3가 감소하는데 이는 전형적으로 antistreptolysin O (ASO) titers 증가보다 선행하여 나타난다.

조직에서 면역결합체(immune complex)는 IgG, C의 침착, 백혈구의 침윤, 사구체의 혈관사이세포(mesangial cell)의 증식을 유발하고 전반적인 모세혈관의 관류를 손상시키며, 혈중 Cr값으로 항상 반영되어 나타나지는 않더라도 사구체여과율을 감소시킨다. 수분과 나트륨(Na)이 체내 축적되면서 세포외체액과 수분의 과잉상태가 되고 칼륨(K), 요소(urea), 유기산 같은 대사산물이 체내 축적된다. 급성기는 대개 1~2주 지속된다.

전형적 3대 증상은 육안적혈뇨, 부종, 고혈압이다. 그러나 무증상의 현미경적혈뇨만 보이는 경우에서부터 단백뇨, 부종, 고혈압, 급성신손상이 모두 나타나는 전형적인 급성사구체신염까지 다양하게 나타난다. 질환을 앓은 후 10일경에 오는 smoky, tea color의 무통성전혈뇨(painless total gross hematuria)가 특징소견이다. 그러나 이런 증상들이 뚜렷하지 않아 모르고 지나갈 수도 있다. 실제로 모든 환자에서 혈뇨는 있는데 육안적혈뇨는 1/3에서만 있고 10일 정도 지속되며 현미경적혈뇨는 수개월에서 수년까지 지속될 수 있다. 부종은 환자의 65~90%에서 있는데 이는 단백질의 소실보다는 수분과 Na의 축적에 의한 것이라 복수나 폐부종은 동반되지 않는다. 갊게는 50%에서 울혈성심부전이 있으며 이는 육안적혈뇨처럼 단 7~10일정도만 지속된다. 고혈압이 60~80%에서 생기고 절반에서 치료를 요하며 10일 정도면 호전된다. 절반 미만에서 핍뇨(oliguria)가 올 수 있다.

진단은 Group A streptococcus감염과 이로 인한 인두염(pharyngitis), 농가진(impetigo)을 확인한다. 요검사에서 적혈구, 백혈구, 단백질을 확인하며, RBC cast는 일반적인 질병특유소견(pathognomonic finding)이다. 혈액검사에서 anti-streptolycin O (ASO titer)의 증가, C3 감소, 신기능 저하, 때로 심한 저알부민혈증 소견들이 있을 수 있다. ASO titer의 증가는 급성사구체신염의 80% 이상에서 발견되는데 2~4주에 최고로 증가되고 수개월 지속되다 그 후 감소한다. 신염증상이 있을 때에는 PSGN의 경과로는 초기라 ASO titer가 상승되지 않으며, 항생제로 치료받은 경우나 피부염에 의한 경우에는 ASO가 오히려 위음성으로 나올 수도 있다. C3는 급성기에 90%에서 급격히 떨어지는데 이는 신염증상 전에도 상승하여 8주까지 지속되다 4~8주에 회복된다. 일과성저보체혈증(transient hypocomplmentenemia)은 진단을 위한 특징적(diagnostic) 소견이다. C4는 감소하지 않으며 ASO의 증가나 C3의 감소도 병의 중증도와 상관되지는 않는다. BUN은 2/3에서 증가되고 3주면 정상으로 된다. Cr은 20%에서 증가되고 3~4주면 정상화된다. 체내과부하(volume overload)는 10일 이내에 속히 호전되며 ESR은 3 개월가량 상승된 채 지속된다.

PSGN의 주된 합병증인 고혈압, 부종, 육안적혈뇨, 신기능저하 등은 처음 7~10일에 가장 심하다.

PSGN의 예후는 좋아서 대부분 완전히 회복되며 자주 만성신질환을 유발하지는 않으나 10% 미만에서 영구적인 현미경적혈뇨와 단백뇨가 있을 수 있다.

2. IgA신장병(IgA nephropathy, Berger's disease)

사구체 메산지움(mesangium)에 IgA가 참착되어 생기는 사구체질환으로 1968년 Berger와 Hinglais에 의해 처음 보고되었다.

세계적으로 가장 흔한 일차성 만성사구체신염(glomerulonephritis)으로 말기 신질환의 중요한 원인이다. 젊은 연령(young adult)에서 경한 단백뇨와 현미경적혈뇨가 있으며 상기도감염과 동반되는 재발성 육안적혈뇨가 가장 흔히 40~50%에서 나타난다. 심한 운동이나 미열에 이어 나타나는 반복되는 무통성육안적혈뇨도 특징 중의 하나이다. 약 50%에서 혈장 내 IgA가 증가되고 사구체간질(mesangium)에 IgA가 침착된다.

진단은 신생검에서 사구체간질(glomerular mesangium)에 IgA의 침착을 확인하여야 한다. 생검의 30%에서 IgA, 25%에서 IgA와 IgG, IgM을 가지고 있으며 95%에서 C3가 있다. 예후는 다양하나 일반적으로 서서히 진행한다. 약 50%에서는 진단 후 25년에 말기신부전에 빠지며 질소혈증, 고혈압, 단백뇨가 있으면 예후가 더 나쁘다.

3. 요로결석(stone), 이물(foreign body)

결석이나 이물의 위치에 따른 증상과 신체검사 소견, 일반요검사 그리고 조영제를 사용하지 않는 CT촬영술(non-enhanced CT)로 어렵지 않게 확인된다.

결석은 크기나 위치에 따라 자연배출을 기다려 보던지 충격파쇄석술(SWL)이나 내시경수술, 개복수술로 제거해 준다. 이물은 대부분 내시경으로 제거가 가능하며 위치나 크기, 합병증 동반 여부에 따라 외과적제거가 필요할 수 있다.

4. 요로감염

요도를 통한 상행감염이 많으며 대장균이 가장 흔한 원인균이다. 방광염이나 신우신염 등 감염의 위치와 정도에 따라 옆구리 통증, 고열, 배뇨증상이 있다. 일반요검사와 요배양검사에서 세균감염을 확인한다.

항생제와 증상완화를 위한 약물을 투여하여 염증이 치료되면 혈뇨도 없어진다.

5. 출혈성방광염(hemorrhagic cystitis)

심한 혈뇨와 배뇨통, 요절박, 빈뇨 등 하부요로증상을 유발하는 방광의 염증질환으로 일반 방광염에 비해 출혈과 배뇨증상이 심하다. 혈뇨는 대부분 일과성으로 호전되나 요폐를 유발하거나 생명에 위협이 될 정도로 심한 경우도 있다.

일반요배양검사에서 세균은 검출되지 않는다. 소아에서는 아데노바이러스감염으로 드물게 생기며 Adenovirus (serotypes 11, 21)가 가장 흔한 원인이고 이 외에 BK virus, JC virus에 의해서도 생긴다. 특히 방사선치료나 항암치료에 의한 방광염, 골수이식에 따른 면역기능저하에 따른 기회감염으로 생길 수 있다. 소아에서는 항암치료, 방사선치료, 골수이식환아의 1.6~13%에서 발생한다. 고농도 cyclop hosphamide 투여환자와 골수이식환자의 6%에서 발생하는데 cyclophosphamide의 대사산물인 acrolein은 신장을 통해 소변으로 배설되면서 방광에서 고농도로 농축되고 이것이 방광의 내막을 자극하여 염증을 유발한다. (그림 21-3)

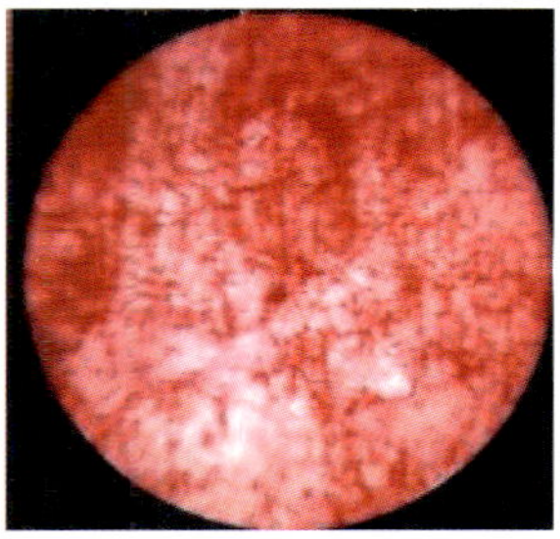

그림 21-3 출혈성방광염 (당광내시경 소견)

치료

증상완화제를 투여하며 수액주사, 항바이러스치료제로 치료한다. 혈뇨가 심하면 생리식염수로 지속적방광세척(continuous bladder irrigation, CBI)을 하거나 응고제인 1% alum용액으로 굵은 요도카테터를 이용하여 시간당 300cc/hour씩 하루 3000cc 정도 방광세척을 한다. 세척액이 응고되지 않게 구경이 넓은 22Fr 정도의 도뇨관을 이용하여야 하며 혈중 alum의 농도와 신경증상을 잘 관찰하면서 하여야 한다. 출혈이 멈추지 않고 소변이 막히는 경우에는 내시경으로 혈종을 제거하고 레이저나 전기소작으로 출혈부위를 소작해 준다. 상황에 따라서는 하복동맥색전(hypogastric artery embolization)이나 신루설치 등 요로전환을 하거나, 최후의 방법으로는 방광절제술을 할 수도 있다.

6. 신정맥혈전증(renal vein thrombosis), 신동맥폐색(renal artery occlusion)

이는 신생아혈전색전증의 16~20%를 차지한다. 주로 신생아기에 제왕절개분만, 조산아, 주산기질식(perinatal asphyxia), 패혈증, 제대동·정맥에 catheter 사용과 관련하여 발생하며, 급히 이환되고 탈수된 아이 또는 당뇨병이 있는 산모의 영아에서 흔히 생긴다. 적어도 한개의 prothrombotic risk factor를 갖는 아이에서 잘 생긴다.

혈뇨, 복부종물, 혈소판감소증과 핍뇨, 단백뇨, 신부전, 고혈압 등이 올 수 있다.

7. 요로폐색

선천적인 요관신우이음부폐색이나 요석, 종양 등 후천적 원인에 의한 요로폐색에 의해서 올 수 있으며 폐색이 있으면 손상과 감염에도 쉽게 이환이 되고 혈뇨를 유발할 수 있다.

8. 악성 신생물

소변에 피가 섞여 나오는 혈뇨는 비뇨기암의 중요한 초기 증상일 수 있다. 특히 성인에서 무통성육안적전혈뇨인 경우에는 방광이나 상부요로의 악성종양을 의심하여야 한다. 혈뇨환자의 50%가량에서 요로결석과 전립선비대증 등을 포함한 비뇨기계질환이 있었으며 이 중 약 10%에서 암이 있었고 무증상현미경혈뇨의 원인 중 특히 심각한 악성질환이 0~11%였다.

9. 특발성 고칼슘뇨증(Idiopathic hypercalciuria)

칼슘결정에 의한 신요세관상피의 손상으로 생기며 소변 내 단백이나 cast는 없다.

10. 요로 손상

소아에서 혈뇨의 원인으로 중요하다. 외상이 없더라도 손상의 가능성도 고려하여야 한다.

11. 심한 운동

발생빈도는 5~20%에서부터 울트라마라톤선수 같은 운동선수에서는 70% 이상으로 조사대상에 따라 다양하게 보고되고 있으며 운동의 종류나 시간보다는 격렬한 무게운동같이 몸의 접촉정도와 관계가 있다.

혈뇨는 수시간에서 최장 3일간 지속되고 자연 회복된다.

전신 질환에 동반된 경우

1. Henoch-Schonlein자색반(Henoch-Schonlein purpura)

전신의 작은 혈관의 혈관염으로 IgA vasculitis로 불리기도 하며 4~7세의 소아에 잘 생긴다. 10~50%까지 다양하게 신장침범이 보고되고 있으며 대부분 단백뇨와 현미경적혈뇨를 동반하는 경증의 사구체신염 소견을 보인다.

전신쇠약과 관절통, 복통 등의 전구증상을 갖는 급성질환으로 자기한정성질환이나 2~3%에서 만성신부전으로 진행한다.

2. 혈액질환

Sickle cell trait and disease, 급성백혈병, 혈우병 (혈액 응고 인자 VIII, IX, XI 결핍), von Willebrand's Disease (pseudohemophilia), 특발성혈소판감소증(idiopathic thrombocytopenia) 등에서 출혈성경향으로 혈뇨가 있을 수 있다.

3. 루프스신염(lupus nephritis)

전신홍반루프스(systemic lupus erythematosus, SLE) 환자에서 생기는 신장의 합병증으로 SLE 환아의 68%에서 신사구체염이 있으며, 소변에 단백뇨, 현미경적혈뇨와 적혈구원주(RBC cast), 세포원주, 백혈구원주 등이 있다. IgG 침착이 가장 흔하고 IgA, IgM, C3, C1q도 침착된다. 혈중 Antinuclear antibody (ANA)가 증가한다.

4. 용혈성요독증후군(hemolytic uremic syndrome)

5세 이하의 소아에서 흔히 발생하며 이들의 90%이상에서 대장균감염과 관련된다. 용혈성빈혈(microangiopathic hemolytic anemia), 급성신부전, 혈소판감소증(thrombocytopenia)이 3주징(symptom triad)이며 이외에 혈뇨, 단백뇨, 출혈, 핍뇨 때로는 경련 발작 등이 있다.

5. 알러지성혈뇨

드물기는 하나 주로 음식 섭취 후 1~12시간에 발생하여 1~2일 지속된다. 소변뒤무직, 배뇨장애, 요통 등이 동반될 수 있다.

6. 아급성세균성심내막염(subacute bacterial endocarditis)

감염에 의한 면역복합체 매개성 사구체신염으로 소변에 육안적혈뇨나 현미경적혈뇨와 혈액원주(RBC cast)가 있다. 혈액배양검사에서 원인균이 자란다.

7. Alport's syndrome

4형 콜라겐유전자(Type IV collagen genes)의 변이로 신사구체나 cochlea, cornea, lens, retina의 기저막의 주요성분인 콜라겐 IV의 생산과 침착, 그리고 기능에 손상을 주어 생기는 선천성 유전질환으로 신부전으로 진행한다. 80%에서 X 염색체에 있는 COL4A5(X-linked)유전자 변이로 생긴다. 신장에서는 사구체 기저막의 특징적 병변을 동반하는 진행성 사구체신염으로 전체 말기신질환환자의 1~2%를 차지한다.

주된 신장증상은 현미경적 또는 육안적혈뇨이다. 중등도 내지 고음부 청각장애(sensorineural hearing loss)는 항상 양측성인데 선천성으로 오는 것이 아니라 대부분 소아 후기에서 청년 초기에 나타나기 시작하여 점차 진행한다. 안구의 병변은 15~30%에서 있으며 anterior lenticonus, retinal flecks을 동반한다. 드물게 대동맥류도 있다.

요도출혈(urethrorrhagia)

전부요도(anterior urethra)나 요도구(urethral meatus)에서 출혈이 있는 것으로 배뇨와 무관하게 속내의나 기저귀, 휴지에 피가 묻으며 소변 자체에는 피가 없다는 것이 혈뇨와 다르다. 항문, 질 등에서 나는 출혈도 감별하여야 한다.

주로 외요도구염이나 귀두포피염 또는 귀두주위의 상처 등으로 출혈이 있을 수 있으며 여자에서는 질이나 자궁, 그리고 항문, 외부 성기에서의 출혈이 혈뇨로 오인될 수 있다.

1. **요도구염**(meatitis); 기저귀를 차는 시기에 포경수술을 한 아이에서 잘 생기는데 소변에 있는 암모니아 성분에 의해 요도구에 염증이 생기는 것으로 일종의 화학적염증이다.

2. **요도탈**(urethral prolapse); 요도 원위부의 점막이 전체적으로 둥글게 요도 밖으로 밀려나오는 질환으로 육안적으로 외요도구 끝에 둥그런 고리 모양의 살덩어리(friable mass)로 보인다.

3. **요도 카룬클(urethral caruncle);** 50대 이후 폐경 여성의 요도에서 자주 보이는 혈관성 양성종양이며, 요도의 뒤 부분에만 국한되어 생기고 괴사되면 피가 묻고 통증이 있을 수 있다. 심하면 제거해 준다.

참고문헌

임천규. IgA신장병. In: 대한신장학회. 임상신장학. 군자출판사. 2015, 265–272.

정경환. 전신혈관염과 연관된 사구체질환. In: 대한신장학회. 임상신장학. 군자출판사. 2015, 288–294.

정종훈. 연쇄구균감염후사구체신염. In: 대한신장학회. 임상신장학. 군자출판사. 2015, 302–306.

정해일 유전성사구체질환. In: 대한신장학회. 임상신장학. 군자출판사. 2015, 919–927.

채동완. 루프스신염. In: 대한신장학회. 임상신장학. 군자출판사. 2015, 295–301.

Berger J. IgA glomerular deposits in renal disease. Transplant Proc 1969;1:939–944.

Berger J, Hinglais N. Les dépôts intercapillaires d'IgA–IgG [Intercapillary ceposits of IgA–IgG]. J Urol Nephrol 1968;74:694–695.

Bidadi B, Nageswara Rao AA, Kaur D, Khan SP, Rodriguez V. Neonatal renal vein thrombosis: role of anticoagulation and thrombolysis–an institutional review. Pediatr Hematol Oncol 2016;33(1):59–66.

Brandao LR, Simpson EA, Lau KK. Neonatal renal vein thrombosis. Semin Fetal Neonatal Med 2011;16:323–328.

Canning DA, Evaluation of the pediatric urologic patients. In: Walsh PC, Retik AB, Vaughan ED Jr, Wein AJ (eds), Campell's Urology, 8th edition, Philadelphia: WB Saunders Co, 2002,1812–28.

Cosgrove D, Liu S. Collagen IV diseases: A focus on the glomerular basement membrane in Alport syndrome. Matrix Biol 2017;57–58:45–54.

Cox PJ. Cyclophosphamide cystitis—identification of acrolein as the causative agent. Biochem Pharmacol 1979;28:2045–2049.

Dillon MJ. Parenchymal renal disease, hematuria, renal hypertension. In: O'Donnell B, Koff SA (eds), 3rd edition. Pediatric Urology, Butterworth Heinemann, 1997,253–4.

Feehally J, Cameron JS. IgA nephropathy: progress before and since Berger. Am J Kidney Dis 2011;58:310–319.

Halpern JA, Chughtai B, Ghomrawi H. Cost–effectiveness of Common Diagnostic Approaches for Evaluation of Asymptomatic Microscopic Hematuria. JAMA Intern Med 2017;17:800–807.

Hassan Z, Remberger M, Svenberg P, Elbander M, Omazic B, Mattsson J, Conrad R, Svahn BM, Ahlgren A, Sairafi D, Aschan J, Le Blanc K, Barkholt L, Ringdén O. Hemorrhagic cystitis: a retrospective single–center survey. Clin Transplant 2007;21:659–667.

Hussain TA, Hussein MH, Mana HA, Akhtar M. Pathophysiology of IgA Nephropathy. Anat Pathol 2017;24:56–62.

Jobin J, O'Regan S, Demay G, Mongeau JG, Robitaille P. Neonatal renal vein thrombosis—long-term follow-up after conservative management. Clin Nephrol 1982;17:36-40.

Johnston D, Schurtz E, Tourville E, Jones T, Boemer A, Giel D. Risk Factors Associated with Severity and Outcomes in Pediatric Patients with Hemorrhagic Cystitis. J Urol 2016;195:1312-7.

Kallmeyer JC, Miller NM. Urinary changes in ultra long-distance marathon runners. Nephron 1993;64:119-121.

Kühn K. Basement membrane (type IV) collagen. Matrix Biol 1995;14:439-445.

Liu Y, Hu Q, Shen P, Tang L, Yuan G, Zhou Y, Chai H. Clinical and pathological analysis of IgA nephropathy with chronic renal failure. Ren Fail 2016;38(9):1347-1352.

Loo RK, Lieberman SF, Slezak JM, Landa HM, Mariani AJ, Nicolaisen G, Aspera AM, Jacobsen SJ. Stratifying risk of urinary tract malignant tumors in patients with asymptomatic microscopic hematuria. Mayo Clin Proc 2013;88:129-138.

Lynch JP III, Kajon AE. Adenovirus: Epidemiology, Global Spread of Novel Serotypes, and Advances in Treatment and Prevention. Semin Respir Crit Care Med 2016;37(04):586-602.

McInnis MD, Newhouse MJ, von Duvillard SP, Thayer R. The effect of exercise intensity on hematuria in healthy male runners. Eur J Appl Physiol Occup Physiol 1998;79:99-105.

Meyer KEC. Evaluation of hematuria in children. Urol Clin N Am 2004;31:559-72.

Mohr DN, Offord KP, Melton LJ III. Isolated asymptomatic microhematuria: a cross-sectional analysis of test-positive and test-negative patients. J Gen Intern Med 1987;2(5):318-324.

Reid RI, Hosking DH, Ramsey EW. Hematuria following a marathon run: source and significance. Br J Urol 1987;59:133-136.

Robert J, Wyatt MD, Bruce A, Julian MD. IgA Nephropathy. N Engl J Med 2013;368:2402-2414.

Siegel AJ, Hennekens CH, Solomon HS, Van Boeckel B. Exercise-related hematuria. Findings in a group of marathon runners. JAMA 1979;242:391-392.

Skoog SJ, Scherz HC, Office pediatric urology, In: Gillenwater JY, Howards SS, Mitchell ME (eds), 4th edition. Adult and Pediatric Urology, Philadelphia: Lippincort Williams & Wilkins, 2002,2679-81.

Subak LL, Grady D. Asymptomatic Microscopic Hematuria-Rethinking the Diagnostic Algorithm. JAMA Intern Med 2017;17:808-809.

VanDeVoorde RG III. Acute poststreptococcal glomerulonephritis: the most common acute glomerulonephritis. Pediatr Rev 2015;36:3-12.

Varma PP, Sengupta P, Nair RK. Post exertional hematuria. Ren Fail 2014;36(5):701-3.

22장 불임(不姙, infertility)

정상적인 정자와 난자가 만나 수정이 된 수정란이 자궁에 착상하여 정상적으로 분화하고 성장하는 상태를 임신이라고 한다면 이 과정 중 어느 한 부분에서라도 이상이 있어 정상적인 태아의 생성과 발육이 안 되는 것을 불임이라 한다.

불임이란 건강한 남녀가 피임없이 정상적인 성관계를 하는 상태에서 1년 동안 임신이 되지 않는 상태로 정의된다.

빈도

정상 부부의 경우 80%에서 1년 내 임신이 되고, 8~15%에서 불임이 있는데 그 원인의 소재를 보면 남성, 여성, 남녀공동인 경우가 각 1/3 씩 차지한다. 즉 남성만의 원인이 30%이고 남성과 여성의 공동원인 중 남성의 요인을 감안하면 전체적으로 남성의 원인이 40~60% 정도이다.

생식기능의 조절

생식기능은 절대적으로 내분비계의 영향을 받는데 시상하부(hypothalamus)-뇌하수체 문맥(hypophyseal portal vessel)-뇌하수체 전엽(hypophysis)-고환과 난소의 간질세포에 이르는 과정이 가장 중요한 중심경로(axis)인데 이 과정에서 이루어지는 일련의 자극과 억제 기전에 의해 조절된다. 즉 각기 이들 장기에서 분비되는 성선자극호르몬분비호르몬(gonadotropin-releasing hormone, GnRH), 황체형성호르몬(luteinizing hormone, LH)과 난포자극호르몬(follicle stimulating hormone, FSH), 그리고 테스토스테론(testosterone)과 인히빈(inhibin) 간의 생체되먹임기전(biofeedback mechanism)에 의해 조절이 된다.

특히 남성의 수정력은 고환의 Sertoli세포와 Leydig세포의 기능에 좌우되는데 시상하부와 뇌하수체의 조절을 받으며 정자형성을 조절하는 Sertoli세포는 독점적으로 Inhibin B를 분비하여 FSH의 분비를 음성피드백(negative feedabck)으로 조절하면서 정자형성활동과 고환의 크기, 정자 총수에 영향을 준다. Inhibin은 정자형성에 대한 강력한 내분비 표지자로서 95%의 높은 진단적 정확도를 갖는다.

정자생성(spermatogenesis)

생식세포는 정세관(seminiferous tubule)의 기저막에서 분열과 성숙의 과정을 거치면서 정세관의 중앙으로 이동하며 성숙된 정자(spermatozoa)가 된다. 즉, 기저막에 붙어있던 정조세포(spermatogonia (2n))는 증식과 유사분열을 하여 1차 정모세포(primary spermatocyte (2n))가 되고 이는 다시 감수분열하여 2차 정모세포(secondary spermatocyte (n))가 된다. 2차 정모세포는 분열하여 2개의 정자세포(spermatid (n))가 되고 형태와 기능이 변화하는 정자형성과정(spermatogenesis)을 거치면서 정자(spermatozoa)가 된다. 이 과정은 약 74일이 소요되는 것으로 알려져 왔으나 최근 사출된 정자를 생산하기까지 총 42~76일로 다양한 것으로 확인되었다. (그림 22-1)

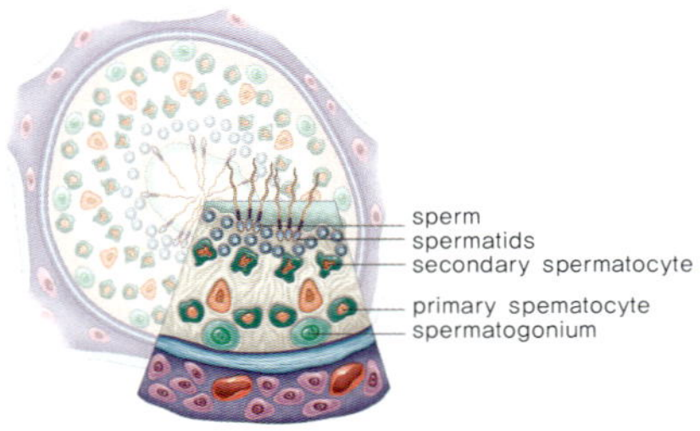

그림 22-1 정자생성과정 (spermatogenesis)

고환에서 만들어진 정자는 미숙한 상태로 운동성이 없고 스스로 난자와 결합할 능력도 없다. 부고환에서 형태와 기능이 더욱 성숙해지면서 비로소 난자와 결합할 수 있는 능력을 갖추게 된다. 정자가 부고환을 통과하는데 약 10~12일이 소요된다.

정액의 구성

정액의 첫 15~30%는 전립선액이며, 정낭액이 50~80%, 구부요도선액이 1~5%를 차지한다. 구부요도선(bulbourethral gland)에서 분비되는 점액은 성적자극 시 사정에 앞서 미리 분비되며 요도에서 윤활작용과 항균작용을 한다. 음경요도를 따라 있는 요도선(urethral gland, Littre's gland)은 작은 분비선으로 이의 분비액은 음경의 질 내 삽입 시 윤활작용을 한다.

불임의 원인

불임을 유발하는 원인은 시상하부나 뇌하수체, 고환, 부고환, 전립선이나 정낭질환, 발기장애, 역사정 등 다양하고 복합적이기 때문에 전문적인 진단을 받아야 한다. 암치료를 위한 항암제나 방사선치료, 생식기계의 심한 염증질환도 원인이 될 수 있다.

진단

병력과 신체검사, 음낭초음파검사; 가장 흔한 원인들로 쉽게 알 수 있는 덩굴정맥류, 잠복고환, 부고환질환, 생식기계의 발육 이상 등을 확인한다.

검사실검사; 정액검사, 혈액검사, 호르몬검사, 전립선염검사, 요검사를 한다.

정액에서 검사하는 지표(parameter)는 정액의 양, 색깔, 냄사, 정액의 pH 등 일반적인 상태와 정자의 수, 운동성, 그리고 정상 모양이다. 이들의 WHO의 정상 기준 (the WHO's lower reference limits, 2010)은 다음과 같다. (그림 22-2)

1) 총 정자 수; 39,000,000/ejaculate
2) 정자의 농도; 15,000,000/mL
3) 운동성; 40% (32% for progressive motility)
4) 정상 모양; 4%
5) 정액 양; 1.5 ml

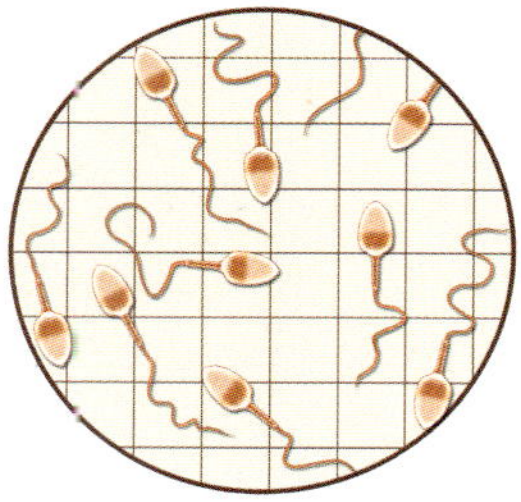
그림 22-2 정액검사

정액은 금욕시간이 48시간 이내이거나 5일이 지나면 정액의 지표(parameter)에 변화가 오기 때문에 최소 48~72시간의 금욕기간 후에 검사하기를 권하고 있다. 정액의 질적인 검사를 위해서는 적어도 2회 이상 한다. 정액은 받은 후 1시간 이내에 검사하며 이동 시에는 체온 상태를 유지여야 한다. 1회 검사에서 이상이 있으면 1~2주 간격으로 2~3회 반복한다.

호르몬 등 내분비검사와 염색체검사는 필요한 경우에 한다. 정액검사에서 정자가 없거나 형성장애 등으로 고환조직의 이상이 의심되면 고환생검을 하여 정자의 수, 모양, 밀도, 성숙정도 등을 확인한다. 정액에는 정자가 없으나 고환생검어서 정자가 정상이라면 정관의 폐색이 있을 가능성이 있어 정관에 조영제를 넣고 정관촬영술(vasography)을 하여 정관의 폐색여부와 그 위치를 확인한다.

치료

우선은 기질적인 원인을 찾아 치료하여야 한다. 일반적으로 전신 상태를 호전시키고, 술이나 담배, 음낭이 고온에 노출되는 것을 피한다. 전립선이나 부고환의 염증질환, 덩굴정맥류나 정관폐색 등 원인이 될 만한 질환은 치료하고 수술하여 교정해 준다. 내분비계에 이상이 있으면 적절한 약물투여로 치료한다.

스스로 자연임신이 안 되는 경우에는 전문병원에서 전문의사와 상의를 하는 것이 좋다. 고환에 있는 정자의 상태에 따라 직접 정자와 난자를 채취하여 접합시키고 착상까지 도와주는 인공적인 임신방법이 많이 발달하여 좋은 결과를 얻고 있다.

참고문헌

대한비뇨기과학회. 성과 생식. In: 대한비뇨기과학회. 비뇨기과학, 5th ed. 일조각. 2014,608-657.

Abiad F, Awwad J, Abbas HA, Zebian D, Ghazeeri G. Management of weight loss in obesity-associated male infertility: a spotlight on bariatric surgery. Hum Fertil (Camb) 2017;2:1-9.

Chiu YH, Edifor R, Rosner BA, Nassan FL, Gaskins AJ, Minguez-Alarcon L, Williams PL, Tanrikut C, Hauser R, Chavarro JE; EARTH Study Team. What does a single semen sample tell you? Implications for male factor infertility research. Am J Epidemiol 2017;15;186(8):918-926.

Clement P, Giuliano F. Physiology and Pharmacology of Ejaculation. Basic Clin Pharmacol Toxicol 2016;119 Suppl 3:18-25.

de Kretser DM, Loveland KL, Meehan T, O'bryan MK, Phillips DJ, Wreford NG. Inhibins, activins and follistatin: actions on the testis. Mol Cell Endocrinol 2001;180:87-92.

Globerman H, Shen-Orr Z, Karnieli E, Aloni Y, Charuzi I. Inhibin B in men with severe obesity and after weight reduction following gastroplasty. Endocr Res 2005;31:17-26.

Heller CG, Clermont Y. Spermatogenesis in man: an estimate of its duration, Science 1963;140:184-186.

Heller CH, Clermont Y. Kinetics of the germinal epithelium in man, Recent Prog Horm Res 1964;20:545-75.

Katib, A. Mechanisms linking obesity to male infertility. Central European J Urol 2015:68:79-85.

Louis JF, Thoma ME, Sorensen DN, McLain AC, King RB, Sundaram R, Keiding N, Buck Louis GMl. The prevalence of couple infertility in the United States from a male perspective: evidence from a nationally representative sample. Andrology 2013;1(5):741-748.

Misell LM, Holochwost D, Boban D, Santi N, Shefi S, Hellerstein MK, Turek PJ. A stable isotope-mass spectrometric method for measuring human spermatogenesis kinetics in vivo, J Urol 2006;175:242-246.

Neto FT, Bach PV, Najari BB, Li PS, Goldstein M. Spermatogenesis in humans and its affecting factors. Semin Cell Dev Biol 2016;59:10–26.

Puppo V, Puppo G. Comprehensive review of the anatomy and physiology of male ejaculation: Premature ejaculation is not a disease. Clin Anat 2016;29(1):111–9.

Stephen EH, Chandra A. Declining estimates of infertility in the United States: 1982~2002. Fertil Steril 2006;86:516–523.

Thoma ME, McLain AC, Louis JF, King RB, Trumble AC, Sundaram R, Buck Louis GM. Prevalence of infertility in the United States as estimated by the current duration approach and a traditional constructed approach. Fertil steril 2013;99(5):1324–1331.

Thonneau P, Marchand S, Tallec A, Ferial ML, Ducot B, Lansac J, Lopes P, Tabaste JM, Spira A. Incidence and main causes of infertility in a resident population (1,850,000) of three French regions (1988~1989). Hum reprod 1991;6:811–816.

Walsh TJ, Smith JF. Male infertility. In: McAninch JW and Lue TF. Smith and Tanagho's General Urology, 18th ed. New York: McGraw Hill, 2013.687–719.

World Health Organization. WHO laboratory manual for the examination and processing of human semen, 5th ed. Geneva, Switzerland 2010.

23장
성분화이상(abnormalities of sexual differentiation), 성발달장애(disorder of sexual development)

사람의 성별(性別, sexuality)은 남성과 여성에서 나온 유전물질이 합쳐져 수태되는 순간에 결정되며 이때부터 고도의 유기적인 과정을 통해 성의 분화가 시작된다. 이러한 수태(conception)와 성분화(sexual differentiation) 과정의 이상으로 생기는 질환이 성분화이상이며 예전의 간성(間性, intersex)과 같은 의미이다. 환자들은 모양이 모호한 생식기(ambiguous genitalia)를 갖는다.

성분화가 완성되는 3단계

성염색체(sex chromosome)와 상염색체(autosome)가 성선(gonad)인 고환이나 난소의 종류를 결정하고 성선을 발달시키며, 이 성선은 해당하는 성호르몬을 분비하여 내부와 외부의 생식기를 발달시킨다.

1. 1단계; 염색체에 의한 성별의 결정

46XX (여성), 46XY (남성)의 염색체에 의해 성별이 결정되는데 이러한 기능을 하는 대표적인 것이 고환결정인자(testis determining factor, TDF), 일명 sex-determining Region of Y (SRY) protein으로 Y염색체의 짧은 팔(short arm)에 있는 일종의 DNA-binding protein이다. 임신 6주까지는 성적 이중잠재상태(sexual bipotentiality)로 미분화성선, Mŭller관, Wolff관, 미분화 비뇨생식동(urogenital sinus)이 있으며 고환이나 난소 어느 것

으로도 분화가 가능한 시기이다.

2. 2단계; 염색체의 유전자에 의한 미분화성선의 고환이나 난소의 특정된 성으로의 분화과정으로 능동과정과 자동과정이 있다.

1) 능동과정(active process); 고환결정인자인 SRY가 있으면 미분화성선의 수질(medulla)이 정세관으로 발달하고 고환으로 분화한다.
2) 자동과정(autonomous process); 고환결정인자가 없으면 미분화성선의 피질(cortex)이 자동적으로 발달하고 난소로 분화된다.

3. 3단계; 성호르몬의 작용에 의한 내부 · 외부 생식기관의 분화

남성생식기관은 고환에서 분비되는 남성호르몬의 영향으로 남성화된다. 임신 7~8주에 고환의 Sertoli세포에서 Mŭller관억제물질(mŭllerian inhibiting substance, MIS)이 분비되면서 Mŭller관이 퇴화되고 자궁 생성이 억제된다. 한편 임신 9주에 Leydig세포에서 남성호르몬인 테스토스테론(testosterone)이 분비되면서 Wolff관과 고환, 정관 등 내부 남성생식기가 발달된다. 테스토스테론은 표적조직내에서 알파환원제(5α-reductase)에 의해 더욱 강력한 활성호르몬인 디하이드로테스토스테론(dihydrotestosteone, DHT)이 되고 이의 영향으로 외부남성생식기관이 더욱 발달한다.

여성생식기관은 임신 9주에 고환에서 남성호르몬의 생성이 안 되면 Wolff관은 자연이 퇴화되고 Mŭller관이 분화되면서 여성생식기가 형성된다. 두 개의 X염색체가 있고 TDF가 없으면 미분화성선은 난소로 분화한다. 즉 고환이 없으면 자동으로 Wolff관은 퇴화되고 자궁과 자궁관이 생기고 외부생식기도 여성화된다.

3가지 성분화이상(3types of abnormalities of sexual differentiation)

1. 유전자성이상(disorders of chromosomal sex) ; 성염색체의 숫자나 구조의 이상으로 생기는 질환이다.
2. 성선성이상(disorders of gonadal sex); 성염색체나 상염색체의 돌연변이, 기형발생원(teratogen), 성선의 손상 등으로 성선의 정상발육에 이상이 생기는 질환이다.
3. 표현성이상(disorders of phenotypic sex); 남성 · 여성호르몬의 생산과 작용에 이상으로 생기는 질환이다.

성분화이상의 분류

1. **성선발달장애**(disorders of gonadal differentiation and development)

염색체이상으로 인한 내·외부생식기 발달에 장애가 생긴 것. 45XO/46XY가 가장 흔하고 45XO, 46XY, 47XXY의 섞임증도 있다.

2. **46XX 성분화이상**(masculinized female)

염색체는 46XX이고 성선은 없든지 정상 난소이나 외부성기는 남성형이다. 임신중 남성호르몬에 과다 노출되어 생긴다. 원인은 선천성부신과다형성증(congenital adrenal hyperplasia), 남성호르몬생성종양, 남성호르몬투여 등이다.

3. **46XY 성분화이상**(undermasculinized male)

염색체는 46XY이고 성선은 정상고환이나 외부성기는 완전여성부터 모호한 모양까지 다양하다. 남성호르몬의 작용이 미흡하여 생긴다. 남성호르몬 생산장애, 성선자극호르몬에 대한 Leydig세포의 반응 저하, 5α-환원제 결핍 및 DHT 부족, MIS의 이상이 심할수록 내부 또는 외부 생식기가 여성화 된다.

4. **난소고환증성분화이상**(ovotesticular DSD), **진성반음양**(true hermaphroditism)

염색체는 46XX가 60%, 46XX/XY 섞임증(mosaicism)이 33%, 46XY가 7%이며, 성선은 난소와 고환조직이 양측에 각각 있거나 섞여서 한 몸에 함께 있다. 성선이 양측에 각각 ovotestis/ovary인 경우가 35%, 양측 모두 ovotestis인 경우가 25%, ovary/testis인 경우가 25%, 그리고 ovotestis/testis인 경우가 15%이다.

외부생식기는 60%에서 남성화 되어있기는 하나 일반적으로 모호한 모양이며 성선의 종류와 호르몬의 양에 따라 내부생식기관의 발달이 좌우된다. 고환조직은 나이가 들면서 난소조직에 비해 섬유화되고 그 기능을 상실한다.

치료

성분화이상환자를 진료함에 있어서는 성분화의 과정을 잘 이해하고, 환자의 성의 결정과 동반되는 내과적, 외과적, 그리고 정신과적인 문제까지 포함하여 환자의 모든 인자들을 충분히 고려하여 매우 신중하고 적절하게 총체적으로 이루어져야 한다. 진단 당시의 환자연령, 음경의 크기, 임신능력, 내분비 기능, 뇌의 성분화 등은 물론 장래 성선의 악성화 가능성까지도 고려되어야 할 것이며 특히 모든 결정 과정에 있어 본인의 의사가 존중되어져야 한다. 또한 이들이 어떤 상태로든지 정상인으로 살아갈 수 있도록 사회적인 배려도 중요하며 이런 면에서도 관련 분야의 전문가들과 상의하여 가장 현명한 결정을 하도록 하여야 할 것이다.

외과적 수술; 남성화 또는 여성화수술은 성별의 결정에 따라 불필요한 성선이나 혼합되어 있는 성선을 절제하고, 외부성기를 선택한 성별에 적합하게 수술로 만들어 주어야 한다.

약물치료; 선천성부신증후군환자에게는 내분비치료로 성호르몬을 투여한다.

참고문헌

대한비뇨기과학회. 성분화이상. In: 대한비뇨기과학회. 비뇨기과학. 5th ed. 일조각. 2014:575-589.

Baskin LS. Disorders of sex development. In: McAninch JW and Lue TF. Smith and Tanagho's General Urology, 18th ed. New York: McGraw Hill, 2013:654-685.

Wilson JD, George FW, Griffin JE. The hormonal control of sexual development. Science 1981;211(4488):1278-84.

PART
04

진단을 위한 검사와 치료를 위한 수술과 시술

환자에 관한 정확한 정보가 많을수록 진단은 정확하고 신속하게 이루어 질 수 있다.

의사의 진료를 받는 과정에서 가장 먼저 이루어지는 것이 병력과 증상을 듣고 신체검사를 통해 이상 징후를 확인하는 것이다. 이러한 정보들을 바탕으로 가장 의심되는 진단 (임상진단)을 붙이게 되고, 그리고 나면 이를 확인하기 (확진) 위한 필요한 검사를 하게 된다. 혈액, 소변, 체액 등을 이용하는 검사실검사, 다양한 사진영상을 촬영하는 영상의학검사, 그리고 신체의 각 장기들의 기능을 확인하는 기능검사들이 있다. 이외에 비뇨의학과에서 시행하는 특수검사들이 있다.

정확하고 신속한 진단을 위해서는 환자나 보호자는 정확한 모든 의료관련 정보를 의사에게 알려주어야 하고 각 종 검사를 하는데 있어서도 정해진 방법대로 정확하게 하는 것이 중요하다.

병원에서 이루어지는 검사의 종류는 셀 수 없이 많다.

신체검사 이외의 검사, 특히 검사실검사는 검사 목적과 방법에 따라 셀 수없이 많다. 병원의 규모에 따라 검사항목의 종류에 차이가 많은데 규모가 큰 대학병원이나 특수병원의 경우에는 수천 개가 넘을 다양한 검사들이 있다.

검사는 크게 보면 피검사, 소변검사, 체액검사, 조직검사, 영상의학검사, 그리고 각 종 장기들의 기능검사들이 있으며 이들 각각의 모든 검사에는 국가에서 정해준 고유의 검사이름과 전산용 코드가 있고 검사비용도 정해져 있다.

검사종류에 따라 검체를 받는 방법, 보관하는 방법, 검사하는 방법, 검사결과가 나오는데 걸리는 시간 (날자)도 다를 수 있다. 따라서 검사 방법과 검사에 필요한 준비 사항이나 요령에 대하여는 병원에서 관계자들이 별도로 안내를 하여 주며 특히 침습적인 시술이나 부작용·합병증의 위험이 있는 검사의 경우에는 본인이나 보호자에게 상세히 설명을 하고 동의를 받은 다음에 시행하기 때문에 이에 대해 미리 염려할 필요는 없다.

참고로 서울의 한 중형 대학병원에서 시행되는 검사 종류를 확인해 본 결과 무려

3,700여 가지가 있었다. 이 중 혈액, 소변, 체액, 분변으로 하는 일반 검사들이 1,000여 가지, 수혈검사 20여 가지, 인체조직으로 하는 외과병리, 특수병리, 세포병리검사 등 병리(조직)검사가 160가지 등으로 총 1,200여 가지였다. 영상의학검사 (예전의 엑스레이검사)도 일반촬영이 570가지, 투시조영술이 50가지, 혈관조영 및 중재적시술이 570가지, 전산화단층촬영 (CT)이 100여 가지, 자기공명 (MRI) 사진 100여 가지, 초음파검사 140여 가지, 핵의학검사 40여 가지, PET-CT가 10여 가지 등 총 1600여 가지였다. 이 외에도 각 진료 과에서 시행하는 기능검사가 420여 가지, 특수검사 460여 가지, 적외선체온검열 3가지, Package 검사 90여 가지가 있었다. (2015년 조사)

진단의학검사의 종류

1. 혈액으로 하는 검사

1) 일반혈액검사
2) 일반화학검사
3) 혈액감염검사
4) 암표지자검사(癌標識子檢査, tumor marker)
5) 내분비, 호르몬 검사
6) 면역화학검사

2. 소변으로 하는 검사

1) 일반요검사(Urinalysis)
2) 요배양검사(尿培養檢査, Urine culture)
3) 요세포검사(尿細胞檢査, Urine cytology)
4) 24시간 요검사

3. 체액검사

1) 요도분비물 검사
2) 정액검사
3) 전립선분비물검사 (EPS)
4) 복강(복수), 흉막강, 심낭강, 관절강, 척수강 속에 있는 액체나 분비물
5) 대변
6) 객담검사

조직병리검사(組織病理檢査, histopathology)

1) 생검(生檢, biopsy)

2) 부검(剖檢, autopsy)

세포병리검사(細胞病理劍士, cytology)

소변, 객담(폐(肺)나 기도(氣道) 분비물), 혈액과 조직의 삼출물(滲出物)에서 병의 원인이 되는 세포를 찾아내는 검사

영상의학검사(映像醫學檢査, radiologic study)

1) 방사선검사(放射線檢査, radiography)

콩팥요관방광**단순촬영** (KUB)

단순복부촬영(simple abdomen), 단순흉부촬영(chest PA)

요로촬영술(urography)

(1) 배설성요로촬영술(excretory urography), 경정맥신우촬영술(IVP)

(2) 역행성신우촬영술(Retrograde pyelography RGP)

(3) 역행성요도촬영술(RGU)

(4) 배뇨방광요도촬영술(VCU)

신 혈관촬영술(Renal vasculography)

(1) 신동맥촬영술(Renal arteriography)

(2) 신정맥촬영술(Renal venography)

림프관촬영술(Lymphangiography)

전산화단층촬영술(computed tomography);

뇌 CT

가슴 CT

복부 CT, 간 CT, 골반 CT,

척추 CT

양전자컴퓨터 단층촬영술PET-CT

2) 초음파검사(超音波檢査, ultrasonography)

복부초음파검사(abdominal US)

경직장초음파검사(transrectal US)

음낭·서혜부 초음파검사(scrotal US)

질초음파검사(vaginal US)

심장초음파검사(echocardiography)

산전 복부초음파검사

갑상선, 유방, 목 초음파검사

도플러 검사(Doppler ultrasonography)

3) 자기공명영상술(磁氣共鳴映像術, magnetic resonance imaging, MRI)

뇌 MRI

척추 MRI

전립선 MRI

4) 핵의학검사(核醫學檢査, nuclear medicine), 동위원소검사(同位元素檢査, radioistope)

신주사(腎走査, renal scan); DMSA, DTPA

이뇨성신주사(利尿性腎走査, diuretic renogram)

고환주사(睾丸走査, testis scan)

전신골주사(全身骨走査, whole body bone scan)

갑상선주사(甲狀腺走査, thyroid scan)

기타 각종 장기의 기능검사

장기마다 가지고 있는 고유한 기능을 정상적으로 하고 있는지, 아니면 어느 정도 손상이 온 상태인지를 확인하는 검사로 상태에 따라 다양하게 나타날 수 있다.

폐기능검사(肺技能檢査, pulmonary function tes)

심장기능검사(心臟技能檢査, cardiac function test)

신장기능검사(腎臟技能檢査, renal function test)

위장기능검사(胃腸技能檢査, gastro-intestinal function test)

뇌파검사(腦波檢査, electroencephalography)

시력검사(視力檢査, assessment of visual acuit)

청력검사(聽力檢査, audiometry)

요역동학검사(尿力動學檢査, urodynamic study)

성기능검사(性技能檢査, sexual function test)

신경전도검사(神經傳導檢査, nerve conduction study), 근전도검사(筋傳導檢査, electromyography)

24장
병력조사 및 신체검사

의사의 진료란 먼저 문진을 통해 주증상, 현병력, 과거병력, 증상을 확인하고 의사가 직접 신체검사를 하여 환자에 관련되는 충분하고 정확한 의학정보를 얻는 과정이며 이렇게 얻은 정보를 바탕으로 진단을 하게 된다.

이렇게 증상과 신체검사로 나타나는 소견만으로 얻은 진단을 임상진단(臨床診斷, clinical diagnosis)이라 하는데 이는 아직 확진은 아니다. 따라서 의심이 되는 임상진단들을 검사를 통하여 좀 더 확인한 후 확실한 진단이 나오면 치료를 시작하게 된다.

대부분은 의사의 진료결과 나오는 임상진단 단계에서 환자의 질환명과 중증도가 결정이 되고, 외래에서 치료할지 입원하여 치료할지도 결정이 된다.

따라서 진료 시에는 모든 증상과 징후에 대하여 구체적으로 자세하게 의사에게 알려줄수록 병을 진단하고 치료하는데 도움이 된다.

주증상(主症狀, chief complaint)과 발생시기(發生時期, onset)

처음 의사를 만나면 가장 먼저 묻는 것이 병원에 오게 된 직접적인 주된 증상과 이의 발생시기이다. 어떠한 증상이 언제부터 어떤 양상으로 발생되었는지 의사에게 자세히 알려준다.

현병력(現病歷, present illness)

다음에는 주증상이 생긴 이후 병원에 오기까지의 과정을 듣는데, 그동안 검사나 치료는 받아보았는지, 하였다면 어떤 검사와 치료를 하였으며 그 결과는 어떠했는지 등 이제까지의 경과를 있는 그대로 알려준다.

과거의 병력(過去病歷, medical history)

과거에 앓았던 질환, 투약하였거나 수술했던 것, 현재에 앓고 있거나 투약 중인 질환들에 대하여 질환의 이름, 치료약의 종류, 수술방법, 치료 후 결과나 현재의 상태 등을 알려준다. 특히 중요한 질환에 대해서는 질환의 이름, 수술의 이름과 방법은 간단히 기록하고, 약 특히 아스피린이나 프라빅스 계통의 혈액응고억제제 같은 약을 복용 중인 경우에는 이를 의료진에 알려주어야 하며 약에 대하여는 처방전을 보여주는 것이 가장 좋다.

이들은 현재의 질환과 직접 관련이 있을 수도 있고 아니면 검사나 수술, 치료하는 과정에 영향을 주거나 위험을 초래할 수도 있기 때문에 매우 중요한 정보로서 꼭 알려주어야 한다.

증상(symptoms) 조사

의사는 환자가 불편해 하고, 정상이 아니라고 느끼고 고치고 싶은 모든 증상을 확인하고 그러기 위해서는 잘 들어야 한다. 그리고 환자나 보호자는 모든 증상을 있는 그대로 의사에 알려주어야 한다.

징후(sign), 신체검사(physical examination)

증상에 대한 조사가 끝나면 모든 환자에서 가장 먼저 생명징후인 혈압, 맥박, 호흡수, 그리고 체온을 측정한다. 키, 비만도, 체형, 얼굴과 피부의 색과 탄력의 정도, 부종, 수염이나 체모의 모양이나 색깔, 분포 양상 등도 확인하여야 한다. 이 외에도 시진, 촉진, 타진, 청진을 통해 전체적으로 세심하게 조사하여야 한다.

눈으로 보는 시진(視診, inspection); 눈으로 보아서 하는 진찰행위다.

전체적으로 피부의 색, 덩어리(혹)의 유무, 분비물이나 출혈, 부종, 궤양, 체형, 걷는 모습, 몸의 대칭 여부도 확인하고 병소에 대하여는 색깔, 모양, 크기, 융기여부, 표면상태 등도 진단의 중요한 소견들이다. (그림 24-1)

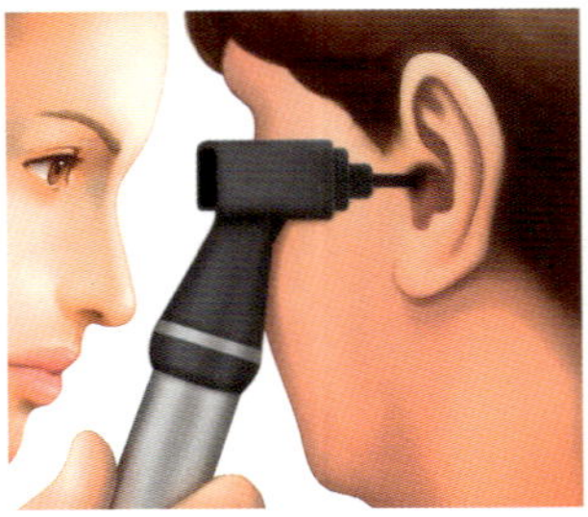

그림 24-1 시진

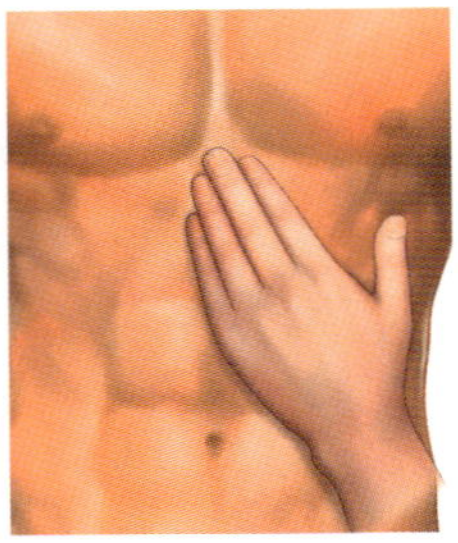

그림 24-2 촉진

손으로 만져보는 촉진(觸診, palpation); 병이 의심되는 부위를 손으로 만져보는 진찰 행위다.

병소의 위치, 크기, 모양, 단단한 정도, 통증, 감각, 유동성 등의 상태를 확인한다. 배를 만져보는 것, 음낭 내의 고환이나 부고환을 만져보는 것, 항문에 손을 넣어 전립선을 만져보는 것도 중요한 검사들이다.

두드려 보는 타진(打診, percussion); 손으로 두드려 보는 진찰행위이다.

옆구리나 배, 가슴 등을 손으로 두드렸을 때 느끼는 통증의 양상을 보거나, 소리의 울림과 둔탁한 정도를 보아 속에 물이 차있는지 공기가 차있는지 확인하고, 망치로 무릎 부위를 두드려서 신경 반사기능을 확인하고, 급성신장염이나 요석으로 옆구리 통증이 있을 때 신장부위를 두드려 보는 것 등이 타진이다. (그림 24-3)

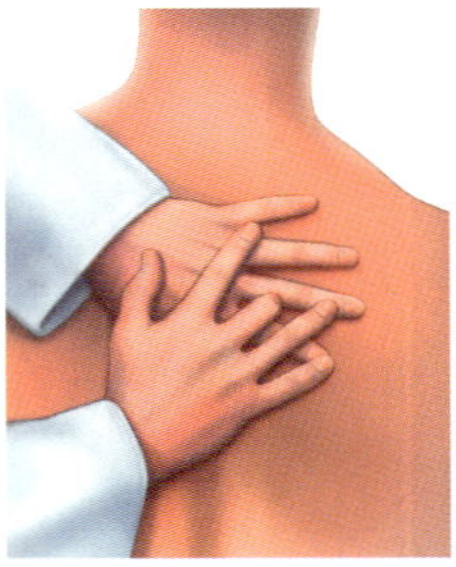

그림 24-3 타진

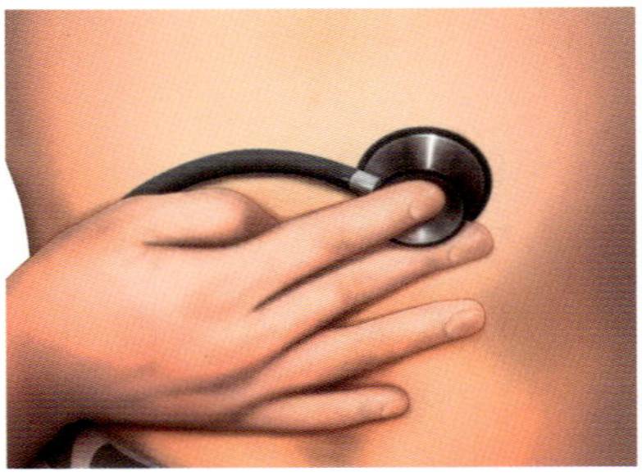

그림 24-4 청진

소리를 듣는 청진(聽診, auscultation); 소리를 들어서 하는 진찰행위이다.

장이 움직이는 소리, 허파에 숨이 들락거리는 소리, 심장이 뛰는 소리, 혈관에 피가 흐는 소리 등을 들어서 장기의 상태를 확인하는 것을 청진이라 하며, 이에 쓰이는 대표적인 기구가 청진기(聽診器, stethoscope)이다. (그림 24-4)

전신증상

고열, 오한, 어지러움, 체중감소, 전신쇠약, 피로, 전신 부종 등 특정한 부위가 아닌 전신적으로 나타나는 증상들로 흔히 급성감염, 만성적인 위장질환, 신장질환, 심혈관계, 간질환, 폐질환, 뇌신경계질환, 암, 빈혈, 호르몬장애, 전해질불균형, 고혈압, 당뇨, 과로, 피로와 스트레스, 긴장 등 다양한 원인으로 올 수 있기 대문에 이런 증상들이 있는 경우에는 한 분야의 특정 질환 뿐 아니라 동반될 수 있는 다른 분야의 질환들에 대한 가능성도 충분히 고려하여 자세하게 조사하여야 한다.

고열(高熱, high fever)과 오한(惡寒, chill)이 있다.

체온은 혈압, 맥박, 호흡과 함께 4대 생명징후의 하나로 모든 환자애서 기본적으로 측정을 하고 기록하는 항목이다. 간혹 본인은 열감을 느끼나 실제로 체온은 정상인 경우도 있고 반대로 고열이 있으나 환자는 오히려 심한 오한을 느낄 수 있다. 체온이 38℃ 이상이면 고열이라고 하는데 체온의 정도와 열이 오르고 내리는 양상도 중요한 소견이다.

고열이 있으면 가장 먼저 원인규명이 선행되어야 한다. 따라서 당장 해열제를 써서 열을 떨어뜨리는 것도 필요하겠으나 고열로 인한 발작이나 그 자체로 위험한 상태가 아니면 투약하기 전에 먼저 검사에 필요한 혈액이나 소변, 그 외의 분비물 등 검체를 받은 후에 약을 써야 한다. 유사한 약을 한 번 먹어도 진단에 혼란을 초래할 수도 있다. 특히 전염병도 포함하여 다양한 질환들이 원인일 수 있다는 것을 염두에 두고 환자를 보아야 한다.

고열이 있는 경우에 흔히 오한을 느껴 옷이나 담요 등을 덮어쓰기도 하는데 고열이 있으면 옷을 벗기고 미지근한 물로 몸을 식혀주어야 한다. 요로폐색이나 동반된 다른 요인들이 있는 경우에는 치유가 늦고 자칫 패혈증으로 진행하여 심해질 위험이 있으므로 이도 확인하고 속히 해결해 주는 것이 좋다.

아프다. 국소통증(痛症, pain), 전이통(轉移痛, referred pain)

통증은 신경 자체의 자극에 의해서도 오며 일반적으로는 염증이나 내부 출혈로 갑자기 붓거나, 장이나 요관, 혈관 같이 체액이나 혈액, 물이 흐르는 통로가 좁아지거나 막혔을 때 생긴다. 통증도 질환의 종류에 따라 그 양상이 다를 수 있으며 통증의 위치, 정도, 압통(tenderness)의 동반 여부, 반사통(rebound tenderness)의 유무도 중요한 소견이다.

때로는 병이 있는 곳이 아닌 다른 곳에서 통증이 느껴지는 경우가 있는데 이는 신경이 공통으로 분포함으로써 같이 느껴지는 증상으로 전이통(轉移痛) 또는 연관통(聯關

痛, referred pain)이라 한다. 신장이나 요관에 결석이나 염증이 있을 때 음낭이나 고환, 음부 쪽에서 통증이 같이 느껴지는 것도 이 때문이다.

측복통, **요통**(**腰痛**, **flank pain, loin pain**), **산통**(**疝痛**, **colicky pain**); 신장의 통증 중 대표적인 결석에 의한 통증은 쥐어트는 듯한 특징적인 심한 통증이다. 신장에 염증이 있거나 요관이 막혔을 때 신장이 갑작스레 부면서 신피막이 팽창되고 요관에 경련이 오면서 통증이 오는데 특히 참을 수 없이 심하여 이를 산통(colicky pain)이라 한다. 이런 이유로 요관에 결석이나 폐색이 있는 경우에도 그 자리보다는 신장이 있는 옆구리에서 통증을 느끼게 된다.

흔히 신장이나 요관의 통증은 다른 부위 즉 담낭이나 위장질환, 척추나 근육·인대 질환, 여자의 경우 자궁이나 난소질환, 골반염증 등에서 느끼는 통증들과 혼동될 수도 있다. 통증이 한 곳에 국한되지 않고 애매하거나 특히 아이들에서는 감별이 어려운 경우도 많다.

늑골척추각압통(**肋骨脊椎角壓痛**, **costovertebral angle (CVA) tenderness**); 마지막 12번 째 늑골과 척주사이를 두드릴 때 안쪽에 있는 신장부위에서 통증이 느껴진다. 신장의 급성 성질환으로 생기며 흔히 척추질환과 혼동되는 경우가 자주 있는데 쉽게는 허리의 움직임과 통증과의 관련성으로 감별을 한다. (그림 24-5)

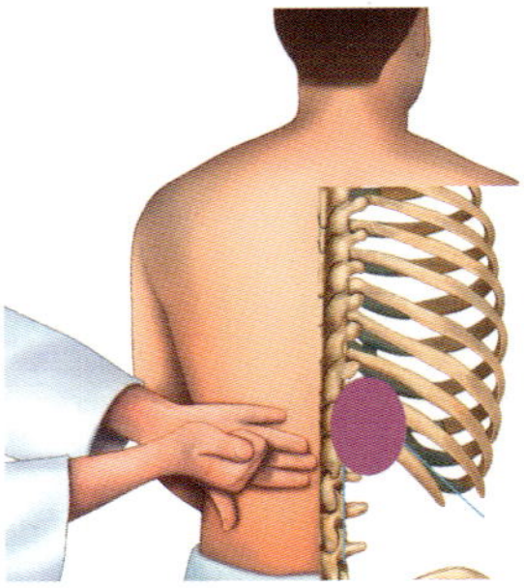

그림 24-5
늑골척추각압통

음낭통(**scrotal pain**); 음낭의 통증은 음낭자체의 원인보다는 고환이나 부고환의 질환에서 오는 통증이다. 고환은 예민한 장기이기 때문에 충격을 받거나 심하게 잡아도 아플 수 있다. 이에 비해 고환통(orchialgia)은 고환에서 통증을 느끼나 실제 압통이나 부종 등의 증상은 없고 초음파검사 등 관련 검사에서도 정상인 경우가 있는데 이러한 고환통은 아직 원인이 규명되지 않았으며 대부분은 일과성으로 자연 소실된다.

욕지기(nausea), 구토(vomiting), 복부팽만감(abdominal distension)

신장질환 환자에서 신장이 아닌 다른 부위에서 신장 외 증상(extrarenal symptoms)이 생기는 현상으로 이는 신장에 공통으로 분포하는 위장의 신경이 동시에 자극되면서 유발되는 2차적인 증상이다. 즉, 급성신우신염이나 요관폐색으로 급성통증이 있을 때 장에 가스가 차고 배가 불러지고 더부룩하고 심하면 욕지기와 구토 등 장 마비 증상이 올 수 있다.

소변보기가 불편하고 힘들다. 배뇨장애(排尿障碍, voiding disorders)

정상적인 배뇨라면 소변을 일정 기간 참을 수 있고, 편안하게 완전히 배출을 할 수 있어야 하는데 소변을 참고 배출하는 기능에 이상이 생기면 이로 인한 증상들이 다양하게 나타난다.

이런 증상들은 방광의 두 기능인 저장장애와 배출장애와 관련되는 증상들로 나누어 생각할 수 있다. 소변은 250~300cc 정도씩 하루에 5~6회, 3~4시간마다 보면 정상이다.

용어정리; 배뇨와 관련되는 증상들은 다양하게 많은데 이런 증상들은 각기 다른 질환에 따른 독립적인 증상일 수도 있으나 대개는 하나의 질환에서 동반되어 나타나는 증상들이다.

빈뇨(頻尿, frequency); 소변을 보는 횟수가 정상보다 잦은 것을 말한다. 소변양이 많거나, 방광의 기능적 용적이 작아지거나 방광자극에 의해 소변을 자주 본다.

요절박(尿切迫, urgency); 소변을 보고 싶은 요의를 느끼더라도 어느 정도는 참을 수 있어야 하는데 그렇지 못하고 참을 수 없이 급해지는 증상이다. 심하면 화장실에 가기 전에 옷에 지리는 절박요실금(切迫尿失禁, urgency incontinence)이 있다.

소변주저(小便躊躇, hesitancy); 소변을 보려고 할 때 시작이 안 되거나 늦다.

세뇨(細尿, weak stream); 소변줄기가 가늘고 약하다.

요단절(尿斷切, interruption); 소변이 나오다 저절로 끊어진다.

배뇨장애(排尿障碍, dysuria); 소변을 볼 때 힘을 주어야 한다.

배뇨통(排尿痛, dysuria); 소변보는 도중이나 보고 나서 요도나 방광, 아랫배에 통증이 있다.

소변뒤무직(tenesmus); 소변을 보고 나도 덜 본 것 같고 또 소변이 보고 싶다.

야간뇨(夜間尿, nocturia); 수면 중에 소변 때문에 일어나 소변을 보아야 한다.

1. 소변을 편안하게 참을 수 없다. 방광의 저장장애(storage disturbance)

여러 질환으로 인해 방광이 자극되고 불안정해지면 여러 방광자극증상(bladder irritation symptoms)들이 나타나며 소변이 충분히 고이기까지 참지를 못하고 자주 보아야 하고, 요의를 느끼자마자 급하고 수면 중에도 여러 차례 깨어나게 된다.

자다가 소변을 보아야 한다. 야간뇨(夜間尿, nocturia)

밤에 자는 동안에는 항이뇨호르몬의 작용으로 소변을 보지 않는 것이 정상인데, 밤에 소변을 2회 이상 보면 야간뇨라 한다.

원인; 방광이 염증이나 신경인성방광, 배뇨장애질환으로 방광자극이 심하거나, 잔뇨가 있던지 방광의 실질적 용적이 감소한 경우에 올 수 있다. 수분 섭취를 많이 하거나 요붕증으로 소변의 양이 절대적으로 많아지면 야간뇨도 생기는데 이는 다뇨증에 의한 것으로서 방광 자체의 이상은 아니다.

심장질환으로 부종이 있는 환자나, 노인에서는 신장의 요농축기능이 감소하며 누워있으면 신혈류가 많아지면서 야간에 소변양이 많아질 수 있다.

야뇨증(夜尿症, enuresis)

수면 중에 본인도 모르게 이불에 소변을 싸는 증상으로 주로 어린 아이들에 있으며 대부분이 일차성야뇨증으로 나이가 들면서 없어진다. 자다가 요의를 느끼고 스스로 일어나 소변을 보는 야간뇨(夜間尿, nocturia)와는 다른 증상이다.

야뇨증은 소변이 방광에 차면 이를 인지하고 일어나 소변을 보아야 하는데 그렇지 못하고 본인의 의사와 관계없이 방광이 반사적으로 수축하여 소변을 배출시켜서 생긴다. 5세 이 후의 소아에서 한 달에 2회 이상 있으면 야뇨증으로 진단하고 치료한다.

빈도; 5세 소아의 15%, 15세 아이의 1%에서 있다.

2. 소변보기가 어렵다. 방광의 배출장애(emptying disturbance)

하부요로 장애로 소변의 배출이 원활하지 못하면 배에 힘을 주어 소변을 보게 되고, 소변줄기는 가늘어 지고 약해지고 심하면 소변을 못 보거나 잔뇨가 많이 남는 등 배뇨장애(排尿障碍, dysuria) 증상들이 생긴다.

세뇨(細尿, weak stream); 최고요속이 10ml/sec 이하면 협착이 있다. (정상; 남자 20ml/sec 여자 25ml/sex 이상). 소변보는 시간이 길어지고 심하면 방광에 잔뇨가 있다.

요단절(尿斷切, urinary interruption); 배에 힘을 주는 순간에만 복압에 의해 소변이 나온다. 심하면 배에 힘을 줄 때만 조금씩 나오고, 배를 쥐어짜듯 힘을 주어 소변을 본다.

소변주저(躊躇, hesitancy); 요도조임근이 쉽게 열리지 않아 생기며 일단 배뇨가 시작되면 잘 나온다.

배뇨통(排尿痛, dysuria); 소변을 보는 동안 느끼는 통증은 흔히 방광 위보다는 요도구(meatus) 쪽으로 느낀다. 소변을 시작할 때 아픈지, 끝나갈 때 아픈 지, 처음부터 끝까지 아픈지에 따라 전부요도, 후부요도, 방광 등 병변의 위치를 알 수 있다.

소변뒤무직(裏急後重, tenesmus); 소변을 보고 난 후에도 덜 본 것 같아 또 보려 하고 심하면 통증도 느끼는 통증방광경련(痛症膀胱痙攣, painful vesical spasm) 증상이다.

소변이 안 나오고 아랫배가 볼록하고 뻐근하다. 요정체(urinary retention)

배뇨 후에도 소변이 완전히 배출되지 않고 방광에 남아있으면 방광이 팽창하여 치골 바로 위 아랫배가 볼록하게 불거지고, 통증이 있으며 손으로 누르면 통증이 심해진다.

때로는 종양으로 오인되기도 한다. 내부에 물이 있기 때문에 타진에서는 둔한 소리가 나며 방광초음파검사에서 소변이 고여 있는 것이 쉽게 확인이 된다.

도뇨관으로 소변을 빼주면 즉시 종물과 증상이 없어진다.

소변을 지린다. 요실금(尿失禁, urinary incontinence)

정의; 소변을 참으려 해도 참아지지 않고 본인의 의사에 반하여 소변을 지리는 증상이다.

분류; 원인과 양상에 따라 몇 가지 종류로 분류하는데, 중요한 기준은 요실금의 양상인데 소변이 나오는 것, 즉 요의를 본인이 느끼면서 참지를 못하는 것인지, 아니면 요의 자체를 전혀 느끼지 못하면서 지리는지의 차이이다.

지속요실금(持續尿失禁, continuous incontinence), **진성요실금**(眞性尿失禁, true incontinence); 소변이 나올 것 같은 요의를 느끼지 못하는 상태에서 지속적으로 소변을 지리는 증상이다. 소변이 방광에 고이지 않고 요도조임근을 우회하여 외부로 나가기 때문에 요의를 느끼지 못하고 소변을 지린다. 요관이나 방광이 질이나 회음부로 연결되는 선천성 기형이나 손상으로 생기며 요도조임근의 무력증 시에도 생길 수 있다.

절박요실금(切迫尿失禁, urgency incontinence); 소변이 나올 것 같은 요의는 느끼나 이를 참지 못하고 급하게 소변을 지리는 증상이다. 소변이 방광에 고여 요의를 느끼고 요도조임근도 정상이나 방광근육이 비정상적으로 강하고 급하게 수축을 하기 때문에 이를 견디지 못하고 소변을 지린다.

범람요실금(氾濫尿失禁, overflowing, false, paradoxical incontinence); 방광의 배출장애로 방광에 잔뇨가 많은 환자에서 소변이 방광을 넘쳐 나오는 증상이다. 요도조임근의 힘은 정상인데 방광배뇨근의 힘이 약하거나, 방광배뇨근의 힘은 정상인데 상대적으로 방광하부의 폐색으로 소변이 못 나오고 고여 있는 상태에서 생긴다.

복압요실금(腹壓尿失禁, stress incontinence); 평소 소변을 참고 보는 것은 정상인데, 기침, 재치기, 웃거나 뛰는 등 일상적으로 있을 수 있는 정도의 압력이 배에 주어지는 순간에 이를 견디지 못하고 소변이 나오는 증상이다. 요도, 방광배뇨근, 요도조임근의 힘은 정상이나 방광과 요도을 받쳐주는 조직이 약해지고 요도의 움직임이 커지면서 생긴다.

소변양이 많거나 적다.

다뇨(多尿, polyuria), 핍뇨(乏尿, oliguria), 무뇨(無尿, anuria)

뇌하수체에서 분비되고 신장에서 수분의 재흡수를 통해 소변의 양을 조절하는 항이뇨호르몬에 이상이 있거나, 급만성신부전으로 사구체에서 소변을 정상적으로 만들지 못하거나, 요로폐색으로 소변의 배출이 안 되면 그 기간과 정도에 따라 소변양이 줄거나 없을 수 있다. 하루 소변의 정상 총량은 평균 1,200~1,500mL (25mL/kg)이다.

다뇨(polyuria); 하루 2,500mL 이상으로 소변양이 많은 것으로 이 때는 한 번에 보는 소변양이 많으면서 자주 보고 (빈뇨) 야간뇨도 동반된다.

핍뇨(乏尿, oliguria); 하루 500mL 이하 (소변의 비중이 1.010 이하에서는 하루 1,000~1,500mL 이하)이거나 300ml/m^2/24h 미만로 소변양이 적은 것.

무뇨(無尿, anuria); 충분히 수분을 섭취하는데 불구하고 2~3일 연속 소변량이 100mL/24h 이하로 적은 것.

소변이 붉거나 진하다

혈뇨(血尿, hematuria)

소변에 피(적혈구, RBC)가 있는 혈뇨는 신장과 요도 사이에 출혈이 있음을 의미한다. 혈뇨는 눈으로 식별되는 육안적혈뇨와 고배율 현미경으로 확인되는 현미경적혈뇨가 있다. 특히 성인에서 무증상의 혈뇨가 있으면 콩팥이나 방광의 악성종양을 의심해 보아야 한다. 육안적혈뇨가 있었다면 현재에 눈으로 보이지 않고, 증상이 없더라도 안심할 것은 아니며, 일정기간은 정기적으로 확인해 보는 것이 좋다.

특히 육안적 혈뇨가 있을 때에 방광내시경검사를 하면 병소를 확인하는데 도움이 된다. 그리고 배뇨 중 혈뇨의 시기(time)와 통증의 동반 여부, 피덩이가 있으면 그 모양도 진단에 도움이 된다. 50세 이상 성인에서 육안적 혈뇨의 가장 흔한 원인은 방광암이다.

요도출혈(尿道出血, urethral bleeding)

소변에 피가 석이는 혈뇨는 요로에서의 출혈이지만 배뇨와 관계없이 요도로 나오거나 속내의나 휴지에 피가 묻는 출혈은 요도조임근을 지난 전부요도에서 나는 출혈이며, 항문이나 대변, 여자에서는 자궁이나 질에서 나오는 출혈과는 감별을 하여야 한다.

적색뇨(赤色尿, red urine)

소변의 현미경검사에서 피(적혈구)가 없이 단순히 색깔만 붉게 보이는 적색뇨는 음식이나 과자, 사탕, 약을 먹거나, 황달이나 케톤혈증, 탈수 등에서 유래되는 색소, 대사산물, 탈수상태로 인해 소변의 색이 붉거나 진한 갈색으로 보일 수 있다. 소변이 심히 농축된 경우에도 짙은 황갈색으로 보일 수 있다.

혼탁뇨(混濁尿, turbid urine)

소변은 염증이나 인산뇨, 암죽뇨(chyluria) 등이 있을 때 뿌옇게 보일 수 있다. 소변에 인산염이 많아 생기는 경우가 가장 흔하며 소변을 약한 열에 덥히거나 산성용액(식초)을 1~2 방울 떨어뜨린 후 흔들어주면 맑아진다. 특별한 임상적 의미는 없다. 심한 요로감염이나 특히 요로결핵에 의한 경우는 소변검사, 혈액검사, 영상의학검사로 확인한다. 이 외에 임파계에 기생충인 filariasis감염이 있거나 임신, 출산, 부분신절제술이나 열치료(thermal ablation) 후에 소변으로 임파액이 누출되어 나올 수 있다.

공기뇨(空氣尿, pneumaturia)

실제로 소변에 가스가 있다면 가스를 발생시키는 세균에 의한 요로감염이나 장과 방광 사이의 누공을 의심하여야 한다. 그러나 대부분은 소변이 변기에 떨어지면서 물표면에서 생기는 것으로 임상적인 의미는 없다.

가스를 발생하는 세균감염으로 특히 당뇨환자에 잘 생기는 기종성신우신염과 방광염은 소변 내의 고농도 당이 발효되면서 가스가 생기는 것으로 치료가 쉽지 않은 중증의 위험한 질환이다. 장내 가스가 소변에 나오는 경우는 방광의 악성종양이나 장의 악성종양, 게실염, 만성염증질환인 크론병 등으로 방광과 장이 유착되고 괴사되면서 누공이 생긴 것이다. 지속되는 요로감염과 소변에 대변의 찌꺼기가 보이는 것이 주증상이다. 요배양검사로 요로감염을 확인하고, 방광내시경검사로 대변 찌꺼기와 방광의 누공을 확인한다. 일반복부사진이나 CT, 대장영상검사로 신장이나 방광에 가스음영과 방광이나 장의 종양이나 누공을 확인한다. 대장내시경검사로 장의 병변과 누공을 확인한다.

성기능장애(性機能障礙, sexual dysfunction)

성욕감소, 발기와 이의 유지가 어려운 발기부전(impotence), 사정장애, 불감증

발기부전(勃起不全, erectile dysfunction, impotence)

음경은 평소에는 이완되어 있으며, 성적인 자극에 의해 음경해면체로 들어오는 혈관이 확장되면서 유입되는 혈액이 많아지고 동시에 음경해면체에서 나가는 혈관은 닫히면서 유출되는 혈액의 양이 감소하여 음경해면체가 단단해지고 곧게 발기되는 것이다.

발기가 충분하게 단단하여 질 내 삽입이 가능하고 충분한 시간동안 유지되어 만족스런 성관계가 될 수 있어야 하는데 그렇지 못하면 발기부전이다.

음경지속발기증(陰莖持續勃起症, priapism); 성적자극이 없어진 후 일정시간이 지나도록 발기가 가라앉지 않고 병적으로 오래 지속되는 질환이다. 발기상태가 오래되면 음경해면체가 섬유화변화로 굳어지고 발기기능을 잃을 수 있어 조기에 치료해주어야 하는 비뇨기과의 응급질환이다.

불감증(不感症); 성적인 호감이나 극치감을 느끼지 못하는 증상이다. 정신적원인, 약물, 당뇨성신경장애 등이 원인이다.

사정장애(射精障碍, ejaculation disorders)

사정은 누정(emission)과 방출(expulsion) 과정을 거쳐 이루어지며 장애증상으로는 조루증, 지루증, 정액감소증 등이 있다.

조루증(早漏症, early ejaculation); 음경의 질 내 삽입 후 1분 이내 사정하는 증상이다. 정신적 원인으로 남성의 30~50%에서 있다.

지루증(止漏症, delayed ejaculation); 정상보다 오랫동안 사정이 지연되는 증상인데 기질적원인과 심리적원인으로 생기는 것으로 알려지고 있으나 정확히 밝혀지지는 않았다.

정액이 적게 나온다.

사정 시에 정액의 양이 적어지거나 안 나와 고민하는 환자들이 있다. 나이가 들면서 생산 자체가 적어지거나, 사정기능장애나 약물 효과로 사정되는 양이 감소되거나, 정액이 앞으로 나오지 못하고 방광으로 역사정되어 생길 수 있다.

방광으로 올라간 정액은 소변으로 나오게 되며, 사정되는 정액양이 적다고 하여 성관계의 질이 나빠지는 것은 아니다. 따라서 아이를 낳아야하는 경우가 아니라면 정액의 양이 적다고 염려할 것은 아니다.

혈정액증(血精液, hematospermia); 정액에 피가 섞이는 혈정증은 대부분이 성관계 후에 여성의 질에서 보이거나 남성의 첫 소변에서 발견된다. 정액의 육안적소견이나 현미경검사로 쉽게 확인할 수 있다.

대부분은 전립선이나 정낭의 비특이적인 염증으로 오며 자연 소실된다. 소변검사, 정액검사, 전립선초음파검사, PSA 검사 등으로 원인을 찾고 악성질환을 감별할 필요는 있다.

불임(不姙, infertility)

1년간 정상적인 성관계를 하였음에도 임신이 안 되면 불임이라 진단한다. 정상적인 부부관계를 배란기에 맞추어 자주 했는지, 피임은 안 했는지, 유산경험은 없는지, 발기와 사정은 정상인지, 과거에 불임에 영향을 줄만한 질병이나 약물복용, 수술. 암치료나 방사선치료 등 자세히 조사하여야 한다.

남성은 정액검사, 여성은 생리, 배란, 난소와 자궁의 질환 등에 대해서도 확인한다.

혹이 있다. 종양(腫瘍, tumor)

종양은 우리 몸의 모든 장기와 조직에서 생길 수 있고 그 중에는 양성종양과 악성종양이 있다. 혹의 위치나 크기, 진행정도에 따라서는 신체검사에서도 모를 수 있고 많은 종양에서 특히 초기에는 증상이 없어 알아도 대수롭지 않게 지나치는 경우가 있다.

종양이 단단한 고형종물(solid mass)이거나 한 곳에 고정되어 있거나 표면이 울퉁불퉁하고 통증이 있는 종물일수록 악성 가능성이 높다.

물이 차있는 부드러운 낭종(囊腫, cyst)은 양성종양일 가능성이 높으나 드물게는 낭종에 암이 동반되는 경우도 있다. 종양 내부에 출혈이 있으면 통증이 있을 수 있으며 이 경우에는 악성종양도 의심하여야 한다.

종양은 조직검사 없이도 진단이 가능한 질환도 있기는 하나 모든 종양, 특히 고형종양은 반드시 조직검사를 하여 조직학적인 확진을 하여야 한다. 악성종양일 경우에는 전이 여부와 그 범위, 병기(stage)도 세밀하게 확인하여야 한다. 비뇨기계 고형종양이나 음경의 궤양 중에는 악성질환이 많아 주의를 기울여야 한다.

신장 촉진; 환자가 누운 상태에서 심호흡을 하는 동안 한 손으로 환자의 등을 들어 올리듯이 하면서 다른 한 손으로 늑골 하부 상복부를 가볍게 누르면서 신장을 만져본다.

호흡을 들이쉴 때에는 횡격막이 내려오면서 신장을 밑으로 밀어서 촉진이 가능하다. 수신증이나 신종양, 신낭종, 유주신에서 잘 만져진다.

유주신(遊走腎, wandering kidney); 신장을 지지하는 지방 등 연부조직이 적거나 약해서 앉거나 일어서면 신장이 자체 무게에 의해 정상보다 밑으로 쳐질 수 있다.

환자의 상체를 뒤로 비스듬히 세운 상태에서는 신장이 아랫배에서 쉽게 만져진다.

주로 마른 체형의 여자에 잘 오며 심하면 오래 서있거나 뛸 때 요통을 느끼거나 소변에 피가 나올 수 있다.

전립선직장손가락검사(前立腺直腸手指檢査, Digital rectal examination)

전립선을 촉진하여 진찰하는 방법이다. 전립선은 방광과 외조임근 사이에 있기 때문에 외부에서 만질 수는 없는데, 환자가 다리를 벌리고 상체를 앞으로 구부린 상태에서 검사자가 오른쪽 인지를 항문에 넣으면 6시 방향으로 심장 모양의 전립선이 만져진다.

전립선의 모양, 크기, 단단한 정도, 결절의 유무, 압통 등을 확인하여야 한다. 전립선이 정상보다 크다면 전립선비대증, 전립선암, 급성전립선염을 생각할 수 있다. 내부에 단단한 결절이 만져지면 전립선암이나 결핵 또는 육아종, 결석을 의심할 수 있다. 급성전립선염에서는 압통과 열감이 있고, 살짝 눌렀을 때 부드러우며, 말랑말랑한 물집 같은 것이 만져진다면 전립선농포를 생각할 수 있다. 다만 급성염증 시기에는 무리하게 전립선을 마사지하거나 시술이나 조작을 하면 패혈증의 위험이 있어 조심하여야 한다. 항문조임근이 수축된 상태에서 과격하게 손가락을 넣다가는 직장에 손상을 줄 수 있고, 갑작스런 통증으로 쇼크에 빠질 수 있어 환자를 안심시키면서 부드럽고 조심스레 하여야 한다. 항문조임근의 수축이 너무 강하거나 약하면 신경계 이상을 의심할 수 있다.

음낭이 커졌다.

음낭이 크다면 고환과 부고환 중 어느 것이 커진 것인지 구분하여야 한다. 음낭수종과 경한 탈장의 경우에는 내용물이 장이나 물이기 때문에 촉진 시 말랑말랑하고 통증이 없을 수 있다. 탈장이 심해 장에 부종이 있거나 오래 된 경우에는 단단하게 만져지고 통증이 동반될 수 있다. 고환에 통증이 없는 단단한 혹이 생겼다면 악성질환 가능성이 높아 감별진단이 필요하다. 음낭에 급하게 통증이 오면서 붓는 경우에는 급성염증이나 고환꼬임을 감별하여야 하는데 고환꼬임인 경우에는 시간이 경과되면 고환에 허혈성괴사가 오기 때문에 즉시 꼬인 혈관을 풀어주어야 하는 응급질환이며 초기에 감별하기 어려운 경우에는 수술을 해서라도 확인하고 치료해주어야 한다. 물이 차있는 음낭수종에서는 불빛을 통과시키면 고르고 투명하게 불빛이 투과된다.

음낭에 고환이 없다: 정류고환(잠복고환)(停留睾丸, undescended testis), 이소고환(異所睾丸, ectopic testis), 무고환(無睾丸, anorchism)

고환은 뱃속에서 발생하며 출산 때가 되면 고샅관 (서혜관)을 통해 음낭으로 내려온다. 정류고환 또는 이소고환은 고환은 있으나 음낭까지 내려오지 못하고 중간에 멈추어 있는 것으로 대부분은 고샅부 (서혜부, 사타구니)에 있으며, 촉진되지 않는 20%의 고환도 극히 일부를 제외하고는 대부분 내고샅륜 안 쪽 뱃속에 있다.

흔적만 남은 경우에는 발육이 안 된 위축고환(atrophy)과 소멸고환(vanishing testis)이 있고 태생적으로 고환이 만들어지지 않은 무고환(anorchism)이 있다.

고환이 작다.

고환의 크기를 재는 방법에는 몇 가지가 있는데 고환의 상하, 좌우, 전후 길이를 재거나, 초음파검사로 부피를 재고, 또는 고환의 모형과 비교하여 크기를 측정하기도 한다.

고환의 크기가 정상보다 작은 것은 발육이 덜 되거나 퇴축(atrophy)되어 작아진 것이다. 일차성 성선기능저하증(hypogonadism), 크라인휄터증후군(Klinefelter's syndrome)이 발육이 되지 못한 대표적인 질환이며, 고환의 손상이나 볼거리고환염, 방사선치료나 항암치료 등이 고환이 작아지는 원인들이다.

음경이 작다. 왜소음경(micropenis)

음경의 크기란 치골의 전면에서부터 귀두 끝까지의 길이다. 실제로 성장이 안 된 작은 왜소음경(micropenis)은 호르몬치료가 도움이 될 수 있다. 실제 음경의 길이는 정상이나 치골부의 지방층이 두껍거나 포경이 있어 음경이 피부 속에 묻혀서 단순히 작게 보이는 **숨은음경**(concealed penis)과는 구분하여야 한다.

음경이 굽었다. curved penis

음경해면체의 백막(白膜, tunica albuginea)이나 요도가 있을 부위에 신축성이 떨어지는 단단한 섬유판(纖維板, fibrous plaque)이 생기면 그 부우가 팽창이 안 되고 음경이 그 방향으로 굽어진다. 특히 발기 시에는 심하게 굽고 통증을 동반하기도 하며 음경의 질내 삽입이 어려워 성관계에 지장이 있을 수도 있다.

대표적인 질환이 Peyronie병인데 이는 음경해면체를 싸고 있는 백막에 단단하고 두꺼운 판(plaque)이 생기면서 발기 시 그 쪽의 음경이 신장되지 않아 같은 방향으로 음경이 굽는 질환이다. 평시에도 음경에서 단단하게 만져진다.

과잉포피(redundant prepuce), 포경(phimosis)

귀두가 포피에 싸여 겉으로 보이지 않는 경우에는 포피가 길어서 단순히 귀두를 덮고 있는 과잉포피(redundant prepuce)와 포피에 단단한 섬유띠가 있어 포피가 귀두 뒤로 당겨지지 않는 병적인 포경(phimosis)과 구분하여야 한다.

음경의 종양이나 궤양질환(潰瘍, ulceration)

음경 피부의 궤양이나 혹은 음경암, 매독성 굳은괴양, 무른괴양, 약의 부작용으로 생기는 약진, 그 외에 뾰족콘딜로마(condyloma accuminata), 사마귀(wart) 같은 사마귀양 병변도 감별하여야 한다. 피부의 수포나 포진은 헬페스감염이 대표적인 질환이며 대개는 일과성이다. 특히 포경인 환자에서 오래 동안 닦지 않아 위생이 안 좋은 경우에는 포피 속을 확인하여야 한다. 확진이 필요한 경우에는 반드시 조직검사를 하여야 한다.

요도기형: 요도하열(尿道下裂, hypospadias) 요도상열(尿道上裂, epispadias)

요도가 귀두의 끝 중앙에 있어야 하는데 음경의 앞(배쪽)면에 생기는 것을 요도하열이라 하는데 이런 경우 원래 요도가 있어야 할 부위에는 정상요도가 없고 섬유성 판이 생겨 음경이 아래로 굽고 소변을 보면 앞으로 뻗어나가지 못하고 발등 쪽으로 떨어지게 된다. 반대로 요도 끝이 음경의 등쪽에 생기는 요도상열에서는 발기 시 위로 굽는다. 이의 심한 형태가 방광외번증(膀胱外飜症, bladder exstrophy)으로 흔히 요실금이 동반된다.

요도분비물

요도염의 증상으로 원인에 따라 잠복기, 분비물의 색, 양, 점도 등이 다를 수 있다. 성매개질환일 경우 임균요도염은 성관계 후 2~5일에 양이 많고 코같이 누렇고 짙은 분비물이 특징이고, 비임균요도염은 성관계 후 5~25일에 증상이 나타나며 비교적 양이 적고 점도가 낮으며 투명하다. 소변이나 분비물에서 원인균을 확인하고 적절히 치료하여야 한다. 피가 석이면 요도암도 감별하여야 한다.

질 종물(vaginal mass)

다양한 종물들이 있는데 염증과 통증을 동반하는 요도게실이나 낭종들이 있으며 요도탈출증, 방광탈출증, 질·자궁탈출증같이 장기가 밖으로 빠져나오는 질환도 있다. 환자의 쇄석위자세에서 신체검사로 쉽게 알 수 있으며, 질초음파검사로 확인할 수도 있다.

고샅(사타구니)에 혹이 있다.

고샅(사타구니)에서 크기가 일정하지 않은 포도알같은 작은 결절들이 만져지는 것은 사타구니에 있는 임파절이 커진 것이다. 염증으로 커지는 경우는 다리나 하체에 생긴 염증이 임파선을 따라 올라가서 생기는데 대개는 고정되지 않은 결절로 통증이 있거나 만질 때 압통을 호소하거나 고열이 동반되기도 한다.

통증이나 염증소견 없이 결절들이 만져진다면 음낭이나 음경에 생긴 암이 임파선을 따라 전이되어 올라온 경우도 있어 자세한 신체검사를 하여야 한다. 특히 포경이 심한 경우에는 그 속까지 확인하여야 한다. 조금이라도 의심되면 조직검사를 하여야 한다.

손상(損傷, injury)

손상의 경우에는 손상의 깊이와 다친 부위를 정확히 확인하는 것이 중요한데 그러기 위해서는 우선 손상의 기전, 즉 어떠한 상태에서, 무엇에 의해, 어떤 방법으로, 어느 부위를, 어느 방향에서, 어느 정도로 심하게 다쳤는지가 중요하며, 이에 따라 경중이 나뉘고 치료방법이 결정되기도 한다.

특히 내부적으로 손상된 부분이 보이지 않을 경우에는 치료가 늦거나 잘 못되어 후에 큰 후유증을 초래할 수도 있다. 따라서 다양한 손상의 가능성을 염두에 두고 정확하게 확인하려는 의지와 적절한 검사가 필요하다. 특히 머리나 가슴, 복부, 다리 등 동반된 손상에 대해서도 해당분야 의사와 협진을 하여 철저하게 조사하고 치료를 해주어야 한다.

몸을 움직이는 운동기능이나 감각기능에 이상이 있다. 신경학적 검사

몸의 모든 부위를 움직이고 감각을 느끼는 데에는 정해진 부위에 분포하며 일정한 기능을 하는 특정 신경이 관여된다. 신경에 손상이 오면 해당 신경이 담당하는 감각이나 운동, 반사기능이 감소하거나 비정상적으로 항진되는 등의 이상이 생긴다. 즉 신경손상의 부위와 정도에 따라 그 신경의 지배를 받는 장기의 특정 기능에 문제가 생기고 그에 따른 특정 증상이 나타난다.

뇌나 척추의 손상, 암, 뇌졸중, 뇌경색, 염증, 퇴행성질환, 신경의 발생장애가 있거나,

신경이 분포하는 장기의 질환으로 신경부위가 손상되어 기능을 잃을 수도 있다.

신경기능을 검사하기 위해서는 신경의 종류를 알고 각 신경들의 기능과 이상이 있을 때 나타나는 증상의 양상을 알고 있어야 한다. 증상으로 장애가 있을 신경의 종류와 부위를 예측하고 해당하는 기능을 확인할 수 있는 적절한 검사장비를 갖추고 이를 다루는 방법과 기술에 익숙하여야 한다.

1) **제 Ⅰ뇌신경** : 후각신경(후신경)(Olfactory nerve)

코점막에서 냄새 맡는 감각기관으로 뇌신경중 가장 짧은 신경이다.

2) **제 Ⅱ뇌신경** : 시각신경(시신경)(Optic nerve)

망막에서 시각기능을 담당하는 지각신경이다.

3) **제 Ⅲ뇌신경** : 눈돌림신경(동안신경)(Oculomotor nerve)

안구의 운동을 담당하는 신경으로서 눈돌림근육, 동공수축, 수정체조절. 상직근, 하직근, 하사근, 내직근, 안검상거근을 지배한다. 동안신경 마비가 발생할 경우 안검하수, 눈의 장애로 인한 사시, 복시가 오고, 눈의 산동, 눈의 조절작용에 장애를 가져온다. 동공의 축소를 담당하는 부교감신경도 포함한다.

4) **제 Ⅳ뇌신경** : 도르래신경(활차신경)(Trochlear nerve)

안구의 눈돌림근육 중 상사근 운동을 지배하여 안구의 움직임에 직접 관여하는 운동신경이다. 뇌신경 중에서 가장 작은 신경이다.

5) **제 Ⅴ뇌신경** : 삼차신경(Trigeminal nerve)

안신경(ophthalmic nerve (V1)), 상악신경(maxillary nerve (V2)), 하악신경(mandibular nerve (V3))의 3 가지 신경분지를 갖는다. 안면의 감각기능과 측두근이나 저작근에 작용하여 저작같은 운동기능을 한다. 안신경과 상악신경은 순수한 감각신경이고 하악신경은 감각기능과 아울러 운동기능을 한다.

안면 두피, 눈꺼풀, 각막반사, 위·아래턱뼈 주위, 구강 비강 점막의 감각과 저작운동을 한다.

6) **제 Ⅵ뇌신경** : 갓돌림신경(외전신경)(Abducens nerve)

안구의 외전근 (외직근)을 지배하여 안구의 측면 움직임에 직접 관여한다.

7) **제 Ⅶ뇌신경** : 얼굴신경(안면신경)(Facial nerve)

안면의 근육을 지배하여 이마를 찡그리고, 주름을 짓고 이를 내보이고 미소를 짓는 등의 표정을 조절하며, 눈을 감고 입을 다물고 이야기하고 침과 눈물을 분비하는 운동기능도 한다. 혀의 끝 2/3와 구강의 미각기능과 듣는기능에도 관여한다.

8) **제 Ⅷ 뇌신경** : 속귀신경(청신경)(Vestibulocochlear Nerves)

전정신경과 와우신경으로 나누어져 있으며 정전신경은 내이(속귀)의 반고리관 · 난

형낭·구형낭 등에 분포하여 평형감각을 담당한다. 와우신경은 달팽이관에 분포되어 있고 나선기관의 청각을 담당한다.

9) **제 Ⅸ뇌신경** : 혀인두신경(설인신경)(Glossopharyngeal Nerves)

혀의 미각, 인두와 중이 점막의 감각기능, 인두근의 일부를 지배하는 운동기능, 그리고 이하선 분비를 조절하는 부교감성의 혼합신경이다. 바깥귀의 피부감각, 인두근의 운동(발성, 연하운동), 인두의 반사(구토), 이하선과 경동맥 반사, 그리고 혀의 안쪽 1/3 미각기능을 담당한다.

10) **제 Ⅹ뇌신경** : 미주신경(Vagus Nerves)

뇌신경에서는 가장 길고, 또 그 분포를 잘 알 수 없기 때문에 미주라는 이름이 붙었다. 인두, 후두, 식도, 내장에 작용하여 말하기와 연하운동에 관여하며, 인두와 경동맥체의 일반적인 감각, 내장의 자율신경반사에도 관여한다.

11) **제 Ⅺ뇌신경** : 더부신경(부신경)(Accessory Nerves)

부교감신경으로 머리·목·가슴·복부에 분포한다. 뇌경막, 이개(귓바퀴)와 외이도, 인두·후두·심장, 기관지·식도, 대장하부와 골반내장을 제외한 복부의 대부분의 내장에 분포한다. 인두·후두의 운동, 승모근과 흉쇄유돌근 운동도 담당한다.

12) **제 Ⅻ뇌신경** : 혀밑신경(설하신경)(Hypoglossal Nerves)

설근 전부와 설골하근을 지배하는 운동신경으로 혀의 운동을 담당한다. 입을 벌리게 하고 혀의 근육운동을 담당한다.

참고문헌

구자룡. 임상소견과 대사변화. In: 대한신장학회. 임상신장학. 군자출판사. 2015,591-597.

대한비뇨기과학회. 증상. In: 대한비뇨기과학회. 비뇨기과학. 5th ed. 일조각. 2014,52-61.

Forsythe WI, Redmond A. Enuresis and spontaneous cure rate. Study of 1129 enuretis. Arch Dis Child 1974 ;49(4):259-63.

Gerber GS, Brendler CB. Evaluation of the urologic patients: History, Physical examination, and Urinalysis. In: Wein AJ, Kavoussi LR, Novick AC, Partin AW, Peters CA. Campbell-Walsh Urology, 10th ed. Philadelphia: WB Saunders, 2012,73-98.

Graff SL. A Handbook of Routine Urinalysis. JB Lippincott Com.1983.1-6.

https://en.wikipedia.org/wiki/Facial_nerve

Lee BK, Vincenti FG. Acute kidney injury and oliguria. In: McAninch JW, Lue TF. Smith and Tanagho's General Urology, 18th ed. New York: McGraw Hill. 2013,540-544.

25장
진단의학검사와 병리검사

혈액으로 하는 검사

혈액을 검사하여 빈혈, 당뇨, 콩팥기능, 간기능, 각종 전해질의 농도, 각종 암표지자, 심장효소, 출혈경향, 갑상선호르몬이나 성호르몬 등 각종 호르몬, 뇌신경전달물질, 염색체나 유전자검사, 감염이나 염증, 체내 pH 등을 확인한다.

1. 일반혈액검사; 혈액내의 백혈구(WBC), 적혈구(RBC), 혈색소(Hb), 임파구(lymphocyte), 혈소판(platelet) 등의 숫자와 구성 비율을 확인하는 검사로서 몸속에 염증, 빈혈, 백혈병, 면역능력 등을 확인하는데 도움이 된다.

2. 일반화학·면역화학검사 등 (그림 25-1)
   당뇨검사; 혈당(glucose), HbA1C
   신장기능검사; BUN/ 크레아치닌(creatinine), 크레아치닌청소율
   간기능검사; GOT(AST), GPT(ALT), 빌리루빈
   지질검사; 콜레스테롤, 단백질, 지질, 중성지방, LDL, HDL
   전해질검사; 칼륨, 나트륨, 염소, 칼슘, 인, 요산 등

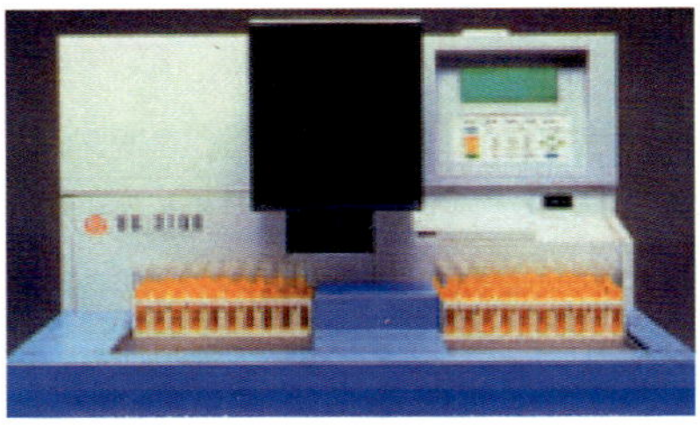

그림 25-1 일반화학검사

동·정맥혈가스검사(ABGA·VBGA); 체내 pH, 산소분압·포화드

3. 감염검사

체내에 감염이 의심될 때 혈액 배양검사나 도말염색검사, 혈액면역화학검사 등으로 일반세균, 결핵균, 바이러스, 특수한 기생충, 토속병균 등을 검사한다. 매독, 에이즈, 간염바이러스 등도 혈액검사로 알 수 있다. 검사 후 결과가 나오기까지 걸리는 시간은 검사마다 차이가 있는데 일반세균의 배양은 3일 정도, 결핵은 2개월여가 소요된다.

4. 암표지자검사(癌標識子檢查, tumor marker)

특정의 악성질환에서 분비되는 물질을 검사하여 암이 있을 가능성을 진단하기도 하고 특히 암의 재발, 전이 여부 등 치료 후 경과를 확인하는데 도움이 된다.

혈중 전립선특이항원(PSA)은 전립선암, CEA는 위장암, 알파 훼토프로테인(alpha-fetoprotein)은 간암, 고환암, 사람융모성성선자극홀몬(beta-hCG)은 고환암의 대표적인 암표지자이다.

5. 내분비, 호르몬 검사

남성·여성호르몬, 갑상선호르몬, 뇌하수체호르몬, 부신호르몬, 세로토닌, 도파민 등 다양한 호르몬을 검사한다.

소변으로 하는 검사

소변은 비뇨생식기계를 거쳐 나오기 때문에 이들 장기와 관련되는 많은 정보를 제공한다. 소변검사에는 소변의 화학적분석과 현미경적분석이 있다.

소변은 받은 후 오래 지나지 않은 신선뇨가 좋고, 멸균된 컵에 다른 균이 오염되지 않도록 깨끗하게 받아야 한다. 소변을 받는 방법에는 소변을 보는 중에 직접 받는 방법(중간뇨)과 요도로 도뇨관을 넣어 방광의 소변을 받는 방법 (nelator), 비닐백을 요도 부위에 부착하여 소변을 받는 방법 (vinyl bag), 그리고 치골상부천자법 (suprapubic aspiration)이 있다. 이들 중에서 가장 오염을 배제하고 깨끗한 소변을 받을 수 있는 기준이 되는 방법은 치골상부천자법인데 이는 침습적인 방법으로 특별히 요구되는 경우가 아니면 일반적으로는 하지 않는다.

채취된 소변은 즉시 검사하는 것이 가장 좋으며, 바로 할 수 없는 경우에는 5℃에 냉장보관하여야 하며, 늦어도 1시간 내에는 일반검사나 배양검사와 감수성검사를 위한 배지에 식재가 이루어져야 하며, 2시간을 넘기지는 말아야 한다.

소변받기

남자는 포피를 뒤로 젖히고 요도입구를 깨끗이 한 상태에서 처음에 나오는 소변은 버리고 중간에 나오는 중간뇨를 받는 것이 좋다. 이때에는 소변을 멈추지 않고 계속 보는 상태에서 입이 넓은 소독된 컵을 도중에 대서 소변을 받는다. 특히 만성요로감염환자에서 감염의 정확한 위치를 확인하는 방법으로 연속하여 4부분의 소변을 받는데 (4 aliquots of urine, 4배분 소변검사) 각각을 처음부터 VB-1(Voided bladder-1), VB-2, EPS (Expressed prostate secretion), VB-3라 한다. VB-1은 처음 나오는 5~10ml의 소변으로 요도감염을 의미하며, VB-2는 중간뇨로서 방광내 감염, EPS는 전립선마사지로 나오는 전립선분비물이고 VB-3는 전립선마사지 후 처음 나오는 2~3ml의 분비물로 이 둘은 모두 전립선감염을 의미한다. 이 중 VB-3는 EPS가 적거나 없을 때 전립선감염을 확인하는데 유용하다. (그림 25-2)

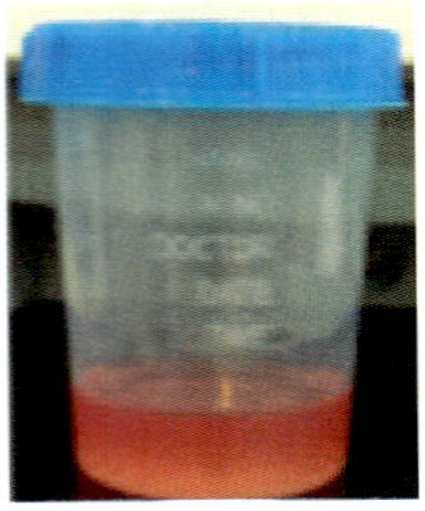

그림 25-2 요배양검사를 위한 소변컵; 오염되지 않게 뚜껑으로 닫혀있다.

여자는 해부학적인 구조의 특이성으로 깨끗한 소변을 받기가 더 어렵다. 다리를 충분히 벌린 상태에서 외음부(vulva)를 깨끗이 한 후 음순(labium)을 벌리고 중간뇨를 받는다. 좀 더 정확하게 하기위해서는 넬라톤이라는 도뇨관을 방광에 넣거나 치골상부천자법(suprapubic aspiration)으로 방광 속의 소변을 받기도 한다.

신생아, 영아에서는 외부 요도구 주위를 잘 닦은 후 상품으로 나와있는 비닐백을 요도나 음경 주위로 붙여서 소변을 받는다. 좀 더 깨끗한 소변을 받기 위해서 여아에서는 가는 도뇨관(nelaton)으로 방광 내의 소변을 받을 수 있으나 남아에서는 통증이 심하고 요도손상의 염려가 있어 권해지지 않고 있으며 꼭 필요하다면 치골상부천자법으로 받는다. 치골상부 1~2cm 부위에 국소마취를 한 후 방광을 충분히 채운 상태에서 10cc 주사기에 22G 가는 바늘을 이용하여 수직으로 찌르면 소변을 받을 수 있다. (그림 25-3)

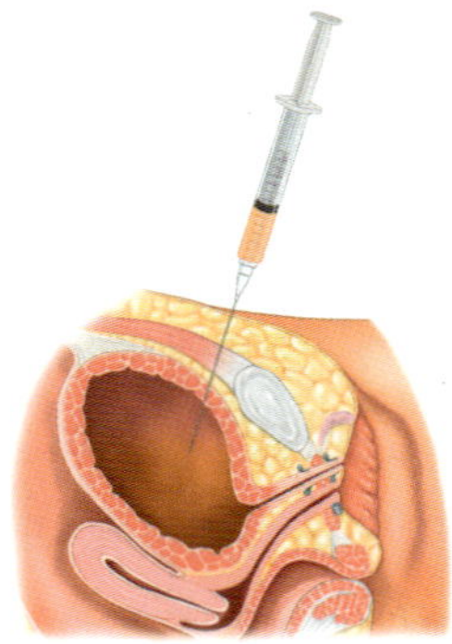

그림 25-3 요채취방법 중 치골상부천자법

1. 일반요검사 (urinalysis)

물리적검사, 화학적검사(소변시험지검사dip stick test), 그리고 현미경검사가 있다. 물리적검사로 소변의 색, 탁도, 비중(specific gravity and osmolality), pH를 측정한다.

화학적검사는 특정 시약이 묻어있는 종이 막대(stick)를 소변에 적셔서 그 색이 변하는 정도로 이상의 유무와 심한 정도를 + 의 개수로 표시하는 소변시험지검사인데 당뇨, 단백뇨, 케톤, 잠혈, 유로빌리노겐, 빌리루빈, 세균과 염증 등을 조사한다.

검사방법에도 유의하여야 하는데 원심분리하지 않은 신선뇨에 시험지를 충분히 담갔다 시약이 소변에 녹아내리지 않도록 즉시 꺼내어 시험지 주변을 소변통의 모서리에 댄채 당겨서 과도하게 남아있는 소변을 제거한 다음 정해진 시간동안 수평으로 놓고 색의 변화를 조사한다. 현미경검사로는 적혈구, 백혈구, 원주(cast) 결석의 결정체, 세균의 종류와 정도를 조사한다.

소변의 색은 혈액, 색소, 약물, 대사질환, 요농축정도, 음식, 감염 등에 따라 달리 보일 수 있다. 소변이 탁한 것은 인산뇨나 감염, 드물게 암죽뇨(chyluria)에서 보인다. 인산뇨에서는 열을 가하거나 산을 한 방울 가하여 흔들면 맑게 변한다. (그림 25-4~9)

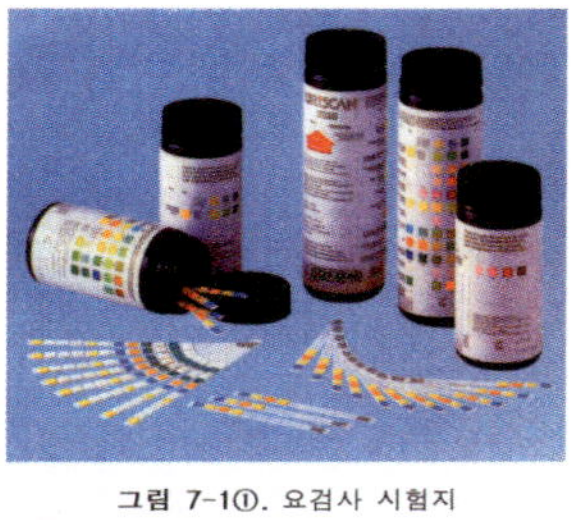

그림 25-4 일반요검사 용 시험지

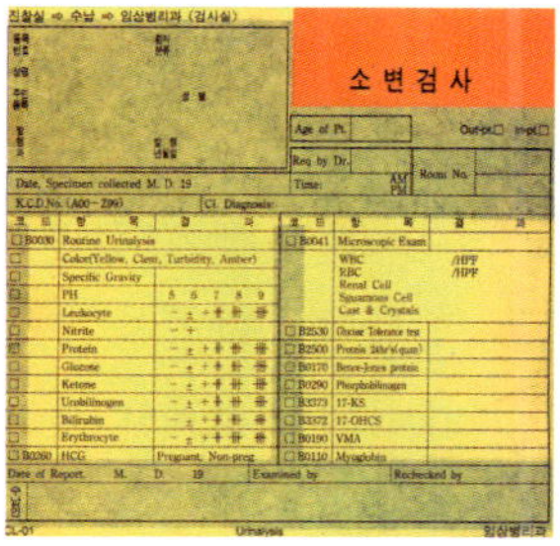

그림 25-5 일반요검사 결과지

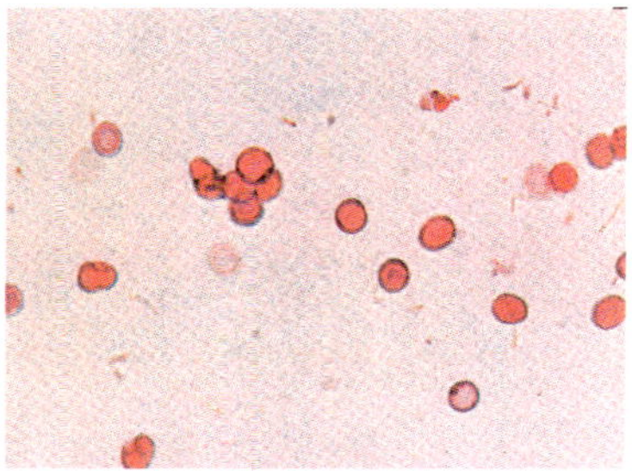

그림 25-6 현미경검사. 적혈구

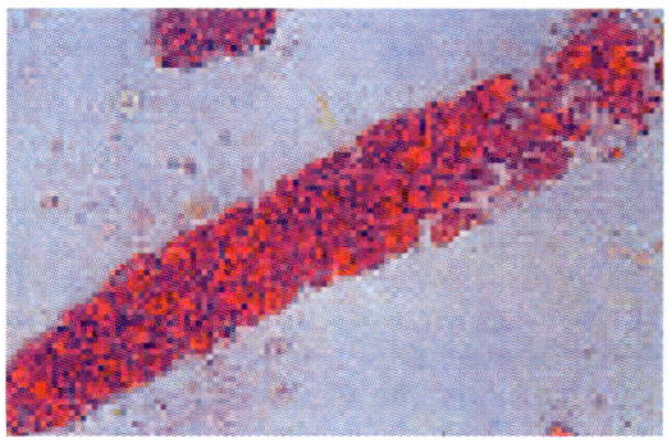

그림 25-7 현미경검사. 백혈구원주 (cast)

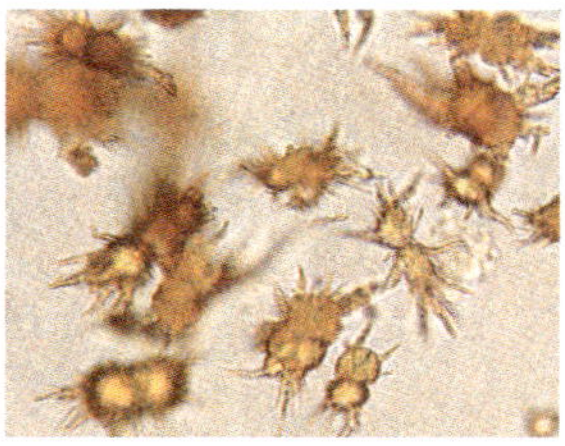

그림 25-8 현미경검사. 요산과 암모늄 결정

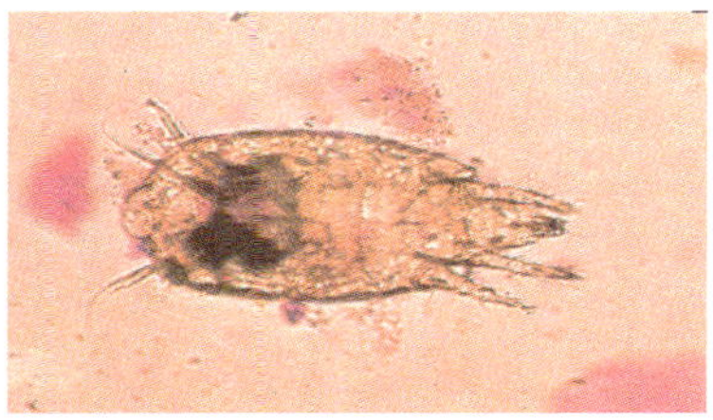

그림 25-9 현미경검사. 진드기

소변의 pH는 체내의 대사상태와 방광이나 소변 내 감염상태들을 반영한다. 산성뇨에서는 요산석, 요산분해효소를 분비하는 세균에 감염이 되면 소변이 알카리 상태가 되고 감염석이 잘 생긴다.

요비중(specific gravity) (1.001~1.035)은 소변의 수분공급 상태와 신기능에 의해 영향을 받으며 탈수여부를 쉽게 알 수 있는 지표이다. 이는 다른 검사에도 영향을 미치는데 소변이 희석되고 농축되는 것 자체로 다른 검사에 실제와 다른 결과를 나타낼 수 있다.

혈뇨

적혈구는 정상에서도 소변에 1,000개/mL에서 많게는 5,000~8,000개/mL를 배출하는데, 고배율시야서 3개 이상(〉3RBC/HPF) 있으면 의미를 두고 정밀조사를 하여야 한다. 소변 시험지검사에서 잠혈은 hemoglobin 과 myoglobin에 의해서도 양성이 나오기 때문에 혈뇨는 원심분리한 소변에서 현미경으로 적혈구를 확인하여야 한다. 적혈구가 용해되면 현미경으로 적혈구는 안 보여도 잠혈검사에서는 양성으로 나올 수 있다. 고배율시야당 3개 이상의 혈뇨를 확인하는데 있어 시험지검사는 90%이상의 민감도(sensitivity)를 보이나, 특이도(specificity)는 이 보다는 다소 낮다. 신장인성혈뇨(nephrologic hematuria)와 비뇨기인성혈뇨(urologic hematuria)사이에 감별점들이 있다.

신장인성혈뇨는 소변에 캐스트, 심한 단백뇨가 동반된다. 비뇨기인성혈뇨에서도 단백뇨가 보일 수 있으나 이의 경우에는 요단백이 100~300mg/dL나 시험지검사에서 2+, 3+까지 상승되지 않는다. 적혈구의 모양도 혈뇨의 위치에 따라 다를 수 있는데 사구체 원인인 경우에는 특징적으로 다양한 형태적 변형을 보이는 변형적혈구(dysmorphic RBC)가 증가하나 신장의 세관간질질환(tubulointerstitial disease)이나 요로계질환(urologic disease)에서는 일정하게 둥근모양을 하고 있다.

단백뇨

정상적인 소변의 단백배출량은 하루에 80~150mg이다. 하루 24시간 요단백량이 1g이 넘으면 사구체질환을 의심하여야 하며, 총단백배출량이 3g 이상이면 확실하다고 보아야 한다. 시험지검사로 측정할 수 있는 최소량은 20~30mg/dL이다.

시험지검사에서 단백뇨가 Neg면 10mg/dL 미만, trace면 15~25mg/dL, 1+면 30mg/dL, 2+면 100mg/dL, 3+면 300mg/dL, 4+면 1000mg//dL이나 그 이상을 의미한다.

당뇨

소변에서 당이나 케톤의 검사는 당뇨환자의 선별검사로 유용한 검사이다. 일반적으로 사구체에서 배설된 당의 전부는 근위요세관에서 재흡수된다. 그러나 재흡수 용량을 초과하는 요당은 소변으로 배설되는데 혈당이 160~180mg/dL 이상되면 요당이 나온다.

케톤은 정상으로는 소변에 없으나 몸에 탄수화물이 부족하여 체지방이 파괴될 때 나타난다. diabetic ketoacidosis에 흔히 있으며 임신, 기아(starvation), 급속한 체중 감소 시에도 나타난다.

빌리루빈 유로빌리노겐

정상에서 소변에 빌리루빈은 없으며 소량 (1~4mg/day)의 유토빌리노겐이 있다. 간세포에서 glucuronic acid와 합체(conjugate)되어 저분자량의 수용성이 되어 소장으로 배설되며 소장에서는 상주 장내세균에 의해 urobilinogen으로 변형된다. 이들의 50%는 대변으로 배설되고 50%는 재흡수되어 enterohepatic circulation을 하는데 이 중 일부가 소변으로 나오는 것이다. 반면에 indirect bilirubin은 고분자량의 불수용성으로 병적상태에서도 소변에 나오지 않는다.

백혈구(leukocyte)와 아질산(nitrites)

소변내 백혈구에서 분비되는 백혈구에스테라제의 활성도는 소변 내의 백혈구의 존재를 말해준다. 원심분리검체에서 고배율시야당 10~12개의 백혈구를 확인할 수 있다. 또한 소변 내의 질산(nitrates)은 소변 내의 G(-) 세균에 의해 아질산(nitrites)으로 변환되는데 따라서 정상 소변에 없는 아질산의 존재는 요로감염을 강하게 암시한다.

현미경검사

여러 종류의 세포, 적혈구, 백혈구, 캐스트, 결석의 결정, 세균, 곰팡이, 기생충 등을 검사한다.

검체는 가능한 한 오염되지 않은 깨끗하게 받은 중간뇨가 좋으며 가장 좋은 것은 아침 첫 소변이다. 소변 채취 후 1시간 이내에 검사하여야 한다. 소변 10~15mL를 3,000RPM 속도로 5분간 원심분리한다. 상층액은 버리고 튜브에 남은 침전액을 바닥에 쳐서 다시 녹인다. small pipette를 이용하여 바닥에 있는 용액을 취해 슬라이드에 떨어뜨린다. 이는 적당량인 0.01~0.02mL가 된다. cover slide를 한쪽부터 슬라이드에 대고 서서히 덮어 공기가 들어가지 않도록 한다. 그리고는 이를 저배율(100X), 고배율(400X)로 관찰한다.

2. 요배양검사(尿培養檢査, urine culture)

요로감염, 즉 소변에 감염된 세균의 종류와 숫자를 확인하는 정량검사로, 세균이 자라는데 필요한 영양분이 포함된 배지에 소변을 묻힌 다음 적절하게 온도가 맞추어진 배양기에 넣어 균을 배양하는 검사이다. 배지에 자라는 균의 모양과 수를 확인하여 균의 종류와 양, 그리고 항생제에 대한 감수성검사까지 한다. 일반세균배양의 경우 결과가 나오려면 3~4일이 걸리며 결핵이나 바이러스 등 종류에 따라 기간이 다르다.

유의한 요감염을 정의하는 것은 단순하지 않고 소변의 채취방법, 남녀, 세균의 종류에 따라 다를 수 있는데, 중간뇨를 받은 경우 일반적으로 세균 수가 100,000CFU/mL 이상이면 오염을 배제하고 감염으로 진단해 왔으나, 100,000CFU/ml 이하의 세균감염에서도 임상적으로 유의한 요로감염이 생길 수 있다는 것이 명백하게 알려지고 있다.

소변검사하기 전에 이미 세균에 영향을 주는 항생제나 소염제 등의 약을 복용한 경우에는 세균이 있어도 안 나오는 경우가 있다. 그렇기 때문에 증상이 심하여 급하게 약을 복용하더라도 소변을 먼저 받아놓고 복용하여야 하며 검사결과를 판독할 때에도 이를 감안하여 치료에 참고하여야 한다. 검체가 실온에 방치될 경우 자체로 세균이 증식될 수 있어 가능하면 채취 후 바로 검사하는 것이 좋으며 그렇지 않으면 냉장보관하여야 한다. 세균이 주위 환경이 적합하여 Doubling time이 30~35분 정도로 급속히 증식한다는 것은 그 만큼 감염의 위험과 정도가 심해진다는 것을 의미한다.

3. 24시간 요검사

하루 동안 소변에 배출되는 단백질, 전해질, 세균, 호르몬 등의 양을 측정하는 검사이다. 통상 아침 8시부터 다음 날 아침 8시까지 만 24시간 동안의 모든 소변을 모은다. 검사실에 가면 소변을 보존하는 특수 약물로 처리된 큰 용기를 주는데 이 통을 냉장고에 보관하는 상태에서 소변을 모은다.

4. 요세포검사(尿細胞檢査, urine cytology)

흔히 암세포검사라고 하는 것으로 암덩이에서 떨어져 나오는 세포들을 조사하는 검사이다. 비뇨기계통에서는 특히 요로상피세포암(방광암, 요관암, 신우암) 진단에 유용하다. 정확한 검사를 위해서는 검체 채취와 취급이 가장 중요하다.

1) 신선뇨를 받되 충분한 양을 받는다.
2) 깨끗한 소변을 받는다(감염, 이물질, 오염 방지).
3) 채취된 소변은 얼음 등을 이용하여 냉장상태로 바로 세포검사실로 보내며, 가능한 한 즉시(늦어도 수 시간 내에는) 검사를 하여야 한다.

체액검사

1. 요도분비물 검사; 요도염, 전립선염을 검사한다.

2. 정액검사; 정액의 양, 색깔, Ph, 정자의 수와 운동성, 모양을 검사한다.
3. 전립선분비물검사(EPS); 항문 속으로 손가락을 넣어 전립선을 마사지하면 뿌연 전립선분비물이 요도로 나오는데 속에 염증세포(백혈구)가 있는지, 피가 있는지, 세균이 있는지 검사한다. 특히 만성전립선염에서 자주 한다.
4. 복강(복수), 흉막강, 심장강, 관절강, 척수강 등 우리 몸속에 있는 다양한 액체나 분비물, 대변, 객담 등의 체액에서 피, 염증, 세균, 바이러스, 암세포 등을 검사한다.

조직병리검사(組織病理檢查, histopathology)

신체의 장기나 조직에서 떼어낸 조직을 영하의 온도에서 급히 얼린 상태로 종이보다도 얇게 썰어서 이를 염색한 다음 현미경으로 보는 검사이다. 조직이나 세포의 종류와 모양, 분포, 핵이나 핵소체의 모양 등을 기준으로 병변을 정확하게 확인하는 진단방법으로 확진이라 할 수 있다. 염증, 궤양, 종양, 피부병변 등을 확인할 수 있으며 특히 악성종물(암)을 확인하는데 매우 중요한 검사이다. 수술로 얻은 조직으로 하는 경우와 가는 주사 바늘로 찔러서 조직을 떼어내어 하는 방법이 있다. (그림 25-10)

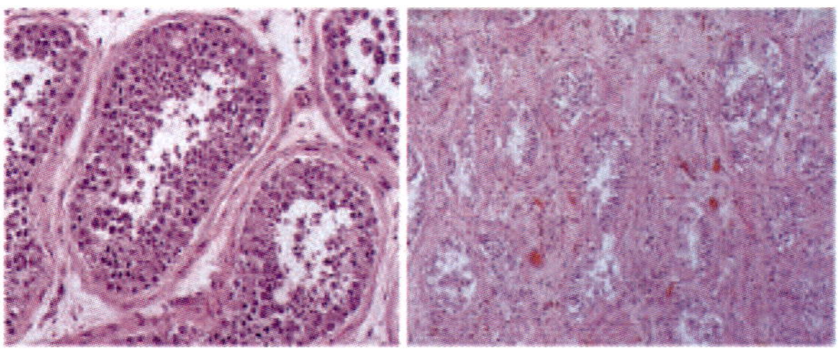

그림 25-10 고환조직의 현미경 소견 (H&E 염색)

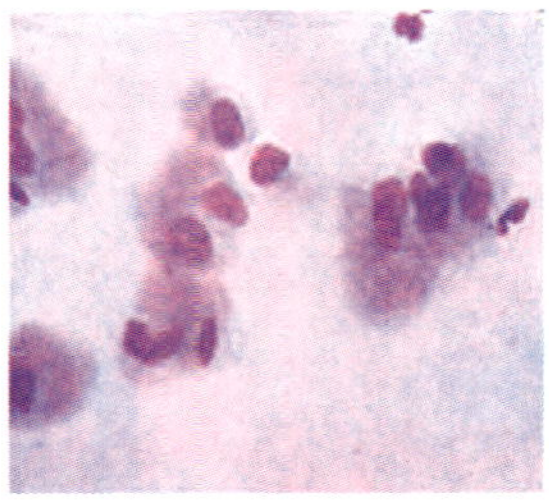

그림 25-11 소변세포검사

급하게 결과를 보기 위한 동결절편검사는 30분이면 결과를 알 수 있으나 이는 조직판독에 한계가 있고 정확도가 낮은 편이다. 보다 정확한 영구표본검사는 조직을 염색하고 현미경으로 판독하여야 하기 때문에 결과를 아는데 약 1주일 정도 걸린다.

생검(生檢, biopsy); 생체에서 떼어낸 살아있는 조직으로 하는 검사

부검(剖檢, autopsy); 사체에서 떼어낸 죽은 조직으로 하는 검사

세포병리검사(細胞病理檢查, cytology)

소변, 객담(폐(肺)나 기도(氣道) 분비물), 혈액과 조직의 삼출물(滲出物)에서 병의 원

인이 되는 세포를 찾아내는 검사로 특히 암의 진단에 도움이 된다. 직접 검체를 받기도 하지만 내부의 검체를 주사바늘로 뽑든지 병소를 절개하여 검체를 얻기도 한다. (그림 25-11)

참고문헌

대한비뇨기과학회. 검사실검사. In: 대한비뇨기과학회. 비뇨기과학, 5th ed. 일조각. 2014,70-81.

최규복 소변검사와 신기능검사. In: 대한신장학회. 임상신장학. 군자출판사. 2015, 45-60.

Gerber GS, Brendler CB. Evaluation of the urologic patients: History, Physical examination, and Urinalysis. In: Wein AJ, Kavoussi LR, Novick AC, Partin AW, Peters CA. Campbell-Walsh Urology, 10th ed. Philadelphia: WB Saunders, 2012,73-98.

Graff SL. A Handbook of Routine Urinalysis. JB Lippincott Com.1983.

Nguyen HT. Bacterial infection of the genitourinary tract. In: McAninch JW, Lue TF. Smith and Tanagho's General Urology, 18th ed. New York: McGraw Hill, 2013,197-222.

Race GJ, White MG. Basic urinalysis. Harper & Row, 1979.

Schramek P, Schuster FX, Georgopoulos M, Porpaczy P, Maier M. Value of urinary erythrocyte morphology in assessment of symptomless microhaematuria. Lancet 1989;2(8675):1316-9.

Scott VCS, Haake DA, Churchill BM, Justice SS, Kim JH. Intracellular Bacterial Communities: A Potential Etiology forChronic Lower Urinary Tract Symptoms. Urology 2015;86(3):425-431.

Stamm WE Counts GW, Running KR, Fihn S, Turck M, Holmes KK. Diagnosis of coliform infection in acutely dysuric women. N Engl J Med. 1982;307:463-8.

26장
영상의학검사(影像醫學檢査, radiologic study)

다양한 영상을 보면서 장기의 기능이나 형태, 병소의 위치와 양상을 통해 진단을 하는 검사이다. 사진 영상들 중에는 조영제를 사용하지 않고 촬영하는 단순촬영과 조영제나 동위원소, 공기 등을 이용하여 시간을 두고 방향을 바꿔가며 여러 방향에서 촬영하는 방법이 있다. 영상의학검사는 검사에 이용되는 촬영기전에 따라 방사선 (X-ray)촬영술, 초음파촬영술, 자기공명영상촬영술, 핵의학검사 등이 있다.

방사선 (X-ray) 촬영술(放射線撮影術, radiography)

단순촬영술(單純撮影術)

흉부단순촬영(胸部單純撮影, chest PA)

복부단순촬영(腹部單純撮影, simple abdomen)

신요관방광단순촬영(腎尿管膀胱單純撮影, KUB) ; 신장(kidney), 요관(ureter), 방광(bladder)의 영어 앞 글자를 합친 약자로 이 부위는 물론 척추, 골반, 혈관, 복부의 석회화병변, 결석, 금속성 이물, 뼈의 병변 등도 일부 간편하게 볼 수 있다. (그림 26-1, 2)

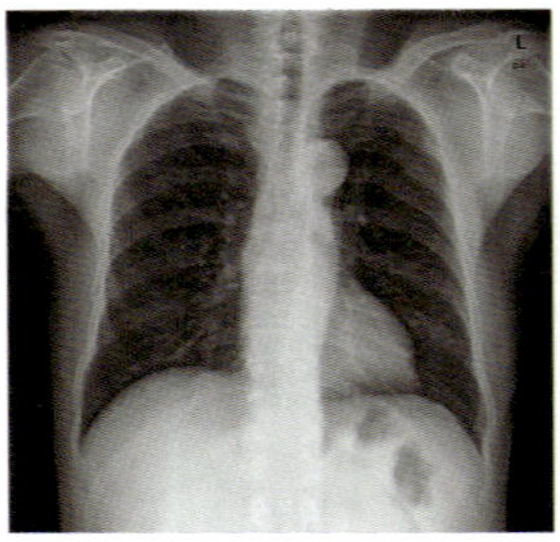

그림 26-1
단순가슴촬영술

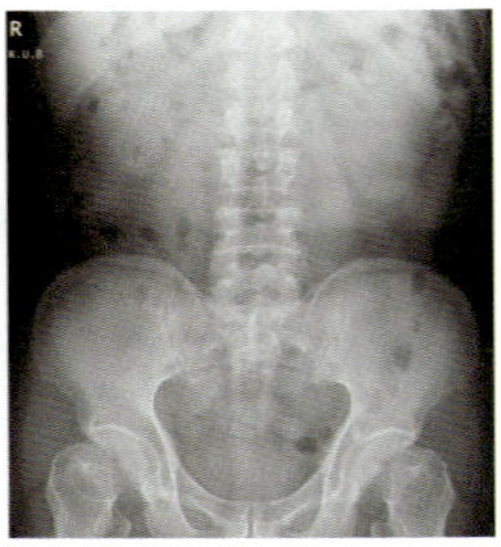

그림 26-2
단순신요관방광촬영술

요로촬영술(尿路撮影術, urography)

1) 배설성요로촬영술(排泄性尿路撮影術, excretory urography), 경정맥신우촬영술(IVP)

신장이나 요관, 방광 등에 결석, 종양, 협착, 폐색여부를 진단하는 검사로, 밤 동안 금식하고 설사제로 장을 깨끗이 하는 등 사전 준비가 필요하다. 조영제를 혈관에 주사한 후 5분, 15분, 20분 등 일정 간격을 두고, 누워서 또는 서서 자세를 바꾸어 가며 찍고, 배뇨 전과 후의 사진도 찍는 등 다양한 사진을 찍는다. 필요에 따라 추가로 찍기도 한다. (그림 26-3)

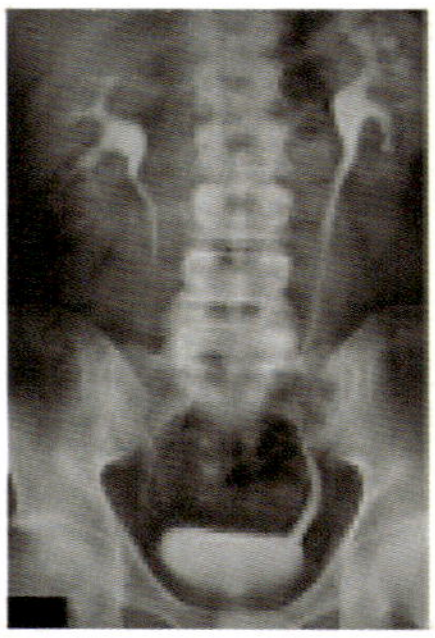

그림 26-3
배설성요로촬영술

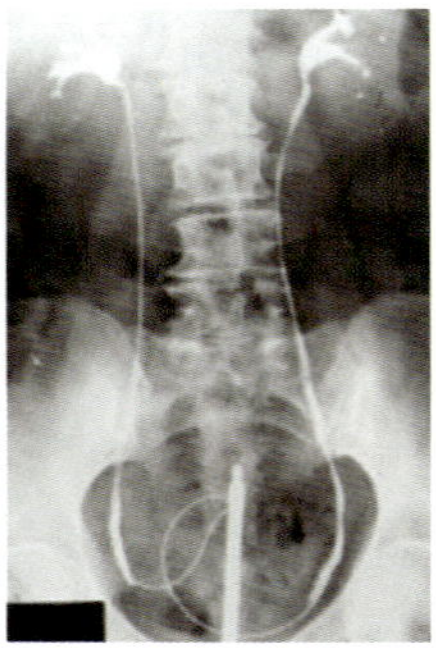

그림 26-4
역행성신우촬영술

2) 역행성신우촬영술(逆行性腎盂撮影術, retrograde pyelography, RGP)

배설성요로촬영 영상을 찍어야 하는데 조영제에 알러지가 있거나 신기능이 나빠 조영제를 사용할 수 없는 경우나 배설성요로촬영술에서 요로가 또렷하게 보이지 않는 경우 방광내시경을 통해 요관에 가는 관(요관 카테터)을 삽입하고 이를 통해 조영제를 주입하여 요관이나 신장의 폐색, 결석, 종양 등의 질환을 확인하는 영상검사이다. (그림 26-4)

3) 배뇨방광요도촬영술(排尿膀胱尿道撮影術, voiding cystourethrography, VCUG)

요도 도뇨관을 통하여 방광에 조영제를 넣은 상태에서 소변을 보면서 촬영하는 것으로 방광-요관역류, 방광과 요도의 협착 등을 확인하는 영상검사이다. (그림 26-5, 6)

4) 역행성요도촬영술(逆行性尿道撮影術, retrograde urethrography, RGU)

요도에 손상이나 협착 등의 병변이 있을 때 요도에 조영제를 넣고 사진을 찍어 요도 내의 상태를 확인한다. (그림 26-7)

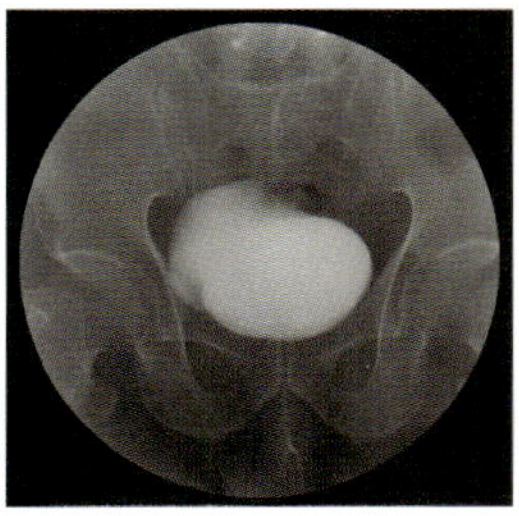

그림 26-5
방광촬영술

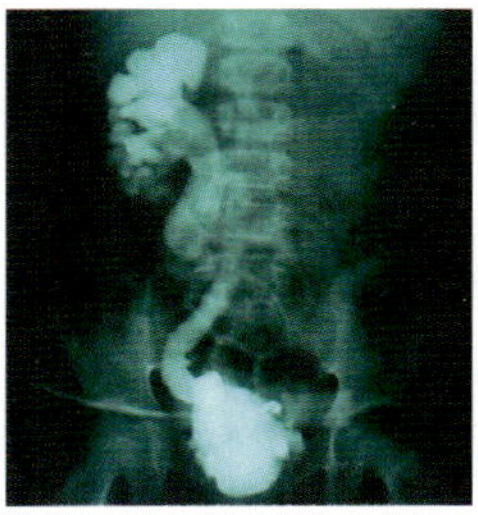

그림 26-6
배뇨방광요도촬영술

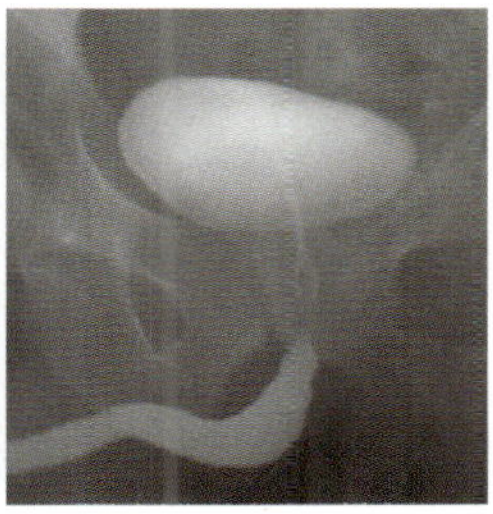

그림 26-7
역행성요도촬영술

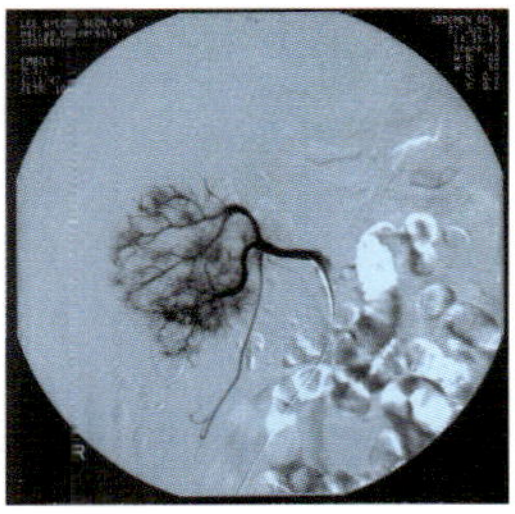

그림 26-8
신혈관촬영술

신혈관촬영술(腎血管撮影術, renal vasculography)

신장에 분포하는 혈관에 조영제를 주입하여 혈관의 변형된 모양을 보아 질환을 진단하는 검사이다. 신장의 종양이나 혈관의 혈전, 폐색, 손상 등의 진단에 유용하며 원인에 따라서는 약물을 주입하여 종양을 치료하거나, 혈전을 제거하고 좁아진 혈관을 늘리고 손상되어 출혈이 있는 경우에는 손상부위를 막아주는 치료를 할 수도 있다. 신동맥촬영술과 신정맥촬영술의 두 종류가 있다. (그림 26-8)

1) 신동맥촬영술(Renal arteriography)

2) 신정맥촬영술(Renal venography)

림프관촬영술(淋巴管撮影術, lymphangiography)

혈관에 관을 넣어 사진을 찍듯이 임파관에 조영제를 넣어 임파관이나 임파절의 모양으로 질환을 진단하는 검사이다.

전산화단층촬영술(電算化斷層撮影術, computed tomography, CT)

우리 몸의 내부상태를 3차원의 입체영상으로 잘 볼 수 있어 질환을 찾아내는데 매우 유용한 영상검사이다. 특히, 암의 진단과 전이여부 판정에 많이 사용되며 이외에도 내부 장기의 손상, 출혈, 수술부위 합병증, 뼈의 상태 등에 대하여도 많은 정보를 준다.

환자들은 흔히 큰 통속에 들어가는 검사로 이해하고 있다. 사람은 가만히 누워있고 기계가 사람 주위를 돌면서 짧은 시간에 촬영하기 때문에 어려움은 없으나 결석의 진단이나 특수한 상황이 아니면 대부분 조영제를 사용하기 때문에 이로 인한 부작용이 있을 수 있다. (그림 26-9. A~C)

뇌 CT, 가슴 CT, 복부 CT, 간 CT, 골반 CT, 척추 CT 등이 있다.

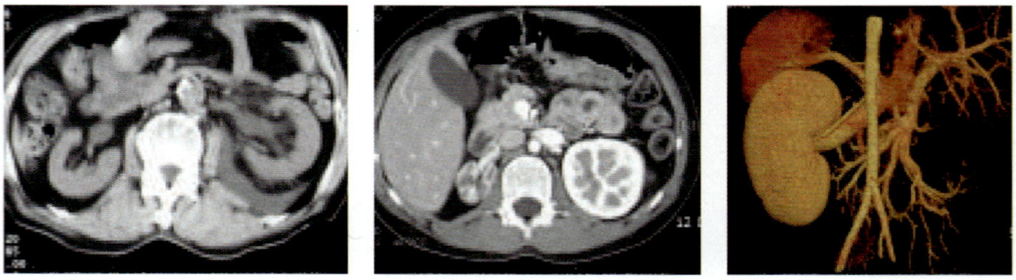

(A) (B) (C)

그림 26-9 복부전산화단층촬영술. (A) 조영제비증강사진, (B) 조영제증강사진, (C) 3D 입체영상

CT Urography에서 조영제 정맥주사 후 혈류 내 흐름의 속도

3 phases

1) Vascular (angiographic or corticomedullary) phase; 조영제 주사 후 25~40초
2) Nephrographic (parenchymal) phase; 75~90초
3) Urographic (excretory) phase; 3~5분

양전자 컴퓨터단층촬영술(PET-CT)

일반적인 CT, MRI, 초음파 촬영 등은 체내 일정 크기 이상의 유형의 해부학적 구조를 볼 수 있는 검사라면 PET-CT는 우리 몸의 신진대사의 상태를 확인하는 검사이다. 즉, 체내 신진대사에 주로 이용되는 포도당과 유사한 양전자를 방출하는 방사성물질을 주사하고 이의 대사되는 과정에서 일어나는 미세한 변화를 촬영하여 조직의 병적상태를 진단하는 방법이다.

전신을 한꺼번에 촬영할 수 있으며, 종양이 커지기 전에 대사상태에서 진단이 가능하기 때문에 보다 조기에 발견할 수 있으며 동시에 다른 암의 우연한 발견, 악성 암과 양성 종양의 감별, 암의 병기 결정에도 도움이 되며 조영제를 사용하지 않는 장점도 있다.

초음파촬영술(超音波撮影術, ultrasonography, US)

종양을 진단하고, 이들이 단순히 물이 고여 있는 낭종인지 단단한 고형종물인지를 감별하는데 유용하다. 또한, 소변이나 복수, 피 등이 고여 있는 지도 쉽게 찾을 수 있다. 초음파검사는 비교적 환자에 고통을 주지 않으면서 병을 쉽게 진단할 수 있고 검사하는 사람이 필요한 부위를 반복하여 자세히 검사할 수 있는 등의 장점이 많다. 초음파는 X-ray가 아니라 방사선에 의한 해가 없다는 장점도 있다. 다만 검사자의 숙련도에 따라 진단의 정확도에 차이가 있을 수 있고 뼈와 장이나 허파 같이 공기가 있는 장기에서는 진단이 어렵다는 단점도 있다.

복부초음파검사(abdominal US)

경직장초음파검사(transrectal US)

음낭 및 서혜부 초음파검사(scrotal US)

질초음파검사(vaginal US)

심장초음파검사(echocardiography)

갑상선초음파검사(thyroid gland US)

유방초음파검사(breast US)

뇌초음파검사(brain US)

경직장초음파촬영술(transrectal ultrasonography, TRUS)

전립선의 초음파검사이다. 항문을 통해 초음파 탐색자(probe)를 넣어 직장의 앞 쪽에 있는 전립선의 크기, 모양, 내부의 병변은 물론 주위에 있는 정낭이나 사정관도 확인할 수 있다. 저에코음영이 있는 경우에는 전립선암을 암시하기도 하나 항상 일치하는 것은 아니기 때문에 PSA나 임상적인 소견도 참고하여 판단하여야 한다. 검사는 10분 이내로 끝나는 간편한 검사이다. 간혹, 치질이 심하거나 악수술로 인해 항문으로 검사를 할 수 없는 경우에는 정확도가 떨어지기는 하지만 복부초음파검사로 대신하기도 한다. (그림 26-10. A, B)

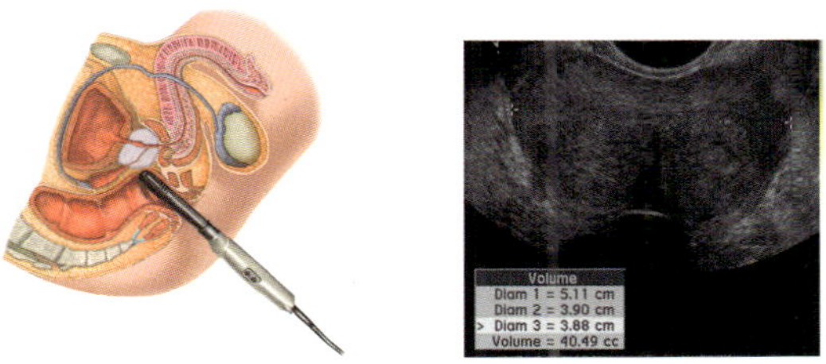

(A) (B)

그림 26-10 경직장초음파검사. (A) 검사모식도, (B) 영상

도플러초음파촬영술(Doppler ultrasonography)

도플러효과를 이용하여 탐촉자(probe)로 향하는 혈액을 적색으로, 멀어져 가는 혈액을 청색으로 하는 것처럼 혈류의 방향에 따라 색을 정하고, 혈류의 속도에 따라 그 밝기를 정하여 혈류의 속도와 방향을 검사하는 방법이다. (그림 26-11)

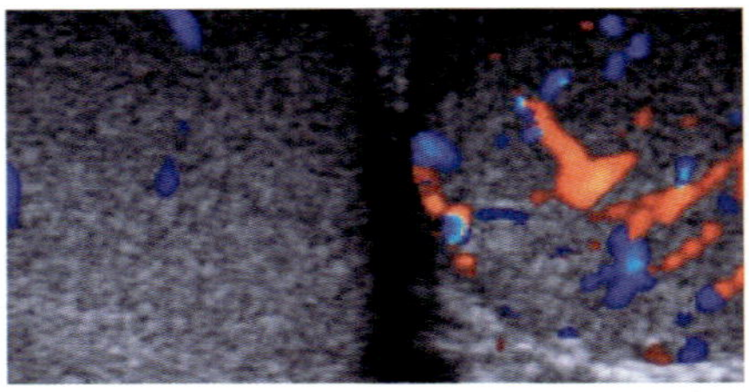

그림 26-11 도플러초음파검사

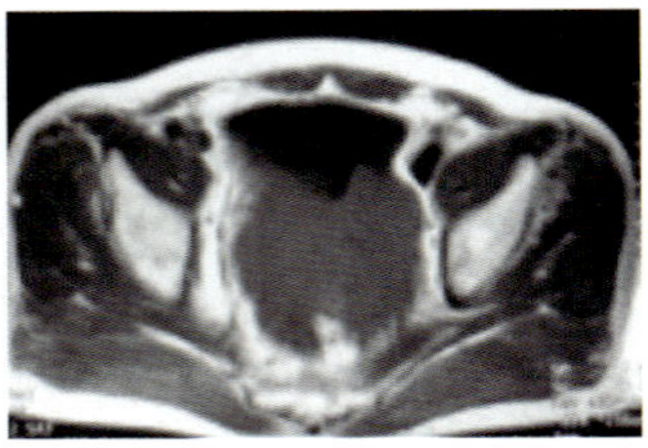

그림 26-12 자기공명영상

자기공명영상촬영술(磁氣共鳴映像撮影術, magnetic resonance imaging, MRI)

자석주위에는 자기장이 형성되는데 강한 자기장 내에 인체를 두고 고주파를 조절하여 양성자로부터 고주파형태로 에너지의 방출을 유도하여 이 방출되는 고주파를 모아 디지털영상으로 만든 사진이다. 방사선에 노출이 없고 조영제없이도 촬영이 가능하며, 조영제를 쓰더라도 콩팥독성이 없고 조영제에 대한 과민반응도 적어 안전하게 이용될 수 있다. 주로 뇌나 척추 등 신경계통과 일부 연조직의 검사에 유용하다. 특히 몸에 자석에 영향을 받는 금속성물질이 있는 경우에는 사용할 수 없다. (그림 26-12)

뇌(brain) MRI, 척추(spine) MRI, 전립선(prostate) MRI 등이 있다.

핵의학검사(核醫學檢査, nuclear medicine)

방사성동위원소(radioisotope)를 혈관에 주입하고 이들이 발산하는 감마선을 감마카메라로 촬영하여 그 모양으로 장기의 기능이나 병변을 확인하는 검사이다.

신장이나 갑상선 등 여러 장기의 모양과 기능을 검사하고, 뼈의 염증이나 손상, 암의 뼈전이 여부를 아는데도 이용된다. 각 장기에 피가 통하는 속도나 양을 검사하는 경우에도 이용되는데 고환꼬임과 부고환염을 감별하거나 신장의 혈류를 검사하는 데에도 이용된다. (그림 26-13. A, B)

1) 신주사(renal scan); 신기능, 사구체여과율검사. DMSA, DTPA
2) 이뇨성신주사(diuretic renogram); 이뇨제를 주사한 후 방사성동위원소의 흐름을 보아 상부요관 특히 신우요관이음부의 폐색이 구조적인 장애인지 기능적인 장애인지를 감

별하여 수술 여부를 결정하는데 도움이 된다.

3) 고환주사(testis scan); 급성으로 음낭에 통증이 오는 질환에서 특히 응급수술을 요하는 고환꼬임과 약물치료를 하는 급성부고환염의 감별진단에 매우 유용한 검사이다.

4) 전신골주사(whole body bone scan); 뼈에 감염에 의한 염증, 퇴행성 변화, 다치거나 암의 전이가 있는 경우에는 그 부위가 까맣게 동위원소의 흡착이 증가된다.

5) 갑상선주사(thyroid scan); 갑상선에 동위원소가 흡수되는 양상으로 질병을 진단한다.

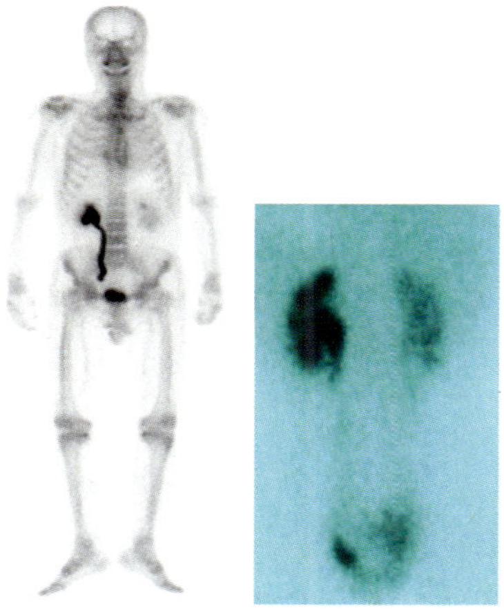

(A) (B)

그림 26-13 핵의학검사.
(A) 전신뼈스캔, (B) 신장스캔

참고문헌

Sheth S, Fishman EK. Multi-detector row CT of the kidneys and urinary tract: techniques and applications in the diagnosis of benign diseases. Radiographics 2004;32:609-631.

Wolin EA, Hartman DS, Olson JR. Nephrographic and pyelographic analysis of CT urography: differential diagnosis. Am J Roentgenol 2013;200(6)1197-1203.

27장
신체기능검사

장기마다 가지고 있는 고유한 기능을 정상적으로 하고 있는지, 아니면 어느 정도 손상이 있는지를 확인하는 검사로 상태에 따라 다양하게 나타날 수 있다.

폐기능검사(肺技能檢査, pulmonary function test)

폐활량이나 기관지의 협착정도, 산소를 들여 마시고 이산화탄소나 노폐물을 내보내는 기능을 측정하는 검사이다. (그림 27-1)

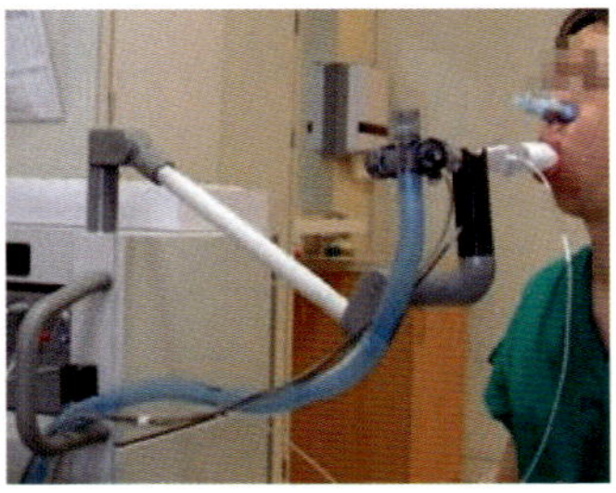

그림 27-1 폐기능검사

심장기능검사(心臟技能檢査, cardiac function test)

심장이 정상적으로 전신에 피를 원활하게 공급하고 있는지, 심장에 구조적인 이상은 없는지, 심장과 혈관의 기능과 구조적 이상여부를 확인하는 검사로서 심초음파검사, 심전도검사, treadmill검사 등이 있다. (그림 27-2)

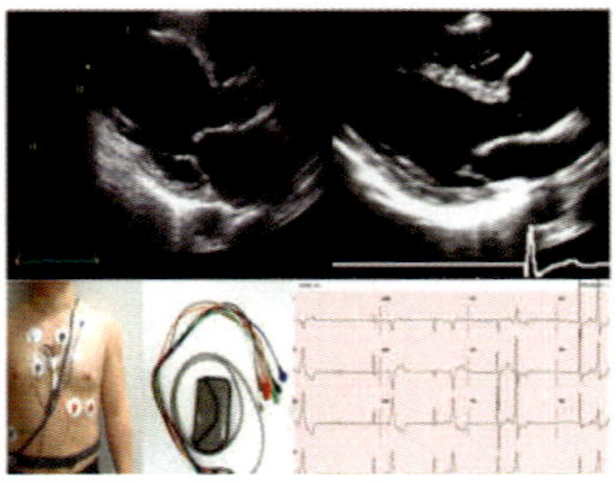

그림 27-2 심장기능검사

신기능검사(腎技能檢査, renal function test)

신장의 혈류와 소변의 생성과 배출 상태를 확인하는

검사이다. 피를 거르고, 체내 수분양이나 전해질의 균형, 체내 pH 등을 정상적으로 조절하는 기능을 확인한다.

위장기능검사(胃腸技能檢査, gastro-intestinal function test)

내시경으로 직접 위와 장의 속을 들여다보거나, 조영제나 공기 등을 입이나 항문으로 넣고 장 속에서 이들의 움직임을 보고 기능과 병변을 확인하고, 조직검사나 종양절제 등 치료도 한다. (그림 27-3. A, B)

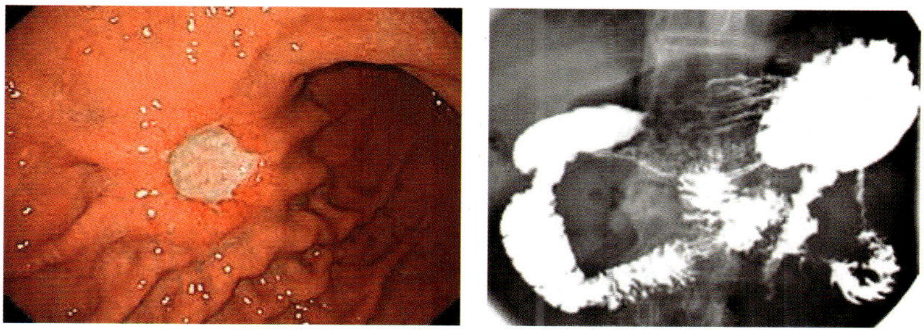

(A) (B)

그림 27-3 (A) 위장관 내시경, (B) 위장관촬영술

뇌파검사(腦波檢査, electroencephalography)

뇌의 기능을 검사하는 방법으로 두피에서 뇌에서 발생하고 전달되는 미세한 전기현상인 뇌파를 찾아내어 이를 증폭하고 기계적 조작을 통해 기록을 하는 검사이다. 뇌 속에서 일어나는 비정상적인 뇌파를 찾아 뇌 속의 병적인 상태를 진단한다. (그림 27-4)

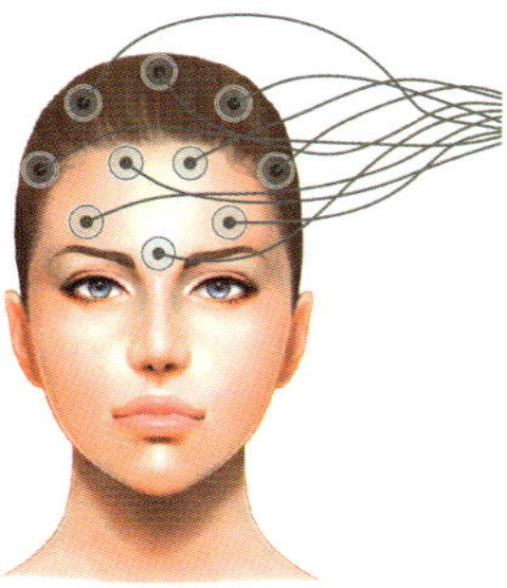

그림 27-4 뇌파검사

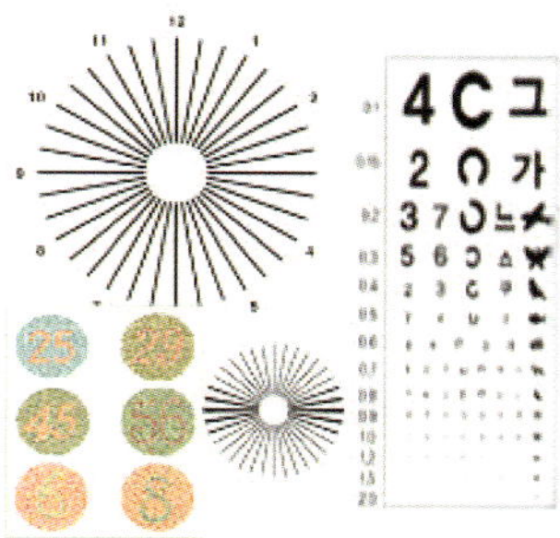

그림 27-5 시력검사

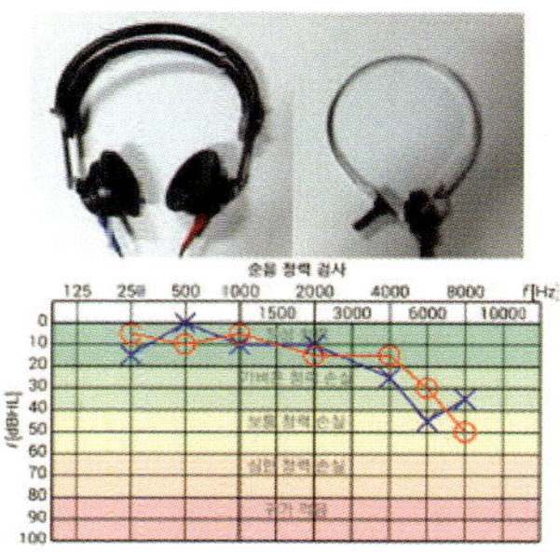

그림 27-6 청력검사

시력검사(視力檢査, assessment of visual acuity)

물체를 보는 시력이나 시각, 색맹, 황반 등을 검사한다. 일반적으로 시력하면 최소한의 크기를 볼 수 있는 가시력과 떨어져 있는 두 선을 인식하는 분리력을 말한다. (그림 27-5)

청력검사(聽力檢査, audiometry)

귀로 소리를 듣고 소리를 구분하는 능력을 검사한다. 청력이란 단순히 잘 듣고 못 듣는 것을 의미하는 것이 아니고 특정 주파수의 소리에 따라 듣고 인식하는 능력이 다를 수 있다. 귀에는 평형기능도 있다. 청력검사로 청력손실의 유무, 정도, 유형과 난청의 상태 등을 파악하고 이를 통해 병변부위 등을 확인하고 치료를 하며, 치료효과와 예후 판정에도 이용한다. (그림 27-6)

신경전도검사(神經傳導檢査, nerve conduction study), 근전도검사(筋傳導檢査, electromyography)

신경이나 근육에 전기적 자극을 주고 이에 대한 반응을 보아 손상의 유무와, 위치, 정도를 확인하고 가능한 원인까지도 조사하기 위한 전기진단검사이다.

28장
비뇨의학과에서 하는 검사

내시경술(內視鏡術, endoscopy)

내시경은 신체의 내부를 들여다 볼 수 있게 만들어진 기구로서 많은 질환의 진단은 물론 치료까지 매우 다양하게 이용되고 있으며 기존의 개복수술방법의 상당 부분을 이미 대치하고 있다. 피부에 3~5개의 작은 구멍을 뚫고 그 곳으로 속을 비춰보는 복강경과 필요한 기구들을 넣어 검사나 수술을 하고 사진도 찍는다. 내시경수술을 하기 위해서는 수술기구가 들어갈 수 있게 구멍을 유지해주는 트로카(trocar)와 속을 비추어주는 내시경 (telescope), 그리고 진단이나 수술에 필요한 각 종 기구들이 필요하다. 비뇨의학과에서 쓰이는 내시경에는 사용되는 부위에 따라 신장내시경(Renoscope), 요관내시경(Ureteroscope), 방광내시경(Cystoscope), 요도내시경(Urethroscope), 복강경(Laparoscope) 등 여러 종류가 있다. (그림 28-1. A, B)

요역동학검사(尿力動學檢査, urodynamic study)

소변을 보는 데 있어 방광과 요도의 기능을 조사하는 기능검사로 요류검사(uroflowmetry), 방광내압측정술(cystometry), 근전도검사(electromyography), 그리고 요도내압측정(urethral pressure profile, UPP)의 4가지 검사를 한다.

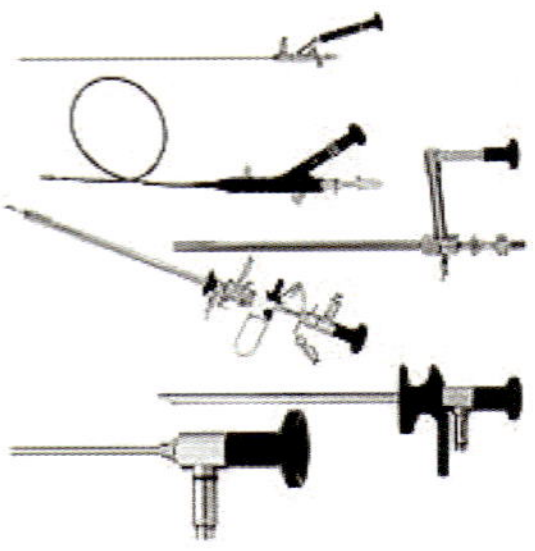

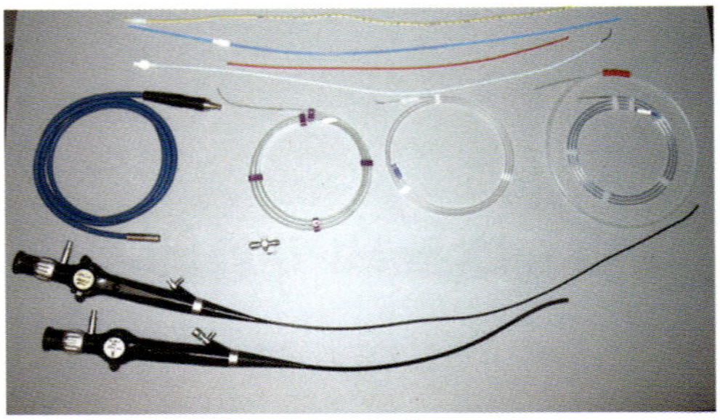

(A) (B)

그림 28-1 내시경기구. (A) 경성(rigid), (B) 연성(flexible)

정상적으로 소변을 보기 위해서는 요도의 조임근이 이완되면서 요도가 열리고 방광의 배뇨근(detrusor muscle)이 수축을 하며, 반대로 방광에 소변이 모여지기 위해서는 조임근이 닫히고 방광배뇨근이 이완되면서 방광의 용적이 늘어나야 하는데 이는 신경의 지배를 받아 이루어진다. 즉 신경의 신호에 따라 방광배뇨근과 조임근이 조화롭게 작용을 하여야 정상적인 방광의 배뇨기능이 이루어질 수 있다. 요도를 통해 방광으로 가는 카테터를 넣고 이곳으로 물을 일정 속도로 주입하면서 방광과 요도조임근의 압력을 기록하고, 방광이 충만하면 소변을 보게 하면서 방광의 용적, 방광배뇨근의 수축과 이완, 그리고 동시에 요도조임근의 협동상태, 전립선요도의 길이와 압력 등을 측정하고 배뇨량, 요속, 잔뇨를 측정하는 요류검사(尿流檢査, uroflowmetry)도 한다. 비디오시설이 있으면 방광에 조영제를 넣고 배뇨 시 방광의 문이 열리는 모양도 영상으로 확인할 수 있다.

즉, 배뇨에 관계되는 방광과 요도의 유기적인 기능을 실체적으로 종합적으로 평가하는 검사이다.

1) 요류검사: 요속측정기에 소변을 보고 소변의 최고요속, 배뇨량, 잔료량을 기록한다.
2) 방광내압측정: 항문에 풍선을 삽입한 상태에서 복압과 방광내압력을 동시에 기록한다. 방광에 물이 차는 속도와 방광내압력이 증가되는 속도를 봄으로써 방광이 소변을 모으는 능력 (순응도), 안정성, 배뇨 시 배뇨근의 압력 등을 알 수 있다.
3) 근전도검사: 회음부에 전기패취를 붙이거나 바늘을 꽂아 외요도조임근의 수축력, 배뇨근과의 협동상태를 확인한다.
4) 요도내압측정: 방광에 넣은 관을 일정 속도로 빼면서 방광경부, 전립선요도부, 외요도조임근부위의 압력, 그리고 기능요도의 길이, 요도폐쇄압 등도 기록한다. (그림 28-2. A~B)

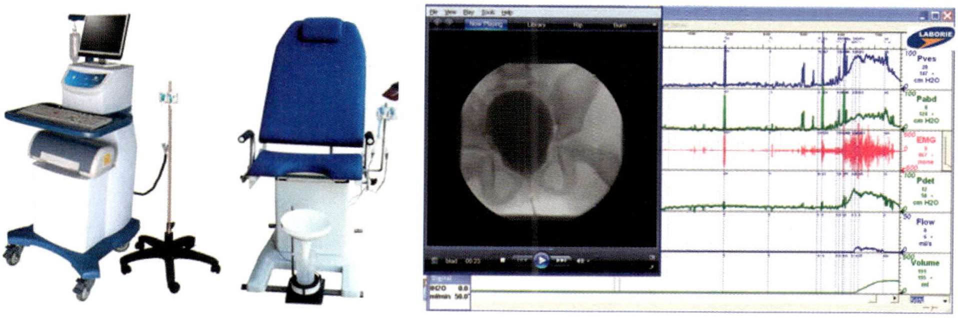

(A) (B)

그림 28-2 요역동학검사 (UDS). (A) 검사기 계, (B) 검사기록지

요류검사(尿流檢査, uroflowmetry)

방광의 용적, 소변줄기의 굵기 (요속), 소변 보고나서 방광에 남아있는 잔뇨를 확인하는 검사로 소변보는 상태를 확인하는 중요하고 간편한 검사이다. 소변을 평소 참을 수 있는 정도로 충분히 참은 상태에서 요속검사기에다 소변을 보면 필요한 자료들이 수치로 기록이 되고 동시에 그래프가 그려져서 소변보는 상태를 자연스럽게 확인할 수 있다. 정상적으로 소변을 본다는 것은 짧은 시간에 소변 줄기가 굵게 시원히 보아야 하고 잔뇨가 허용범위 이내로 적어야 한다. 정상 최고요속은 남자는 20mL/sec, 여자는 25mL/sec 이상 되어야 하며 그래프는 뾰족한 종의 모양이 정상이다. (그림 28-3. A, B)

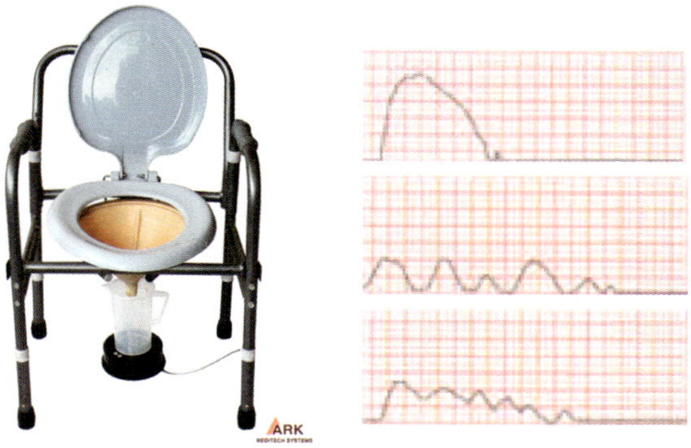

(A) (B)

그림 28-3 요류검사. (A) 검사기계, (B) 검사기록지

성기능검사(性技能檢查, sexual function test), 음경 발기검사(勃起檢查)

원만한 성관계를 위해서는 성적 자극에 대한 성적인 느낌이 있고 이것이 발기를 유

발하고 극에 달해서는 사정을 하면서 극치감을 정상적으로 느낄 수 있어야 한다. 특히 원만한 성관계가 이루어지기 위해서 가장 중요한 부분 중의 하나가 남성의 발기이다. 음경이 질에 삽입되고 성상대자도 극치감을 느낄 수 있을 때까지 적절한 강직도로 적절한 시간동안 발기상태를 유지하여야 한다.

음경에 압력을 측정할 수 있는 band를 붙여서 발기에 의해 이것이 팽창되거나 찢어지는 상태로 발기의 유무와 그 횟수, 강직도, 지속기간 등을 확인할 수 있다. 정상에서는 수면 중에 본인 모르게 3~4회 발기가 되는데 이를 이용하여 환자가 자는 동안 음경에 테이프를 부착하거나, 깨어있는 동안에는 성적 자극을 주어 발기를 유발시키면서 발기 상태를 확인하는 방법들이 있다.

1) 리지스캔(rigiscan)

리지스캔(rigiscan)이라는 기계를 이용하여 음경이 발기되는 상태를 수치로 측정하는 검사로 주·야간 발기검사가 있다. 낮에 깨어있는 상태에서 음경에 감지 테이프를 감고 성적인 자극 (비데오, 그림, 소리 등)을 주어 발기를 유발시켜서 하는 주간음경발기검사와 야간 수면 중에 생리적으로 일어나는 발기의 상태를 측정하는 야간음경발기검사가 있다.

테이프(band)를 음경의 원위부와 근위부에 부착하고 발기되면서 이곳에 주어지는 압력과 팽창의 정도, 지속시간를 측정하여 발기의 횟수, 음경의 강직도, 음경의 팽창 정도와 발기의 지속시간을 기록하였다가 컴퓨터로 분석한다. 특히 야간음경발기(nocturnal penile erection, NPE)는 심인성과 기질성 발기장애를 감별하는 방법으로 심인성인 경우에는 8시간 정도 수면 중에 30분 정도 지속되는 정상적인 발기가 3~4회 일어난다. (그림 28-4. A, B,)

2) 우표, 스냅게이지법

간단하게는 음경에 우표나 스냅게이지 밴드를 감았다가 찢어지는 정도를 보아 발기의 유무와 정도를 확인하는 방법인데 이는 한 번 밴드가 찢어지면 다시 사용할 수 없어 발기의 횟수나, 지속시간, 강직도 등을 알 수 없으며 이를 수치화 할 수 없는 단순한 방법이다. (그림 28-5. A, B, 그림 28-6)

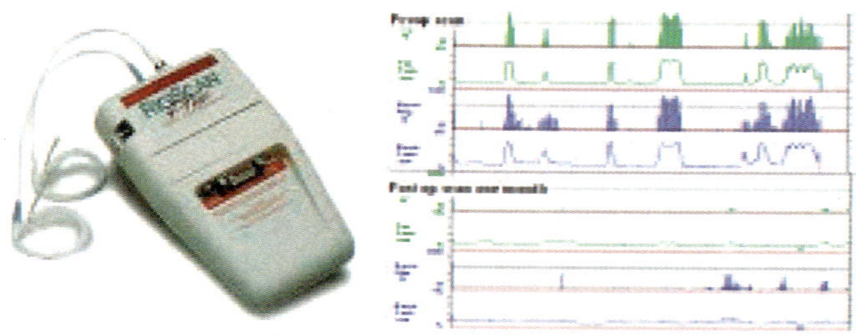

(A) (B)

그림 28-4 리지스캔. (A) 검사기계, (B) 검사기록지

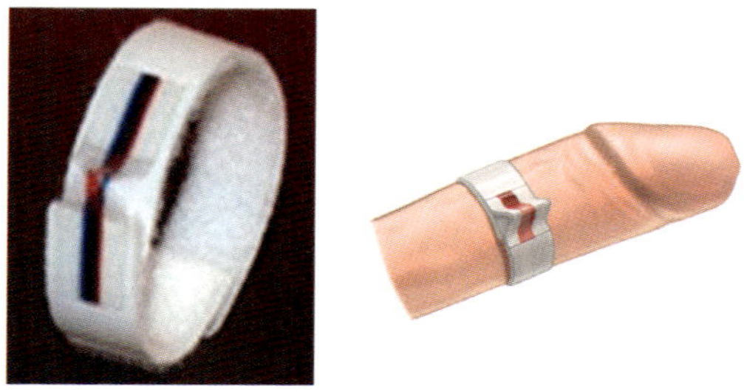

(A) (B)

그림 28-5 (A) Snap gauge tape, (B) snap gauge 검사방법

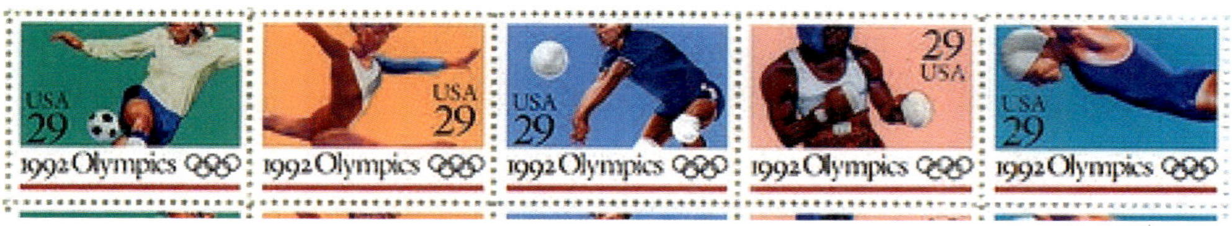

그림 28-6 우표검사

29장
치료를 위한 수술과 시술

마취(痲醉, anesthesia)

수술을 하려면 환자가 통증없이 편안한 상태에서 장시간 움직이지 않게 하기위하여 마취가 필요하다.

마취방법에는 전산마취, 척추마취, 국소마취가 있으며 짧게 간단히 끝날 수 있는 경우에는 진통제와 안정제만 투여하기도 한다. 마취의 방법은 수술의 종류, 환자의 상태, 환자나 의사의 선호도에 따라 결정된다.

전신마취는 의식이 없는 상태에서 수술을 하기 때문에 환자가 수술 중 불편함을 느끼지 못하나 기관 내 삽관으로 수술 후 목이 거북할 수 있다. 척추마취는 전신마취에 위험이 있거나 수술 동안 환자가 깨어있을 필요가 있는 경우, 환자가 원하는 경우 할 수 있는데 수술 후 6시간정도 누워있어야 하고, 척추의 마취 부위에 통증이 있을 수 있다. 척추마취를 한 경우에도 환자가 의식이 깨어있음으로 불안하거나 불편해하면 환자를 재워주기도 한다. 국소마취는 작은 국소 병변을 짧은 시간에 할 수 있을 때 하는데 수술을 위한 금식이나 특별한 사전 준비가 필요 없으며 수술 후에도 바로 일상생활을 할 수 있다. 내시경을 이용한 간단한 검사나 처치같은 경우에는 약물주사로 수면마취를 하거나 진통제나 안정제 주사만으로 할 수도 있다.

수술(手術, Operation)

1. 개복수술(開腹手術, open surgery)

몸에 절개창을 내고 들어가 수술부위를 직접 노출시켜 놓고 수술하는 방법이다. 과거 기술과 장비가 발달하지 않은 시기에 주로 하던 방법으로 상처가 크고 통증이 심하며 회복이 늦고 장기적으로는 상처자리에 통증이 있고 흉터가 남으며 조직이 유착되어 당기는 등의 후유증이 있을 수 있다. 그러나 이를 대체할 최신의 의료기기나 시설이 없거나 질환의 종류와 심한 정도, 다른 질환과 동반 여부 등에 따라서는 개복수술을 하여야 하는 경우도 있다. 비뇨기계 장기들 중 신장, 요관, 방광 및 전립선은 후복막강 장기이기 때문에 복막을 절제하지 않고 후복막강으로 접근하여 수술을 할 수도 있고, 직접 복강을 통하여 수술을 할 수 도 있다.

수술에는 부신절제술, 신장전절제술, 신장부분절제술, 신우성형술, 신우절석술, 요관요관연결술, 요관절석술, 신장-요관절제술, 방광절제술, 방광부분절제술, 요로전환술, 방광절석술, 전립선절제술, 전립선비대증수술, 항역류수술, 요도성형술, 고환고정술, 음낭수종제거술, 정관수술, 포경수술, 요실금수술, 방광류교정수술 등 부위나 목적에 따라 세분화된 수술방법들이 있다.

2. 내시경수술(內視鏡手術, endoscopic surgery)

내시경수술은 기본적으로 내부에 공간이 형성되어 있어 기구를 넣고 내부를 잘 볼 수 있는 장기에서 할 수 있다. 따라서 입, 위장, 폐, 항문, 요도, 코, 귀, 자궁 등 기존의 개구된 입구가 있는 장기에서는 이를 통해 내시경기구를 삽입할 수 있으나 복강이나 후복막강, 흉강, 관절 등 개구부가 없는 경우에는 적절한 위치에 구멍을 뚫고 이를 통해 내시경을 넣고 수술을 한다. 비뇨기계질환으로는 요도, 전립선, 방광, 요관, 신장의 결석, 방광암, 신장암, 전립선암, 전립선비대증, 요로폐색이나 협착, 기형 등의 검사와 치료에 광범위하게 이용되고 있으며, 매우 효과적이고 간편하면서 상처가 작고 통증이 덜하며 입원기간이 짧고 조기에 일상생활에 복귀할 수 있는 이점들이 있다.

1) 경요도내시경수술

요도를 통해 요도, 방광, 요관, 신장으로 각각 요도내시경(urethroscope), 방광내시경(cystoscope), 요관내시경(ureteroscope), 신장내시경(renoscope)을 넣어 내부를 직접 들여다보면서 병소를 육안으로 확인하고 검사나 수술을 한다. 대표적인 비뇨의학과 내시경수술은 경요도전립선절제술(transurethral resection of the prostate, TURP), 경요도방광종양절제술(transurethral resection of bladder tumor, TURBT), 요관경하요관절석술(ureteroscopic ureterolithotripsy), 경요도방광절석술(transurethral vesicolithotripsy), 내요도절개술(internal urethrotomy) 등이다.

2) 경피신석제거술(經皮腎石除去術, percutaneous nephrolithotripsy, PNL)

신장에서 가까운 등이나 옆구리에 신장까지 작은 통로를 만들어 이로 내시경을 넣어 신장 내 결석을 부수어 제거하는 수술이다. 2cm 이상의 크고 단단하여 충격파쇄석술에 반응이 없거나 요관을 통한 내시경수술이 어려운 신장결석의 치료에 적용한다. 신손상이나 출혈의 위험은 있으나 개복하지 않고 작은 구멍으로 결석을 제거할 수 있는 이점이 있다.

3) 복강경수술(腹腔鏡手術, laparoscopic operation)

최근 내시경 기술이 발달하면서 기존에 개복해서 하던 수술의 대부분을 배에 몇 개의 구멍을 통하여 기계를 넣어 수술을 하고 있다.

특히 성인에서 많이 일반화된 복강경수술은 복강내에 이산화탄소(Co_2) 가스를 넣어 배를 부풀린 상태에서 배에 3~5개의 구멍을 만들고 이로 내시경과 수술기구를 넣어 수술을 한다. 기존의 복강경수술은 수술기구를 수술자가 직접 손으로 잡고 수술을 하는 것으로 세밀한 술기가 필요하거나 출혈이 심한 경우 시야가 충분히 확보되지 않은 상태에서는 수술이 어려울 수 있다. 최근에는 기술이 발달하면서 소아에서도 쓰임새가 많아졌으며 고환고정술, 성분화장애질환수술, 신적출술, 신우성형술, 요관방광연결술, 방광확대술 등과 관련한 진단 및 치료에도 이용되고 있다.

내시경수술이 개복수술에 비해 많은 장점들이 있으나 수술의 종류나 집도의사의 숙련도에 따라서는 오히려 개복수술이 결과적으로는 입원과 회복기간이 짧고 더 좋은 예후를 보일 수도 있어 수술방법은 이런 것들도 모두 고려하여 신중하게 선택하여야 한다. (그림 29-1)

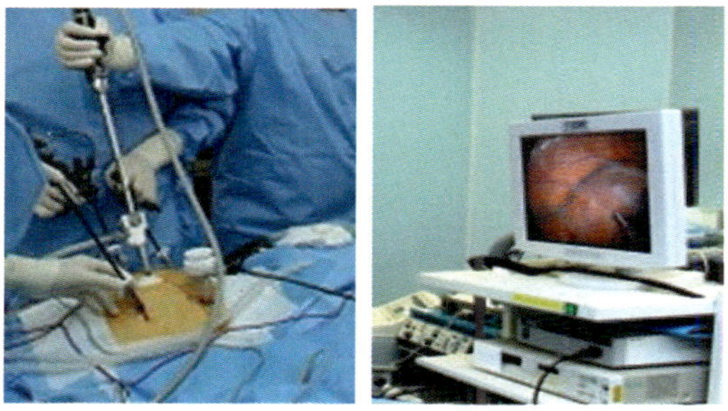

그림 29-1 복강경수술모습

4) **로봇보조복강경수술**(robot assisted laparoscopic surgery)

최근에 도입된 로봇을 이용하는 로봇보조복강경수술은 내시경으로 복강 속을 들여다본다는 면에서는 기존의 복강경수술과 비슷하나 로봇보조복강경수술은 내시경기구를 집도의가 직접 조작하는 것이 아니고 환자와 떨어져 있는 주조절장치의 작은 손잡이를 조작하여 로봇의 팔과 이에 부착되어 있는 기구를 간접적으로 움직이게 하여 수술하는 방법이다.

로봇기구는 주조절장치(console), 로봇조작기(robot manipulator), 카트(surgical cart)로 구성되어 있다. 로봇보조복강경수술은 일반 복강경수술에서와 같이 배에 4~5 정도의 구멍(port)을 만들어야 한다. 복강경수술의 장점을 갖으면서 좀 더 수술부위에 가깝게 접근하여 확대된 시야에서 수술을 할 수 있기 때문에 더 정밀하게 수술을 할 수 있다는 장점이 있다. 특히 집도의는 환자와 분리된 주조정기의 의자에 앉아 손잡이만 조작하여 로봇의 팔을 움직여 수술을 하기 때문에 소독되지 않은 평상수술복을 입고 편안히 앉아서 장시간 안정되게 수술을 할 수 있다. 그러나 수술을 할 수 있게 준비하는데 시간이 좀 더 걸리고 기계를 익숙하게 다를 수 있어야 하며 아직은 의료보험이 적용되지 않아 비용이 비싼 문제는 있다. 로봇수술의 주요 대상은 폐, 심장, 갑상선종양, 위, 대장, 소장, 신장, 요관, 방광, 전립선, 자궁, 난소 수술 등 적용대상이 확대되고 있다. (그림 29-2 A, B)

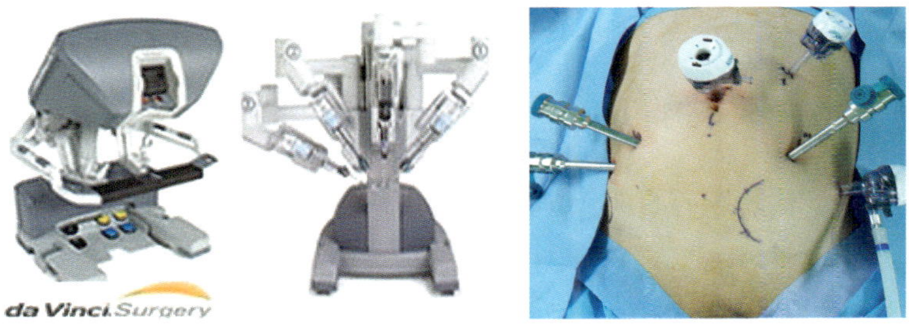

(A) (B)

그림 29-2 로봇보조복강경수술. (A) 수술기구 Davinch Robot, (B) 수술을 위한 ports와 trocar

5) **레이저수술**(laser surgery)

일반 실생활이나 과학분야에서 많이 쓰이고 있는 레이저는 의학분야에서도 유용하게 쓰이고 있는데, 레이저를 이용하여 조직을 자르고 태워 없애거나 지져서 출혈을 멈추게 하고 결석을 파쇄하는 수술방법이다. (그림 29-3. A, B) 레이저를 발생시키는 발생장치에서 나오는 레이저는 조직을 소작하고 단단한 결석을 부수는 성질이 있는데 레이저에 따라 그 특성이 다르기 때문에 수술목적에 따라 다양한 레이저들이 이용되고 있다. 레이저빛이 통과하는 매질에 따라 공기 중에서 쓸 수 있는 것과 소변이나 물속에서 쓸 수 있는 것이 있다. 따라서 피부질환의 치료나 성형수술처럼 체외에서 사용되는 것과 내시경을 통해 체내로 레이저화이버를 넣어 수술부위에 접근한 상태에서 사용되는 것을 사용목적에 따라 적절히 구분하여 사용하여야 한다.

비뇨기계의 수술은 대부분이 내시경을 통해 레이저탐색자를 수술부위에 접근시켜 수술을 하게 되는데 결석을 깨고, 섬유화된 단단한 조직을 제거하여 막힌 곳을 뚫거나 좁은 부위를 넓혀 주고, 출혈부위를 지져서 지혈시키고, 병소나 혹을 지지거나 기화시켜서 제거하고 비대된 전립선조직을 절제하는데 많이 이용하고 있다. 비뇨의학과에서 가장 일반적으로 사용되는 레이저는 Holmium laser이다.

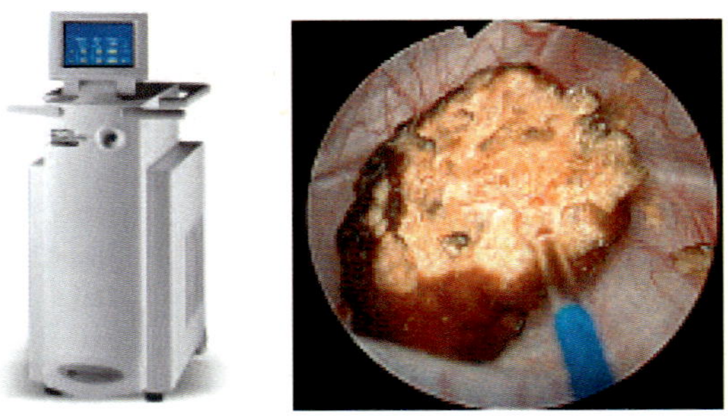

(A) (B)

그림 29-3 Holmium laser (A) 레이저 기기, (B) 레이저쇄석수술

기타 시술 및 처치

1. **충격파쇄석술**(衝擊波碎石術, shock wave lithotripsy, SWL)

이름 그대로 몸에 어떤 상처를 내지 않고 몸 밖에서 충격파쇄석기(衝擊波碎石機, shock wave lithotriptor)를 이용하여 충격파를 발생시키고 이를 체내 결석에 집중시켜 결석을 파쇄하는 시술이다.

충격파란 음속보다도 빠른 속도로 전달되는 강력한 압력파르 인체에는 해가 없으면서 단단한 물체를 파쇄할 수 있다는 점에 착안하여 체내 각종 결석을 파쇄하는데 이용하게 된 것이다. 충격파쇄석기는 충격파발생장치, 충격파전달매체, 결석의 위치를 확인하는 측정장치의 3 부분으로 구성되어 있다. 충격파발생장치는 충격파를 유발하는 방법에 따라 폭발형(explosion)과 표면진동에 의한 압전기형(piezoelectricity)이 있다. 충격파전달매체로는 물이나 수용성 젤을 이용하며, 결석의 위치를 확인하는 데에는 초음파나 방사선을 이용한다. 둥근 반사판으로 된 집중장치를 이용하여 충격파 발생장치에서 발생된 다양한 충격파들을 한곳으로 모으고, 이 지점(fccus)에 결석을 고정시킨 상태에서 정해진 강도로 일정 횟수만큼 충격파를 주어서 결석을 파쇄하는 것이다.

따라서 입원하지 않고 외래에서 20분 정도 누워서 치료받고 바로 일상생활로 복귀할 수 있는 장점이 있으나 결석의 크기와 위치, 결석의 단단한 정도에 따라서 그 효과가 다를 수 있고 때로는 여러 차례 반복하여야 하는 경우도 있다. 시술 후 일시적인 통증이나 혈뇨가 있을 수 있으나 증상이 심하거나 고열이 나면 합병증을 고려하여 병원에 연락하고 적절히 처치를 받아야 한다. 결석 하부의 폐색, 교정되지 않는 출혈성 경향의 환자, 임산부에서는 사용이 금기로 되어있다. 결석이 2~1.5cm 미만에서는 90%의 성공률을 보이나 그 이상에서는 30~70% 정도이다. 충격파는 밀도가 다른 물체를 통과할 때 에너지가 감소하기 때문에 최초의 충격파쇄석기는 환자를 욕조같이 큰 물통에 담가서 했었는데 그 이후에는 jelly와 작은 물 주머니를 이용하여 간편하게 하고 있다. (그림 29-4)

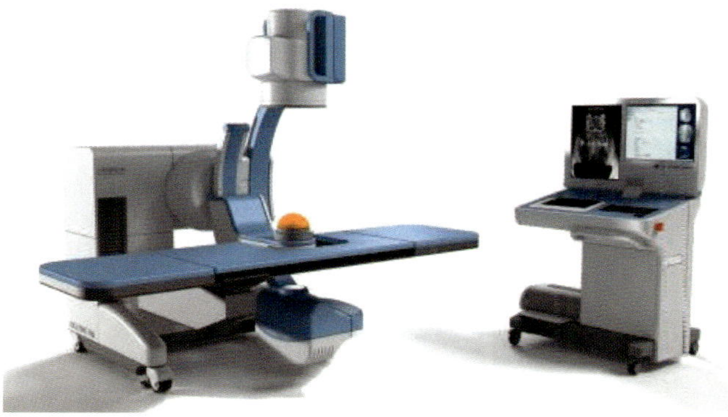

그림 29-4 충격파쇄석술(SWL)

2. 요도확장기(urethral dilator or sound), 요도 부지(bougie-a-boule)

요도협착의 유무와 그 정도를 확인하고 이를 확장하여 치료하는데 쓰이는 기구들이다. 요도싸운드는 금속의 봉 모양으로 끝이 가늘고 뒤로 갈수록 두꺼워져 좁아진 요도를 확장하는데 사용되며 특히 끝 부분이 둥글게 휘어져있어 S자 모양인 남성의 요도에도 사용하기에 적합하게 만들어져 있다. 부지는 협착의 정도를 확인하는 것으로 가는 금속의 봉 끝에 원추형 ball이 크기별로 있다. 싸운드와 부지는 굵기가 다른 여러 개가 하나의 세트로 되어있다. (그림 29-5. A, B)

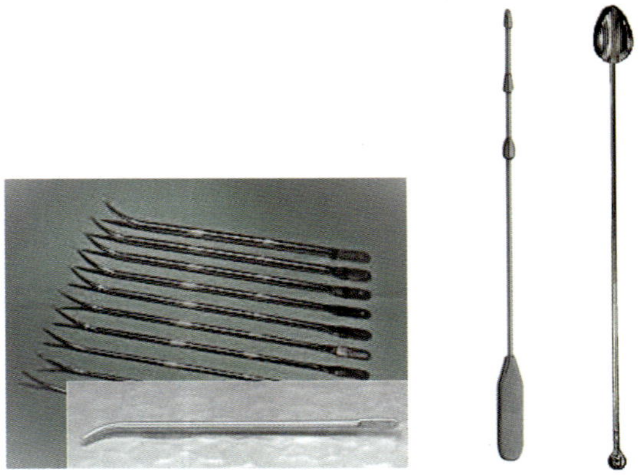

(A) (B)

그림 29-5 (A) 요도싸운드(요도확장기), (B) Bougie-a-boule

3. 요중재술, 도뇨관 삽입

소변이 몸 밖으로 배출되는 전체 통로인 요로계, 즉 신장에서 요도구 사이에 협착이나 폐색이 있으면 그 만큼 소변의 흐름에 장애를 받게 된다. 그러면 협착부위 상부 요로에 소변이 고이면서 요로가 확장된다. 이런 상태에서 협착부위나 확장된 부위에 관을 넣어 소변을 배설시켜주는데 이용되는 관을 도뇨관 또는 카테터catheter라 한다.

1) 경피신루설치(술)(經皮腎瘻留置(術), percutaneous nephrostomy, PCN)

요관에 협착이 있어 소변이 방광으로 내려가지 못하고 정체되어 신장에 수신증이 있는 경우 옆구리에서 신장으로 작은 관을 넣어 소변을 배출해주는 시술이다. 방광내시경이나 요관내시경을 이용하여 요관에 요관카테터를 넣어주기도 하는데 이 시술이 불가능한 상황이거나 요관이 심하게 좁아 카테터의 통과가 안 되는 경우에 시행하게 된다. 요관협착, 요관암이나 자궁경부암의 침윤에 의한 협착, 요관의 손상이나 수술 합병

증으로 인해 요로전환이 필요한 경우에 주로 한다. (그림 29-6)

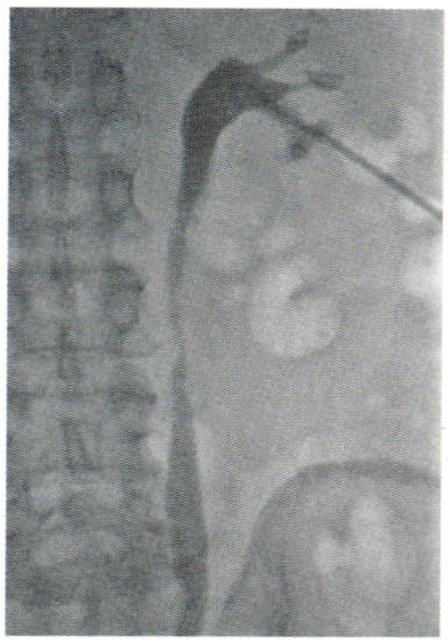

그림 29-6 경피신루술 (PCN)

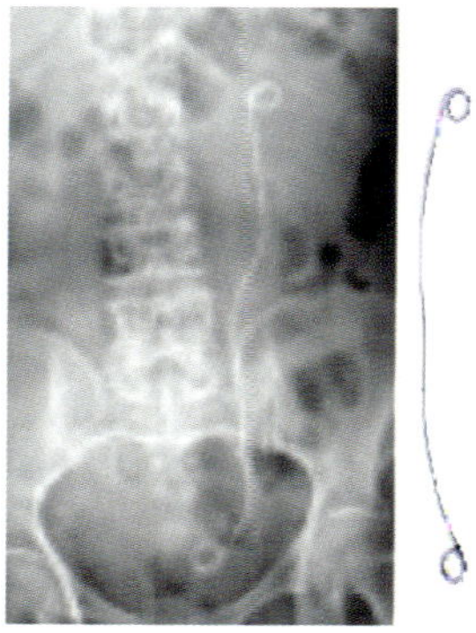

그림 29-7 요관에 삽입된 스텐트 (DJ stent)

2) 요관스텐트삽입(ureteral stent)

요관카테터(ureteral catheter)나 스텐트는 신장과 방광 사이를 연결하는 요관에 설치하는 도뇨관으로 요관협착이나 폐색이 있을 때 요관에 넣어 소변이 방광으로 원활하게 흐르도록 하는데 목적이 있다. 방광내시경이나 요관내시경을 이용하여 삽입하며 Double J stent, pig tail stent, ureteral stent 등 다양한 종류들이 있다. (그림 29-7)

3) 경피방광루유치술(經皮膀胱瘻留置術, cystostomy)

요도협착이나 폐색, 요도손상, 이완성 신경인성방광, 전립선질환, 후부요도판막 등으로 환자 스스로 소변을 보지 못하는 상태에서 도뇨관을 이용하는 간헐적 자가도뇨(自家導尿)도 불가능한 경우에 치골상부에서 피부와 방광 사이에 구멍 (피부-방광루)을 만들고 이곳에 방광루카테터(cystostomy catheter)를 넣어 방광의 소변이 자연적으로 흘러나오게 해준다.

4) 요도도뇨관유치(urethral Foley catheter)

요도협착이나 전립선비대증으로 소변을 보지 못하는 경우에 요도에 도뇨관인 요도카테터(urethral catheter)를 삽입하여 소변이 원활히 나오게 해준다.

도뇨관(導尿管, catheter)의 종류

필요한 때마다 일회성으로 사용하는 경우와 장기간 몸에 유치하는 자가유치카테터(self retaining catheter)가 있다. 설치하는 위치에 따라 신장에 직접 넣어주는 신루카테터, 방광에 넣어주는 방광루카테터, 요도에 넣어주는 요도카테터, 그리고 요관 속에 설치하는 요관카테터가 있다.

가장 많이 쓰이는 것 중의 하나가 넬라톤카테터(nelaton catheter)인데 붉은색의 고무관(red rubber catheter)으로 방광의 소변을 일시로 빼주거나 소변검사를 위해 깨끗한 소변을 채취할 때 이용한다. 소변을 스스로 볼 수 없는 환자에서 스스로 하는 자가도뇨법인 청결간헐도뇨(clean intermittent catheterization, CIC) 때에도 사용되는 등 용도가 많으며 다양한 굵기의 카테터가 있다. (그림 29-8. A~D) 반면 장기간 유치하는 경우에는 카테터가 빠지지 않도록 하는 작은 물주머니가 속에 있거나 끝이 뱀머리 모양을 하거나 둥글게 감겨 스스로 빠지지 않게 만들어진 자가유치카테터(self retaining catheter)를 사용한다. (그림 29-9. A~C)

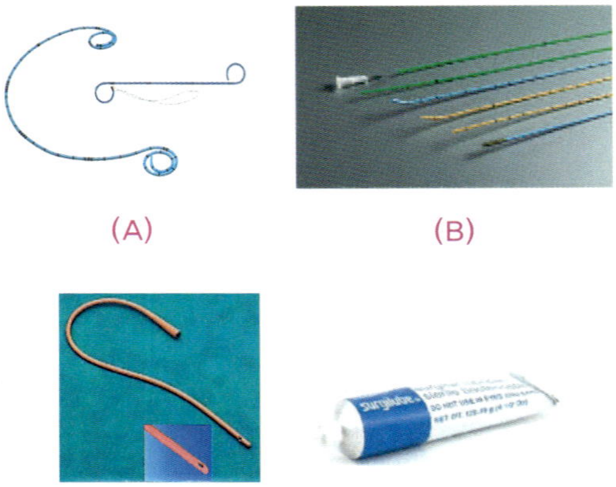

(A) (B) (C) (D)

그림 29-8 (A) DJ stent, (B) 요관스텐트(ureteral stent), (C) 넬라톤(nelaton), (D) 젤리(jelly)

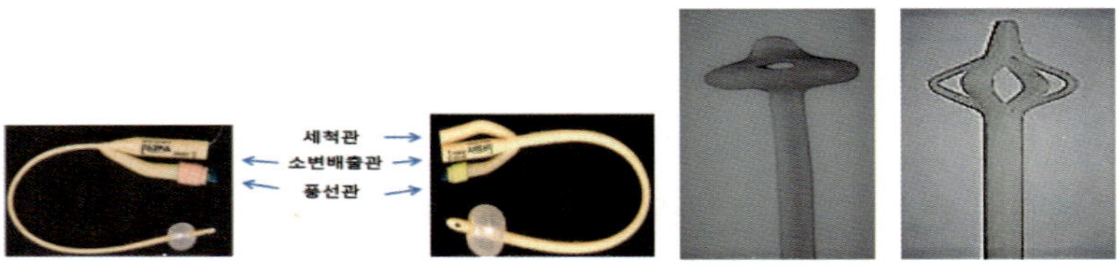

(A) (B) (C)

그림 29-9 자가유치카테터(self retaining catheter) (A) 폴리카테터(Foley catheter), (B) Pezzer mushroom tip catheter, (C) Malecot catheter

자가유치카테터(self retaining catheter)로 가장 흔히 사용되는 폴리카테터(Foley catheter)는 방광의 소변이나 피를 배출시키기 위해 가장 많이 사용된다. 끝에 물을 넣어 팽창시키는 풍선(balloon)이 있어 카테터가 빠져 나오지 않고 고정이 된다. 이는 신루, 방광루, 요도는 물론 복강, 흉강 등에서도 다양하게 사용이 가능하며 농이나 가스 등을 배출시킬 때, 풍선으로 압박하여 출혈을 지혈하거나 공간을 막아주는 목적으로 사용되기도 한다.

폴리카테터에는 소변이나 내용물이 나오는 주된 통로와 풍선을 부풀리기 위해 물을 넣는 통로 등 두 개의 통로가 있는 두길카테터(2 way Foley catheter)와 내부를 세척하기 위한 세척액을 주입하는 통로가 하나 더 있는 세길카테터(3 way Foley catheter)의 두 종류가 있으며 풍선의 크기는 용도에 따라 다양하게 만들어져 있다.

이 외에도 다양한 용도로 만들어진 다양한 카테터들이 있다. 도뇨관의 굵기는 외경을 기준으로 0.33mm를 1Fr (French scale)로 표시한다. 즉 30Fr는 바깥쪽 지름이 1cm인 굵기를 말한다.

30장
외래병동제도: 낮병동(day care), 통원수술(day surgery)

당일에 입원하여 수술하고 퇴원하는 낮병동 또는 통원수술제도는 그 장점과 안전성이 이미 확인되었으며 한국에서도 거의 안정적으로 운영되고 있다.

낮병동제도에 적합한 수술은 덜 침습적이며 수술시간이 길지 않고, 수술 후 완전히 회복이 되고 부작용이 적으며, 통증조절이나 상처가 깨끗하여 추가적인 상처치료가 불필요한 수술로 생체징후의 연속적인 감시나 의학적인 보살핌이 필요하지 않은 수술이다. 대표적인 비뇨기질환은 음낭수종과 정류고환의 수술이며 이 외에 방광요관역류의 내시경하약물주사, 원위부요도성형술, 포경수술, 덩굴정맥류수술 등이다. 다만 소아에서는 건강한 아이에서 하고 전신마취와 관련이 있는 영아의 돌발사증후군의 위험 때문에 3~6개월 이전에는 피하는 것이 좋다.

금식을 포함하여 수술전 준비를 가정에서 해야 한다

수술 전의 준비에 대하여 그 내용을 미리 숙지하고 틀림없이 이행하여야 한다. 수술 전 금식에 대해서는 논란이 있으나 소아에서는 고형식과 우유는 수술 8시간 전까지, 영아에서는 인공식은 6시간 전, 모유는 4시간 전, 그리고 모든 건강한 소아와 영아는 수술 3시간 전까지 맑은 유동식은 먹일 수 있다고 한다. 또한, 약속된 예약시간을 엄수하고 늦어도 수술 전 1~2시간 전에는 미리 도착하여 준비에 차질이 없도록 하여야 한다.

수술은 숙련된 전문의가, 세련되고 수술조작을 적게 하며, 아침 이른 시간에 한다

마취 역시 숙련된 의사가 정교하게 하여야 하며 마취약도 자극이나 부담이 적고 회복이 빠르고 회복 후에도 후유증이 없는 마취제를 사용하여야 한다. 일반적으로 기관내 삽관 시는 삽관 제거 후 적어도 3시간, 억제약(depressant) 투여 시는 90분 이상은 회복실에서 관찰을 하여야한다.

수술 후 음식섭취와 퇴원

음식섭취는 수술시작 후 1~7시간(평균 3시간)에 시작하는데 이는 구역, 구토와 관련하여 주의해야하는 것으로 지나친 장기간의 금식도 좋지 않지만 무리하게 서둘러 먹이는 것도 조심하여야 한다.

퇴원은 호흡과 생체증후가 안정되고, 구토없이 잘 삼키며, 잘 걷고 의식이 완전히 회복된 후에 한다.

통원수술의 합병증

최근 마취기술과 약물의 발달로 수술 후 심각한 합병증은 극히 드물며 대개는 일과성으로 회복이 된다. 그러나 심각한 합병증의 발생 가능성이 전혀 없는 것은 아니며 사전에 세심한 준비와 철저한 교육은 절대로 필요하다. 입원을 하여야하는 중한 합병증으로는 통증, 구역, 구토, 창상출혈, 크루우프가 있으며 이외에 두통, 발열, 요폐, 폐렴 등이 있다.

일반적으로 2~3%에서 합병증이 있으며 심한 경우는 2% 미만이었고 입원을 한 경우는 0.2%였다. 구역질이 20%로 가장 많았고 미열, 기침, 인후통(sore throat)이 각각 5%에서 있었으나 모두 속히 회복되었다. 소아에서 중한 합병증으로는 심폐정지, 악성고열, 심정지가 보고된 바 있으며, 이들의 1/3 이상은 수술 48시간 이후에 발생하였다. 즉, 발생 빈도는 매우 적지만 심각한 합병증이 생길 수 있음을 암시하는 것이다.

의료비용은 지역과 질환 등에 따라 달라 단순비교는 어려우나 입원수술에 비해 미국의 경우 5~50%, 한국의 경우 50% 저렴한 것으로 보고되었다.

결론적으로, 통원수술은 보호자나 환자에게는 경비절약, 시간절약, 불편의 최소화라는 장점이 있고 병원에는 입원실 및 관리비용 절감 등 경영효율을 극대화할 수 있는 장점은 있다. 그러나 입원수술과 비교할 때 수술 전 준비와 퇴원 후 환자 관리를 환자나 보호자가 하여야 하고 예약제도나 규정을 철저히 지킬 수 있어야 한다는 점에서 국민정서나 사회문화적인 면도 고려되어져야 하며 실제적인 문제들에 대한 이해와 세심한 준비, 철저한 교육은 절대로 필요하다.

참고문헌

김기경, 정미화. 소아에서 저침습수술후 조기퇴원에 영향을 주는 합병증. 대한비뇨회지. 1999;40:640-3.

박관현, 최진호, 오세권, 전성수, 이규성, 이성원, 등. 소아에 있어 통원수술과 입원수술의 비교. 대한비뇨회지 1997;12:1363-8.

신양식, 김순열, 심재선, 남용택, 김종래, 홍정, 등. 소아 일반외과 외래환자마취의 임상적 평가. 대한마취과학회지 1991;24:764-70.

Audry G, Johanet S, Achrafi H, Lupold M, Gruner M. The risk of wound infection after inguinal incision in pediatric outpatients surgery. Eur J Pediatr 1994;4:87-9.

Caldamone AA, Rabinowitz R. Outpatient orchiopexy. J Urol 1982;127:286-8.

Calmes SH. Pediatric anesthesia. Dial Pediatr Urol 1981;4:2-8.

Cote CJ. NPO after midnight for children - a reappraisal. Anesthesiology 1990;72:589-92.

Edwards G, Morton HJV, Pask EA, Wylie WD. Deaths associated with anesthesia. A report on 1,000 cases. Anesthesia 1956;11:194-220.

Epstein BS, Hannallah RS. The pediatric patient. In: Wetcher JB, editor. Anesthesia for ambulatory surgery. Philadelphia: Lippincott, 1985,124-74.

Graham IFM. Preoperative starvation and plasma glucose concentration in children undergoing out-patient anesthesia. Br J Anesth 1979;51:161-4.

Howard SS, Siegel AL, Snyder HM III, Duckett JW. Outpatient pediatric urologic procedures. Urol Clin North Am 1987;14:203-7.

Morton HJV, Wylie WD. Anesthetic deaths due to regurgitation and vomiting. Anesthesia 1951;6:190-205.

O'Flynn PE, Milford CA. Fasting in children for day care surgery. Ann R Coll Surg Engl 1989;71:218-9.

Payne K, Ireland P. Plasma glucose levels in the periopereative period in children. Anesthesia 1984;39:868-72.

Postuma R, Ferguson CC, Stanwick RS, Horne JM. Pediatric day-care surgery: a 30-year hospital experience. J Pediatr Surg 1987;22:304-7.

Schreiner MS, Nicolson SC, Martin T, Whitney L. Should children drink before discharge from day surgery? Anesthesiology 1992;76:528-33.

Schreiner MS, Triebwasser A, Keon TP. Ingestion of liquids compared with preoperative fasting in pediatric outpatients. Anesthesiology 1990;72:593-7.

Warner MA, Shields SE, Chute CG. Major morbidity and mortality within 1 month of ambulatory surgery and anesthesia. JAMA 1993;270:1437–41.

Welborn LG. Pediatric outpatient anesthesia. In: Motoyama EK, Davis PJ, editors. Smith's anesthesia for infants and children. 6th ed. St. Louis: Mosby, 1996;709–25.

Wilson TD. Global fees for managed care in ambulatory surgery. J Clin Anesth 1995;7:578–80.

PART 05

최상의 진료와 의료 혜택을 위한 지혜

31장
의료는 질병과 인간의 엄중한 투쟁이다

살아있는 질병의 퇴치에는 타협이나 선택이 아닌 필연적 소명만이 있다.

질병은 다양하다. 같은 질병도 발병하고 악화되고 사멸하고 치유되는 과정과 정도가 환자마다 다양하다. 그럼에도 오직 하나 절체절명의 소명은 원인을 불문하고 회복시키고 완치하여야 한다는 것이다. 의료에는 '연습'이 없고 '다음 기회'가 없다. 요행이나 흥정도 없다. 확실하게 입증되고 공인된 것만이 허용되며 최선의 진료만이 요구된다. '최선'이라 함은 최근의 가장 발달된 의학과 가장 최신의 첨단기술과 기기를 사용하여, 최소의 부담으로 최상의 결과를 얻는 것이다.

그래서 의료는 의료인의 자격, 의료기관의 설립 및 경영, 의료행위 등 모든 면에서 엄격하게 법과 제도의 통제와 관리를 받고 있는 것이다.

우리나라는 이미 첨단의 의료와 든든한 의료환경을 갖춘 선진 의료복지국가이다.

세계적인 최신의 의료기기와 기술이 수시로 도입되고, 신기술을 익히고 발달시켜 세계적 수준의 치료실적을 내고 있으며, 일부 분야는 세계로 역수출되고 있는가 하면 외국의 의사들이 국내로 유학와서 배우고 있는 실정이다. 대표적인 분야가 로봇수술, 암수술, 심장시술, 간이식수술, 성형수술, 자궁경관봉축술 등이다.

이러한 의료선진국의 저변에는 튼튼하게 진화된 세계 top의 의료환경이 근간이 되고 있다. 일찍부터 시행된 전국민의료보험으로 전 국민이 양질의 의료혜택을 받고 있으며, 국가에서 법적, 경제적 지원을 통해 의료의 질까지 관리하고 있고. 의료 관련 비리나 부조리, 불합리한 관례도 거의 투명하게 시정되었으며, IT 강국답게 진료시스템과 의료정보서비스의 운영이 최첨단 컴퓨터로 자동화 되어있다. 또한 전 진료과정에서 환자가 주체로서 모든 결정권을 갖는 환자중심의 진료가 이루어지고 있다.

이런 면에서 우리나라는 최고의 의료시스템과 선도적인 의료기술과 장비를 갖추고, 저렴한 비용과 부담으로 수준 높은 의료서비스가 시혜되고 있는 선진 의료복지국가라 할 수 있겠다.

질병의 극복을 위해서는 의사와 병원과 환자와 보호자가 함께 하여야 한다.

질병은 그 종류의 다양성 이상으로 고도화되고 정밀한 진단과 치료를 필요로 하고 있으며 그 비용 역시 엄청나게 불어나고 있다. 따라서 의료는 이제는 환자나 보호자, 의사, 의료기관이나 국가 누구라도 혼자서 이를 감당하기에는 역부족이며 특정인이나 특정집단의 점유물이 될 수도 없고 전체 구성원들이 팀(team)이나 집단(group)으로 함께 공유하고 책임도 함께 져야 한다.

병을 잘 극복함에 있어서도 의사와 병원은 물론이지만 환자와 보호자도 감당해야 할 분명한 몫과 책임이 있으며, 각자의 최선이 모아져야만 최선의 결과를 기대할 수 있다. 이런 의미에서 **의사와 간호사, 그리고 병원이 신뢰하는 좋은 관계(rapport)를 맺는 것은 매우 중요하다.** 흔히 하는 말로 '병을 극복하려면 병과 친해져야 한다'고 한다. 이는 의료진과 충분한 정보교환을 통하여 병을 잘 알고 불편한 증상이나 치료과정에 친숙해짐으로써 막연히 두려워하고 좌절하기보다는 오히려 이를 딛고 극복할 수 있는 지혜와 용기를 터득하자는 의미일 것이다. 특히 의료인과 환자와 보호자 사이의 관계는 매우 중요하며 깊은 신뢰와 이해 속에서 진료에 집중할 때 최선의 진료와 치료성과를 얻을 수 있을 것이다.

의료제도와 병원의 진료시스템에 익숙해지는 것도 도움이 된다. 접수에서 귀가까지의 진료과정을 잘 알면 그만큼 진료도 수월하고 지루함도 적어진다. 또한 병원의 여러 업무 중에는 환자에 경제적으로나 행정적으로 도움이 되는 것이 많이 있으며 병원의 시스템 속에 있는 간호사나 직원들과 좋은 관계를 만드는 것도 진료에 큰 도움이 된다.

32장
병원에 가는 뚜렷한 목적을 명심하자

명심하자. 진료의 가장 중요한 목표는 오직 하나 '내 병 고치는 것'이다.

단언컨대, 병원에 가는 이유는 오로지 한 가지 내 몸에 대한 정확한 진단과 치료이다. 그 외의 것은 의미없는 것들이다. 진료과정에서의 작은 이견이나 오해로, 아니면 서비스나 절차상의 불쾌함으로 중요한 나의 진료부분을 그르쳐서는 안 된다. 같은 맥락에서 의사는 진료를 하는 전문인이며, 의료 외적인 것 보다는 의료적인 것을 최우선으로 하여 질병을 찾고 치료하는데 더욱 집중하도록 스스로 상기해보는 것은 의미가 있다.

환자 중에는 막상 진료실에 와서는 진료목적을 잊는 분들이 있다. 가게에 물건 팔아주러 온 지체 높은 손님처럼 행동하고, 특별한 서비스를 기대하거나 병원 주차에서부터, 접수, 진료대기, 입·퇴원수속, 서류발급, 직원들의 서비스 태도에 관한 문제로 상한 울분을 토하는 경우가 있다. 이런 문제는 병원의 책임자나 관련부서에서 하는 사안이지 진료의사가 상담하고 해결하는 일은 아니고, 더욱이 이런 일로 의사나 간호사들과 불편한 관계가 되거나 다투는 것은 삼가야 한다.

오늘 병원에서 할 것들을 구체적으로 정리해서 가자.

처음 진료 받으러 가는 것인지, 검사결과를 보러가는 것인지, 단순히 약만 탈 것인지,

예약된 검사를 할 것인지. 수술을 할 것인지, 입원하러 가는지 분명하게 알고 가면 실수없이 목적을 다 이루고 올 수 있을 것이다. 진료가 끝나고 나와서 아쉬워하는 경우가 종종 있다.

병원에서 받아올 서류가 있거나. 의사에게 전달할 이야기가 있거나, 궁금하여 확인하고 싶은 것이 있었다면 다시 한 번 생각해 보고, 아니면 종이에 기록하여 가지고 가는 것이 좋다.

1) 초진이면 증상과 현병력, 과거병력, 신체검사를 하고 문제가 어디에 있을 지 일차진단 (임상진단)을 하고 그에 따른 검사나 투약을 하고 필요하면 입원할 수도 있을 것이다.

   이 때 환자나 보호자는 모든 정보를 의사에게 알려주어야 하며 다른 병원에서 진료받은 내용이나 결과가 있다면 모든 자료 역시 알려주고 자료도 함께 제출하여야 한다. 또한 의사의 설명을 잘 듣고 이해를 하여야 하며 의사의 의견에 동의하고 검사나 치료를 할 것인지 결정을 해주어야 한다. 이해되지 않는 부분이 있거나 의문이 있거나 다른 의견이 있다면 다시 묻고 설명하고 상의할 필요가 있으며 중요한 것은 수첩에 기록하는 것도 좋은 방법이다.

2) 재진인 경우에는 그 동안 경과에 대해 의사에 알려주어야 한다. 집에서 기록한 조사내용이 있으면 잊지말고 의사에 제출하여야 한다. 증상들이 좋아졌는지, 나빠졌는지, 새로 나타난 증상이 있는지, 약으로 인한 부작용은 없었는지 알려주어야 한다. 그리고 그동안 검사결과와 현재 병의 경과에 대하여 의사의 설명을 잘 듣고 이해를 하여야 한다. 추가적인 검사나 약처방이 있을 수 있고 특수검사나 입원, 수술 등의 새로운 이야기가 있을 수 있다.

의료인에게 병의 치유에 대한 환자나 보호자의 간절함을 보여주는 것은 치료에 집중하게 하는 메시지가 될 수 있다. 진료내용에 대한 의사의 설명을 진지하게 경청하고 적극적인 관심을 가지며, 잘 모르겠고 이해가 안 되면 다시 설명을 요청하거나 기록을 하고, 진료의 과정을 숙지하고 병의 진단과 치료에 함께 간절함으로 고민하는 모습은 중요하며 이는 의사로 하여금 환자진료에 더욱 진지하고 성실히 임하게 독려하는 무언의 압력이 될 수 있다.

33장
의사와 좋은 관계, Rapport의 형성이 중요하다
좋은 의사 - 좋은 환자

병원에 가서 의사를 처음 만나면서 비로소 구체적인 진료가 시작되는 것이다. 환자와 보호자의 입장에서는 극히 개인적이고 남에게 알리고 싶지 않은 비밀스런 정보를 털어놓는 것이며 신체에 대한 검사를 맡기는 것이다. 동시에 몸의 이상을 찾고 치료하기위한 목적으로 환자나 가족과 의사, 간호사 그리고 병원과 특별한 관계가 형성되는 것이다.

이에는 최선의 결과를 얻기 위한 공동의 뚜렷한 목표가 있으며 이를 위해서는 이들 간에 서로 믿고 이해하고 양해하고 책임을 공유하면서 각자가 응분의 역할을 충분히 하고자 하는 다짐이 담겨있어야 한다. 의사와의 첫 만남에서 좋은 인상과 신뢰하는 좋은 관계를 맺는 것은 환자는 물론 의사에게도 매우 중요한 것이다. 환자는 좋은 의사를 만나야 하지만 좋은 의사는 환자가 만들어 준다는 이야기도 음미해 볼 필요가 있겠다.

의사의 선택

종합병원에는 의료법으로 규정된 전문과 별로 전문의사가 있으며, 같은 과목에서도 좀 더 세분화된 세부전공분야별 세부전문의가 있다. 우리나라에서는 일부 대학병원을 제외하고는 모든 환자를 함께 보면서 의사 개인별로 더 관심을 가지고 연구도 하고 그만큼 진료도 잘하는 세부전공분야를 가지고 있다. 따라서, 사전에 이런 부분도 확인하고 의사를 선택하면 좋을 것이다.

여기서 고민이 있을 수 있다. 전공만을 보고 의사를 선택할 것인가? 아니면 좋은 의사를 선택할 것인가? 의사도 사람인지라 겪어보아야 알 것이고 진료의 끝을 보기 전에는 장담하기 어려운 문제이다. 과정보다는 결과가 좋을 수 있는 의사와 우선은 과정에 충실한 의사 중 누구를 선택하여야 할지도 마찬가지이다.

훌륭한 주치의를 만나야 한다.

첫째는 훌륭한 의사를 찾아 가는 것이고 다른 하나는 나의 주치의를 훌륭한 의사로 만드는 것이다.

요즈음은 인터넷, 병원 홍보자료, 주위의 아는 의사들을 통해 구체적인 정보를 얻어 직접 찾아가는 것이다. 진료를 신청하여 직접 진찰을 받으면서 상담을 할 수도 있다.

그러나 정보를 통한 선택이 어렵거나, 실력은 좋은 것 같으나 믿음이 안 간다든지, 경제적, 지리적, 또는 시간적 이유로 최고의 의사는 아니라 생각하면서도 선택하여야 하는 경우에는 그가 가지고 있는 능력을 120% 발휘하도록 해서 최고의 명의로 만드는 것이다. 기본적으로 일정 수준의 자격과 경험과 실력을 가지고 있는 의사라면 결과를 좌우하는 것은 얼마나 성실하게 최선을 다하느냐에 있다고 할 수 있을 것이며 이런 차원에서 환자나 보호자가 의사를 믿고 격려하고 기다려 주는 것은 의사로 하여금 혼신으로 총력을 다하여 평소의 수준을 훨씬 능가하는 기적같은 결과를 얻을 수 있도록 도와주는 것이다. 이것이 곧 환자가 좋은 의사를 만드는 예일 것이다.

어쩌면 나의 주치의가 최고 명의라 믿는 것 자체로도 내 몸에 좋은 치유효과가 있을 것이다.

의료인을 당황스럽고 절망하게 하는 말이나 상황들은 피하자.

의사의 설명을 의심하고 증거를 잡으려는 듯이 캐묻고 기록하고 심지어 임의로 녹음하는 태도나 환자와 같이 살지 않아서 모른다거나, 진료내용에 대해 전문가가 아니라 모르는 것이 당연하고, 알 필요도 없다며 그저 책임지고 알아서 치료만 해달라거나, 설명해준 내용에 대해 설명을 왜 안 해주느냐고 오히려 타박하고 나무라거나, 주위에서 얻은 부정확한 정보로 의사의 설명을 부정하거나 의심하는 것, 검사내용을 모르면서 필요없는 같은 검사를 반복한다거나 아는 사람이 없으면 진료가 소홀하고, 바가지를 쓴다는 등의 태도와 이야기는 의료인들을 당황스럽게 하고 결과적으로는 진료분위기를 저해하고, 최선의 적극적인 진료보다는 방어적이고 소극적인 최소한의 진료를 하게 만들 수도 있다.

34장
진료의 시작과 끝

접수, 진료, 검사, 수납, 서류발급 등 모든 과정도 국가에서 정한 법과 규정에 따라 이루어지며 관련 비용도 규정되어 있다. 이러한 제도나 규정이 경우에 따라서는 개인에게는 불편할 수 있으나 다중이 이용하는 시설인 만큼 전체를 위한 질서유지와 업무의 효율성과 편의성을 위해 불가피하다는 것을 이해하면 좋겠다.

병원의 행정적인 체계를 이해하고 있으면 수고를 덜 들이고 보다 편안하게 진료를 받을 수 있을 것이다.

진료는 접수로 시작하고 약 타고 귀가하는 것으로 끝난다.

진료과 접수 ⇨ 진료과로 이동하여 순서대로 진료 (진료, 상담, 검사, 입원, 약처방 발행) ⇨ 진료 후 검사에 대한 설명과 다음 내원일 예약 ⇨ 수납처에서 수납 ⇨ 검사시행, 특수검사는 예약, 약처방발부 ⇨ 병원 내 약국이나 외부 약국에서 약 타고 귀가

병원의 모든 업무는 접수로 시작된다.

병원에 가면 우선 접수를 하여야 한다. 접수가 되어야 본인의 의무기록이 병원 내 모든 컴퓨터에 동시적으로 등록이 되고 모든 진료나 행정업무가 가능해 진다. 접수는 진료과마다 하여야 한다.

접수할 때 진료비는 왜 내야하나?

환자의 모든 기록은 컴퓨터에 있고 진료를 위해서는 병원의 컴퓨터시스템을 실행시켜야 된다. 그래야 환자의 진료일자, 진료 상담 내용, 검사내용, 치료나 수술 내용, 입원과 퇴원, 진단서 기록의 발급 등 엄청난 양의 정보를 보고 기록하고 수정하고 통계처리를 할 수 있다. 또 이들 정보는 외부의 관련 기관의 정브시스템이도 연결되어 동시적으로 서로 교환되고 통제 관리되고 있다.

이렇듯 눈에 보이지 않는 복잡하고 다양한 엄청난 양의 업무가 유기적으로 가능하기 위해서는 관련 기기, 인력, 공간, 소모품이 필요하고 엄청난 비용이 들기 때문에 이에 대한 기본적인 공통비용과 의사나 간호사의 진료행위와 처방, 기본처치비용까지 포함한 금액을 초진비나 재진비라는 명목으로 수혜자인 환자들에게 받는 것이다. 단순한 접수 행위에 대한 비용으로 생각하면 오해할 수가 있다.

진료과와 진료의사의 선택

진료를 하려면 진료과와 의사를 선택하여야 하며, 대학병원이나 전문병원의 의사는 같은 전문과 중에서도 세부적으로 연구하고 진료하는 세부전공븐야가 있다. 따라서 본인의 질환에 대해 대강이라도 알고 해당 진료시간에 맞추어 접수를 하여야 한다.

외래 진료과로 이동

접수 후 바로 진료할 과 외래로 가서 간호사에게 알리고 기다린다. 진료시간을 미리 예약한 경우에는 시간에 맞추어 진료를 하며 예약이 안 된 경우에는 예약 환자들보다 늦어지는 경우가 많다. 대부분 접수구에 진료순서표를 계시하여 본인의 진료시간을 예측할 수 있다.

진료 후에는 검사, 투약, 다음 내원, 수술, 입원 예약 등에 대한 설명서와 간호사들의 설명을 잘 듣고 차질없이 하여야 한다.

검사에 관련하여 알아두어야 할 것

검사의 목적, 방법, 부작용, 준비할 것 등에 대하여 인쇄된 안내장이나 설명서를 주고 설명을 해주는데 이해가 안 되면 다시 물어서라도 정확하게 알아야 한다.

검사 종류는 많다. 병원에서 이루어지는 검사의 종류가 매우 많으며 피검사나 소변검사, 영상촬영을 하였다고 하여 모든 검사가 다 되는 것은 아니다. 병의 경과를 보기 위하여 같은 검사를 일정기간 후에 다시 반복하는 경우도 있다. 따라서 어떤 검사를 하면 검사의 이름을 알아두거나 기록해두는 것이 좋으며 그래야 의사와 상담할 때에도 이해가 되고 대화가 원만하게 이루어질 수 있다.

검사는 정확하게 하는 것이 중요하다. 채혈실, 영상의학과, 일반방사선촬영실, CT실, MRI실, 초음파검사실 등 검사실에 가서 접수하면 검사순서와 촬영실의 위치나 번호를 알려주는데 그 앞에서 기다리면 된다. 검사는 정확한 결과를 얻는 것이 중요하기 때문에 미리 안내책자를 잘 보고 정해진 방법대로 준비하고 시행하여야 한다.

입원하려면

진료 후 바로 입원을 하거나 미리 예약된 날에 입원을 하려면 원무과 입원수속창구에서 입원수속을 하고 병실을 받아 해당 병동 간호사실로 간다. 간호사실에서는 담당 간호사의 안내로 본인의 입원실과 침대를 배정받고 환의로 갈아입는다.

담당 간호사가 병동에서의 생활에 대해 설명해주고, 병실, 화장실, 욕실 등의 위치와 응급상황에서의 행동방법, 간호실 연락방법 등을 안내해 주고, 키, 몸무게, 혈압, 맥박, 호흡수, 체온 등 기본 생체징후를 측정하고 인적사항을 확인한다. 그리고 나면 주치의가 와서 검사나 치료계획 등에 대해 추가적인 조사나 설명을 해준다.

홈페이지, 전화를 통한 진료 예약, 정보전달

환자가 직접 병원에 오지 않고 진료예약이나 해지, 병원의 진료정보 제공 등 진료에 관해 안내해주는 편리한 제도이다. 핸드폰으로 진료일, 검사일, 입원일, 수술일, 병원의 휴진 여부, 환자를 위한 의료정보 제공 등에 대해 안내해주기도 한다. 최근 개인정보에 관한 개인정보보호법이 강화되면서 개인정보의 이용이 극히 제한되고 불법 정보유출은 처벌된다.

관련서류발부

진단서, 진료의뢰서, 의무기록 복사, 입퇴원확인서 (사본), 진료비세부내역서, 진료비납입확인서, 검사결과복사, 중증장애등록 등 관련 서류를 발부받을 수 있으며 조직병리 및 세포병리 슬라이드의 대여나 대출도 가능하다.

재원 중이나 퇴원 시에는 병동간호사에게 증명서 발급을 신청하고 외래에서는 증명서를 발급할 해당과에 접수를 한 후 시간에 맞추어 정해진 곳에서 수납 후 서류를 받는다.

개인정보보호법이 시행되면서 모든 의무기록은 물론, 병리진단의 기록이나 병리슬라이드 등 환자의 중요 의무기록이 제 3자에게 노출되지 않도록 엄격하게 규제되고 있다.

기본적으로 각종 진단서는 환자 본인 이외에는 발급되지 않는다. 단, 환자의 가족 (직계)이 진단서 발급 신청 시에는 가족을 확인할 수 있는 서류와 환자 신분증사본, 신청인 신분증이 필요하며, 타인이 신청할 시에는 환자신분증사본, 위임장. 동의서 및 신청인 신분증이 있어야 발급이 가능하다. 병원에 가기 전에 미리 전화로 알아볼 수도 있다.

의료기구나 소모품 구매

병원에서 주지 않는 의료기구나 소모품은 환자나 보호자가 직접 의료기상에서 구입하여야 한다.

약 타기

2000년 의약분업이 시작된 이후부터는 외부약은 병원 밖 약국에서 약을 사야하며 법에 규정된 몸이 불편한 환자, 주사약, 항암제, 정신질환관련 약 등 특정 약품은 병원약국에서 약을 받을 수 있다. 잘 모르겠으면 병원관계자에게 물어보면 된다.

처방전은 병원에서 2장 씩 발부되며 1장은 약국에서 보관하고 1장은 환자에게 돌려준다. 처방전의 유효기간은 병원에 따라 달라 발행일로부터 3일에서 2주까지 다양하며, 처방의 내용이 변경되는 경우에는 병원에서 처방전을 재발급 받거나 약국에서 병원으로 연락하여 병원의 기록을 수정하면 된다.

병원약국에서 약품을 탈 수 있는 경우는 법으로 규정되어 있다. 지역이나, 환자, 약품, 그리고 특수상황에 따라 병원에서 약을 탈 수 있도록 허용하고 있다.

1) 지역에 따라; 약국이 없는 지역, 재해발생지역, 보건기관 중 예외기관

2) 환자에 따라;

응급환자

정신보건법에 의한 정신요양시설에 수용중인 정신질환자 및 정신분열증, 조울증 등 자신 또는 타인을 해할 우려가 있는 정신질환자

전염병예방법에 의한 제 1종 전염병환자

국가유공자등 예우 및 지원에 관한법령에 의한 상이등급 1급 내지 3급 해당자

장애인복지관련법령에 의한 1급, 2급 장애인 및 이에 준하는 장애인

장애인복지법에 의한 1급, 2급 장애인 및 중증 장애인 보호자와 동반한 소아환자

고엽제후유의증환자 지원 등에 관한 법령에 의한 고도장애인

파킨슨질환자, 나병환자

장기이식을 받은 환자, 후천성면역결핍증환자

사회복지사업법에 의한 사회복지시설 입소자

가정간호 대상자, 방문 보건 의료사업 대상자

협진 (한양방, 양한방, 양양방)환자

행형법에 의한 교정시설, 소년원법에 의한 소년보호시설, 치료감호법에 의한 치료감호시설 수용자

3) 약품에 따라

전염병예방접종약, 진단용의약품

보건소, 보건지소, 결핵협회부속의원에서 결핵예방법에 의하여 결핵치료제를 투여하는 경우

의료기관 조제실 제제, 임상시험용 의약품, 마약, 방사성의약품, 신장투석액 및 이식정 등 투약을 위하여 기계, 장치를 이용하거나 시술이 필요한 의약품, 식품의약품안전청장이 정하는 희귀의약품.

6세 이하의 소아에게 투약하는 항암제 (경구)

주사제를 원내 투약하는 경우

검사를 위하여 필요하거나 수술 및 처치에 사용하는 의약품

예외약제와 동시 투여하는 약제

4) 기타 이유

국군의료시설, 경찰병원 또는 중앙소방전문치료센터에서 그 업무수행으로서 군인환자, 경찰환자, 소방공무원인 환자에 대하여 조제하는 경우 등

35장
병원에서의 의료지원 상담

병원에는 사회사업팀(과)이 있어 경제적으로 어려워 진료를 받지 못할 사람들을 위해 진료비를 지원해주는 사업들에 대해 상담과 안내를 해주고 있다.

우리나라에는 국민의 건강과 행복한 삶을 위한 다양한 사회보장제도와 지원사업들이 있다. 특히 의료분야도 질환의 종류와 장애의 정도, 환자의 경제적 상태에 따라 질환의 진단에서 투약, 수술 등 치료에 이르기까지 소요되는 의료비를 지원해주는 사업들이 많다. 크게는 지방자치단체나 보건소, 국민건강보험공단, 병원 등을 통해 국가가 주도하는 사업과 여러 민간차원의 봉사단체, 개인, 종교단체들을 통해 이루어지는 민간주도 사업이 있다.

전 국민을 대상으로 하는 국민건강보험(의료보험) 외에도, 특히 병이 중하거나, 단기간에 치료가 어려워 장기간 치료를 하여야 하거나 의료보조를 요하는 질환으로 의료비용이 많이 드는 질환에 대하여 의료비나 관련 의료품 등에 대한 비용을 지원해주는 제도들이 있다. '희귀 난치성질환자 의료비지원사업' (관할보건소), '중증질환 재난적의료비 한시적 자원사업' (국민건강보험공단), 일반 '의료비지원제도' (지방자치단체와 병원 등), 노인장기요양보험 등이 있다.

일반적인 의료비 지원은 기본적으로는 일정 수준 이하의 경제여건이 어려운 사람들이 대상이며, 중증화상, 암, 심장질환, 뇌혈관계질환, 희귀난치성질환과 이들과 관련되는 합병증 등 특정 질환환자가 혜택을 받을 수 있고, 65세 이상의 노인이나 65세 미만이라도 치매, 파킨슨 병, 뇌혈관성질환으로 혼자서는 일상생활이 어려워 가정이나 장기요양기관에서 요양서비스가 필요한 노인들을 위한 '노인장기요양보험제도' 도 있다.

모든 제도마다 시행하는 목적이 있고 지원대상이나 지원금액, 지원방법등에 관한 규정과 필요한 지원서류가 있다. 처음 접하는 사람들에게는 생소하고 어려운 문제들일 수 있는데 담당 주치의나 사회사업과(팀)를 찾아 상의를 하면 도움을 주고 있어 이를 활용해 보는 것도 좋겠다.

참고문헌

복지정보 2016, 대한의료복지사협회

36장
요양원과 요양병원

요양원(nursing home)

노인요양원은 사회복지법인 노인복지법에 따라 설립되는 노인복지시설로서 '노인의 질환을 사전예방 또는 조기 발견하고 질환상태에 따른 적절한 치료·요양으로 심신의 건강을 유지하고, 노후의 생활안정을 위하여 필요한 조치를 강구함으로써 노인의 보건복지증진에 기여하는 것'이 목적이다. 동시에 '노인을 입소시켜 무료 또는 저렴한 요금으로 급식, 치료, 기타 일상생활에 필요한 편의를 제공하는 것'을 목적으로 하고 있다. 즉, 노화하여 질병이나 기능 장애, 심신 쇠약으로 자립해서 살기가 힘들고, 다른 사람의 개호(介護)나 간호를 받아야 하는 병약한 노인들을 수용하여 의료보호와 복지서비스를 제공하는 통합적 시스템의 하나라 하겠다.

노인요양원은 법인이나 개인이 설립할 수 있으며 노인복지법 저 31조에 따른 노인복지시설 중에서 법 제 31조 제 2항에 따른 정해진 시설과 인력을 갖추고 소재지를 관할하는 시군구에서 장기요양기관으로 지정받으면 된다.

요양병원(convalescent hospital)

의료법 3조 (의료기관)에서 규정하는 '병원급 의료기관' 중의 하나로 병원, 치과병원, 한방병원과 같이 의사, 치과의사 또는 한의사가 주로 입원환자를 대상으로 의료행위를 하는 의료기관이다. 요양환자 30인 이상을 수용할 수 있는 시설을 갖추고, 의료서비스 제공을 목적으로 개설된 의료기관이라는 점에서 노인수발제공을 목적으로 하는 요양시설과 다르다.

요양원과 요양병원의 차이

	요양원	요양병원
적용법률	노인복지법	의료법
시설의 장	사회복지사 또는 의료인	의사, 한의사
시설규모	10인	30인 이상의 요양병상
의사 (혹은 한의사)	선택 촉탁의 방문진료 가능	연평균 입원환자 40명당 1인 의사; 연평균 1일 입원환자 80명까지는 2명으로 하되, 80명을 초과하는 입원환자는 매 40명마다 1명을 기준으로 함(한의사를 포함하여 환산함). 외래환자 3명은 입원환자 1명으로 환산함
당직의료인	22~6시 시간대에 간호사, 간호조무사, 요양보호사 중 1명 이상의 인력배치 의무화	200명까지; 의사 · 치과의사 · 한의사 1명, 간호사 2명 입원환자 200명 초과 200명마다; 의사 · 치과의사 · 한의사 1명, 간호사 2명을 추가한다.
간호사(혹은 간호조무사)	입소자 25명당 1인	연평균 1일 입원환자 6명마다 1명 기준 (간호조무사는 간호사 정원의 3분의 2 범위 내에서 둘 수 있음). 외래환자 12명은 입원환자 1명으로 환산함
요양보호사(간병인)	입소자 2.5명당 1인	선택사항
약사, 또는 한약사		1인 이상 (200병상 이하에서는 주당 16시간 이상의 시간제 근무자)
사회복지사 사회복지사업법」	1인 (1인 추가/입소자 100명 초과)	1병원에 1인 이상
물리치료사 또는 작업치료사	1인 (입소자 30명 이상 시) (1인 추가/입소자 100명 초과)	입원환자 100명당 1인
영양사	1인 (입소자 50인 이상에 한함)	1인 이상
입원대상	요양등급 1혹은 2등급	노인성질환, 만성질환자(정신질환

		자는 정신병원에)
건강보험(장기요양보험)	적용	적용
입원비용(본인부담금)/월 (추산치)	40~50만원	50~60만원 내외 +간병비
간병인비	건강보험적용	본인부담

요양병원 입원대상환자

① 노인성 질환자, ② 만성질환자, ③ 외과적 수술 후 또는 상해 후 회복기간에 있는 환자이다.

중등 이상의 치매, 뇌졸중후유장애, 파킨슨씨병 간병-수발, 복합적 약물치료가 필요한 환자.

퇴행성관절염, 골절로 거동이 불편하고 통증이 심한 환자

만성기관지질환으로 만성적인 호흡곤란과 거동 불편한 환자

암환자의 호스피스 치료

이외의 고착된 만성질환 환자로 간병 수발과 의학적처치가 필요한 환자.

요양원 입원대상환자

필수조건; 요양등급 1등이나 2등급 받은 환자

치매, 뇌졸중후유장애, 파킨슨씨병, 퇴행성관절염, 이외의 고착된 만성질환이나 장애가 있고, 지속적인 간병과 수발이 필요한 환자

상기 병에도 불구하고 합병증이 없는 한 약물복용 외의 전문적인 의료가 필요하지 않은 환자

일반병원에 입원하여야 할 대상

급성질환자

만성노인성질환의 급성악화나 합병증의 발병 시

상태의 변화가 자주 있거나 향후 상태의 예측이 어려울 때

지속적인 의학적 관찰이나 전문적인 특수검사를 필요로 할 때

특수진료(안과, 이비인후과, 정신과, 비뇨기과, 피부과, 산브인과 등)를 계속 받아야 할 때

원내 업무 및 활동

요양원; 노래방, 프로그램, 산책프로그램 등 사회복지사에 의한 프로그램에 따라 시설 내 가족들의 즐거움과 여생의 안녕을 위한 환자보살핌이 이루어진다.

요양원에서 사람이 돌아가시면 일반적인 사례처럼 병원이나 파출소에 신고를 하여야 한다.

요양병원; 의사, 간호사, 간병인 등 의료인에 의한 진료가 이루어지며 환자의 치료와 통증완화가 주된 업무이다. 요양병원에서는 환자분들이 돌아가시면 사망을 확인하고 사망진단서도 발부한다.

노인장기요양보험(老人長期療養保險)

일반적인 직장이라면 건강보험료와 장기요양보험료가 별도로 나간다. 건강보험, 국민연금, 고용보험, 산재보험에 이은 제5의 사회보험으로 불리는 사회보장제도로 2008년 7월부터 시행되었다.

정의: '고령이나 노인성 질병 등의 사유로 일상생활을 혼자서 수행하기 어려운 노인 등에게 신체활동 또는 가사활동 지원 등 장기요양급여를 제공하는 사회보험제도'이다.

목적: 가족이 전담하던 '노인부양'을 사회가 일부를 담당한다.

담당부처: 국민건강보험공단으로 일원화하여 운영되고 있다.

수급대상: 국민건강보험가입자 (피부양자 포함)는 기본적으로 장기요양보험 수급대상이 된다. 이외에 소득과 상관없이 건강보험가입자 또는 의료급여수급권자 중 혼자서는 일상생활이 곤란한 65세 이상 노인은 물론, 치매와 뇌혈관성 질환 및 파킨슨병 등 노인성 질환을 앓는 65세 미만의 노인도 대상이 된다.

수급자 요양등급: 일상생활에서 장기적으로 도움 (장기요양)이 필요한 정도를 수치화하여 등급으로 나누고 1~5등급의 장기요양인정을 받은 사람에게 장기요양인정서가 도달한 날부터 장기요양급여를 지급한다. 급여에는 재가급여, 시설급여, 특별현금급여가 있다.
재가급여는 방문요양, 방문목욕, 방문간호 등을 받을 수 있으며, 시설급여는 노인의료복지시설 (노인전문병원 제외)에 장기간 동안 입소하여 신체활동 지원, 심신기능의 유지와 향상을 위한 교육과 훈련을 제공하는 요양급여를 말한다.

특별현금급여에는 가족요양비, 특례요양비, 요양병원간병비가 있는데 이 중 가족요양비는 장기요양기관이 현저히 부족한 지역 (도서, 벽지)에 거주하는 자나 천재지변 등으로 장기요양기관이 실시하는 장기요양급여 이용이 어렵다고 인정되는 자들에게 지급되는 것이다. 한편 특례요양비와 요양병원간병비는 현재 시행을 유보하고 있다.

건강보험료는 요양병원과 같은 의료기관에서 들어가는 비용을 보험처리해 주고, 장기요양보험료는 65세 이상 혹은 노인성 질환자의 요양원, 방문 간병서비스와 같은 요양시설 비용을 보험처리해 주고 있다.

참고문헌

노인복지법 시행규칙: 서울정보소통광장 http://opengov.seoul.gc.kr

의료법, 보건복지부령: 2017.6.21 [시행 및 일부 개정 2017.6.21.]. 법제처국가법령정보센타 http://www.law.go.kr

찾아보기

찾아보기 · Index

숫자

영문

A

B

C

D

E

F

G

U

V

W

Z

한글

(ㄱ)

(ㅇ)